U0135422

国家重点研发计划资助（2020YFC2003100，2020YFC2003104）

# 中医老年病证文献荟萃

主审　王琦

主编　王飞　伍文彬　王济

副主编　王振兴　胡泉　李雪萍　戴鸥　陈崇利

编者（按姓氏笔画排序）

马筠娴　王飞　王济　王天媛　王明杰　王依澜　王姣姣

王振兴　王晗玥　王雅萱　史世华　伍文彬　刘东敏　李雪萍

李雅黎　杨辉　杨媛媛　吴永灿　吴新辉　何一丽　何晓艳

汪晓敏　张译戈　张彦博　张逊朗　陈颖　陈林杉　陈金鑫

陈崇利　岳胜男　周飘　赵圆圆　赵斯静　郝文丰　胡泉

胡思樱　冒冬冬　卿世花　曹蠡馨　崔戈丹　梁雨晴　蒋桓

谢沛俊　裴彩霞　戴鸥

人民卫生出版社
·北京·

**图书在版编目（CIP）数据**

中医老年病证文献荟萃 / 王飞，伍文彬，王济主编
. —北京：人民卫生出版社，2024.5
ISBN 978-7-117-35814-9

Ⅰ. ①中… Ⅱ. ①王…②伍…③王… Ⅲ. ①中医学
－老年病学－辨证论治 Ⅳ. ①R259.92

中国国家版本馆 CIP 数据核字（2024）第 018612 号

| | | |
|---|---|---|
| 人卫智网 | www.ipmph.com | 医学教育、学术、考试、健康，购书智慧智能综合服务平台 |
| 人卫官网 | www.pmph.com | 人卫官方资讯发布平台 |

**中医老年病证文献荟萃**

Zhongyi Laonianbingzheng Wenxian Huicui

主　　编：王　飞　伍文彬　王　济
出版发行：人民卫生出版社（中继线 010-59780011）
地　　址：北京市朝阳区潘家园南里 19 号
邮　　编：100021
E - mail：pmph @ pmph.com
购书热线：010-59787592　010-59787584　010-65264830
印　　刷：鸿博睿特（天津）印刷科技有限公司
经　　销：新华书店
开　　本：787×1092　1/16　印张：27
字　　数：624 千字
版　　次：2024 年 5 月第 1 版
印　　次：2024 年 6 月第 1 次印刷
标准书号：ISBN 978-7-117-35814-9
定　　价：98.00 元

打击盗版举报电话：010-59787491　E-mail：WQ @ pmph.com
质量问题联系电话：010-59787234　E-mail：zhiliang @ pmph.com
数字融合服务电话：4001118166　E-mail：zengzhi @ pmph.com

积极老龄化和健康老龄化是实施积极应对人口老龄化的国家发展战略。中医养生是中医药学独具特色的重要内容,具有深厚的文化底蕴和历史传承,中医药对老年康养的研究历史悠久。《黄帝内经》奠定了老年保健医学的理论基础。历代出现了不少养生家以及有关养生、老年病的专著。诸如嵇康《养生论》、陶弘景《养性延命录》、孙思邈《备急千金要方》、陈直《养老奉亲书》、李鹏飞《三元参赞延寿书》、吴正伦《养生类要》、张景岳《景岳全书》、曹廷栋《老老恒言》等,可谓论述宏丰,这些医家、养生家在四时养生、环境养生、心境养生、药食养生、运动养生等方面取得了卓越成就。虽卷帙浩繁,一时难得要领,但老年病证是其关注核心。

我的高徒王飞、伍文彬、王济等教授在北京中医药大学王琦书院读书期间,编写了《中医老年病证文献荟萃》,读后甚感欣慰。综观书稿,紧扣学术传承,立足临床应用,系统整理老年病防治文献,深入浅出解析证治方药;分类归要,阐明中医学理,由博返约,返本开新,简明实用。内容涉及食疗养生、治疗康复等,循序渐进,曲径通幽,豁然开朗。

本书既深化中医老年病学内涵,也延伸丰富其外延;既体现人文关怀厚度,又扩展医养结合广度。岐黄葳蕤,天佑中华。"老吾老以及人之老",乃中华文明传统美德。本书的出版,期望在积极应对人口老龄化的今天为建立老有所养、老有所医、老有所学、老有所用、老有所为、老有所乐、老有所尊的文明社会做出贡献。乐以为序。

北京中医药大学王琦书院院长

中国工程院院士、国医大师  王  琦

2023 年 3 月 16 日于北京

# 前言

中医古籍，浩如烟海，不朽经典，汗牛充栋。现代医家对历代医籍或校勘注评，或阐微经典，或整理挖掘，或杂论他家，良莠不齐。有鉴于此，为了更好地重温经典，传承经验，创新理论，服务大众，我们汇集、分类、研读、评析了历代医籍医著中关于老年养生保健、预防治疗的重要观点，整理了中医老年医学的理论、诊治、食疗、养生、康复等方法、思路及经验，以方便老年医学及相关行业人员的学习、研究与应用。在具体编写方法上，按照老年病的常见病证进行全面查找收阅，分类整理归要，还原理论观点，深入剖析评述，力求于浩瀚古籍中为读者探索和提炼精华内容，提供学习便利，提升学术水平。

本书主要特色如下：第一，立足临床应用，考镜学术源流。从临床实际出发，在系统整理历代中医老年病古籍文献的基础上，根据当今老年病的证治特点有选择性地进行采录，由博返约，以古开新，倡明中医学理。每个病证选取的古籍文献，力求清晰反映疾病的源流和沿革情况，并可根据历代医家对同一病证的不同学术思想和临证经验，进一步丰富中医老年病临床治疗学，以达到"辨章学术，考镜源流"的治学目的。第二，文献来源宏富，版本文字考究。本书文献撷取于历代200余种中医医籍，选取公认版本进行系统整理与研究，并标明原始文献出处。全书选取内容照录原文，采用简体字，横排并添加标点符号，尽可能做到文字规范化。本书所引用处方用药剂量，照录原文，未折合现代法定剂量和适用剂量。由于历代单位和实量有较大差异，读者在临床运用中务请注意。第三，编排以病为纲，内容严谨务实。本书在编排上体现"以病为纲目，以病统文献"的分类法则。病证的选择依据全国中医药行业高等教育"十三五"规划教材《中医老年病学》《中医内科学》，并根据老年病临床实际对个别病证进行了合并或删减。各疾病内容编排，分别下设"病名钩玄""病因病机""诊法析要""辨证论治""名方临用""医案医话""食治备要""养生保健"八个部分，每部分又另设编者按语，着重阐述中医老年病辨证论治的特点。内容上力求做到资料翔实，析理清晰，深入浅出，层次分明，布局合理，重点突出。既系统地介绍中医老年病学的基本知识，又竭力反映当代中医老年病学研究的最新成果。

本书可供各类医药院校中医学等相关专业教师和学生使用，也可供中医临床医师、中医爱好者与老年病友学习、参考与借鉴。

本书在筹划和审定过程中，中国工程院院士、国医大师王琦教授提出指导性意见并担任主审，在此表示衷心感谢！

博士研究生郝彦伟、李佳欣、黄德美、张王觉觉，硕士研究生安丽萍、周芮、朱月、乔曦、何雁云、赖永明月、韩梅、姚超东、谢成、沈哲睿、贾楠、骆雅琴、刘俊玲、周芮君参与了统筹审稿工作，特此致谢！

本书是在成都中医药大学中医老年病学科、成都中医药大学附属医院老年干部科全体同仁的通力合作下完成的。虽然编者在本书的编写过程中尽心尽力，做到精益求精，但难免存在疏漏，我们殷切地希望各位读者朋友在阅读本书之后，提出宝贵意见和建议，以便再版时加以更正。我们将不忘初心，砥砺前行，潜心深研，使中西圆融、古今汇通，将更好的名家医论医著编辑整理出来，奉献给广大读者。

编　者
2023 年 9 月

# 目 录

# 老年感冒

感冒是感受风邪或时行病毒，引起肺卫功能失调，以鼻塞、流涕、喷嚏、头痛、恶寒、发热、全身不适等为主要临床表现的外感病证。本病多发于冬春季节，分为普通感冒（简称感冒）与时行感冒。时行感冒具有明显的传染性、流行性和季节性。老年人体质由其生理特点决定，随着年龄的增长脏腑功能逐渐减退，尤其是素体气虚、阳虚之体，更易罹患感冒，且会引起旧病复发或加重。老年普通感冒相当于西医学的普通感冒、上呼吸道感染，老年时行感冒相当于西医学的流行性感冒。

《黄帝内经》（简称《内经》）认为感冒与风邪相关，并详细描述了其症状。《素问·骨空论》载"风从外入，令人振寒，汗出头痛，身重恶寒"，指出了风邪伤人的症状；《素问·风论》云"风之伤人也，或为寒热"，指出风邪外袭所致外感，称之为"寒热"。汉代张仲景《伤寒论》从太阳病的角度论述寒邪所致感冒的证治，所列桂枝汤、麻黄汤分别辨证治疗风寒表虚与风寒表实证，奠定了感冒的辨证治疗基础。隋代《诸病源候论》云"风热之气，先从皮毛入于肺也。其状使人恶风寒战，目欲脱，涕唾出，有青黄脓涕"，认识到风热病邪可导致感冒。《诸病源候论》所指的"时气病"之类，应包含有"时行感冒"在内，认为"夫时气病者，春时应暖而反寒，冬时应寒而反温，非其时而有其气。是以一岁之中，病无长少，率相近似者，此则时行之气也"。感冒一词首见于北宋《仁斋直指方论》在其引证《太平惠民和剂局方》参苏饮时谓其"治感冒风邪，发热头痛，咳嗽声重，涕唾稠粘"，以后历代医家沿用此名，并将感冒与伤风互称。元代《丹溪心法》载"凡症与伤寒相类者极多……初有感冒等轻症，不可便认作伤寒误治"，认为普通感冒临床常见，须与伤寒（广义之感染性疾病）相鉴别，并明确指出其病位在肺，"伤风属肺者多"，治疗宜以"辛温或辛凉之剂散之"。明清时期，《证治汇补》等对虚人感冒提出扶正祛邪的治疗原则。清代不少医家进一步认识到本病与感受时行病毒有关，林珮琴在《类证治裁》中进而提出"时行感冒"之名。

## 【病名钩玄】

风气藏于皮肤之间，内不得通，外不得泄，风者善行而数变，腠理开则洒然寒，闭则热而闷，其寒也则衰食饮，其热也则消肌肉，故使人怢栗而不能食，名曰寒热。

《素问·风论》

太阳病，发热，汗出，恶风，脉缓者，名为中风。

太阳病，或已发热，或未发热，必恶寒，体痛，呕逆，脉阴阳俱紧者，名为伤寒。

《伤寒论·辨太阳病脉证并治》

叙曰：六气袭人，深者为中，次者为伤，轻者为感冒，今世人之论也，古昔明医未尝析此。昆也生乎今之世，则亦趋时人之论矣，故考五方以治感冒。

南方风气柔弱,伤于风寒,俗称感冒。感冒者,受邪肤浅之名也。

《医方考·感冒门》

夫伤寒者,乃大雪以后为终之气,足太阳寒水司令,冰冻严寒,触冒寒邪,即头疼发热恶寒,身疼腰痛,脊强无汗,脉浮而紧,此寒邪伤于太阳营分,故谓伤寒。

若头疼发热恶风,自汗脉浮而缓,此风邪伤于太阳卫分,即为伤风。

立春以后为初之气,厥阴风木司令,或初春寒气应去而未去,如见上项太阳诸症,仍为伤寒。

《顾松园医镜·温热》

冬月为正伤寒,四时为感冒。人有虚实,中有浅深。风伤气分,寒伤血分;伤风有汗,伤寒无汗。

太阳经证,脉浮紧,头痛项强,腰脊背痛,发热恶寒。

阳明经证,脉浮洪,前额眼眶胀痛,鼻筑流清涕,口干不眠,发热不恶寒。

《医学集成·伤寒》

冒风感寒有伤风、伤寒、兼火、兼食、血虚、气虚、阴虚、阳虚之别,按病立方,随手奏效。

《医学集成·感冒》

阳明病若能食,名中风。不能食,名中寒。(此言阳明病乃风寒之邪在经,其人必身热,目疼,鼻干,不得卧者是也。阳明主水谷,成注云,风为阳邪,阳邪杀谷,故中风者,能食。寒为阴邪,阴邪不能杀谷,故伤寒者不能食。愚按,仲景云中寒者,与伤寒同义,非真寒证也。)

《伤寒论辨证广注·辨阳明病脉证并治法》

**按语:**《内经》中首次描述感冒症状,《素问·风论》称之为“寒热”。《仁斋直指方论》首提“感冒”一词。历代多将“感冒”作动词使用者多,意为感受触冒,作病名使用者少。感冒的病名较多,东汉张仲景在《伤寒论》《金匮要略》中提及的“太阳病”“中风”“伤寒”及“中寒”皆与感冒类似,一般认为是感冒的异名。宋代《三因极一病证方论》以“伤风”进行专题论述。

感冒有伤风、冒风、伤寒、冒寒、重伤风等名称。轻者为感冒,较重者为伤风、伤寒,更甚者多为感受非时之邪,称为重伤风、重感冒、重伤寒。在一个时期内广泛流行,病情类似者,称为时行感冒。由于感冒主要与外受风邪有关,因此有中风之说,注意与中经络、中脏腑之中风病的真中风、类中风有别。

## 【病因病机】

### 1. 六淫外感

黄帝问曰:风之伤人也,或为寒热,或为热中,或为寒中,或为疠风,或为偏枯,或为风也,其病各异,其名不同,或内至五脏六腑,不知其解,愿闻其说。岐伯对曰:风气藏于皮肤之间,内不得通,外不得泄,风者善行而数变,腠理开则洒然寒,闭则热而闷,其寒也则衰食饮,其热也则消肌肉,故使人怢栗而不能食,名曰寒热。

《素问·风论》

风热之气,先伤皮毛,乃入于肺也,其状使人恶风、寒战、目欲脱,涕唾出……七八日微有青黄脓涕如弹丸大,从口鼻内出为善也。

《诸病源候论·风病诸候》

风是外淫,必因感冒中伤经络,然后发动。

《三因极一病证方论·产科二十一论评》

病有感,有伤,有中。感者,在皮毛,为轻;伤者,兼肌肉,稍重;中者,属脏腑,最重。寒有感寒、伤寒、中寒,风有感风、伤风、中风,暑有感暑、伤暑、中暑,当分轻重表里,治各不同。

《明医杂著·医论》

《内经》曰卑下之地,春气常存,故东南卑下之区,感风之证居多。所以令人头痛、发热,而无六经之证可求者,所感人也由鼻而入,实于上部,不在六经,故令头痛、发热而已。

《医方考·感冒门》

吴氏曰:六气袭人,深者为中,次者为伤,轻者为感冒,以头痛发热而无六经之证可求也。古昔明医,未尝析此。

《济阳纲目·感冒论》

风为百病之长,故六淫先之,以其善行数变,受之者轻为感冒,重则为伤,最重则为中,然有真中、类中,中血脉经络腑脏之辨。

《类证治裁·中风论治》

吴澄曰:天地之间,惟风无所不入。人受之者,轻则为感冒,重则为伤,直入则为中,挟寒则寒,挟热则热,兼暑则为暑风,兼湿则为风湿,兼时令之暖气则为风热。

《不居集·风热》

其有不即发于令气,而四时亦有伤风之症者,时人谓之四时感冒。

《赤水玄珠·明风》

夫伤寒者,乃大雪以后为终之气,足太阳寒水司令,冰冻严寒,触冒寒邪,即头疼发热恶寒,身疼腰痛,脊强无汗,脉浮而紧,此寒邪伤于太阳营分,故谓伤寒。

若头疼发热恶风,自汗脉浮而缓,此风邪伤于太阳卫分,即为伤风。

若头疼发热恶寒,身疼腰疼脊强,无汗烦躁,脉浮而紧,此风寒两伤营卫。

清明以后,为二之气,少阴君火司令,感冒温风,则手厥阴心包代心君为病,以心为君主,义不受邪故也。其症头痛,或不痛,但身热,始起微恶寒无汗,心中澹澹大动,或烦躁发疹,左手脉洪而盛,此受时令温邪为病,名曰温病,与冬伤于寒,伏匿至春,而发为温病不同。

芒种以后,为三之气,手少阳相火司令,感冒热邪,则三焦经络受病,其症头痛发热,恶风自汗,目锐眦连耳后痛,耳鸣耳聋,眩晕咽痛,肩肘臂外廉皆痛,或烦躁发斑,右手脉洪而盛,此受时令热邪为病,名曰热病。

《顾松园医镜·温热》

**按语**:《内经》记载了风邪致病的临床表现,指出其病因病机的关键是风邪在表,腠理开闭失阖,出现寒热、饮食、肉消等症。肺为娇脏,主气,司呼吸,开窍于鼻,主皮毛,朝百脉,主通调水道。外感风邪,从皮毛或口鼻而入,伤及肺卫,卫表不和,肺失宣降,肺气上逆。风为百病之长,其性轻扬,易夹他邪入侵,根据不同季节六气偏重,往往随时气而入侵。发于冬季,风易夹寒多为风寒感冒;发于夏季,风易夹热多为风热感冒;发于暑夏,风易夹湿多为暑湿感冒;发于秋季,多兼燥气。若四时之气失常,感非时之气,易引起感冒或时行感冒流行。总之,感冒以风邪为主,多夹时气或非时之气或夹疫毒而发病。

感冒主要分风寒与风热,临床亦有风邪犯表,寒热偏颇不明显者。风邪与卫阳相搏,风善行数变,主开泄,腠理开则汗出,恶寒,腠理闭则卫阳郁结,出现恶寒发热,甚至饮食不振与全身不适等。

**2. 体虚感冒**

邪之所凑,其气必虚。

《素问·评热病论》

风雨寒热不得虚,邪不能独伤人。

《灵枢·百病始生》

有平昔元气虚弱,表疏腠松,略有不谨,即显风症者,此表里两因之虚症也。

《证治汇补·提纲门·伤风》

血家最忌感冒,以阴血受伤,不可发汗故也。然血家又易感冒,以人身卫外之气,生于太阳膀胱,而散布于肺,血家肺阴不足,壮火食气,不能散达于外,故卫气虚索,易召外邪,偶有感冒,即为头痛、寒热、身痛等证。

《血证论·感冒》

**按语:** 老年体衰或先天不足,后天失养,久病或重病后,或生活起居不慎,易致正气虚弱,腠理不密,卫表不固。正如《内经》所言:"邪之所凑,其气必虚。"首先,体虚之人易受外邪侵袭,发为体虚感冒。其次,感邪性质主要与个人体质有关,如妇人产后气虚血弱,腠理开疏,易感冒寒邪;平素元气虚弱之人,如《证治汇补》云"表疏腠松,略有不谨,即显风症,此表里两因之虚症也"。体虚感冒主要有气虚、阴虚及阳虚感冒。

(1)气虚感冒:年老体弱或多病者,正气亏虚,腠理不密,卫表不固,常见怯风怕冷,体虚自汗,可伴气短声低、懒言无力等症。

(2)阴虚感冒:阴虚生内热,感邪之后,邪从热化,常见头胀痛、身热、咽喉干燥、口干欲饮、干咳少痰等症。

(3)阳虚感冒:老年常见阳虚,阳虚则内寒,常见畏寒肢冷;阳虚易受外来寒邪侵袭,卫外不固,可见恶寒重、身痛;素体阳虚则易反复感邪,邪从寒化,常伴流清涕、咳白痰等虚寒诸症。

**3. 时行感冒**

冬伤于寒,春必温病。

《素问·生气通天论》

时行病者,是春时应暖而反寒,夏时应热而反冷,秋时应凉而反热,冬时应寒而反温,此非其时而有其气,是以一岁之中,病无长少,率相似者,此则时行之气也。

《诸病源候论·时气病诸候·时气候》

伤风之病,本由外感,但邪盛而深者,遍传经络即为伤寒;邪轻而浅者,止犯皮毛,即为伤风。

《景岳全书·杂证谟·伤风》

温邪上受,首先犯肺,逆传心包;肺主气属卫,心主血属营。

《温热论·温病大纲》

疫气者亦杂气中之一,但有甚于他气,故为病颇重,因名之疠气。

《瘟疫论·杂气论》

疫者感天地之疠气。

《瘟疫论·原病》

经曰:冬伤于寒春必病温。此言感时气不即发,藏于肌肤腠理之间,至春夏遇触动而发也。且如伤寒伤风乃是邪气自外而入,先表病而里和,故身热拘急、鼻塞,而口不渴也。温热之病,乃邪气自内发,故身热、头痛、鼻不塞而口渴也。

《医方集宜·温热门》

凡时行感冒及伏暑解毒未尽,蓄热在内及宿食未消,皆能发黄。

《医学入门·杂病分类·外感》

**按语:**时行感冒又称重伤风,全身症状明显且重,临床以突然恶寒、发热、头痛、全身酸痛为主要特征。本病四季均可发生,以冬、春两季多见,起病急骤,传播迅速,传染性强,常可引起流行。时行感冒与西医流行性感冒类似,亦属于温病"风瘟""冬瘟""春瘟"及"疫病"等范畴。《内经》所云"冬伤于寒,春必温病"即有此意。汉代张仲景《伤寒论》首次提出时行病概念,明清时期瘟疫暴发,清代林珮琴《类证治裁》提出了"时行感冒"这一概念,此时医家对温病的认识逐渐完善。

《内经》记载"正气存内,邪不可干""邪之所凑,其气必虚",即指出时行感冒的病因病机主要为机体正气虚衰。隋朝巢元方认为时行感冒因"皆与岁时不和"而发病;明清时期,由于瘟疫的暴发,温病学说得到了较大发展,清代吴有性《瘟疫论》认为"疫气"为时行感冒的病因,并且常兼夹六淫邪气,形成风热、暑热、湿热、燥热、温热、温毒等。

根据各家经验,疫气乘机侵袭,多伴饮食不慎、劳倦内伤等状态,使机体出现邪遏卫表,营卫失和,正邪相争,郁里化热,邪郁肺卫,而出现一系列卫气营血病变的证候。

## 【诊法析要】

风从外入,令人振寒,汗出头痛,身重恶寒。

《素问·骨空论》

太阳之为病,脉浮,头项强痛而恶寒。
太阳病,发热,汗出,恶风,脉缓者,名为中风。
太阳病,或已发热,或未发热,必恶寒,体痛,呕逆,脉阴阳俱紧者,名为伤寒。

《伤寒论·辨太阳病脉证并治》

太阳病,其脉浮。

《伊尹汤液经·太阳病证论》

伤风自汗。太阳病,发热汗出,恶风脉缓为中风,属桂枝汤。

《类证活人书·问自汗》

治太阳中风,阳脉浮,阴脉弱,发热汗出恶寒,鼻鸣干呕。(今伤风古方谓之中风。)

《普济本事方·伤寒时疫》

感冒风邪,发热头痛、咳嗽声重,涕唾稠粘。

《仁斋直指方论·诸风》

左手寸口脉浮。主伤风发热。

《察病指南·辨七表八里九道七死脉·七表脉》

治伤风,脉浮,自汗,恶风。

《严氏济生方·诸汗门·自汗论治》

伤寒脉紧,伤风脉缓者,寒性劲急而风性解缓故也。

《注解伤寒论·辨太阳病脉证并治法》

仲景《伤寒论》谓:有汗,恶风,脉浮数,为伤风。外有六经之形症。

《赤水玄珠·伤风》

脉诀云:阴阳俱盛重感于寒变为温热之病,又云浮之而滑,沉之散涩,温病之脉散在诸经各随其经而取之。

春三月内有人头痛、发热、恶寒、身痛拘急、口渴者,乃是冬受之邪至春发为温病。

《医方集宜·温热门》

经云:春伤风,夏飧泄,此乃四时之序也。或表中风在经络中,循经流注,以日传变,与伤寒无异。但寒泣血,无汗恶寒;风散气,有汗恶风,为不同。仲景正以此格量太阳经伤寒伤风,用药不同。而纂集者不识门类,遂双编二证,使后学混滥,卒不知归。甚者,以伤风暑湿,时气疫疹,凡曰太阳病者,皆谓之伤寒。……今别立伤风一门于四淫之前,且根据先哲以太阳为始,分注六经,学人当自知。

《三因极一病证方论·叙伤风论》

太阳经证,脉浮紧,头痛项强,腰脊背痛,发热恶寒。

阳明经证,脉浮洪,前额眼眶胀痛,鼻筑流清涕,口干不眠,发热不恶寒。

《医学集成·伤寒》

**按语:**感冒的临床症状较多,临床表现一般分为肺系(鼻咽喉)症状和卫表全身症状。肺系症状主要以鼻塞、喷嚏、流涕、咽喉不适、咳嗽咳痰为主;卫表症状以恶寒发热、无汗或少汗,全身酸痛不适、项强为主;感冒脉象以浮脉为主,其中可分浮紧、浮数及浮而无力,也有濡数、细数等。《脉经》云:"举之有余,按之不足。"浮脉即轻取即得,重按稍减而不空,举之泛泛而有余,如水上漂木的脉象。浮脉主表证,按之感觉有力的为表实证,多见于外感风寒或风热;按之感觉无力的属表虚证。暑邪与湿邪相夹时,则为濡数。细脉虽脉细如线,但应指明显,起落清楚,细脉主气血两虚,诸虚劳损,阴虚感冒时,脉多见细数。

## 【辨证论治】

### 1. 解表达邪

其在皮者，汗而发之。

《素问·阴阳应象大论》

风从外入，令人振寒，汗出头痛，身重恶寒，治在风府，调其阴阳，不足则补，有余则泻，大风颈项痛，刺风府，风府在上椎。

《素问·骨空论》

治伤风头目昏痛，吐逆不下食。羌活散方。

《圣济总录·诸风门·风头痛》

羌活散治男女感冒，不问阴阳皆可服。

《类编朱氏集验医方·诸风门·治方》

夏月感冒发热烦渴，五苓散、桂苓甘露饮、黄连香薷饮或双解散。

《伤寒标本心法类萃·中暑》

伤风自汗，表病里和者，桂枝汤解肌。

《黄帝素问宣明论方·伤寒门》

春伤风邪，头疼鼻塞咳嗽声重发热者，宜用参苏饮、羌活散；夏月伤风，咳嗽自汗头疼，宜用消风散、人参荆芥散、人参败毒散；秋月伤风，咳嗽痰涎壅盛涕唾稠粘者，宜用金沸草散、消风百解散；冬月伤风，咳嗽恶风拘倦，宜用桂枝汤、神术散。

《医方集宜·伤风门（附感冒）》

香苏散　紫苏　香附（醋制，各二两）　陈皮（去白，一两）　甘草（半两）

四时感冒风邪，头痛发热者，此方主之。

芎苏散　川芎（七钱）　半夏（六钱，制）　柴胡（去芦）　茯苓（各五钱）　紫苏叶　干葛（各三钱五分）　陈皮（去白）　枳壳（去瓤）　桔梗　甘草（各三钱）

外有头痛、发热、恶寒，内有咳嗽、吐痰、气泑者，此方主之。

十神汤　川芎　甘草　麻黄　干葛　赤芍药　升麻　白芷　陈皮　香附　紫苏
（等分）

此治外感风寒之套剂也。

参苏饮　人参（去芦）　紫苏　半夏（制）　陈皮（去白）　茯苓（去皮）　木香　枳壳（炒）　干葛　前胡（去芦）　桔梗　甘草（各五钱）

劳倦感冒，妊娠感冒，并宜此方主之。

藿香正气散　大腹皮（净洗）　白芷　茯苓（去皮）　苏茎叶　藿香（各三两）　白术（炒）　陈皮（去白）　厚朴（姜汤炒）　桔梗　半夏（各三两）　炙甘草（一两）

凡受四时不正之气，憎寒壮热者，此方主之。

《医方考·感冒门》

九味羌活汤　羌活　防风　苍术　细辛　川芎　白芷　黄芩　甘草　生地黄

触冒四时不正之气，而成时气病，憎寒壮热，头疼身痛，口渴。人人相似者，此方主之。

葳蕤汤　葳蕤（二钱半）　麻黄　白薇　青木香　羌活　杏仁　川芎　甘草（各五分）

石膏　甘菊花(各一钱五分)

风温憎寒壮热,头疼身痛,口渴面肿者,此方主之。

白虎加苍术汤　石膏(一斤)　知母(六两)　苍术　甘草(各二两)　粳米(六合),共分四服。

湿温憎寒壮热,口渴,一身尽痛,脉沉细者,此方主之。

青龙加黄芩汤　麻黄(六两,去节)　桂枝(净洗)　甘草(各二两)　杏仁(四十枚,去皮尖)　黄芩(七钱)　生姜(三两)　石膏(如鸡子大)　大枣(十二枚)

寒疫头疼身热,无汗恶风,烦躁者,此方主之。

葛根升麻汤　升麻　葛根　芍药　甘草(等分)

冬温,无汗,发热,口渴者,此方主之。

太无神术散　苍术(制)　浓朴(制,各一两)　陈皮(一两)　石菖蒲　炙甘草　藿香(各一两五钱)

人受山岚瘴气,憎寒壮热,一身尽痛者,此方主之。

《医方考·瘟疫门》

疫邪伏而未发,因感冒风寒,触动疫邪,相继而发也。既有感冒之因由,复有风寒之脉证,先投发散,一汗而解。一二日续得头疼身痛,潮热烦渴,不恶寒,此风寒去,疫邪发也,以疫法治之。

《瘟疫论·感冒兼疫》

若夫春时感冒,则司令已属风木,必先少阳受邪,少阳在中,阳明太阳在外,受则三经俱受,故治感冒之药,皆不分经络,如芎苏、神术、正气之类,为停食感冒之时方。

《伤寒兼证析义·宿食兼伤寒论》

手太阴暑温,如上条证,但汗不出者,新加香薷饮主之。

新加香薷饮方(辛温复辛凉法)

香薷(二钱)　银花(三钱)　鲜扁豆花(三钱)　浓朴(二钱)　连翘(二钱)

《温病条辨·上焦·暑温》

风温复感春风发,汗热身重睡鼾眠,汗少荆防败毒,治汗多桂枝白虎煎。

【注】风温冬受寒邪复感春风而为病也,其证身重睡憨,发热自汗,汗少者以荆防败毒散解之,汗多者以桂枝合白虎汤清解之。

《医学指要·伤寒用药举要》

香苏饮　治四时感冒,头痛发热,或兼内伤,胸膈满闷,嗳气恶食。(《内经》曰:卑下之地,春气常在。故东南卑湿之区,风气柔弱,易伤风寒,俗称感冒,受邪肤浅之名也。由鼻而入,在于上部,客于皮肤,故无六经形证,惟发热头痛而已。胸满嗳气,恶食,则兼内伤也。轻为感冒,重者为伤,又重者为中。

香附(炒)　紫苏(各二钱)　陈皮(去白,一钱)　甘草(七分)

《医方集解·表里之剂·香苏饮》

香苏散　此辛温发表之剂,感冒轻浅,而无六经之症可求者,总以疏表利气之药为主,随兼症而加减之,四时通用。

柴胡丹皮汤　此方治三、四、五月感冒时令温邪,疏表之剂。表症未解,而复见里症者,皆当以本方柴胡、丹皮为主,余任去留,另加对症之药治之。治热病之法亦如是,但以柴胡、丹皮为主。

柴胡骨皮汤　按此方治夏至前后各一月,感冒时令热邪,需散表之剂。

《顾松园医镜·温热·伤寒温病附方》

感冒有汗,为伤风,加味桂枝汤,桂枝、羌活、防风、白芍、甘草、姜、枣。

感冒无汗,为伤寒,加减麻黄汤,麻黄、羌活、防风、紫苏、甘草、姜、葱。血虚加生地。

《医学集成·感冒》

暑风上受,痰热喘嗽,竹叶石膏汤加桔、杏、蒌、草、陈皮、滑石。

感风兼湿,头目如蒙,痰稠胸闷,通草、豆豉、浓朴、滑石、桔梗、杏仁、栝蒌。

时行感冒,寒热往来,伤风无汗,参苏饮、人参败毒散、神术散。

《类证治裁·伤风论治》

仲景云:太阳病发热而渴不恶寒者为温病,若发汗已身灼热者名风温,风温为病,自汗出、身重、多眠睡、鼻息鼾鼾、语言难出,宜用葳蕤汤或人参败毒散加葳蕤仁。

《医方集宜·伤风门(附感冒)》

伤寒之邪循经而入,以渐而深,治分三阳三阴,表里寒热,审无一毫之差,方可施治。若温热之病自内而出,不过发攻表中里三者之热而已,其用药必以清凉解毒之剂,或有时行温疫之邪参而治之可也。

《医方集宜·温热门》

**按语:**感冒邪在肺卫,一般多为实证,治疗当以解表达邪为原则。风寒治宜辛温解表;风温治宜辛凉解表;暑湿感冒当清暑祛湿;若有入里者,当表里双解;时行感冒治疗多以辛凉清热之法。近年来,流行感冒逐年增多,对于时行感冒所谓感受时行病毒之说,亦有寒热湿偏重不同,需要进一步研讨。

(1)风寒感冒:治宜辛温解表,宣肺散寒。方用加味葱豉汤(《顾松园医镜》):淡豆豉、葱白、荆芥、薄荷、牛蒡子、象贝母、橘红、连翘;荆防败毒散(《摄生众妙方》):荆芥、防风、羌活、独活、前胡、柴胡、茯苓、川芎、枳壳、桔梗、甘草。

(2)风热感冒:治宜辛凉解表,清肺透邪。方用银翘散(吴鞠通《温病条辨》)。本方为辛凉平剂,遵循了叶天士"在卫汗之可也,到气才可清气,入营犹可透热转气"的指导思想,方中金银花、连翘透热转气,给邪以出路,防止病邪深入传变,从三焦角度看也预防了疾病传变中焦。故银翘散被后世誉为"温病第一方",并广泛运用到各个学科。

(3)暑湿感冒:治宜清暑祛湿解表。方用新加香薷饮(《温病条辨》)。本方清暑化湿,用于夏月暑湿感冒,身热心烦、有汗不畅、胸闷等症。方用金银花、连翘清解暑热,香薷发汗解表,厚朴、扁豆花化湿和中。

## 2. 扶正祛邪

少阴病,始得之,反发热,脉沉者,麻黄细辛附子汤主之。

麻黄(二两,去节)　细辛(二两)　附子(一枚,炮,去皮,破八片)

《伤寒论·辨少阴病脉证并治》

参苏饮　治感冒发热头疼,或因痰饮凝结,兼以为热,并宜服之。若因感冒发热,亦如服养胃汤法,以被盖卧,连进数服,微汗即愈。面有余热,更宜徐徐服之,自然平治。……毋以性凉为疑,一切发热皆能取效,不必拘其所因也。小儿、室女亦宜服之。

木香(半两) 紫苏叶 干葛(洗) 半夏(汤洗七次,姜汁制,炒) 前胡(去苗) 人参 茯苓(去皮,各三分) 枳壳(去瓤,麸炒) 桔梗(去芦) 甘草(炙) 陈皮(去白,各半两)

《太平惠民和剂局方·治伤寒》

苏羌达表汤 辛温发汗法 俞氏经验方 苏叶(钱半至三钱) 防风(一钱至钱半) 光杏仁(二钱至三钱) 羌活(一钱至钱半) 白芷(一钱至钱半) 广橘红(八分至一钱,极重钱半) 鲜生姜(八分至一钱) 浙苓皮(二钱至三钱)

《重订通俗伤寒论·六经方药》

如虚人伤风,屡感屡发,形气病气俱虚者,又当补中,佐以和解,倘专泥发散,恐脾气益虚,腠理易疏,邪乘虚入,病反增剧也。

《证治汇补·提纲门·伤风》

五积散 性温,败毒散性凉。凡人遇些感冒,对半杂和煎服,名交加散,亦多验。

《世医得效方·大方脉杂医科·通治》

治伤风感寒,或内伤生冷,头目昏痛,身体壮热,胸膈不快,干呕恶心,怯风怕寒,体虚自汗。

藿香叶(一两,去土) 人参(一两) 白术(一两) 半夏(一两,汤荡洗七遍) 甘草(一两,炒) 白茯苓(一两) 陈橘皮(一两,汤荡洗一次) 浓朴(二两,去粗皮,用生姜自然汁涂炙,紫色为度)

上件同捣为粗末。每服五大钱,水一盏半,生姜七片,枣子二枚,煎至七分,去滓温服,不拘时候。

《洪氏集验方·五解散》

治初感冒用带须葱白七茎,煎汤,嚼下生姜一块,得汗愈。

《卫生易简方·伤寒》

体虚者,固其卫气,兼解风邪,恐专行发散,汗多亡阳也。

如体虚感风,微觉寒热,参归桂枝汤加陈皮。

风伤营卫,头痛,咳则闪烁筋掣,当归建中汤。

《类证治裁·伤风论治》

凡一切阳虚者,皆宜补中发汗。一切阴虚者,皆宜养阴发汗。

《医学心悟·论汗法》

冒风感寒有伤风、伤寒、兼火、兼食、血虚、气虚、阴虚、阳虚之别,按病立方,随手奏效。

感冒属血虚,四物合小柴胡汤,加桂枝。

感冒属气虚,补中汤加羌、防、白芷。

感冒属气血两虚,八珍汤,去焦术,加黄耆酒炒、羌活、防风、桂枝。

感冒属阴虚,理阴煎,加麻绒、柴胡。

感冒属阳虚,理中汤,加麻绒、柴胡。

感冒属阴阳两虚,大温中饮。

《医学集成·感冒》

阴虚感冒,补阴益气煎。
阳虚感冒,补中益气汤。

《医学集成·虚损》

**按语:** 虚人感冒,多素体亏虚,复加外邪所致,属本虚标实,年老之人多见。正虚当分阴阳气血之不足,分别施以滋阴、助阳、益气、养血之药,调以发散诸药,共奏扶正祛邪之功。需知发汗而祛邪,血为汗之源,阳气充盈故能化水谷精微补阴血,阴阳气血之间具有互补互助的转换关系,故用药应权衡气血阴阳动态平衡关系,整体施治。

(1) 气虚感冒:治宜益气解表。方用参苏饮或人参败毒散(《太平惠民和剂局方》)。

(2) 阴虚感冒:治宜滋阴解表。方用加减葳蕤汤(《重订通俗伤寒论》)。

(3) 阳虚感冒:治宜助阳解表。方用麻黄附子细辛汤(《伤寒论》)。

## 【名方临用】

### 人参败毒散

**1. 文献出处**

治伤寒时气,头痛项强,壮热恶寒,身体烦疼,及寒壅咳嗽,鼻塞声重,风痰头痛,呕哕寒热,并皆治之。

柴胡(去苗) 甘草(燧) 桔梗 人参(去芦) 芎䓖 茯苓(去皮) 枳壳(去瓤,麸炒) 前胡(去苗,洗) 羌活(去苗) 独活(去苗)

上十味,各三十两,为粗末,每服二钱,水一盏,入生姜、薄荷各少许,同煎七分,去滓,不拘时候,寒多则热服,热多则温服。

《太平惠民和剂局方·治伤寒》

**2. 方解**

本方主治气虚感冒,为益气扶正、解表散寒代表方,方中羌活、独活善祛一身风湿之邪,散寒止痛;柴胡、薄荷、川芎疏散风邪,助羌、独疏风解表。前胡、桔梗、枳壳、茯苓理气化湿祛痰;人参益气扶正;甘草调和诸药。全方在表散药中配用人参一味扶正祛邪,可鼓邪从汗而解。正如吴昆所说:"培其正气,败其邪气,故曰败毒。"综观全方,有益气解表、散风祛湿之功。对正气不足,感受风寒湿邪,或疮疡、痢疾初起,见有上述症状者,皆可应用。后来喻嘉言所著《寓意草》提出逆流挽舟之法:"伤寒病有宜用人参入药者,其辨不可不明。若元气素弱之人,药虽外行,气从中馁,轻者半出不出,留连为困;重者随元气缩入,发热无休。所以虚弱之体,必用人参三、五、七分,入表药中,少助元气,以为驱邪之主,使邪气得药,一涌而出,全非补养虚弱之意也。"

本方为气虚外感所设。体虚之人,卫表不固,遇风寒袭表,卫气郁遏,正邪交争于肌表,故见恶寒壮热、无汗;湿邪客于机体,导致经络气血运行不畅,故头痛项强,身体烦疼;风寒犯肺,肺气宣降失司,故咳嗽;肺本朝百脉,现津液聚于肺而输布不及,故咳时可闻及痰声;肺开窍于鼻,肺气失宣,故鼻塞声重;痰阻中焦,气机郁闭,故见胸膈痞闷;舌苔白腻,脉虚浮或浮弱,乃虚人外感风寒兼湿之征。治宜散寒祛湿,益气解表。《灵枢·百病始生》云:"风雨寒热不得虚,邪不能独伤人。卒然逢疾风暴雨而不病者,盖无虚,故邪不能独伤人。此必因虚邪之风,与其身形,两虚相得,乃客其形。"虚人感冒首当益气扶正、解表达邪,宜在解表药中酌加益气扶正之品,如人参、党参、黄芪之类,益气解表,驱邪外出。

### 3. 临床应用

人参败毒散适用于咳嗽,有痰,或恶寒发热,无汗或有汗,头项强痛,鼻塞声重,胸膈痞闷,舌淡苔白腻,脉虚浮或浮弱。

痢疾的病机主要为湿热之邪蕴于肠腑,应用因势利导、清热利湿之法。然正虚之人,外兼表邪,内蕴湿热,一味利下则会致邪气内陷,当逆其病势,佐以益气解表之剂,此犹如水中挽舟楫逆流而上,使内陷之邪从表而解,故称之为"逆流挽舟法",代表方剂为人参败毒散。

## 银翘散

### 1. 文献出处

太阴风温、温热、温疫、冬温,初起恶风寒者,桂枝汤主之。但热不恶寒而渴者,辛凉平剂银翘散主之。温毒、暑温、湿温、温疟,不在此例。

辛凉平剂银翘散方

连翘(一两) 银花(一两) 苦桔梗(六钱) 薄荷(六钱) 竹叶(四钱) 生甘草(五钱) 芥穗(四钱) 淡豆豉(五钱) 牛蒡子(六钱)

上杵为散,每服六钱,鲜苇根汤煎,香气大出,即取服,勿过煎。肺药取轻清,过煎则味厚而入中焦矣。病重者,约二时一服,日三服,夜一服;轻者三时一服,日二服,夜一服;病不解者,作再服。盖肺位最高,药过重,则过病所,少用又有病重药轻之患,故从普济消毒饮时时清扬法。

《温病条辨·上焦》

### 2. 方解

处方配伍谨遵《内经》"风淫于内,治以辛凉,佐以甘苦;热淫于内,治以咸寒,佐以甘苦"之旨。本方配伍特点:辛凉配伍少量辛温之品,如桔梗、淡豆豉,以免过用寒凉伤阳,解表之力也未受影响;解表与清热之法同施,如金银花、薄荷等,既可疏散风热,亦能清内热;亦遵守叶天士《温热论》"在卫汗之可也,到气才可清气,入营犹可透热转气"治则。临床运用加减可遵"如从风热陷入者,用犀角、竹叶之属;如从湿热陷入者,犀角、花露之品,掺入凉血清热方中,若加烦躁,大便不通,金汁亦可加入,老年或平素有寒者,以人中黄代之,急急透斑为要"古训。此方在清营凉血基础上,宣畅气机,使营热外出,以金银花、连翘辛凉宣透风热,给邪气以出路。一是重视护卫阴津;二是给邪气以出路,亦有"治未病"思想。

### 3. 临床应用

本方为辛凉平剂第一方,亦是风热表证的代表方。患者发热,流黄浊涕,咳嗽,咳黄痰,口干,小便少,色黄,舌红苔薄黄,脉浮数,治以银翘散加减。若渴甚,加以天花粉、芦根清热生津;若咽喉肿痛,可加马勃、板蓝根清热解毒、利咽解毒;若咳甚,可加苦杏仁止咳平喘，余皆可随症加减。本方药物多为轻清之品，故不宜用量过多、煎煮过久。现代应用本方常用于治疗流行性感冒、急性扁桃体炎、麻疹初起，以及流行性乙型脑炎、流行性脑脊髓膜炎、腮腺炎、咽炎、咽峡疱疹等属温病初起，邪郁肺卫者。

## 【医案医话】

素封汪宥翁年八十有一，因劳倦感冒，胸膈大热而痞，口渴，舌上苔白如敷粉，咳嗽不能睡，此少阳症也。

柴胡一钱，桔梗、枳壳、竹茹、知母各八分，酒连、酒芩、天花粉各七分，甘草四分，姜三片，服下乃得睡。口仍渴，痰仍嗽，前方加半夏曲，夜与二母丸，治其热嗽而愈。

《孙文垣医案》

**按语：**本例患者年老，素体虚弱，易因劳倦外感，同时伴有咳嗽，胸膈大热而痞闷、口渴、白粉苔等，符合邪困少阳、痰热痹阻胸膈之证。治以和解少阳、宽胸开结之法，以柴胡陷胸汤方加减。二诊痰热仍痹阻，故进一步加强清热化痰之功，故服药后痰热去、升降复。

罗光远，年六十三岁，患伤寒发热，四肢不随，补中益气汤而愈。

刘光泽，年七十一岁，患伤寒，头疼发热，四肢冷如冰。《局方》不换金正气散加五味子、黄芪、人参、白术、当归身。

《名医类案·伤寒》

**按语：**上述诸症皆是内伤夹外感者，可见东南温暖之方，正伤寒百无一二。所以伤寒属内伤者十居八九，由此可见，感冒病不可拘泥于驱散外邪，应根据患者个体情况、所生活环境及气候特点，做到四诊合参，三因制宜与辨证施治。

胡镜阳尊堂，年七十二，脾泄十五年不愈。近加吐红咳嗽，痰多不易出（肺金壅滞可知），申酉时潮热，胸膈壅塞，不能就枕，饮食大减，且恶风，终日坐幔中。诸医谓：发热吐红，法当寒凉；脾泄多年，气虚老迈，法当温补。二症矛盾，难于投剂。身热脉大，又血家所忌。束于无策，皆辞去。孙诊之，两手脉皆浮洪而数，皆带滑。据脉洪数为热，滑为痰，浮为风邪在表，以伤风故恶风，法当清解，可无恙也。谓二病矛盾者，暗于先后也。夫脾泄已久，未尝为害，新病热炽，宜当速去，所谓急则治标，俟邪祛后，补脾未晚。且潮热为风邪所致之热，非阴虚火动之热。吐血乃当汗不汗之血，非阴虚火动之血。《经》云：夺血者无汗，夺汗者无血。当汗不汗，邪鼓血动，但得表解，斯热退血止矣。胡曰：昔老母过钱塘，遇风涛受惊，因发热咳嗽，血出痰多，今以公言质之，诚由风邪起病也。用苏子、麻黄、薄荷解表为君，枳壳、桔梗、桑白皮、瓜蒌、紫菀、贝母消痰治嗽为臣，酒芩、甘草为佐。二帖，五更微汗而热退，胸膈不壅，嗽亦少减，血止大半，始进粥。次日减麻黄，加茯苓，夜服七制化痰丸，嗽亦减半，自是不恶风而去幔矣。前方减枳壳加苡仁，调理而安。

陆肖愚治吴逊斋夫人，年六旬外，素有脾泄之症，三月间患咳嗽吐血，痰多而咯之不易出，日潮热，胸膈支结，不能就枕，畏风寒。或以脉数吐红，身热咳嗽，皆血虚火盛也，与养血清凉，泄未已而痰壅益加。更医，以高年久泻，用六君子，泻未已而痰壅殊甚。二医商治，一以吐血不宜身热脉大，一以泄泻不宜身热脉大，俱辞不治。脉之左寸关浮洪，右寸关滑数,两尺弱。此表邪不清也。盖脾泄乃宿疾,吐血乃表气之郁矣。询之,果受风数日后而病作。用炒黑麻黄、苏叶、前胡解表为君,杏仁、苏子、陈皮利气为臣,桑皮、片芩、花粉、石膏清热为佐,甘草、桔梗散膈和中为使。二剂后,微汗,症顿减。去麻黄、苏叶、石膏,加白芍、茯苓,二剂症如失。与丸方治其脾泻,人参、白术、茯苓为君,白芍、霞天曲为臣,炙草、干姜、砂仁为佐,枣肉、神曲糊丸以为使,服数旬而痊。

《续名医类案·伤风》

**按语:** 上述病例皆为老年患者,有慢性脾泄史,近期外感风邪。四诊合参,既有脾虚为本,又有表邪为标,新病热炽,宜当速去,所谓急则治标,祛邪后,继续补脾,则可痊愈。

## 【食治备要】

### 姜糖煎方

食治老人上气咳嗽,喘急,烦热,不下食,食即吐逆,腹胀满。

生姜汁(五合)  沙糖(四两)

上相和,微火温之。一二十沸即止。每度含半匙,渐渐下汁。

《养老奉亲书·食治老人喘嗽诸方》

**按语:** 本方治外感风寒、咳嗽咳痰诸症。方中生姜汁味辛性微温,能散寒解表,除痰化饮,降逆止呕;沙糖甘平,清心肺燥热,全方具有散寒、止咳、健脾、消胀之功效。

### 苍耳子粥方

食治老人目暗不明。

苍耳子(半两)  粳米(半升)

上件,捣苍耳子烂。用布绞滤,以水二升,取汁,和米煮粥食之。或作散,煎服亦佳。

《养老奉亲书·食治老人眼目方》

**按语:** 老年人目暗不明,实者常因于外感风邪,侵犯于目。症见视物不清、鼻塞流涕、目痛连眉、恶寒发热、苔白脉浮等。治宜疏风明目。苍耳子味甘、苦,性温,入肺、脾、肝、肾诸经。本品温和疏达遍及关节肌肤,能上达颠顶疏通目、鼻、口齿、脑户之风寒,为治头目风病之要药。然其辛香走窜,有耗散正气之虞,故佐以粳米,扶正而补中气,以减轻其副作用。苍耳子有毒,可经高热炒焦炭化破坏其毒性,采用本方治疗老人,一次内服剂量不宜超过10g,中病即止,不可久服。

### 竹叶粥方

食治老人膈上风热,头目赤痛,目视晄晄。

竹叶(五十片,净洗)  石膏(三两)  沙糖(一两)  浙粳米(三合)

上以水三大盏,煎石膏等二味,取二盏。去滓澄清用煮粥熟,入沙糖食之。

《养老奉亲书·食治老人眼目方》

**按语:** 本方适用于老年人外感风热,头痛目赤,治宜疏风散热。本方以竹叶为君,辛淡甘寒,入心、肺两经,善清上焦风热,尤能解渴除烦。生石膏为臣,辛甘而寒入肺、胃、三焦,清热降火、解肌生津。佐以砂糖、粳米顾护胃气,使邪去而不伤正。四药同用,寓"竹叶石膏汤"之意。

　　风从外入，令人振寒，汗出头痛，身重恶寒，治在风府，调其阴阳，不足则补，有余则泻，大风颈项痛，刺风府，风府在上椎。

《素问·骨空论》

**按语：**机体感受风邪，多从风府穴开始。风府即指风邪聚集之处。而针刺风府，其目的就是调理阴阳，使人体营卫调和，卫气运行通畅，达到祛邪目的。《素问·骨空论》主张不足则补、有余则泻的针刺补泻方法。本法可以用于老年人平日的养生保健，既可补虚，又可祛邪。

　　端坐伸腰，徐以鼻内气，以右手持鼻，闭目吐气。治伤寒头痛洗洗，皆当以汗出为度。

《养生方·导引法》

**按语：**老年人正气亏虚，无力鼓邪外出，治疗时可借助导引术发汗解表。但需注意导引训练时需要防寒避风，以免复感外邪；发汗以微微汗出为度，以免汗出无度，进一步损伤正气，加重病情。

# 老年咳嗽

　　咳嗽是指以患者发出咳声或咳出痰液为主症的肺系病证。咳嗽既是肺系疾病的常见症状，又可作为一种独立的肺系疾病。肺为娇脏，易受外邪与内伤导致肺失宣降，肺气上逆出现咳嗽。咳嗽亦是老年人的常见病证之一。西医学中以咳嗽为主要临床表现的疾病（如急性上呼吸道感染、急性或慢性咽喉炎、急性或慢性支气管炎、支气管扩张、肺部感染等）可参考此病证，其他系统以咳嗽症状为主要表现的疾病，亦可参考本病辨证论治。

　　《素问·咳论》专篇论述咳嗽，明确病位在肺，奠定了五脏咳、六腑咳分类的理论框架。东汉张仲景《伤寒论》对咳嗽治疗进行了具体论述，如小青龙汤治疗痰饮咳嗽，《金匮要略》中的厚朴麻黄汤、射干麻黄汤、苓甘姜辛五味汤等亦是治疗咳嗽的有效方剂。隋代巢元方《诸病源候论》载有十咳，除五脏咳外，尚有风咳、寒咳、胆咳、厥阴咳等。金元时期，张从正《儒门事亲》指出邪热致咳，补充了既往仅以寒邪为外感咳嗽病因之不足。刘完素《素问病机气宜保命集》对咳嗽与外邪，咳嗽与肺气、脾湿的关系做了明确的论述，主张咳嗽的病机应注重从湿病痰饮入胃立论，并提出肺气受伤、脾湿痰动的观点，指出寒、暑、燥、湿、风、火六气皆令人咳。明代张景岳《景岳全书》首次执简驭繁地将咳嗽归纳为外感和内伤两大类。喻嘉言在《医门法律》中论述了燥邪伤肺而致咳嗽的证治，创立了温润和凉润治咳之法。王纶《明医杂著》提出咳嗽的治法须分新久虚实。清代叶天士《临证指南医案》系统阐述了咳嗽的治疗原则，指出风、寒、暑、湿、火导致咳嗽的具体治法原则。

## 【病名钩玄】

　　五气所病：心为噫，肺为咳，肝为语，脾为吞，肾为欠、为嚏，胃为气逆、为哕、为恐，大肠、小肠为泄，下焦溢为水，膀胱不利为癃，不约为遗溺，胆为怒，是谓五病。

《素问·宣明五气》

　　秋伤于湿，冬生咳嗽。

《素问·阴阳应象大论》

　　黄帝问曰：肺之令人咳何也？岐伯对曰：五脏六腑皆令人咳，非独肺也。

《素问·咳论》

　　咳嗽烦冤者，是肾气之逆也。

《素问·示从容论》

　　《素问》惟以四处连言咳嗽，其余篇中只言咳，不言嗽，乃知咳、嗽一证也。

《儒门事亲·嗽分六气毋拘以寒述》

　　有声曰咳有痰嗽，声痰俱有咳嗽名，虽云脏腑皆咳嗽，要在聚胃关肺中。胃浊脾湿嗽痰本，肺失清肃咳因生，风寒火郁燥痰饮，积热虚寒久劳成。

《医宗金鉴·杂病心法要诀·咳嗽总括》

**按语：** 咳嗽最早见于《素问·阴阳应象大论》。《素问》多以单字"咳"为代表，对咳嗽进行论述。在《内经》中"咳""嗽"与"咳嗽"三者的临床内涵是一致的，指出咳嗽乃肺气失于宣肃，肺气上逆所致，并且论述了脏咳与腑咳的临床表现。东汉张仲景《金匮要略》中，虽然标题是咳嗽二字连言，但文中仍是以"咳"字作为代表进行论述，可见当时咳与嗽并未有明显的区别。隋代巢元方明确指出"嗽"乃咳嗽也，但仍然未详细说明二者之间的区别。三国至唐宋时期的医家在论述咳嗽时，多是以《内经》论述的"咳嗽"要义为准，即"咳""嗽"与"咳嗽"的临床内涵是一致的，但都并未明确说明。直到金元时期，张元素《医学启源》阐述咳嗽分"有声有痰""有声无痰"和"无声有痰"。刘完素首次明确了"咳""嗽"和"咳嗽"的概念，即咳乃无痰有声，嗽乃无声有痰，咳嗽乃有声有痰，至此咳嗽作为病证被准确定义。后代医家对咳嗽的论述都是参照《内经》咳嗽的内涵，基于刘完素对咳嗽的明确定义有所发挥。现代医家普遍认为，"咳"与"嗽"两者多是互相包含，其表现在临床中难以绝对区分开来，故一般以"咳嗽"统称。

## 【病因病机】

### 1. 外感论

岐伯曰：皮毛者，肺之合也；皮毛先受邪气，邪气以从其合也。其寒饮食入胃，从肺脉上至于肺则肺寒，肺寒则外内合邪，因而客之，则为肺咳。……五脏各以治时感于寒则受病，微则为咳，甚者为泄为痛。

《素问·咳论》

今风寒客于人，使人毫毛毕直，皮肤闭而为热……名曰肺痹，发咳上气。

《素问·玉机真脏论》

岁火太过，炎暑流行，肺金受邪。民病疟，少气咳喘，血溢血泄注下。

岁金太过，燥气流行……甚则咳喘逆气……

《素问·气交变大论》

秋伤于湿，上逆而咳。

《素问·生气通天论》

夫肺主于气，通于皮毛。若人气血不足，腠理开疏，或触冒风寒，为邪所中，或运动劳役，汗出伤风，邪冷之气，忽搏于肺，故令卒咳嗽。

《太平圣惠方·治卒咳嗽诸方》

寒、暑、湿、燥、风、火六气，皆令人咳嗽。

《河间六书·咳嗽论》

乘于肺者，日夜无度，汗出头痛，涎痰不利。

《儒门事亲·嗽分六气毋拘以寒述》

**按语：** 肺为娇脏，外合皮毛，不耐风寒。风为百病之长，六淫之首，其他外邪多随风邪侵袭皮毛，皮毛先受邪气侵扰，影响肺脏之宣发肃降，若饮食生冷，致寒气袭肺，内外邪气交攻，咳嗽易发。随着时节的更换，六淫之风、寒、暑、湿、燥、火俱能侵袭肺脏，其中尤以风邪夹寒者居多,皮毛受风寒邪气侵袭,腠理闭郁,肺气失宣,寒热间作而发为咳嗽。火为热之极,热为火之渐,热气当令之年,火热之邪易乘于肺金,肺失清肃,肺气上逆作咳。火热之邪易伤肺阴,损伤血络,可见咳血。肺属金,燥气与肺气相通,燥气所盛年月或者秋季燥邪偏盛易致肺金被燥邪所伤,损及肺阴肺气,伴见津伤,出现咳嗽嘶哑。湿邪重浊黏腻,易伤脾胃阳气,脾胃运化功能失常,精微转运不及,肺脏津亏,宣肃失常,气逆作咳。再者脾土受伤,水湿聚痰成饮,痰饮上犯,肺失清肃,故咳嗽痰多。反复感邪致咳,必有正气不足于内,或因肺气本虚,或因劳役过度、气虚血弱等虚损因素,有"邪之所凑,其气必虚"之意。

### 2. 内伤痰湿论

咳谓无痰而有声,肺气伤而不清也;嗽是无声而有痰,脾湿动而为痰也;咳嗽谓有痰而有声,盖因伤于肺气,动于脾气,咳而为嗽也。

《素问病机气宜保命集·咳嗽论》

咳嗽是有痰而有声,盖因伤于肺气而咳,动于脾湿,因咳而为嗽也。

《证治准绳·杂病·诸气门》

咳嗽者,肺胃之病也……胃土上逆,肺无降路,雾气埋塞,故痰涎淫生,呼吸壅碍,则咳嗽发作。

《四圣心源·杂病解·咳嗽根原》

**按语:** 咳嗽之病,多咳与嗽并见,咳声作,而痰涎出,咳而多痰多责之肺脾。湿邪侵袭,阻碍气机升降,损伤脾胃,水谷不化,精微便化痰浊,痰浊随气之升降,上贮于肺,肺气不利,则咳嗽顿作。若肺气本不足,又遇风寒外侵,肺气郁闭则胸部满闷不适,津停为痰,痰阻气逆,咳嗽亦作。总之,痰湿内盛,阻肺气宣肃致咳,多有脾胃先被湿困,运转不及,痰湿内生,聚停于肺而发病,此乃"脾为生痰之源,肺为贮痰之器"之意。

### 3. 内伤痰热论

阳明厥逆,喘咳身热,善惊衄呕血。手太阴厥逆,虚满而咳,善呕沫。

《素问·厥论》

夫热病,毒气攻于心肺,烦热壅于胸膈,而渴引饮。必致喘粗。汗下之后,胃气尚虚,热毒不退。渴饮水过多,水停心下,故令喘急也。

《太平圣惠方·治热病喘急诸方》

凡咳面赤,胸腹常热,唯足乍有凉时,其脉洪者,热痰在胸膈也……

《医林正印·咳嗽》

**按语:** 痰分寒热。痰热咳嗽,多系其人内有伏火,或则素体阳气亢盛,痰从热化。阳明经乃多气多血之地,易从热化,内生痰湿热化,从胃脉上逆入肺,热痰贮肺,肺气宣肃不及,则咳嗽体热,痰黄,息喘,脉滑。

### 4. 内伤肝火论

又有冲气挟肝经相火上乘肺金者,其证目眩口苦,呛咳数十声不止,咳牵引小腹作痛,发热颊赤。

《血证论·咳嗽》

木郁生火,兼挟燥邪,金受火刑,肺失清肃,肺燥叶张,阻塞气机,喘咳不能着枕。

《清代名医医案精华·秦伯未医案》

**按语:** 肝主疏泄,若所欲不遂,或情志所伤,肝失条达,肝火动而木旺侮金,火灼肺金,肺失清肃,肺气上逆而咳嗽气急,牵引足厥阴肝经循行部位作痛,每每与患者的情志因素相关。

### 5. 内伤虚损论

盖病本起于房劳太过,亏损真阴,阴虚而火上,火上而刑金,故咳。咳则金不能不伤矣。

《医贯·先天要论·咳嗽论》

内伤之嗽,必因阴虚,阴虚则水涸金枯,所以动嗽,脾虚肾败所以化痰,此阴虚痰嗽之本,本于内伤,非内伤本于痰也。……若内伤阴虚之嗽,则大忌辛燥,此辈岂堪轻用哉!

《景岳全书·杂证谟·咳嗽》

咳与嗽本两字义,《内经》已作一证连言之。愚详大抵咳者气动也,阳也;嗽者兼血也,阴也。况是证其本虽殊,其标则一,故世俗不以为疑。

《玉机微义·咳嗽门》

咳因气动为声,嗽乃血化为痰,肺气动则咳,脾湿动则嗽,脾肺惧动,则咳嗽俱作。然以肺为主,故多言咳,则包嗽在其中。

《医学入门·杂病类·外感》

自内而生者病在阴,宜甘以壮水,润以养金,则肺宁而火咳愈。

《医宗必读·咳嗽》

劳役、劳伤咳嗽,土虚日益,不能生肺金而咳,若动心耗气,心营肺卫受伤,上病延中,食少,土不生金,肺虚而咳。

《临证指南医案·咳嗽门》

**按语:** 内伤虚损所致咳嗽,多系肺、脾、肾受损,病因包括劳役太过、房事不节等。内伤咳嗽病变性质多为邪实与正虚夹杂并见,肺阴多虚,痰热过盛。其病机演变趋势乃肝肾阴精亏虚于下,虚火上浮,炼津成痰,痰火胶结,肺气失于清肃作咳,咳久肺阴肺气亦虚,子盗母气,脾土亦虚,脾土虚则水谷难化精微,精微难化则五脏之阴补不及,往复循环,则成难治之久咳劳嗽。或因肺脏自病,肺气阴两虚,久咳伤肾,由咳致喘。

【诊法析要】

岐伯曰:肺咳之状,咳而喘息有音,甚则唾血。心咳之状,咳则心痛,喉中介介如梗状,甚则咽肿喉痹。肝咳之状,咳则两胁下痛,甚则不可以转,转则两胠下满。脾咳之状,咳则右胠下痛,阴阴引肩背,甚则不可以动,动则咳剧。肾咳之状,咳则腰背相引而痛,甚则咳涎。……五脏之久咳,乃移于六腑。脾咳不已,则胃受之,胃咳之状,咳而呕,呕甚则长虫出。肝咳不已,则胆受之,胆咳之状,咳呕胆汁。肺咳不已,则大肠受之,大肠咳状,咳而遗矢。心咳不已,则小肠受之,小肠咳状,咳而失气,气与咳俱失。肾咳不已,则膀胱受之,膀胱咳状,咳而遗溺。久咳不已,则三焦受之,三焦咳状,咳而腹满,不欲食饮。此皆聚于胃,关于肺,使人多涕唾而面浮肿气逆也。

《景岳全书·杂证谟·咳嗽》

肺风之状,多汗恶风,色皏然白,时咳短气,昼日则瘥,暮则甚,诊在眉上,其色白。

《素问·风论》

一曰风咳,欲语因咳,言不得竟是也。

《诸病源候论·咳嗽病诸候》

久咳数岁,其脉弱者,可治;实大数者,死。

《金匮要略·痰饮咳嗽病脉证并治》

咳嗽多浮。

《濒湖脉学·四言举要》

寸滑膈痰生呕吐,吞酸舌强或咳嗽。

《濒湖脉学·滑》

右寸数者,咳嗽吐血,喉腥嗌痛。

《脉诀汇辨·数脉(阳)》

右寸脉涩,伤燥咳沫。

《脉诀启悟注释·涩脉》

伤湿咳者,骨节烦疼,四肢重着,洒洒渐渐。

《三因极一病证方论·外因咳嗽证》

痰咳,痰出咳止,胸膈多满。

《医学入门·杂病·外感》

身重身痛,或发热有汗,或面目浮肿,或小便不利,骨节烦疼,气促咳嗽。此伤湿咳嗽之症也。

《症因脉治·咳嗽总论·外感咳嗽》

**按语:** 咳嗽病的脉象古籍记载甚多,但由归纳总结可知,咳嗽的脉象变化和临床伴随症状与其病因有直接的关系,外感而发则脉浮;寒邪咳嗽多脉紧;脉弦主水饮停聚,故咳嗽伴咳痰清稀,痰多;脉来涩滞,阴津不足,燥咳所致也;脉数实有热,咳嗽伴见咯血;寸脉滑,膈上热痰停聚,故咳多黄痰;久咳,肺虚,脉弱,其肺阴枯竭,故咳声低微。临床中咳嗽的脉象千变万化,一种脉象往往不能特异地反映其病位、病性和病机,临证时须四诊合参。

## 【辨证论治】

### 1. 祛邪利肺

伤寒心下有水气,咳而微喘,发热不渴。服汤已渴者,此寒去欲解也,小青龙汤主之。

《伤寒论·辨太阳病脉证并治》

咳家,其脉弦,为有水,十枣汤主之。

《金匮要略·痰饮咳嗽病脉证并治》

三拗汤 治感冒风邪,鼻塞声重,语音不出;或伤风伤冷,头痛目眩,四肢拘倦,咳嗽多痰,胸满气短。

甘草(不炙) 麻黄(不去根、节) 杏仁(不去皮、尖)

上等分,咀为粗散。每服五钱,水一盏半,姜钱五片,同煎至一盏,去滓,通口服,以衣被盖覆睡,取微汗为度。

《太平惠民和剂局方·治伤寒》

感风者,恶风自汗,鼻流清涕,脉浮,桂枝汤加防风、杏仁、前胡、细辛。感寒者,恶寒无汗,鼻流清涕,脉紧,二陈汤加紫苏、干葛、杏仁、桔梗。

《医宗必读·咳嗽总论》

外感之证,春多升浮之气,治宜兼降,如泽泻、前胡、海石、栝蒌之属是也。夏多炎热之气,治宜兼凉,如芩连知柏之属是也。秋多阴湿之气,治宜兼燥,如苍术、白术、干姜、细辛之属是也。冬多风寒之气,治宜兼散,如防风、紫苏、桂枝、麻黄之属是也。

《景岳全书·杂证谟·咳嗽》

风乘肺,咳则鼻塞声重,口干喉痒,语未竟而咳,参苏饮加桑白皮、杏仁,或柴胡半夏汤,后用诸咳丸。如久咳、夜咳、冬咳,风入肺窍者,宜熏之。寒乘肺,咳则胸紧声哑,二陈汤加麻黄、杏仁,或苏沉九宝饮、华盖散、单生姜丸。有寒热者,小柴胡汤。又有一种,遇寒则咳者,谓之寒暄,乃寒包热也,解表则除,枳梗汤加麻黄、防风、杏仁、陈皮、紫苏、木通、黄芩。如风寒郁热夜咳者,三拗汤加知母、黄芩。暑乘肺,咳则口燥声嘶吐沫,六一散加辰砂,见血者,枇杷叶散。湿乘肺,咳则身重,骨节烦疼洒淅,五苓散、不换金正气散。大概春气上升,润肺抑肝;夏火上炎,清金降火;秋湿热甚,清热泻湿;冬风寒重,解表行痰。

《医学入门·杂病·外感》

咳嗽,有声无痰者,生姜、杏仁、升麻、五味子、防风、桔梗、甘草;无声有痰者,半夏、白术、五味子、防风、枳壳、甘草,冬月须加麻黄、陈皮少许;有声有痰者,白术与半夏、五味子、防风;久不愈者,枳壳、阿胶。

《医学启源·主治心法·咳嗽》

凡治咳遇阴虚火盛,干燥少痰,及痰咯艰出者,妄用二陈汤,转劫其阴而生大患者,医之罪也。

《医门法律·咳嗽门》

太阴风温,但咳,身不甚热,微渴者,辛凉轻剂桑菊饮主之。

辛凉轻剂桑菊饮方

杏仁(二钱) 连翘(一钱五分) 薄荷(八分) 桑叶(二钱五分) 菊花(一钱) 苦梗(二钱) 甘草(八分) 苇根(二钱)

水二杯,煮取一杯,日二服。二三日不解,气粗似喘,燥在气分者,加石膏、知母;舌绛暮热,甚燥,邪初入营,加元参(二钱)、犀角(一钱);在血分者,去薄荷、苇根,加麦冬、细生地、玉竹、丹皮各二钱;肺热甚加黄芩;渴者加花粉。

燥伤本脏,头微痛,恶寒,咳嗽稀痰,鼻塞,嗌塞,脉弦,无汗,杏苏散主之。

杏苏散方

苏叶 半夏 茯苓 前胡 苦桔梗 枳壳 甘草 生姜 大枣(去核) 桔皮 杏仁

（加减法）无汗，脉弦甚或紧，加羌活，微透汗。汗后咳不止，去苏叶、羌活，加苏梗。兼泄泻腹满者，加苍术、浓朴。头痛兼眉棱骨痛者，加白芷。热甚加黄芩，泄泻腹满者不用。

秋感燥气，右脉数大，伤手太阴气分者，桑杏汤主之。

桑杏汤方（辛凉法）

桑叶（一钱）　杏仁（一钱五分）　沙参（二钱）　象贝（一钱）　香豉（一钱）　栀皮（一钱）　梨皮（一钱）

水二杯，煮取一杯，顿服之，重者再作服（轻药不得重用，重用必过病所。再一次煮成三杯，其二、三次之气味必变，药之气味俱轻故也）。

《温病条辨·上焦》

**按语：** 外感咳嗽，多有明显的伤风症状出现，如咳嗽、鼻塞、头痛、恶寒或恶风等。常因外风夹寒、夹热及夹燥侵袭人体皮毛肌腠，肺脏失去其宣肃之能，卫气与邪气交争于外，故见诸症。外感咳嗽，病程较短，为邪气壅肺，多为实证，故以祛邪利肺为治疗原则，用药多以辛温。具体论治咳嗽时可以根据咳嗽加重或缓解的因素、时间的不同综合调治。季节的变化对于咳嗽的治疗也有一定的相关性，春天肝气上升，施以润肺抑肝之品；夏天火性炎上，予以清肺降火之剂；秋天湿燥并行，若湿多可清热泻湿；冬天风寒多重，治宜解表化痰。

风为先导，根据兼以寒、热和燥的不同，应分别采用疏风、散寒、清热、润燥之法治疗。这里需要特别指出的是，外感咳嗽夹燥者，又须仔细斟酌，因燥邪伤津，久则肺阴亏耗，恐转成为内伤之阴虚肺燥咳嗽。燥邪又兼温、凉二气，故须施以清宣温燥或轻宣凉燥二法，若治疗不及时，转成阴虚肺燥咳嗽，则只能徐徐图之。

## 2. 利气、祛痰、清火

若咳而无痰者，以辛甘润其肺。故咳嗽者，治痰为先。治痰者，下气为上。是以南星、半夏胜其痰，而咳嗽自愈，枳壳、陈皮利其气，而痰饮自除。痰而能食者，大承气汤微下之，少利为度。痰而不能食者，浓朴汤治之。

《素问病机气宜保命集·咳嗽论》

治热病，心肺烦热，上气咳嗽，不得睡卧，时时渴欲饮水，遍身浮肿，宜服郁李仁散方。……不计时候，温服。

《太平圣惠方·热病论》

二陈汤　治痰饮为患，或呕吐恶心，或头眩心悸，或中脘不快，或发为寒热，或因食生冷，脾胃不和。

半夏（汤洗七次）　橘红（各五两）　白茯苓（三两）　甘草（炙，一两半）

上为咬咀。每服四钱，用水一盏，生姜七片，乌梅一个，同煎六分，去滓，热服，不拘时候。

《太平惠民和剂局方·治痰饮》

干咳嗽证，在丹溪云：火郁之证，乃痰郁火邪在肺中，用苦梗以开之，下用补阴降火，不已则成劳，须用倒仓法。此证多是不得志者有之。……但其有火无火，亦当辨治：若脏平无火者，止因肺虚，故必先补气，自能生精，宜五福饮之类主之；若脏气微寒者，非辛不润,故必先补阳,自可生阴,宜理阴煎或六君子汤之类主之;若兼内热有火者,须保真阴,故必先壮水,自能制火,宜一阴煎或加减一阴煎兼贝母丸之类主之。若以此证而但知消痰开郁,将见气愈耗,水愈亏,未免为涸辙之鲋矣。

《景岳全书·杂证谟·咳嗽》

清金化痰汤,因火者,咽喉干痛,面赤,鼻出热气,其痰嗽而难出,色黄且浓,或带血丝,或出腥臭。

黄芩 山栀(各一钱半) 桔梗(二钱) 麦门冬(去心) 桑皮 贝母 知母 栝蒌仁(炒) 橘红 茯苓(各一钱) 甘草(四分)

水二钟,煎八分,食后服。如痰带血丝,加天门冬、阿胶各一钱。(《统旨》)

《杂病广要·咳嗽》

丁香半夏丸

槟榔(三钱) 细辛 干姜(炒) 人参(各五钱) 丁香 半夏(各一两)

脾胃虚寒,痰饮积于胸膈之间,令人咳嗽者,此方主之。脾胃温暖,则能营运痰饮;脾胃虚寒,则痰饮停于胸膈,肺气因之不利,乃作咳嗽。咳是有声,嗽是有痰,有声有痰,名曰咳嗽。经曰:治病必求其本。证本于脾胃虚寒,则脾胃为本,咳嗽为标。故半夏之辛,所以燥脾,人参之甘,所以养胃,脾胃治则不虚;丁、姜之温,所以行痰;细辛之辛,所以散饮,辛温用则不寒,不虚不寒,则脾胃治而痰饮散,咳嗽止矣。用槟榔者,取其性重,可以坠痰,经所谓高者抑之是也。

《医方考·咳嗽门》

治伤风肺气不清,咳嗽声重,痰涎壅盛。

旋复花 荆芥 麻黄 前胡 甘草 赤芍药 半夏

姜三片,枣一枚,煎八分服。

《医方集宜·伤风门(附感冒)》

咳为气逆,嗽为有痰……因于暑者,为熏蒸之气,清肃必伤,当与微辛微凉,苦降淡渗,俾上焦蒙昧之邪,下移出腑而后已。若因于湿者,有兼风兼寒兼热之不同,大抵以理肺治胃为主。若因秋燥,则嘉言喻氏之议最精。若因于火者,即温热之邪,亦以甘寒为主。

《临证指南医案·咳嗽》

肺热而咳,上焦微喘,肌表漫热,口燥咽干者,玉环煎主之。

《医醇賸义·咳嗽》

**按语:** 内伤咳嗽的病理因素主要是"痰"与"火",他脏病变影响及肺,致肺气上逆咳嗽者,多与二者相关。治疗总则为利气、祛痰、清火。治痰先治气,气行痰自消,故祛痰的第一要务乃利气,再配合化痰之法,则痰消气顺咳止。祛痰之剂力多迅猛而易伤脾胃,"能食"乃脾胃之气强,故用祛痰药可峻猛,"不能食"乃脾胃之气渐乏,应以利气为先,配合健脾和胃化痰为助,治痰方剂多以二陈汤为基础视情况化裁而成。肺实热而咳,火气弥漫,咳多剧烈,声响痰黄,多为"痰郁火邪在肺中",治宜清热(火)化痰,用药性味以苦为主,配合利气之药以开之,迫不得已时可用吐法,这类患者多情志不遂,郁闷日久。虚火宜滋阴降火,保真阴为主,水壮自能降火,宜一阴煎之类,亦有甘寒一法,治阴虚而津少之证,此类多是顺气消痰日久,伤阴所致。

### 3. 养阴、益气

论曰：虚劳咳嗽者，以肺伤胃弱，营卫衰微，气不温充故也。肺主气，为五脏之盖，其脉环循胃口。肺脏劳伤，则令人咳嗽上气，或唾脓血，寒热潮作，面赤口干，偏卧喜汗，不能饮食，肌肤消瘦是也。

治虚劳咳嗽，痰唾不利，喘急胸满，呀呷有声，饮食不进，蛤蚧汤方。

蛤蚧（酥炙，去爪，一对）　人参（一两）　杏仁（汤浸，去皮尖，研，五两）　白茯苓（去黑皮，一两）　甘草（炙，锉，四两）　桑根白皮（米泔浸一宿，锉焙，一两）

上六味，粗捣筛，每服三钱匕，水一盏，入生姜三片，同煎至六分，去滓温服，空心夜卧各一。

《圣济总录·虚劳门·虚劳咳嗽》

凡内伤之嗽，必皆本于阴分。何为阴分？五脏之精气是也。然五脏皆有精气，而又惟肾为元精之本，肺为元气之主，故五脏之气分受伤，则病必自上而下，由肺由脾以及于肾；五脏之精分受伤，则病必自下而上，由肾由脾以极于肺，肺肾俱病，则他脏不免矣。所以劳损之嗽，最为难治，正以其病在根本，而不易为力也。病在根本，尚堪治不求本乎？故欲治上者，不在乎上而在乎下；欲治下者，不在乎下而在乎上。知气中有精，精中有气，斯可以言虚劳之嗽矣。

肺属金，为清虚之脏，凡金被火刑则为嗽，金寒水冷亦为嗽，此咳嗽所当治肺也。然内伤之嗽，则不独在肺。盖五脏之精皆藏于肾，而少阴肾脉从肾上贯肝膈，入肺中，循喉咙，挟舌本，所以肺金之虚，多由肾水之涸，正以子令母虚也。故凡治劳损咳嗽，必当以壮水滋阴为主，庶肺气得充，嗽可渐愈，宜一阴煎、左归饮、琼玉膏、左归丸、六味地黄丸之类择而用之。其有元阳下亏，生气不布，以致脾困于中，肺困于上，而为喘促，为痞满，为痰涎呕恶，为泄泻畏寒，凡脉见细弱，证见虚寒而咳嗽不已者，此等证候，皆不必治嗽，但补其阳而嗽自止，如右归饮、右归丸、八味地黄丸、大补元煎、六味回阳饮、理中汤、劫劳散之类皆当随宜速用，不得因循，以致汲深无及也。

内伤咳嗽，凡水亏于下，火炎于上，以致火烁肺金，而为干渴烦热，喉痛口疮，潮热便结，喜冷，尺寸滑数等证，则不得不兼清火，以存其水，宜四阴煎，或加减一阴煎、人参固本丸主之。

《景岳全书·杂证谟·咳嗽》

自内而生者，病在阴，宜甘以壮水，润以养金，则肺宁而嗽愈。

《医宗必读·咳嗽总论》

如外感风寒而咳嗽者，今人率以麻黄、枳壳、紫苏之类，发散表邪。谓从表而入者，从表而出。如果系形气、病气俱实者，一汗而愈。若形气、病气稍虚者，宜以补脾为主，而佐以解表之药。何以故？盖肺主皮毛，惟其虚也，故腠理不密，风邪易以入之。若肺不虚，邪何从而入耶？古人所以制参苏饮中必有参，桂枝汤中有芍药、甘草。解表中兼实脾也。脾实则肺金有养。皮毛有卫，已入之邪易以出，后来之邪无自而入矣。若专以解表，则肺气益虚，腠理益疏，外邪乘间而来者，何时而已耶？须以人参、黄芪、甘草以补脾，兼桂枝以驱邪。此子谓不治肺而治脾，虚则补其母之义也。

《医贯·先天要论上·咳嗽论》

阴虚者,宜补而兼清;阳虚者,宜补而兼温。善补阴者,阳中求阴;善补阳者,阴中求阳。要动中有静,静中有动。

阴虚痰嗽,金水六君煎。

《医学集成·虚损》

**按语:**内伤咳嗽多系脏腑精气受损,阴阳平衡失调,呈慢性反复发作过程,治疗难取速效。其转归总是由实转虚,虚实兼夹,由肺脏而及脾、肾。正所谓肺不伤不咳,脾不伤不久咳,肾不伤不喘,病久则咳喘并作,治疗上宜分清虚实主次。肺的生理特点为喜润恶燥,若肝肾阴虚,虚火上炎,火灼阴精,耗气伤津。咳嗽日久难愈,须图缓治,如琼玉膏、左归丸、六味地黄丸之类,此时须肺、脾、肾三脏共补,待阴液充,火自灭,咳嗽乃止。内伤虚劳咳嗽除了重视脏腑的调治外,还应该重视气血阴阳的调治,气虚者为多,气虚日久则阳虚,阴阳互根互用,最后则阴阳两虚,调治应以滋阴为主,补益肺气为先,兼以调中,恢复脾胃纳运职能,佐以降气化痰,则阴可滋,阳可起,气可复,咳嗽可止。但部分患者调治不当,病情逐渐加重,甚至累及于心,最终导致肺、心、脾、肾诸脏皆虚,痰浊、水饮、气滞、瘀血互结而病情缠绵难愈,甚至演变为肺胀。

咳嗽的治疗,除直接治肺外,还应从整体出发注意治脾、治肝、治肾等。外感咳嗽一般均忌敛涩留邪,当因势利导,待肺气宣畅则咳嗽自止;内伤咳嗽应防宣散伤正,注意调理脏腑,顾护正气。咳嗽是人体驱邪外达的一种病理表现,治疗决不能单纯见咳止咳,必须按照不同的病因分别处理。治疗咳嗽,还应该重视其兼夹症,如痰的色、质、量等,咳嗽出现的时间,缓解或加重的因素等都要综合考虑、分析,才能对咳嗽的辨治有完整的把握。由于咳嗽可能仅表现为诸多疾病中的一个临床症状,故还应该对咳嗽的具体原因结合现代理化检查做出分析,对于某些器质性疾病(如肺部肿瘤、颅内占位等)导致的咳嗽,应该积极治疗原发病,不能见咳止咳。

## 【名方临用】

### 止嗽散

#### 1. 文献出处

大法,风寒初起,头痛鼻塞,发热恶寒而咳嗽者,用止嗽散,加荆芥、防风、苏叶、生姜以散邪。既散而咳不止,专用本方,调和肺气,或兼用人参胡桃汤以润之。若汗多食少,此脾虚也,用五味异功散加桔梗,补脾土以生肺金。若中寒入里而咳者,但温其中而咳自止。

止嗽散

治诸般咳嗽。

桔梗(炒)　荆芥　紫菀(蒸)　百部(蒸)　白前(蒸,各二斤)　甘草(炒,十二两)陈皮(水洗去白,一斤)

共为末。每服三钱,开水调下,食后临卧服,初感风寒者,用生姜汤调下。

《医学心悟·咳嗽》

## 2. 方解

止嗽散为平和之剂。荆芥味苦、辛，性微温，宣通肺气；桔梗味辛，性微温，解表散风，《本草纲目》言其可散风热，清头目；紫菀味辛、苦，性温，温肺，《本草再新》谓其"润肺下气，寒痰及虚喘者宜之"，可治风寒咳嗽气喘；百部味甘、苦，性微温，能治久嗽不已，咳吐痰涎；白前味辛、苦，性微温，能降气消痰治咳嗽，可治肺气壅实，咳嗽痰多；陈皮味苦、辛，性温，能理气健脾，燥湿化痰，与前药配伍能加强燥湿止咳之功；炙甘草调和诸药。止嗽散全方温而不燥，润而不腻，轻宣祛邪，无论新久咳嗽，只要化裁得当，必获佳效。

## 3. 临床应用

止嗽散治疗外感咳嗽法正效佳。风寒初感，寒热并作而头痛鼻塞咳嗽，加防风、紫苏叶，并调姜汤祛风散寒，宣肺止咳；痰湿咳嗽，痰黏稠者，加法半夏、茯苓、桑白皮和生姜、大枣；暑气伤肺，咳嗽连作，口渴心烦，小便涩黄疼痛者，加黄芩、黄连、天花粉清暑泄热；燥伤肺金者，咳嗽痰少，咽干鼻干者，加川贝母、知母、瓜蒌仁润肺止咳。

止嗽散治疗内伤咳嗽亦有佳效。情志不遂，郁而化火，加香附、栀子、柴胡等清肝泻火，肃肺止咳；伤食咳嗽，脘腹痞闷，晨起五更时咳嗽明显，加山楂、麦芽、连翘消食健脾。肺为娇脏，除了不耐风寒外，若过于发散，则肺气耗伤。由此所致久咳不止也应引起重视。

## 三子养亲汤

### 1. 文献出处

紫苏子（主气喘咳嗽）、白芥子（主痰）、萝卜子（主食痞兼痰）。上三味各洗净，微炒，击碎，看何证多，则以所主者为君，余次之。每剂不过三钱，用生绢小袋盛之，煮作汤饮，随甘旨，代茶水啜用，不宜煎熬太过。若大便素实者，临服加熟蜜少许，若冬寒，加生姜三片。

《韩氏医通·方诀无隐·三子养亲汤》

治老人气实痰盛，喘满懒食等证。夫痰之生也，或因津液所化，或因水饮所成，然亦有因食而化者，皆由脾运失常，以致所食之物，不化精微而化为痰。然痰壅则气滞，气滞则肺气失下行之令，于是为咳嗽，为喘逆等证矣。病因食积而起，故方中以莱菔子消食行痰；痰壅则气滞，以苏子降气行痰；气滞则膈塞，白芥子畅膈行痰。三者皆治痰之药，而又能于治痰之中各逞其长，食消气顺，喘咳自宁，而诸证自愈矣，又在用者之得宜耳。

《成方便读·除痰之剂·三子养亲汤》

### 2. 方解

三子养亲汤是治疗老年人痰湿咳嗽的基础方。老年人脾胃运化功能失调，纳运失司，易酿生痰湿，故见咳嗽痰多、食少脘痞等症。方中白芥子温肺化痰，《本经逢原》言其味辛，性温，微毒，能利胸膈痰；紫苏子味辛，性温，《本草纲目》言其能"下气，除寒温中，消痰止咳嗽，平肺气喘急"；莱菔子味辛、甘，性平，功以消食除胀，降气化痰，《丹溪心法》言其配伍杏仁能治痰嗽。全方药仅三味，专治痰壅气逆食滞之证，尤适用于老年人脾胃虚弱，食积痰泛者。临床上常配伍二陈汤、四君子汤等。需要注意的是，三子养亲汤乃治标之剂，待病情缓解后，转投益气健脾、理气和胃、降气化痰之类的方剂；年高气虚明显者，更须配伍使用。

### 3. 临床应用

三子养亲汤治疗顽固性咳嗽、慢性支气管炎等属于痰壅气逆者，常与二陈汤合用；兼寒兼喘者，加三拗汤，待咳嗽缓解，可加六君子汤。现代药理学研究表明，紫苏子和白芥子具有显著的祛痰和平喘作用，莱菔子具有很强的镇咳作用，三药合用止咳祛痰效果优于单味药。

## 【医案医话】

糜　六旬，素患失血，今冬温夹虚，痰嗽气阻，咳则胁痛汗出，热烦口干，脉歇止。医用消散，痰嗽益剧。更医乃用炒术、半夏、朴、柴等味。余曰：术、夏守而燥，朴、柴温而升，此症所忌，况质本阴亏，温易化燥，宜辛润以利肺气则安。用杏仁、栝蒌、贝母、桑皮（蜜炙）、橘皮、钗斛、前胡、赤苓。一服安寐，嗽去八九，胁痛顿减，脉亦和。乃用燕窝汤煎潞参、茯神、杏仁、贝母、山药、栝蒌、桑皮。再服更适，转侧如意矣。

《类证治裁·咳嗽脉案》

**按语：** 失血老年人，阴血亏耗，每以阴虚内热多见。冬温夹虚，气虚邪犯，肺气上逆，乃发咳嗽。咳则胁痛汗出，热烦口干，脉歇止，属肺热阴伤。医投消散、温散之剂，则阴愈伤，气愈逆，咳嗽不止。投以辛润利肺之剂，则阴液增而肺气顺。年高之人，考虑辛散之剂耗气伤阴，一剂知后转投补肺益气药，佐以理肺止咳之品以图缓治，更为合适。

文学方公，讳载明，同邑罗田人，其尊堂年七旬余，患咳嗽半载，饮食减少，身体渐瘦，诸药罔效。壬申夏，逆予治，诊其脉细而数，右寸更数。予曰：此血虚而肺有火，非苦寒降气清散药所宜。遂用当归、白芍、陈皮、贝母、麦门冬、枇杷叶（去毛蜜炙）、桔梗、白茯苓、生甘草。初时有火，少加黄芩。如此法养血清金，一二十剂而愈。

《程原仲医案·医按》

**按语：** 瘦人多火，肥人多痰，年高之人身体瘦削者每以阴虚生火为多见。患者咳嗽半载，饮食少而身体瘦，脉来细数，以血虚肺热为病机关键，前医以常法散寒降气清散之剂治之，误在不分火之虚实。程原仲转投养血清肺之剂，此乃阴液生而阴火消，肺气自能顺达，咳嗽则愈。

直嫔御阁妃苦痰嗽，终夕不寐，面浮如盘。……李使人市药十帖，其色浅碧，用淡齑水滴麻油数点调服。……取三帖合为一，携入禁庭授妃，请分两服以饵。是夕嗽止，比晓面肿亦消。

黛蛤散　只蚌粉一物，新瓦炒，令通红，拌青黛少许尔。

《医说·喘嗽》

**按语：** 本方（黛蛤散）主治肝经郁火，上逆克肺，炼液为痰的咳嗽。患者通常有肝疏泄太过，情志失调，心烦易怒的表现，肝火上炎，则出现眩晕耳鸣，口鼻发红，久咳，甚至出现医案中提到的面肿的表现。治疗以青黛入肝、肺、胃经，清肝经郁火，同时清肺热消痰止咳。蛤粉入肺、胃经，清肺化痰，软坚散结，二者相伍共降肝火，清肺热，痰热得清，标本兼顾。

老年咳嗽神方　黑芝麻、胡桃仁、杏仁、蜂蜜各四两,米糖、生姜汁、猪油各四两,先将三味为末,俟猪油煎好,入蜂蜜、米糖再煎,入三味末药并姜汁搅匀,磁瓶收贮,每日早晚以开水调服,此因气逆故多用降药也。

《医纲提要·内伤肺大肠病》

**按语:** 本方乃清代李宗源所创,用以治疗老年肾虚肾不纳气,气逆上冲的咳嗽。方中黑芝麻补肾填精;胡桃仁补肾固精,温肾定喘;杏仁降气止咳;生姜汁温胃暖中,蜂蜜、米糖、猪油甘润滋补,调和诸药,合制成膏便于保存。长期服用,颇宜老年人肾虚肾不纳气的喘咳者。

### 紫苏粥方

食治老人香港脚毒闷,身体不任,行履不能,紫苏粥方。

紫苏子(五合,熬,研细,以水投取汁)　粳米(四合,淘净)

上煮作粥,临熟下苏汁调之,空心而食之,日一服,亦温中。

《养老奉亲书·食治老人香港脚诸方》

**按语:** 老年人寒湿咳嗽可选本方祛风散寒止咳。方中紫苏子辛温无毒,功能下气宽肠利膈,利小便,益五脏,擅长治疗冷气及腰脚中风湿结气,能令湿毒从二便排出。佐以粳米安中除烦,使方剂祛邪而不伤正。

### 饴煎方

食治老人上气咳嗽,烦热,干燥,不能食,饴煎方。

寒食饴(四两)　生地黄(生者,汁,一升)　白蜜(三合)

上相和,微火煎之令稠。即空心每日含半匙,细咽汁,食后亦服,除热最效。

《养老奉亲书·食治老人喘嗽诸方》

**按语:** 本方清肺润燥、降气止咳,适宜老年人咳嗽肺热津伤证。方中寒食饴、白蜜,性甘平偏凉,皆能生津润肺、益气、化痰止咳;生地黄汁甘苦大寒,功能清热除烦、凉血生津、止渴。三药相合,使肺胃之热邪得清,气阴自复,津液化生有源。

### 煨梨方

食治老人咳嗽,胸胁引痛,即多唾涕,煨梨方。

黄梨(一大颗,刺,作五十孔)　蜀椒(五十粒)　面(二两)

上以蜀椒每孔内一颗,软面软裹,放于塘灰火中,候煨令熟,去面,冷,空心切食,用二三服尤佳。

《养老奉亲书·食治老人喘嗽诸方》

**按语:** 老年人热病肺燥咳嗽,宜选用生津润燥、化痰止咳之煨梨方。方中黄梨性味甘酸而凉,长于生津润燥,清热化痰止咳,面裹煨服,有防止凉药伤胃之意;佐以蜀椒平逆气,止咳嗽,止胸胁疼痛。

### 猪脂方

食治老人上喘,咳嗽,身体壮热,口干渴燥,猪脂方。

猪肪脂(一斤,切作脔)

上于沸汤中投煮之,空心,以五味渐食之,其效不可比,补劳治百病。

《养老奉亲书·食治老人喘嗽诸方》

**按语:** 本方适宜老年人肺燥咳喘。本方清热止咳、润燥生津。方中仅用猪脂肪,其性味甘凉,功能润燥止咳、补虚解毒,主治燥咳、脏腑枯涩、皮肤皲裂、大便不利、虚羸困乏等。但猪脂肪若长期内服,可致人体脂肪代谢紊乱,导致心脑血管疾病的产生,对人体害处很多,故文中"补劳治百病"之说,不足凭信。

## 枣煎方

治老人上气,气急,胸膈逆满,食饮不下。

青州枣(三十枚,大者,去核)　土苏(三两)　饴(二合)

上相和,微火温令消,即下枣搅之相和,以微火煎,令苏饴泣尽即止。每食上即噉一二枚,渐渐咽汁为佳。忌咸、热、炙肉。

《养老奉亲书·食治老人喘嗽诸方》

**按语:** 本方适用于老年人痰饮咳嗽,脾虚湿痰盛。方用枣、饴二味,甘温益脾,润心肺,化痰止嗽;紫苏子辛温利肺、降痰气,定喘止嗽。诸药相伍,健脾化湿、宣肺止咳,对脾虚湿痰壅盛之咳嗽效佳。咸、热、炙肉最易生痰,故须忌之。紫苏子兼能宽肠通便,故老人便溏者,亦当知忌。

## 桃仁粥方

食治老人上气咳嗽,胸中烦满,急喘,桃仁粥方。

桃仁(三两,去皮尖研)　青粱米(二合,净淘)

上调桃仁和米煮作粥,空心食之,日一服尤益。

《养老奉亲书·食治老人喘嗽诸方》

**按语:** 老年人久病咳喘,痰瘀内停,治宜止咳、健脾、止痛。方中桃仁味苦、甘,性平,功能止咳逆上气,泻血分瘀热。青粱米功能益气健脾,主治脾虚食少,烦热。桃仁有润肠之力,便溏者慎用。本品有毒,不可生用及过量。

---

## 【养生保健】

一法:两手向后,合手拓腰,向上极势,振摇臂肘,来去七,始得。手不移,直向上向下尽势,来去二七。去脊、心、肺气壅闷。

一法:两足两指相向,五息止。引心肺、去厥逆上气。极用力,令两足相向,意止。引肺中气出,病患行,肺内外展转屈伸,随无有违逆。

《养生导引秘籍·气门》

**按语:** 老人咳喘日久,可运用养生导引功法,辅助改善脏腑功能,健脾益气,调节气机,使肺气宣降适度,有助于控制缓解病情。

# 老年喘证

喘证是以呼吸困难,甚至张口抬肩、鼻煽、不能平卧为特征的病证,是老年肺系常见疾病之一。其症状轻重不一,轻者仅表现为呼吸困难,不能平卧;重者动则喘息不已,甚则张口抬肩,鼻煽;严重者,喘促持续不解,烦躁不安,面青唇紫,肢冷,汗出如珠,脉浮大无根,发为喘脱。西医学中的肺炎、慢性阻塞性肺疾病、慢性支气管炎、心源性哮喘等以喘促为主要临床表现的疾病均属于本病的范畴,可参照本病辨证论治。

喘证《内经》称为"喘""喘息""上气"等,以喘息、喘喝、鼻张、肩息描述喘证发作时的临床表现,指出喘证病位在肺。《素问·经脉别论》还认为喘以肺为主,涉及他脏。《素问·举痛论》将喘分外感与内伤两类,病性有虚实之别。《素问·痹论》记载了心痹致喘、水气致喘,对现代心力衰竭所致呼吸困难等诊治有重要的临床指导作用。汉代张仲景《金匮要略》中"上气"即指喘息不能平卧,予以专篇论述,并列射干麻黄汤、葶苈大枣泻肺汤等方剂。金代刘完素认为喘证病因在于火或寒,朱丹溪《丹溪心法》认为六淫、七情、食伤、体虚皆可致喘。明代张景岳《景岳全书》进一步明确将喘证分为虚、实两类。林珮琴《类证治裁》提出外感治肺、内伤治肾的原则。

## 【病名钩玄】

肺病者,喘息鼻张。

《灵枢·五阅五使》

邪在肺,则病皮肤痛,寒热,上气喘,汗出,咳动肩背。

《灵枢·五邪》

诸痿喘呕,皆属于上。

《素问·至真要大论》

劳则喘息汗出,外内皆越,故气耗矣。

《素问·举痛论》

喘,疾息也。息,喘也。

《说文解字·心部》

肩息,息摇肩也,上气喘而躁者,水性润下,风性上行,水为风激,气凑于肺,所谓激而行之,可使在山者也。故曰欲作风水。

《金匮要略心典·肺痿肺痈咳嗽上气病脉证治》

愚按喘与气短分,则短气是虚,喘是实。

《医贯·先天要论·喘论》

是证虽属乎太阳,而肺实受邪气。其证时兼面赤怫郁,咳嗽有痰,喘而胸满诸证者,非肺病乎？盖皮毛外闭,则邪热内攻,而肺气膹郁。

《本草纲目·草部》

经曰:诸逆冲上,皆属于火。又曰:诸病喘满,皆属于热。又曰:诸嗽喘呕,皆属于上。又曰:诸气膹郁,皆属肺金。痹论曰:肺痹者,烦满喘而呕。又曰:淫气喘息,痹聚在肺。又曰:肠痹者,数饮而出不得,中气喘争。至《真要大论篇》曰:太阴司天,客胜则首面胕肿,呼吸气喘。《阳明篇》曰:邪入六腑,则身热,不得卧,上为喘呼。《原病式》曰:火气盛为夏热,衰为冬寒。故寒病则气衰而息微;病热则气甚而息粗。又寒为阴,主乎迟缓;热火为阳,主乎急数。故寒则息迟气微;热则息数气粗而为喘也。

《古今医统大全·喘证门》

喘气之病,哮吼如水鸡之声,牵引胸背,气不得息,坐卧不安,此谓嗽而气喘。

《秘传证治要诀及类方·诸嗽门》

喘者,促促气急,喝喝喘息,甚者张口抬肩,摇身撷肚,与短气不相接续,逆气上奔而不下者不同。若喘促,喉中如水鸡声,谓之哮。《正传》云:喘以气息言,哮以声响名。

《症因脉治·喘症论》

喘证,有痰喘,有气喘,有胃虚喘,有火炎上喘。痰喘者,凡喘便有痰声。气喘者,呼吸急促而无痰声。

《医述·杂证汇参·喘》

**按语:** 喘证以呼吸困难,甚则出现张口抬肩、摇身撷肚、不能平卧等为主要表现。《内经》对喘证论述较多,多作为其他多种慢性或者急性病的常见伴随症状出现。其病以气机上逆为主要特征,故张仲景在《金匮要略》中又将其称为"上气",并设置专门的篇章"肺痿肺痈咳嗽上气病脉证治"进行论述。上气即是指喘息不能平卧的证候。李中梓在《医宗必读》中将喘证定义为"喘者促促……喝喝痰声,张口抬肩摇身撷肚"。此外,喘证病名与哮证需要相互区别,喘证多以气息言不同,哮证多以声响言,除了出现喘外还兼见喉中有哮鸣声,故喘未必兼哮,哮必兼喘。如明代李梴《医学入门·杂病·内伤》对两者进行了鉴别论述,提出"呼吸急促者,谓之喘"与"喉中有响声者,谓之哮"。

## 【病因病机】

### 1. 外感论

邪在肺,则病皮肤痛,寒热,上气喘,汗出,咳动肩背。

《灵枢·五邪》

将息失宜,六淫所伤,七情所感,或因坠堕惊恐,渡水跌仆,饱食过伤,动作用力,遂使脏气不和,荣卫失其常度,不能随阴阳出入以成息,促迫于肺,不得宣通而为喘也。

《严氏济生方·咳喘痰饮门》

又或调摄失宜,为风寒暑热,邪气相干,则肺气胀满,发而为喘。又因痰气,皆能令人发喘。

《丹溪心法·喘》

邪喘者,由肺受邪,伏于肺中,关窍不通,呼吸不利,若寸沉而紧,此外感也。

若为风寒暑湿所侵,则肺气胀满而为喘,呼吸迫促,坐卧不安。

《医贯·先天要论上·喘论》

外冒风寒,皮毛受邪,郁于肌表,则身热而喘。……壅于肺家,则咳嗽而喘。

《症因脉治·喘症论》

急治者,不可须臾缓也。……凡人忽感风邪,寒入乎肺经,以致一时喘急抬肩大喘,气逆痰吐不出,人不能卧是也。

《石室秘录·急治法》

**按语:**肺开窍于皮毛,皮毛受邪致肺气闭郁,肺气上逆而作喘,此乃外感六淫致喘的共同病机。喘证以风寒邪气侵犯机体最为常见,若表邪未解,入内化热,或肺热素盛,寒邪外束,热不得泄,则热为寒郁,肺失宣降,气逆作喘。或因风热外袭,内犯于肺,肺气壅实,清肃失司喘促也会发生。

### 2. 内伤论

**(1)实喘论**

肝满、肾满、肺满皆实,即为肿。肺之雍,喘而两胠满。

《素问·大奇论》

故水病下为胕肿大腹,上为喘呼,不得卧者,标本俱病。故肺为喘呼,肾为水肿,肺为逆不得卧。

《素问·水热穴论》

有所堕恐,喘出于肝,淫气害脾。

《素问·经脉别论》

夫病人饮水多,必暴喘满;凡食少饮多,水停心下。甚者则悸,微者短气。

《金匮要略·痰饮咳嗽病脉证并治》

上焦有热,其人必饮水,水停心下,则肺为之浮,肺主于咳,水气乘之,故咳嗽。

《诸病源候论·伤寒病诸候·伤寒咳嗽候》

肺以清阳上升之气,居五脏之上,通荣卫,合阴阳,升降往来,无过不及。六淫七情之所感伤,饱食动作,脏气不和,呼吸之息,不得宣畅而为喘急。亦有脾肾俱虚,体弱之人,皆能发喘。

《丹溪心法·喘》

夫五脏皆有上气,喘咳,但肺为五脏华盖,百脉取气于肺,喘既动气,故以肺为主。

《三因极一病证方论·喘脉证治》

喘急者,为邪所干,或因内外所伤而作。喘急之声,有痰壅喉间,声如拽锯,或如水鸡之响者,此邪气实也。……《机要》一云:喘者,促促气急,喝喝气息,数张口抬肩,摇身撷肚。

《古今医统大全·喘证门》

**按语:**实喘责之饮食失节,情志致病,饮食、饮水过多等。饮食不节,包括过食生冷、肥甘,喜嗜酒等,导致脾运失健,水谷不归正化,不能转化为精微,反转化为痰湿,痰浊上逆,阻滞气机,升降失司,导致喘促。如《仁斋直指方论》说:"惟夫邪气伏藏……

呼不得呼，吸不得吸，于是上气喘促。"其明确指出痰浊阻滞导致喘促。若痰湿日久郁而化热，或者由于火邪素盛，痰受热蒸，痰热阻滞于肺，痰浊壅滞，加之火邪迫肺，肺气不降，上逆为喘。若素体阳气不足，痰浊反从寒化，可出现寒痰伏肺，壅阻气道，发为喘促。内伤致喘，也可由情志不遂导致，气机阻滞，肝气上逆于肺，肺气不得肃降，肺气上逆。

（2）虚喘、喘脱论

劳则喘息汗出。

《素问·举痛论》

帝曰：秋脉太过与不及，其病皆何如？岐伯曰：太过则令人逆气，而背痛愠愠然；其不及，则令人喘，呼吸少气而咳，上气见血，下闻病音。

《素问·玉机真脏论》

肺病者，喘咳逆气，肩背痛，汗出，尻阴股膝髀腨胻足皆痛；虚则少气不能报息，耳聋嗌干。……肾病者，腹大胫肿，喘咳身重，寝汗出，憎风。

《素问·脏气法时论》

肺气虚则鼻塞不利少气；实则喘喝，胸盈仰息。

《灵枢·本神》

肾足少阴之脉……是动则病饥不欲食，面如漆柴，咳唾则有血，喝喝而喘，坐而欲起，目肮肮如无所见，心如悬若饥状。

《灵枢·经脉》

真元耗损，喘出于肾气之上奔。其人平日若无病，但觉气喘，非气喘也，乃气不归元也。

《医贯·先天要论·喘论》

气虚喘逆之因，或本元素虚，或大病后，大劳后，失于调养，或过服尅削，元气大伤。或饱后举重，或饥时用力，或号呼叫喊，伤损脏腑而喘作矣。

《症因脉治·喘症论》

凡喘而卧不得，其脉浮，按之虚而涩者，为阴虚，去死不远。

《医学纲目·肺大肠部·喘》

虚喘证，其人别无风寒咳嗽等疾，而忽见气短似喘，或但经微劳，或饥时即见喘促，或于精泄之后，或于大汗之后，或于大小便之后，或大病之后，或妇人月期之后而喘促愈甚，或气道噎塞，上下若不相续，势剧垂危者，但察其表里无邪，脉息微弱无力。

《景岳全书·杂证谟·喘促》

凡喘作于大病之后者，多危殆。上喘咳而下泻泄者亦然。妇人产后，因亡血过多，荣气暴竭，卫气无依，独聚于肺，故发喘也，此名孤阳绝阴，为难治。身汗如油，汗出发润，喘不休者，死。直视谵语而喘者，死。

《古今医统大全·喘证门》

呼吸虽急，而不能接续，似喘而无声，亦不抬肩，劳动则甚，此肾经元气虚也。

《罗氏会约医镜·杂证》

**按语**：虚喘多与肺、脾、肾三脏有关，重点在肺、肾两脏。肺主气司呼吸，肾主纳气，肺肾虚损，升降出纳失常导致肺失所主，肾失摄纳，升降失常，发为喘逆。老年肺病患者，多感寒而发，反复发病，久病则虚，肺气虚损，气失所主，导致虚喘，故《证治准绳》说"肺虚则少气而喘"。或因脾气虚弱，母病及子，伤及肺脏，肺气虚弱。或因肾元亏虚，根本不固，肾主纳气失司，气失所纳，呼多纳少，出现气短喘促，活动后症状加重。许多医家都意识到虚喘及肾，如《医贯》云"喘出于肺气之上奔……乃气不归原也"，认为其缘由在于"真元损耗"。年高者喘证多呈现内外合邪、虚实夹杂的特点，临证应注意加以辨证。

## 【诊法析要】

肺病者，喘咳逆气，肩背痛，汗出。

《素问·脏气法时论》

心痹者，脉不通，烦则心下鼓，暴上气而喘。

《素问·痹论》

病气人，一身悉肿，四肢不收，喘无时，厥逆不温，脉候沉小者死，浮大者生。病寒人，狂言不寐，身冷，脉数，喘急，目直者死，脉有力而不喘者生。

《中藏经·脉病外内证决论》

病腹痛而喘，其脉滑而利，数而紧者死。

病上气，脉数者死。病上气喘急，四匹脉涩者死。

《中藏经·论诊杂病必死候》

肩息者，一日死。

《中藏经·察声色形证决死法》

上气，喘息低昂，其脉滑，手足温者生，脉涩，四肢寒者死。上气，注液，其脉虚宁宁伏匿者生，坚强者死。

《脉经·诊百病死生决》

诊其脉滑手足温者生，脉涩四肢寒者死，数者亦死，谓其形损故也。

《严氏济生方·咳喘痰饮门》

喘，火气甚为夏热，衰为冬寒。故病寒则气衰而息微，病热则气甚而息粗。又寒水为阴，主乎迟缓；热火为阳，主乎急数。故寒则息迟气微，热则息数气粗，而为喘也。

《素问玄机原病式·喘因》

肺以清阳上升之气，居五脏之上，通荣卫，合阴阳，升降往来，无过不及，六淫七情之所感伤，饱食动作，脏气不和，呼吸之息不得宣畅，而为喘急。亦有脾肾俱虚，体弱之人，皆能发喘。又或调摄失宜，为风寒暑热邪气相干，则肺气胀满，发而为喘。又因痰气，皆能令人发喘。治疗之法，当究其源。如感邪气则驱散之，气郁即调顺之，脾肾虚者温理之，又当于各类而求。

《丹溪心法·喘》

实喘者胸胀气粗，声高息涌，膨膨然若不能容，惟呼出为快也。

《景岳全书·杂证谟·喘促》

实喘者，气长而有余；虚喘者，气短而不续。

凡病喘促，但察其脉息微弱细涩者，必阴中之阳虚也；或浮大弦芤按之空虚者，必阳中之阴虚也。大凡喘急不得卧，而脉见如此者，皆元气大虚，去死不远之候。若妄加消伐，必增剧而危。若用苦寒或攻下之，无不即死。

《景岳全书·杂证谟·喘促》

呼吸急促者谓之喘，喉中有响声者谓之哮。虚者气乏身凉，冷痰如冰；实者气壮胸满，身热便硬。

痰喘必有痰声。

《医学入门·杂病分类·内伤类》

凡喘至于汗出如油，则为肺喘，而汗出发润，则为肺绝……气壅上逆而喘，兼之直视谵语，脉促或伏，手足厥逆乃阴阳相背，为死证。

《诸证提纲·喘证》

气虚发喘者，必自汗出。阴虚发喘者，疾行则喘甚，静坐则喘息，此秘验也。《金匮》云：短气不足以息者，实也。此言痰实。《内经》曰：言而微，终日复言者，此气夺也。是言气虚。

实喘者，气长而有余；虚喘者，气短而不续。实喘者，胸胀气粗，声高息涌，膨膨然若不能容，惟呼出为快也；虚喘者，慌张气怯，声低息短，惶惶然若气欲断，提之若不能升，吞之若不相及，劳动则甚，而急促似喘，但得引长一息为快也。

《医述·杂证汇参·喘》

脉出鱼际，逆气喘息。

《脉因证治·逆痰嗽》

脉沉，短气以息，身动即喘。此下元已虚。

《临证指南医案·喘》

大抵喘属肺中火盛，脉浮滑者可治；若沉滑，为肾虚阴火上逆，难治。

《张氏医通·诸气门·喘》

胃气虚喘者，抬肩撷肚，喘而不休。火炎上喘者，乍进乍退，得食则减，食已复甚。大概胃中有实火，膈上有稠痰，得食入咽，坠下痰涎，其喘即止。稍久食已入胃，反助其火，痰再升上，喘反大作。俗不知此，作胃虚治以燥热之药者，以火济火也。

《金匮翼·喘统论》

喘病脉宜浮迟，不宜急疾。右寸脉沉实而喘者为气实，左脉大为肾虚。右寸脉沉实而紧，为肺感寒邪，亦有六部俱伏，宜发散之，则热退而喘定。上气躁而喘，脉浮为肺胀，欲作风水，发汗则愈。上气喘息，脉滑手足温者，生。脉涩而数，四肢寒者，死。喘逆上气，脉数有热，不得卧者，难治。上气，面浮肩息，脉浮大，危。寸口脉沉，胸中气短。

《古今医统大全·喘证门》

喘脉宜浮迟，不宜急疾。喘逆上气，不得卧者死；上气面目肿，肩息，脉浮大者危。上气喘息低昂，脉滑，手足温者生；脉涩，肢寒者死。右寸沉实而紧，为肺感寒邪。亦有六部俱伏者，宜发散，则喘定。

《类症治裁·喘症论治》

**按语：** 历代医家在临床实践的基础上，不断完善喘证的诊法，并进行了详细的描述：

喘促而急，胸胀气粗，声高息涌，澎澎然若不能容，惟呼出为快也，右寸脉沉实者多为实喘；喘息短气，声低息短，慌张气怯，动则喘甚，但得引长一息为快也；短气，动者喘甚者多为虚喘；气急喘促，身热便硬，痰腥而稠，身热喘满，鼻干面红，手捏眉目，脉浮数者多为肺热致喘；嗽多痰清，面白而喘，恶风多涕，脉沉紧者多为肺寒致喘。他们进一步指出，脉虚僵硬，或四肢厥冷，脉息沉细，或寸大尺小，六脉促急，或心下胀满或结硬，或冷汗自出，或大便频数，气急喘促，或咽喉不利者预后差。此为后世喘证的诊断提供了重要的参考。

## 【辨证论治】

### 1. 泻实

喘家作，桂枝汤加厚朴、杏子佳。

《伤寒论·辨太阳病脉证并治》

痰喘方　南星　半夏　杏仁　瓜蒌　香附　陈皮（去白）　皂角炭　萝卜子

上为末，神曲糊丸。每服六七十丸，姜汤下。

又方　萝卜子（蒸，半两）　皂角（半两）　海粉（一两）　南星（一两）　白矾（一钱半，姜汁浸晒干）

上用瓜蒌仁、姜蜜丸。噙化。

分气紫苏饮　治脾胃不和，气逆喘促。

五味　桑白皮　茯苓　甘草（炙）　草果　腹皮　陈皮　桔梗（各等分）　紫苏（减半）

上每服五钱，水二盅，姜三片，入盐少许煎，空心服。

神秘汤　治上气喘急，不得卧。

陈皮　桔梗　紫苏　五味　人参（等分）

每服四钱，用水煎，食后服。

四磨汤　治七情郁结，上气喘急。

人参　槟榔　沉香　台乌

上四味，各浓磨水取七分盏，煎三五沸，温服。

《丹溪心法·喘》

治实者攻之即效，无所难亦。

《医宗必读·喘》

凡风寒外感，邪实于肺而咳喘并行者，宜六安煎加细辛或苏叶主之。若冬月风寒感甚者，于本方加麻黄亦可，或用小青龙汤、华盖散、三拗汤之类主之。

外感风寒，内兼微火而喘者，宜黄芩半夏汤主之。若兼阳明火盛而以寒包热者，宜凉而兼散，以大青龙汤，或五虎汤、越婢加半夏汤之类主之。外无风寒而惟火盛作喘，或虽有微寒而所重在火者，宜桑白皮汤，或抽薪饮之类主之。

痰盛作喘者，虽宜治痰，如二陈汤、六安煎、导痰汤、千缗汤、滚痰丸、抱龙丸之类，皆可治实痰之喘也。

《景岳全书·杂证谟·喘促》

方书有云治喘嗽者，有云治痰喘者，有云治喘逆气急者，有云气喘者，不可不分别明白，究治此病，虚实攸系匪轻。验今之喘嗽者，既嗽而兼有喘声也。痰喘者，喉中有痰，或出或不能出，抬肩撷项者是也。喘逆气急者，无痰嗽而独气急作喘声也。气喘者，较逆急势则稍缓耳。前二者，兼痰兼嗽，盖有杂症以干之，故治有汗吐下之不同也。

《医旨绪余·喘》

风痰上逆而喘者，千缗汤或导痰汤。痰喘者，先降气，气降则痰自清，四磨汤、定肺汤。

气上逆而喘，苏子降气汤。气实，因服补药而喘者，三拗汤。上气而喘者，神秘汤。

火炎上喘者，枳桔二陈汤加芩、连、山栀。阴虚火盛，自脐下上冲而喘，四物汤加知母、黄柏、麦门冬、五味子，或六味丸料服之。

《明医指掌·喘》

喘止后，因痰治痰，因火治火。

惊忧气郁，惕惕闷闷，引息鼻张气喘，呼吸急促而无痰声者，四七汤、枳梗汤、分气紫苏饮、四磨汤。

《医学入门·杂病分类·内伤类》

气喘惟有太阳阳明二证：太阳证无汗而喘，宜汗；阳明证汗多而喘，宜下。太阳阳明合病，胸满而喘恶寒者，亦只宜汗而不宜下也。故曰微喘，言表之未解。喘满不恶寒者，当下而痊。

《医学入门·外感·伤寒》

有火炎上者，宜降心火，清肺金。有痰者，宜降痰下气为主。上气喘而躁者，为肺胀，欲作风水症，宜发汗则愈。有阴虚挟痰喘者，四物汤加枳壳、半夏，补阴降火。诸喘不止者，用椒目研极细一二钱，生姜汤调下劫之，气虚不用。又法，用萝卜子蒸熟为君，皂角烧灰等分为末，姜汁加炼蜜丸，如小豆大，每噙化五七十丸。劫止之后，因痰治痰，因火治火。……新病气实而喘者，宜桑白皮、苦葶苈泻之。治哮专主于痰，宜吐法，不可用凉药，必带表散。

凡治喘，正发时无痰，将愈时却吐痰者，乃痰于正发之时，闭塞不通而喘甚，当于其时，开其痰路则易安也。

《医学纲目·肺大肠部·喘》

喘证之因，在肺为实，在肾为虚。实之寒者，必挟凝痰宿饮，上干阻气，如小青龙、桂枝加朴杏之属也；实而热者，不外蕴伏之邪，蒸痰化火，有麻杏甘膏、苇茎之治也。

喘者，促促气急不能平卧也。外感邪入而为喘，属肺受风寒，其来暴，其脉实，其人强壮，数日之间，忽然气壅喘咳，乃肺经受病，药宜甘桔汤加减。此属实喘也。

《医述·杂证汇参·喘》

肺位最高，主气，为手太阴脏，其脏体恶寒恶热，宣辛则通，微苦则降，苦药气味重浊，直入中下，非宣肺方法矣。

《临证指南医案·喘》

风寒之邪，受自皮毛，故得以入肺而为喘。其治则宜辛散，如定喘汤、参苏饮之类是也。一曰火热，夫肺属金，其畏火。火热炽盛，金气必伤，故亦以病肺而为喘。其治宜用寒凉,如泻白散、桑白皮汤之类是也。一曰气逆,夫肺居上焦而司气化。若暴怒所加,上焦闭郁,则呼吸奔迫而为喘。其治则宜开散或润降之,如四磨、四七、苏子降气之类是也。一曰水饮,夫肺气清虚,不容一物。若痰饮水气上乘于肺,则气道壅塞而为喘。其治则宜消导,如神秘、导痰、二陈、半夏、茯苓之类是也。

《杂病广要·脏腑类·喘》

肺虚如器而不容物,痰热实之,则气不得宣,呼吸壅滞,喘急妨闷,胸膈痞痛彻背者,宜《济生》栝蒌实丸。

治喘者,凡肺窍壅塞,呼吸不利,气盛脉实,滑数有力,皆实候也。如肺感风寒致喘,三拗汤、华盖汤。肺热痰火作喘,麻杏石甘汤。肺寒饮邪喘逆,桂枝加朴杏汤。……痰喘必涤其源,气郁生涎,温胆汤。火动生痰,清膈煎。怒喘兼平其气,四七汤。

《类证治裁·喘症论治》

五脏之气皆统于肺,若为邪干,则肺气窒塞,气道不利,故发为喘也,实者声粗有力而长,虚者声微无力而短,痘初发热,以至既出之后或喷嚏频频,或鼻流清水,此风寒客肺而喘也,杏苏饮主之,有食热痰积,上冲作喘者,此火炎肺金也,宜凉膈白虎汤治之。

(杏苏饮)苏叶、枳壳麸炒、桔梗、葛根、前胡、陈皮、甘草、生半夏姜炒、杏仁炒去皮尖、茯苓,引用生姜水煎服。

(凉膈白虎汤)薄荷、连翘去心、石膏生、知母、黄芩、甘草生、栀子、大黄、朴硝,引用粳米水煎服。

《医宗金鉴·痘中杂证·喘》

凡喘暴作,必须发散攻邪为先,喘定之后,方可补养。久病喘咳,未发之前,当扶正气为主;已发之时,当以攻邪为先。若补其既发则喘愈甚,此治喘攻补先后之叙,不可差也。

凡喘嗽遇天寒则发,内外皆寒,脉沉而迟者,治法以东垣参苏温肺汤,调中补气,加茱萸汤及丹溪紫金丹,以劫去其寒痰者是也。有内热而外逢寒则发,脉沉数者,谓之寒包热,治法以仲景越婢加半夏汤发表诸方之类。及预于八九月间,未寒之时,用大承气汤先下其热,至冬寒时,无热可作,喘自不发者是也。

大概气喘急甚者,不可骤用苦寒药,火气盛故也。

诸喘曾用正治攻补之法不止者,却用劫药一二服则止。如椒目沉水者,研极细末,用一二钱,生姜汤调下止之,或青金丹用萝卜子、皂角尖等分,姜蜜为丸,每服七八十丸,嚼下止之,亦效。劫止之后,因痰治痰,因火治火。

治哮喘专主于痰,宜先用吐法,不可骤用凉药,必兼发散。

少壮新病气实而喘者,宜桑白皮、苦葶苈子泻之。

喘而不得卧,卧则喘,心下有水气,上乘于肺,肺得水而浮,使气不得通流,宜神秘汤。

食积壅滞气喘,用半夏、瓜蒌、山楂、神曲、瓜蒌穰为丸,竹沥、姜汤下。

《古今医统大全·喘证门》

**按语:**《素问·至真要大论》曰:"诸气膹郁,皆属于肺。"喘证病位在肺,与肺、肾关系密切,肺主气司呼吸,外合皮毛,为华盖。若外邪袭肺,或他脏及肺,肺失宣降,肺气上递,出现喘促等。此外,若情志失常,肝疏泄失常,气机逆乱,亦可导致肺气上逆,出现喘证。《素问·经脉别论》所言"有所堕恐,喘出于肝"即是如此。《难经·四难》言"呼出心与肺",心、肺同居胸中,心血运行不畅,血为气之母,从而引起肺气运行失常,出现气喘等。

实喘者呼吸深长有余,气促声高,以呼出为快,治法以祛邪利气、宣降肺气为主,包括祛风散寒、清热化痰、祛痰降逆、泻肺清火、开郁降气等。风寒壅肺证,当宣肺散寒;表寒肺热证,当解表清里;痰浊阻肺证,当祛痰降逆,宣肺平喘;痰热壅肺,当清肺化痰;肺气郁闭导致喘证,当开郁平喘。

(1)风寒壅肺:治宜宣肺散寒。方用麻黄汤合华盖散。麻黄汤原方组成:麻黄、桂枝、杏仁、甘草(《伤寒论》);华盖散原方组成:紫苏子、麻黄、杏仁、陈皮、桑白皮、赤茯苓、甘草(《圣济总录》)。

(2)表寒肺热:治宜解表清里,化痰平喘。方用麻杏石甘汤。方药组成:麻黄、杏仁、甘草、石膏《伤寒论·辨太阳病脉证并治》。

(3)痰浊阻肺:治宜祛痰降逆,宣肺平喘。方用二陈汤合三子养亲汤加减或杏苏饮等。二陈汤组成:半夏(汤洗七次)、橘红、白茯苓、甘草(炙)(《太平惠民和剂局方》);三子养亲汤组成:紫苏子、白芥子、莱菔子(《皆效方》)。

(4)痰热壅肺:治宜清热化痰,降气平喘。方用桑白皮汤加减。方药组成:桑白皮、半夏、紫苏子、杏仁、贝母、栀子、黄芩、黄连。亦可选用凉膈白虎汤加减。

(5)肺气郁闭:治宜开郁降气平喘。方用五磨饮子、四磨汤、四七汤等。四磨汤组成:人参、槟榔、沉香、天台乌药(《严氏济生方》);四七汤组成:半夏、厚朴、茯苓、紫苏叶《三因极一病证方论》。

**2. 补虚**

虚则少气不能报息……肾病者,腹大胫肿,喘咳身重。

《素问·脏气法时论》

咳嗽上气,厥在胸中,过在手阳明、太阴。

《素问·五脏生成》

华佗云:盛则为喘,减则为枯。故《活人》亦云:发喘者,气有余也。凡看文字须会得本意。盛则为喘者,非肺气盛也;喘为肺气有余者,亦非气有余也。气盛当认作气衰,有余当认作不足。肺气果盛,又为有余,则当清肃下行而不喘,以其火入于肺,衰与不足而为喘焉。故言盛者,非言肺气盛也,言肺中之火盛也。言有余者,非言肺气有余也,言肺中之火有余也。故泻肺以苦寒之剂,非泻肺也,泻肺中之火,实补肺气也。

《此事难知·喘论》

有痰亦短气而喘。阴虚者,自小腹下火起,冲于上喘者,宜降心火、补阴。

若喘者,须用阿胶。若久病气虚而发喘,宜阿胶、人参、五味子补之。

若虚喘,脉微,色青黑,四肢厥,小便多,以《活人书》五味子汤,或四磨汤。治嗽与喘,用五味子为多。但五味有南北,若生津止渴,润肺益肾,治劳嗽,宜北五味;若风邪在肺,宜用南五味。

《丹溪心法·喘》

脾肺气虚,上焦微热微渴而作喘者,宜生脉散主之。或但以气虚而无热者,惟独参汤为宜。若火烁肺金,上焦热甚,烦渴多汗,气虚作喘者,宜人参白虎汤主之。若火在阴分,宜玉女煎主之,然惟夏月或有此证。若阴虚,自小腹火气上冲而喘者,宜补阴降火,以六味地黄汤加黄柏、知母之类主之。

老弱之人久病气虚发喘者,但当以养肺为主。凡阴胜者,宜温养之,如人参、当归、姜、桂、甘草,或加以芪、术之属。阳胜者,宜滋养之,如人参、熟地、麦冬、阿胶、五味子、梨浆、牛乳之属。

《景岳全书·杂证谟·喘促》

本脏气虚,或阴虚火动,及产后喘急者,为孤阳几于飞越,治惟补之、敛之。攻补之不同,由虚实之异路也;少有差忒,则轻者重,重者死矣。予于喘嗽二病,寻究端倪,会类治法,逐证填方,不以重复自嫌,其间搜集不尽者,将俟后之明敏,借此为左券云尔。

《医旨绪余·喘》

胃虚而喘,五味子汤加白术。久病喘者,气虚也,气不接续,生脉散加阿胶、白术、陈皮。

若肺气太虚,气不能布息,呼吸不相接续,出多入少,名曰短气,此虚之极也。若气欲绝者,则汗出如油,喘而不休,此六阳气脱也。

《明医指掌·喘》

气虚短气而喘,有痰亦短气而喘,不可用苦寒之药,火气盛故也。宜导痰汤加千缗汤。阴虚,自少腹下火起冲于上而喘者,宜降心火补阴……气虚者,用人参、蜜炙黄柏、麦冬、地骨皮之类。气实人,因服黄芪过多而喘者,用三拗汤以泻气。若喘甚者,须用阿胶。若久病气虚而发喘者,宜阿胶、人参、五味补之。

《医学纲目·肺大肠部·喘》

凡喘证,世为危恶之疾,有病喘数十年,每发至危笃而复愈者,有忽因他疾,才发喘而便致不救者,有利下而愈者,有因泻而死者,有服金石药接助真气而愈者。以诸家所说亦不同,使学人莫知适从,或才见发喘,便以为不可治者。凡喘而不得卧者,若咳嗽而喘息有音、不得卧者,是阳明经气逆也。若肺胀膨膨而喘者,皆当于春秋之交发作,宜以温中下气等药治之。若但坐而不得卧,卧而气上冲者,是水气之客肺经也,当身肿小便不利。夫水者循津液而流行,水气上乘于肺,故喘而不得卧。支饮亦上喘不得眠,身体肿者,此欲变为水证也。

《杂病广要·脏腑类·喘》

若四肢厥冷,脉息沉细,或寸大尺小,六脉促急,或心下胀满或结硬,或冷汗自出,或大便频数,气急喘促,或咽喉不利者,此是本气极虚,内外挟寒冷所致,使阴寒内消,阳气得复则愈,宜用返阴丹、来苏丹及理中汤、四逆汤之类。

《杂病广要·脏腑类·喘》

《纲目》云:凡喘而卧不得,其脉浮,按之虚而涩者,为阴虚,去死不远,慎勿下之,下之必死,宜四物汤加童便、竹沥、青黛、麦门冬、五味子、枳壳、苏叶服之。

凡下痰定喘诸方,施之形实有痰者,神效。若阴虚而脉浮大,按之涩者,不可下,下之必反剧而死也。

凡哮喘者必须薄滋味，未发以扶正气为要，已发以攻邪气为主。老弱人久病气虚而发喘者，宜阿胶、人参、五味子补之。

有阴虚自小腹下火起炎上而喘者，当补阴降火。

气虚喘呕未可服补中者，只用调中益气汤，绝妙。

喘嗽伤肺者须用阿胶。

元气虚，喘而气短者，宜生脉散。

《古今医统大全·喘证门》

喘证之因，在肺为实，在肾为虚。

若内伤作喘，其来渐，其脉虚，其人倦怠，或因病后，或因咳久，而喘促渐甚，乃肾元亏损，肾气不纳而上出于肺，肺为门户而主气，肾气上冲，肺不能主，出多入少，又肺叶胀大，不能收敛，卧则叶向脊上，阻塞气道之路，因而喘咳更甚矣。此属虚喘也，治宜大补肺肾之原。

《医述·杂证汇参·喘》

泄泻后元气下陷，此脾气不足而喘也，人参白术散主之，有痘浆灌至半足，忽倒靥而喘者，此中气大亏也，参归鹿茸汤主之。

《医宗金鉴·痘中杂证·喘》

虚喘气乏声短涩，洁古黄耆汤效捷，百合固金化虚痰，本事黄耆清虚热。

【注】虚喘之证，气乏声音短涩，以洁古黄耆汤主之。若喘促夹痰者，以百合固金汤主之；夹热者，以本事黄耆汤主之。

（洁古黄耆汤）人参　黄耆　炙甘草　炙地骨皮　桑白皮（炒）　水煎温服。

（百合固金汤）百合　天门冬　麦门冬（去心）　生地黄　熟地黄　当归　白芍药（炒）　甘草　生贝母（去心）　元参　桔梗　水煎服。

（本事黄耆汤）五味子　白芍药　天门冬　麦门冬（去心）人参　黄耆　炙熟地黄甘草　炙茯苓　引用乌梅姜枣水煎服。

《医宗金鉴·喘证门》

至虚喘者，水天之气不相交接也。肺，天也；肾，水也。天体不连地而连水。经云其本在肾，其末在肺，以明水天一气。若天水违行，则肺肾不交而喘，治不得宜，将离脱矣。当用参、苓、芪、术以补肺，辛、味、桂、附以补肾，肺肾相交，则喘平而能卧；若上下不交，昼夜不卧，喘无宁刻，则太阳标本之气，亦几乎息矣。盖太阳以寒为本，以热为标。寒本，膀胱之水也，气根于肾。

《医学真传·喘》

滋培汤，治虚劳喘逆，饮食减少，或兼咳嗽，并治一切阴虚羸弱诸证。

痰郁肺窍则作喘，肾虚不纳气亦作喘。是以论喘者恒责之肺、肾二脏，未有责之于脾、胃者。不知胃气宜息息下行，有时不下行而转上逆，并迫肺气亦上逆即可作喘。

参赭镇气汤，治阴阳两虚，喘逆迫促，有将脱之势，亦治肾虚不摄，冲气上干，致胃气不降作满闷。

《医学衷中参西录·治喘息方》

按语：喘证除了与肺关系密切外，亦与脾、胃、肾关系密切，脾土为肺金之母，母病及子，脾虚亦可导致肺虚，使肺失宣降而发为喘。若脾虚生痰，脾为生痰之源，肺为贮痰之器，痰浊阻肺，肺失宣降则可出现喘促；肾为气之根，老年患者多有肾气不足，肾主纳气，肾气不足则不能纳气，阴阳不能相接，亦可出现气逆于上而出现喘息，若肾阳虚衰，水邪内泛，水饮射肺，亦可以导致喘证。

虚喘者，发病缓，多表现为呼吸微弱而浅表无力，以深吸为快，声低息短，动则加重。若病情危笃，喘促持续不已，可见肢冷汗出，兼见心悸心慌、面青唇紫等喘脱危象。肺气虚耗而致喘者，当补肺益气养阴，可选用补肺汤加减；脾虚及肺，母病及子致喘可加用人参、黄芪等益气健脾之品，亦可选用滋培汤加减；若肺病及肾，肾虚不能收纳，气失摄纳，导致虚喘者，可用金匮肾气丸合参蛤散加减。若肾阴虚者可选用七味都气丸合生脉散加减。此外，有医家认为阳明脉逆，胃气不能正常下行，反而上逆，胃气上逆涉及肺金，影响了肺气的肃降，导致肺气上逆而喘，主张降胃以助其降肺气。

（1）肺气虚耗：治宜补肺养阴。方用补肺汤。人参、黄芪、熟地黄、五味子、紫菀、桑白皮（《永类钤方》）。

（2）脾肺两虚：治宜益气健脾，补土生金。方用滋培汤。生山药、炒于术、广陈皮、炒牛蒡子、生杭芍、玄参、生赭石、炙甘草（《医学衷中参西录》）。

（3）肾虚不纳：治宜补肾纳气。方用金匮肾气丸合参蛤散加减。肾气丸原方组成为地黄、山药、山茱萸、泽泻、茯苓、牡丹皮、桂枝、附子。上为末，炼蜜为丸，如梧桐子大。每服十五丸，加至二十五丸（《金匮要略》）；参蛤散原方组成为蛤蚧、人参。研末服用（《严氏济生方》）。

## 【名方临用】

### 麻杏石甘汤

**1. 文献出处**

发汗后，不可更行桂枝汤。汗出而喘，无大热者，可与麻黄杏仁甘草石膏汤。

麻黄（四两，去节）　杏仁（五十个，去皮尖）　甘草（二两，炙）　石膏（半斤，碎，绵裹）

上四味，以水七升，煮麻黄，减二升，去上沫，内诸药，煮取二升，去滓，温服一升。

下后不可更行桂枝汤，若汗出而喘，无大热者，可与麻黄杏子甘草石膏汤。

《伤寒论·辨太阳病脉证并治》

**2. 方解**

麻杏石甘汤主治表邪化热犯肺之咳喘证。症见身热不解，咳嗽，气粗而喘，或有胸痛、鼻煽、口渴，舌苔薄白或黄，脉浮滑而数。方药由麻黄、杏仁、甘草、石膏四味药组成。方中麻黄辛温，解表散寒、宣肺平喘；石膏辛寒，清泻肺热，辛散透邪，麻黄配伍石膏，一宣一清，解表清里；麻黄配伍杏仁，一宣一降，宣降肺气；甘草顾护中焦。四药共奏解表清里、宣肺平喘之功，是治疗表寒肺热证喘所致的代表方剂，若兼有痰浊者，可加入紫苏子、半夏、款冬花等化痰利气。

### 3. 临床应用

麻杏石甘汤原文记载其主要用于表邪未解，化热犯肺所致肺失宣降之证，症见咳嗽、喘息、喘息声促而粗，甚则鼻煽，伴胸痛、身热、口渴等症状。后世对本方临床应用十分广泛，主要将其应用于中医喘证、咳嗽，以及麻疹、哮病、鼻渊、遗尿、水肿、痔等。现代药理学研究表明，麻杏石甘汤具有抗炎、抑菌、抗病毒、解热镇痛、解痉平喘、抗过敏、提高免疫力等作用，临床上经过加减可用于大叶性肺炎、急性或慢性支气管炎、支气管哮喘、肺气肿、鼻窦炎、荨麻疹以及相关心血管疾病等。

## 五磨饮子

### 1. 文献出处

怒则气上，气上则上焦气实而不行，下焦气逆而不吸，故令暴死。气上宜降之，故用沉香、槟榔；气逆宜顺之，故用木香、乌药；佐以枳实，破其滞也；磨以白酒，和其阴也。

《医方考·虫门》

### 2. 方解

五磨饮子是在四磨汤基础上加入枳实而成，由木香、沉香、槟榔、枳实、乌药组成，方中沉香、槟榔降上逆之肺气以平喘，木香、乌药理顺逆之气，佐以枳实破气理滞。此外，原方记载应当白酒磨服，以和其阴。本方用于治疗七情郁结、暴怒等所致气厥者，气上者宜降之，气郁者宜顺之，五药合用，利用辛开苦降之法，共奏开郁降气之功。

### 3. 临床应用

五磨饮子原文记载其主要用于气机不顺之气厥者，《医便》注释本方可用于治七情郁结不顺，或出现胀痛，或走注攻冲等。症见气厥、胃肠气滞、脘腹胀满之症。后世对本方临床应用十分广泛，主要将其应用于中医胃痞、胃痛、呕吐、呃逆、胃胀、腹胀、腹痛、便秘等疾病。现代药理学研究表明，五磨饮子可以增加患者血清P物质、血管活性肠肽、肠神经递质一氧化氮、神经肽Y等水平，提高胃肠平滑肌收缩的振幅、频率和增强运动基线变化等，从而起到增强胃肠动力的作用。五磨饮子加减目前广泛用于临床，可用于治疗功能性消化不良、急性或慢性胃肠炎、消化性胃溃疡、胆石症、肝（脾）曲综合征、肠易激综合征、慢性传输性便秘、单纯性肠粘连等疾病，以促进胃肠运动。

## 【医案医话】

邵奕堂室以花甲之年，仲冬患喘嗽，药之罔效。坐而不能卧者，旬日矣。乞诊孟英。邵述病原云，每进参汤，则喘稍定。虽服补剂，仍易出汗，虑其欲脱。及察脉弦滑右甚。孟英曰：甚矣！望闻问切之难，不可胸无权衡也。此证当凭脉设证，参汤切勿沾唇，以栝楼、薤白、旋复子、花粉、杏仁、蛤壳、茯苓、青黛、海蜇为方，而以竹沥、（莱）菔汁和服，投匕即减，十余贴全愈。

《回春录·喘证》

**按语：** 花甲之人，每以气虚多见，仲冬患喘嗽，医以气虚虚喘论治，药之罔效。参汤补益肺脾，进汤而喘定，汗仍外出，必定不是气虚喘咳。汗出乃肺气郁闭，迫津外泄所致，况且脉来弦滑，痰阻气逆也，予以行气豁痰之剂而渐愈。

顾芝岩夫人，喘嗽半载，卧不着枕，舌燥无津，屡治不应。诊之，右关尺虚涩无神，此标在肺，而本在肾也。肺为出气之路，肾为纳气之府，今肾气亏乏，吸不归根，三焦之气出多入少，所以气聚于上，而为喘嗽，口干不得安卧。《中藏经》云：阴病不能吸者，此也。法当清气于上，纳气于下，使肺得清肃，肾复其蛰藏，则气自纳，而喘嗽平矣。用苏子降气汤加人参五钱，肉桂一钱。

连进三剂，症渐平。改用《金匮》肾气汤加人参五钱，二十余剂，可以安枕。

后因调护失宜，前症复作，乃委之庸手，纯用破气镇逆之剂，极诋人参为不可用。病者自觉不支，求少参不与，遂气败而死。伤哉！

《续名医类案·喘》

**按语：** 本病案患者为年长久病者，年老体弱或久病伤正或失治误治，都可导致正气虚损，此类患者单纯实证者少见，而虚实夹杂，上实下虚致喘者较为多见。肺主气司呼吸，肾主纳气，年老喘证多涉及肺、肾两脏，当肺肾虚实同治。苏子降气汤降气平喘，祛痰止喘。外加人参大补元气，补肺肾之虚。喘证渐平但肾气尚虚，故换用肾气汤加人参温补肾气。纯用破气之剂，可伤及本已虚损之元气，可致气败而亡，为本病的禁忌之法。

徐（四二） 色痿膝疏，阳虚体质，平昔喜进膏粱，上焦易壅，中宫少运，浓味凝聚蒸痰，频年咳嗽。但内伤失和，薄味自可清肃，医用皂荚搜攒。肺伤气泄，喷涕不已，而沉锢胶浊仍处胸背募俞之间。玉屏风散之固卫，六君子汤之健脾理痰，多是守剂，不令宣通。独小青龙汤，彻饮以就太阳，初服喘缓，得宣通之意。夫太阳但开，所欠通补阳明一段工夫，不得其阖，暂开复痹矣。且喘病之因，在肺为实，在肾为虚，此病细诊色脉，是上实下虚。以致耳聋鸣响治下之法。壮水源以熄内风为主，而胸次清阳少旋，浊痰阻气妨食，于卧时继以清肃上中二焦，小剂守常，调理百日图功。至于接应世务，自宜节省，勿在药理中也。（肾气不纳）

熟地（砂仁制） 萸肉 龟甲心 阿胶 牛膝 茯苓 远志 五味 磁石 秋石 蜜丸。早服。卧时另服威喜丸。竹沥姜汁泛丸。

《临证指南医案·喘》

**按语：** 喘证者，在肺多实，患者素体阳虚，易感风寒；喜食肥甘厚腻之品，亦生痰邪，外感风寒后，必夹痰饮，上干阻气，急则治标，治宜小青龙汤，解表散寒化痰蠲饮，内外宣通；在肾多虚，年老之人，肾精损伤者，甚或肾失摄纳而喘，当补肾填精，辅以镇摄收纳及化痰之剂，上下同治，标本兼顾。

---

## 【食治备要】

老弱人久病气虚发喘者，但当以养肺为主。凡阴胜者宜温养之，如人参、当归、姜、桂、甘草，或加以、术之属。阳胜者宜滋养之，如人参、熟地、麦冬、阿胶、五味子、梨浆、牛乳之属。

《景岳全书·杂证谟·喘促》

**按语：** 年老患者喘证日久多以虚为主，食治当区分为阴虚、阳虚。阴虚者，当滋补肺肾之阴,正如张景岳所主张的阴虚者除了服用人参、熟地黄等药物外,亦可服用梨浆、阿胶、牛乳等有养阴作用的食疗之品。

## 核桃仁

胡桃,气味甘、平、温、无毒。【主治】食之令人肥健,润肌,黑须发。……胡桃丸,益血补髓,强筋壮骨,延年明目,月薪润肌,能除百病。用胡桃仁四两捣膏,入破故纸、杜仲、萆薢末各四两杵匀,丸梧子大,每空心温酒,盐汤任下五十丸。

《本草纲目·果部》

**按语:** 胡桃仁既养血生精,又益肾生髓。年老患者久病,精血亏虚,肾不纳气导致的虚喘多见,治疗当注意补气填精,因此胡桃仁是年老体虚久喘患者的食补益肾填精佳品。

## 燕窝

燕窝,味甘淡平,大养肺阴,化痰止嗽,补而能清,为调理虚损劳瘵之圣药。一切病之由于肺虚不能清肃下行者,用此皆可治之。老年痰喘,文堂集验方:用秋白梨一个(去心),入燕窝一钱(先用滚水泡),再入冰糖一钱蒸熟,每日早晨服,勿间断,神效。

《本草纲目拾遗·禽部》

**按语:** 燕窝为雨燕科动物的唾液制成的巢穴,能滋阴养肺,又可化痰止嗽,尤其适宜肺虚兼有痰之喘证者。年老患者肺虚咳喘者,可采用梨、燕窝、冰糖蒸熟,晨起服用。

## 桃仁煎方

治老人上气,热,咳嗽引心腹痛,满闷。

桃仁二两,去皮尖,熬末。赤饴四合。

上相和,微煎三五沸即止。空心,每度含少许,渐渐咽汁尤益。

《养老奉亲书·食治老人喘嗽诸方》

**按语:** 本方适用于老年人咳喘兼瘀血。方用桃仁味苦、甘,性平,止咳逆上气,泻血分瘀热。赤饴即麦芽熬制之糖,益气健脾,缓中止痛,润肺化痰,是脾、肺、胃兼调之品。两药相合共奏降气止咳、泻热健脾之功。注意桃仁有润肠泻下作用,便溏者慎用;此外,桃仁有毒,不可生用及过量服用。

## 【养生保健】

喘,肺病也,老人动即作喘,皆由虚衰,心用补益,不可专任定喘之剂,宜琼崖脾肾丸。导引……用手法于十一椎下脊中穴,掐之六十四度,擦亦如数,兼行后功,喘自然安,运功……以手擦两乳下数遍,后擦背擦两肩,定心咽津液降气,以伏其喘。

《杂病源流犀烛·肺病源流》

**按语:** 老年喘证者,以虚为主。沈氏主张在药物治疗基础上可辅助养生功法、按摩的保健方式。

# 老年肺胀

肺胀是指老年人由于多种慢性肺系疾病反复发作，迁延不愈，导致肺气壅滞，不能敛降的一种病证。临床表现为胸部胀满，憋闷如塞，喘息气促，咳嗽咳痰，烦躁，心悸，面色晦暗，或唇甲发绀，脘腹胀满，肢体浮肿等。其病程缠绵，时轻时重，经久难愈，严重者可出现神昏、痉厥、出血、喘脱等危重证候。西医学中慢性阻塞性肺疾病、慢性肺源性心脏病及肺气肿出现肺胀的临床表现时，可参考本病辨证论治。

《灵枢·胀论》最早提出"肺胀"病名，即"肺胀者，虚满而喘咳"。《灵枢·经脉》曰"肺手太阴之脉……是动则病肺胀满，膨膨而喘咳"，明确了本病的基本病理性质和关键临床表现，即虚满和咳喘。汉代张仲景《金匮要略》观察到肺胀除胸部胀满、咳喘心累外，还会有浮肿、烦躁、目如脱状等，认为本病与痰饮有关，拟越婢加半夏汤、小青龙加石膏汤等辨证论治。隋代巢元方《诸病源候论》记载肺胀的发病机制为"肺虚为微寒所伤则咳嗽，嗽则气还于肺间则肺胀，肺胀则气逆，而肺本虚，气为不足，复为邪所乘，壅痞不能宣畅，故咳逆短气也"，表明素体肺虚，起居不慎，外邪侵袭，最终引起肺胀，提出了肺虚感邪的理论。宋及金元时期，对肺胀的认识进一步深入。《太平圣惠方》提出了"痰饮留滞"的致病因素。《圣济总录》认为肺胀由"邪客于肺"，邪气侵袭肺经，肺气不利，气机闭塞所致。杨士瀛认为"惊忧气郁肺胀而喘"，首次提出惊扰气郁致肺胀的观点，其本质是气机升降失调，肺失肃降。刘完素和张从正在《内经》基础上，强调热邪致肺胀，提出"诸胀腹大，皆属于热""热郁于内，肺胀于上"的理论。《丹溪心法》指出肺胀而嗽，痰夹瘀血碍气而病，在病理上充实了痰瘀阻碍肺气的肺胀理论。清代《张氏医通》指出"盖肺胀实证居多"。《证治汇补》云"又有气散而胀者宜补肺，气逆而胀者宜降气，当参虚实而施治"，提出肺胀应分虚实辨证论治。后世医籍多将本病附载于肺痿、肺痈之后，有时亦散见于痰饮、喘促、咳嗽等内容中。

## 【病名钩玄】

黄帝曰：脉之应于寸口，如何而胀？岐伯曰：其脉大坚以涩者，胀也。黄帝曰：何以知藏府之胀也。岐伯曰：阴为藏，阳为府。

黄帝曰：夫气之令人胀也，在于血脉之中耶，藏府之内乎？岐伯曰：三者皆存焉，然非胀之舍也。黄帝曰：愿闻胀之舍。岐伯曰：夫胀者，皆在于藏府之外，排藏府而郭胸胁，胀皮肤，故命曰胀。

肺胀者，虚满而喘咳。

《灵枢·胀论》

上气，喘而躁者，属肺胀。

咳而上气,此为肺胀。

《金匮要略·肺痿肺痈咳嗽上气病脉证治》

肺主于气,邪乘于肺则肺胀,胀则肺管不利,不利则气道涩,故气上喘逆,鸣息不通。

《诸病源候论·气病诸候·上气鸣息候》

其证气胀满,膨膨而喘咳。

《圣济总录·肺脏门·肺胀》

胸满者,肺胀也。

《伤寒论条辨·辨太阳病脉证并治》

寒遏伏热,肺为邪侵,气不通利,肺痹喘咳上逆,一身气化不行,防变肺胀。

《重订广温热论·温热验案·温热兼症医案》

肺胀者,动则喘满,气急息重,或左或右,不得眠者是也。

《证治汇补·胸膈门·咳嗽》

太阳与阳明合病,经迫腑郁,胃逆,肺胀,故喘而胸满。

《伤寒悬解·阳明经上·阳明经病(七章)腑病连经》

或火升金燥而为渴,或气阻肺胀而为喘。

《伤寒悬解·太阳经上太阳伤寒小青龙证(三章)太阳入太阴、少阴去路》

肺胀一证,诸家未有云后世某证者。考下文云,肺胀咳而上气。又云,咳而上气,此为肺胀。由此观之,即后世所谓呷嗽哮嗽之属。

《金匮玉函要略辑义·肺痿肺痈咳嗽上气病脉证治》

**按语:** 肺胀的病名首见于《内经》,在《灵枢》中出现两次。《灵枢·经脉》言:"肺手太阴之脉……是动则病,肺胀满膨膨而喘咳。"《灵枢·胀论》言:"肺胀者,虚满而喘咳。"这两处所言肺胀,含义各异。《灵枢·经脉》中"肺胀"指的是肺部胀满的一种症状,不是病名。《灵枢·胀论》中"肺胀"指病位在肺之胀病,为病名,此病名突显了疾病的病机及病位,也明确了肺胀的症状为肺部胀满、咳嗽、喘。此后张仲景在《金匮要略》中又明确将"肺胀"作为病名来探讨其方证治法。之后诸多对《金匮要略》进行注释的著作,皆效仿仲景之义,将"肺胀"作为病名来分析其病因病机、症状与治法。因此,"肺胀"一词除代表症状、病名含义外,在历代的文献中亦表示病机,或证候与病机同现,或病名与病机同现,或即为"咳嗽上气"等含义。因此,既要了解古代汉语言叙述的特点,又要掌握中医术语及中医理论的特有含义,透过现象看本质,以便更准确地分析、把握中医古代文献资料对肺胀的认识。

## 【病因病机】

### 1. 虚损论

（1）肺气本虚

肺虚为微寒所伤则咳嗽,嗽则气还于肺间则肺胀,肺胀则气逆,而肺本虚,气为不足,复为邪所乘,壅否不能宣畅,故咳逆短气也。

《诸病源候论·咳嗽病诸候·咳逆短气候》

肺虚为邪热所客，客则胀，胀则上气也。

《诸病源候论·伤寒病诸候下·伤寒上气候》

《病源》肺虚感微寒而成咳，咳而气还聚于肺，肺则胀，是为咳逆也。邪气与正气相搏，正气不得宣通，但逆上喉咽之间，邪伏则气静，邪动则气奔上，烦闷欲绝，故谓之咳逆上气。

《外台秘要·咳逆上气方五首》

夫肺气不足，为风冷所伤，则咳嗽。而气还聚于肺，则肺胀。邪气与正气相搏，不得宣通，胸中痞塞，痰饮留滞，喘息短气，昼夜常嗽，不得睡卧也。

《太平圣惠方·治咳嗽不得睡卧诸方》

夫肺主于气，若脏腑不和，肺气虚弱，风冷之气所乘，则胸满肺胀。

《太平圣惠方·治上气喉中作水鸡声诸方》

所谓上气者，盖气上而不下，升而不降，痞满膈中。胸背相引，气道奔迫，喘息有声者是也，本于肺脏之虚。复感风邪，肺胀叶举，诸脏之气又上冲而壅遏。此所以有上气之候也。

《圣济总录·诸气门·上气》

盖实喘者有邪，邪气实也；虚喘者无邪，元气虚也。实喘者气长而有余，虚喘者气喘而不续……，此其一为真喘，一为似喘，真喘者其责在肺，似喘者其则在肾。

《景岳全书·杂证谟·喘促》

**按语：** 肺胀是多种肺系疾病迁延不愈，反复发作所致的一种病证，以老年患者多见。隋代巢元方较全面地论述了肺胀的病因，首次认识到"肺虚"是发病的内在因素，《诸病源候论》记载"咳病由肺虚感微寒所成……故为咳逆"，说明肺胀的内因即"肺本虚"。肺虚的原因诸多，如久病久咳、肺痨等迁延缠绵，或年老体虚，日久肺虚，成为发病的基础。《素问·调经论》云"不足则息利少气"，肺主气，肾纳气，若肺病及肾，金不生水，肾气衰败，肾不纳气，升降失调，致使清气不入，浊气不出，壅塞胸间，则气喘日益加重，动则尤甚；若肺病及脾，子盗母气，脾失健运，终致肺脾两虚；肺主治节，助心行血，肾阳为一身之本，心阳根于命门真火，肺肾亏虚，可病及心，心气、心阳衰竭，出现喘脱等证候。早期病变以气虚为主，气血同源，阴血耗损，阴阳互根，久病及阳，病势日益发展，病机趋于复杂。

（2）气虚感邪

夫不得卧，卧则喘者，是水气之客也。

《素问·逆调论》

肺主气，肺气有余，即喘咳上气。若又为风冷所加，即气聚于肺，令肺胀，即胸满气急也。

《诸病源候论·病气候》

咳逆者，是咳嗽而气逆上也。气为阳，流行腑脏，宣发腠理，而气肺之所主也。咳病由肺虚感微寒所成，寒搏于气，气不得宣，胃逆聚还肺，肺则胀满，气遂不下，故为咳逆。其状，咳而胸满气逆，髀背痛，汗出，尻、阴股、膝、腨、胻、足皆痛。

《诸病源候论·咳嗽病诸候·咳逆候》

夫脏腑之气,皆上注于肺,肺主于气也,若阴阳不调,肺气虚弱,邪之所攻,则肺胀气逆。

《太平圣惠方·治上气不得睡卧诸方》

夫肺气不足,为风冷所伤,则咳嗽。而气还聚于肺则肺胀。

《普济方·喘嗽门·咳嗽不得卧》

肺胀之因,内有郁结,先伤肺气,外复感邪,肺气不得发泄,则肺胀作矣。

《症因脉治·喘症论》

盖肺不伤不咳,脾不伤不久咳,肾不伤火不炽,咳不甚其大较也。

肺胀喘急,睡不安,痰少,甚者干咳无痰,乃肾水枯涸,邪火独炎所致。

《杂病源流犀烛·脏腑门》

肺为气之主,肾为气之根,肺主出气,肾主纳气,阴阳相交,呼吸乃和。若出纳升降失常,斯喘作矣。

《类证治裁·喘症论治》

**按语:**肺胀以老年患者多见,年老身体亏虚,肺虚累及他脏,五脏俱虚,体虚易受他邪侵袭,肺脏反复承袭,缠绵难愈,损耗肺气,肺叶胀满,肺气难以肃降,日久肺胀乃成。肺胀病变首发于肺,肺病及脾,子盗母气,肺脾两虚;肾为气之根本,肺虚伤及肾,摄纳失司,动则尤甚;肾虚水泛,水饮凌心,而发喘累,更可见心悸、水肿、舌质紫暗等症。肾阳不振,发展可致心神虚衰,导致喘脱危症。

**2. 标实论**

(1) 外邪

少阴司天,热淫所胜,怫热至,火行其政,大雨且至。唾血血泄,鼽衄嚏呕,溺色变,甚则疮疡胕肿,肩背臂臑及缺盆中痛,心痛肺䐜,腹大满,膨膨而喘咳,病本于肺。

《素问·至真要大论》

卫气之在身也,常然并脉循分肉……厥气在下,营卫留止,寒气逆上,真邪相攻,两气相搏,乃合为胀也。

《灵枢·胀论》

上气,喘而躁者,属肺胀,欲作风水,发汗则愈。

《金匮要略·肺痿肺痈咳嗽上气病脉证治》

肺主于气,邪乘于肺则肺胀,肺胀则肺管不利,不利则气道涩,故气上喘逆,鸣息不通。

《诸病源候论·气病诸候·上气鸣息候》

病苦肺胀汗出若露,上气喘逆,咽中塞如欲呕状,名曰肺实热也。

《备急千金要方·肺脏》

《病源》咳嗽上气者,肺气有余也。肺感于寒,微则成咳嗽。肺主气,气有余则喘咳上气,此为邪搏于气,气拥滞不得宣发,是为有余,故咳嗽而上气也,其状喘咳上气,多涕唾,面目浮肿,则气逆也。

《外台秘要·咳逆上气方七首》

论曰:肺居膈上,为四脏之盖,若将养过温,或多嗜五辛,热气内搏,肺经壅热,则令人咽干舌燥,胸膈烦热,咳嗽壅闷,鼻内生疮,是为肺壅热之候。

《圣济总录·肺脏壅热》

肺主于气,贵乎通畅。若热甚则郁于内,故肺胀而腹大。

《素问病机气宜保命集·病机论》

肺如华盖,其位高,其气清,其体浮,形寒饮冷先伤之,至于邪火克金,则伤之重矣。故嗜饮之人,肺先受热,胃厝火邪,逐日薰蒸,或成肺胀,则咳嗽喘急,或成痈痿,则音哑无声,皮毛干枯,癯瘦骨立,此真火之动于肺也,不治。

《苍生司命·虚损成劳证》

夫外感之喘,多出于肺,内伤之喘,未有不由于肾者。

《医学心悟·喘》

盖肺胀实证居多。

《张氏医通·诸气门·肺痿》

实证非气闭不开即肺胀不约。

《医学实在易·血证穷极用当归补血汤诗》

肺之空窍,只受得脏腑中固有之气,受不得一分邪气耳。

《医宗己任编·四明心法下》

**按语:** 六淫侵袭,若肺气本虚,外邪干肺,肺金宣肃失职,反复乘肺,迁延不愈,久损肺气,外邪侵袭可致疾病反复发作,肺脏实损,终成肺胀。故感受六淫邪气既是肺胀的病因,亦是诱因。

(2) 痰饮

气上逆则六输不通,温气不行,凝血蕴里而不散,津液涩渗,著而不去,而积皆成矣。

《灵枢·百病始生》

咳逆倚息,短气不得卧,其形如肿。

《金匮要略·痰饮咳嗽病脉证并治》

诸痰者,此由血脉壅塞,饮水积聚而不消散,故成痰也。

《诸病源候论·痰饮病诸候·诸痰候》

上气胸满,心下有水不散,虚喘妨闷,不下食。

《太平圣惠方·治因食热及饮冷水上气诸方》

肺主气也,一呼一吸,上升下降,荣卫息数,往来流通,安有所谓喘?惟夫邪气伏藏,痰涎浮涌,呼不得呼,吸不得吸,于是上气促急,填塞肺脘,激乱争鸣,如鼎之沸,而喘之形状具矣。

《仁斋直指方论·喘嗽方论》

肺胀满,即痰与瘀血碍气,所以动则喘急。

《医学入门·杂病分类·外感》

所结之形渐长,则肺日胀而胁骨日昂,乃至咳声频并,痰浊如胶,发热畏寒,日晡尤甚,面红鼻燥,胸生甲错。

《医宗金鉴·肺痿肺痈咳嗽上气病脉证并治》

肺胀喘满,胸高气急,两胁煽动,陷下作坑,两鼻窍张,闷乱嗽渴,声嘎不鸣,痰涎壅塞。

《寿世保元·痰喘》

胀病与水病,非两病也。水气积而不行,必至于极胀,胀病亦不外水裹气结血凝。

《医门法律·胀病论》

喘者……外则不离乎风寒,内则不离乎水饮。

《时方妙用·喘促》

**按语:** 肺胀病因复杂,虚实夹杂。实证常因感受外邪、情志不畅、饮食不节等触发体内的痰浊伏饮。如《金匮玉函要略述义》中所提及"肺胀证,多是宿饮为时令触动者"。肺主宣发肃降,通调水道,肺的宣发功能使水谷精微散布周身,其肃降功能使水液代谢废物排出体外,且肺司开腠理,调节汗液代谢。若肺宣发肃降功能失常,则水液运行受阻,水饮停滞发为痰饮,痰饮阻滞,出现咳嗽、咳痰、水肿等症。脾主运化,维持水液的吸收、传导和排泄。饮食入胃,胃受纳腐熟,水谷精微等营养物质被吸收,脾气散精,上输于肺,肺宣发内滋五脏,外润皮毛。若脾失健运,水液转输失司,则水饮停滞于内,痰饮内聚,亦可见咳逆之症。肾主蒸腾气化,维持正常精液输布,肾蒸化使水中精微物质上升,通过三焦水道布散周身,浊者下注膀胱,排出体外。若肾气亏虚,精液输布无力,也会出现水饮内停之症;若肾气衰惫、肾阳受损,亦致夜尿增多、腰膝酸软、四肢畏寒等症。故痰饮的产生与肺、脾、肾、三焦等关系密切,对肺胀痰饮病机判断时,需要考虑他脏盛衰的影响。

(3)瘀血

宗气不下,脉中之血,凝而留止。

《灵枢·刺节真邪》

肺实也,苦上气胸中满膨膨,与肩相引。

《圣济总录·肺脏门·肺实》

肺胀而嗽,或左或右不得眠,此痰挟瘀血碍气而病。

《丹溪心法·咳嗽》

肺胀满,即痰与瘀血碍气,所以动则喘急。

《医学入门·杂病分类·外感》

内有瘀血,气道阻塞,不得升降而喘。

《血证论·喘息》

**按语:** 痰瘀互结是肺胀发病中的重要环节。朱丹溪提出肺胀是痰夹瘀血碍气为病,表明瘀血是肺胀发展过程中的重要病理产物。鉴于气血关系密切,血的运行依靠气滋养周身脏腑,气虚则无力助血运行;气滞则血液停滞导致血瘀。另外,外感风热,入里化热,或痰热互结,热入营血,灼伤营阴,血液黏滞,运行不畅;或热邪灼伤脉络,迫血妄行,血液留滞,形成瘀血;血瘀日久,可致气血两伤。气机不利,可致痰饮,痰浊内壅,又导致血行不畅而至瘀血;肺气不利,不能朝百脉,助心行血,心血瘀滞而致血瘀。由此而知,痰可酿瘀,瘀可成痰,痰瘀互结,伏于肺中,肺气不利,堵塞于内,气还肺间,胸膈胀满,肃降失司,肺气壅塞而成肺胀。临床应该重视活血与化痰并用,正所谓痰化则气畅血行,瘀去则脉道通利而助痰消。

上气，面浮肿，肩息，其脉浮大，不治。

《金匮要略·肺痿肺痈咳嗽上气病脉证治》

合《内经》观之，肾病水气上逆，因致肺胀，以肺为母，肾为子，因子病而害及于母，所以喘出于肺，躁出于肾也。发汗则愈者，肺合皮毛，汗出则风水之邪从皮毛中泄去，肺胀自消矣。

肺胀，咳而上气，烦躁而喘，脉浮者，心下有水，小青龙加石膏汤主之。

心下有水，则水寒射肺，故致肺胀，而有喘咳烦躁之证，水病脉宜沉，而反浮者，水气泛溢上壅，又心肺居上焦，其脉原属浮也。

《金匮要略广注·肺痿肺痈咳嗽上气病脉证治》

其肺脉滑甚，为息奔上气。脉出鱼际者，主喘息。其脉滑者生，驶者死也。

《诸病源候论·气病诸候·上气鸣息候》

诊寸口脉伏，胸中逆气，是诸气上冲胸中。故上气、面胕肿、髆息，其脉浮大，不治。上气，脉躁而喘者，属肺，肺胀欲作风水，发汗愈。脉洪则为气。其脉虚宁伏匿者生，牢强者死。喘息低仰，其脉滑，手足温者，生也；涩而四末寒者，死也。上气，脉数者死，谓其形损故也。

《诸病源候论·气病诸候·上气候》

肺部，在右手关前寸口是也。平肺脉来，厌厌聂聂，如落榆荚，曰肺平。秋以胃气为本。秋，肺金王，其脉浮涩而短，是曰平脉也。反得浮大而洪者，是心之乘肺，火之克金，为大逆，十死不治也；反得沉濡而滑者，是肾之乘肺，子之扶母，病不治自愈；反得缓大而长阿阿者，是脾之乘肺，母之归子，虽病当愈；反得弦而长者，是肝之乘肺，木之凌金，为微邪，虽病当愈。肺脉来泛泛而轻，如微风吹鸟背上毛。再至曰平，三至曰离经，四至曰夺精，五至曰死，六至曰命尽。病肺脉来，上下如循鸡羽，曰肺病。肺病，其色白，身体但寒无热，时时欲咳，其脉微迟，为可治。死肺脉来，如物之浮，如风吹毛，曰肺死。

秋胃微毛曰平，胃气少毛多曰肺病，但如毛无胃气曰死。毛有弦曰春病，弦甚曰今病。真肺脉至，大而虚，如毛羽中人肤。其色赤白不泽，毛折乃死。

《诸病源候论·五脏六腑病诸候·肺病候》

右手寸口气口以前脉阴实者，手太阴经也。……名曰肺实热也。

《备急千金要方·肺脏》

其证气胀满，膨膨而喘咳……喘咳逆倚息，目如脱，其脉浮是也。

《圣济总录·肺脏门》

肺胀之脉，寸口独大，或见浮数，或见浮紧，浮数伤热，浮紧伤寒；寸实肺壅，浮芤气脱，和缓易治，代散则绝。

《症因脉治·喘症论》

**按语：**肺胀脉象表现以大、浮、紧、滑、数等为主。寸口脉大，浮而兼数或浮而兼紧，则可初步辨别病因为伤寒或伤热。对于肺胀疾病以脉推测预后亦有许多丰富的资料,总的来说,脉病相合为易治,脉病不合则预后不佳。肺胀之脉还与多种因素有关,如季节、情绪、活动、饮食等,诊断时应四诊合参,综合考虑。

## 【辨证论治】

### 1. 补虚

#### (1) 补肺益气

气虚短气而喘甚,不可用苦寒之药,火气盛故也,宜导痰汤加千缗汤。有痰亦短气而喘。阴虚自小腹下火起冲于上喘者,宜降心火,补阴。有火炎者,宜降心火,清肺金;有痰者,用降痰下气为主。上气喘而躁者为肺胀,欲作风水证,宜发汗则愈。有喘急风痰上逆者,大全方千者,用劫药一二服则止。劫之后,因痰治痰,因火治火。劫药以椒目研极细末一二钱,生汤调下止之,气虚不用。又法:萝卜子蒸熟为君,皂角烧灰等分为末,生姜汁,炼蜜丸,如实人因服黄过多而喘者,用三拗汤以泻气。若喘者,须用阿胶。若久病气虚而发喘,宜阿胶、人参、五味子补之。若新病气实而发喘者,宜桑白皮、苦葶苈泻之。

《丹溪心法·喘》

又有气散而胀者,宜补肺,气逆而胀者,宜降气,当参虚实而施治。

《证治汇补·胸膈门·咳嗽》

宁,甸安也。嗽久则劳于肺,气散不收,肺胀病剧者,始用以安肺。

《绛雪园古方选注·内科丸方·宁肺散》

肺胀者,虚满而喘咳。肺为主气之脏,居于至高,寒气逆上,肺气壅塞,清肃之令不能下行,故虚满而喘咳。当温肺降气,以解寒邪,温肺桂枝汤主之。

《校注医醇賸义·胀》

**按语:**肺主气,司呼吸,肺胀的发病过程中,以肺虚最为常见,尤以老年人肺本虚,气尤不足,感邪诱发或伏邪遇诱因触发,迁延不愈,病情缠绵。肺本虚,肺气亏虚是肺胀发病的内在因素。肺虚日久,累及他脏,治疗时需从五脏出发,结合虚、痰、瘀等的角度多方位考虑。

#### (2) 补虚泻实

上气喘而躁者,属肺胀,欲作风水,发汗则愈。

《金匮要略·肺痿肺痈咳嗽上气病脉证并治》

治久肺气咳嗽,涕唾稠粘,上气喘急。蛤蚧丸方。

《太平圣惠方·治久咳嗽诸方》

论曰:肺胀者手太阴经是动病也,邪客于肺,脉气先受之,其证气胀满,膨膨而喘咳,缺盆中痛,甚则交两手而瞀,是为肺胀也,脉经谓肺胀者,虚而满,喘咳逆倚息,目如脱,其脉浮是也。

治肺胀咳逆倚息,喘目如脱,脉浮大,越婢加半夏汤方。

半夏(半升,汤洗七遍去滑)  麻黄(去根节,汤煮掠去沫,六两)  石膏(碎,半斤)  甘草(炙,二两)

上四味,咀如麻豆,每服五钱匕,水二盏,入生姜五片,枣二枚劈破,同煎至一盏,去滓温服，日三。

治肺胀，咳而上气，咽燥而喘，脉浮者，心下有水，麻黄汤方。

麻黄（去根节，汤煮掠去沫，焙） 细辛（去苗叶） 芍药 桂（去粗皮，各三两） 半夏（汤洗七遍，去滑）

上七味，㕮咀如麻豆，每服五钱匕，水二盏，入生姜五片，同煎取一盏，去滓温服。

治肺胀咳而上气，烦躁而喘，脉浮心下有水，小青龙加石膏汤方。

石膏（碎，二两） 麻黄（去根节，汤煮掠去沫） 芍药 桂（去粗皮） 细辛（去苗叶）甘草（炙，锉）干

上九味，㕮咀如麻豆，每服五钱匕，水二盏，煎至一盏，去滓温服，日三，小儿量减。

治肺气胀满，咳嗽痰壅，四肢萎弱，积渐虚羸，半夏饮方。

半夏（生姜汤洗七遍去滑） 麦门冬（去心焙，一两半） 升麻 前胡（去芦头，各一两） 槟榔（锉，二枚） 陈橘皮（汤浸去白，焙） 大黄（蒸三度炒，各半两） 竹叶（三十斤，水洗） 生地黄（三两）

上九味，㕮咀如麻豆大，每服五钱匕，水二盏，入生姜一枣大拍碎，同煎至一盏，去滓温服，日再。

治肺气胀，心腹满闷，槟榔汤方。

槟榔（两枚，锉） 诃黎勒（两枚，去核） 陈橘皮（汤浸去白，焙，三分） 甘草（炙，半两） 桑根白皮（一两）

上六味，㕮咀如麻豆大，每服五钱匕，水二盏，入生姜一枣大拍碎，葱白五寸切，同浸一宿，次日煎至一盏半，去滓温服。

治嗽喘肺胀，不得眠卧，气急欲绝，紫菀汤方。

紫菀（去苗土，焙干，一两半） 甘草（炙，锉，二两） 槟榔（七枚，锉） 赤茯苓（去黑皮，二两） 葶苈子（炒一两）

上五味，粗捣筛，每服三钱匕，水一盏，煎至七分，去滓温服，日三，以快利为度。

《圣济总录·肺脏门·肺胀》

治虚有三本，肺脾肾是也。肺为五脏之天，脾为百骸之母，肾为性命之根，治肺、治脾、治肾，治虚之道毕矣。

《理虚元鉴》

敛肺丹，治肺胀及火郁。

《脉因证治·逆痰嗽》

**按语：**肺胀治疗时应祛邪利气结合健脾补肺，方如半夏饮之类加减；若肺胀日久，肾不纳气，治宜兼顾补肾固本，方用蛤蚧丸之类加减；若脏腑亏损，三焦阻滞，痰瘀内生，治宜在调补之上采用调畅气机、宣发肃降之品，如橘红、杏仁、贝母、白前等。

**2. 泻实**

（1）祛邪清肺

肺苦气上逆，急食苦以泄之。

肺欲收，急食酸以收之，用酸补之，辛泻之。

《素问·脏气法时论》

咳而上气,此为肺胀,其人喘,目如脱状,脉浮大者,越婢加半夏汤主之。

肺胀,咳而上气,烦躁而喘,脉浮者,心下有水气,小青龙加石膏汤主之。

《金匮要略·肺痿肺痈咳嗽上气病脉证治》

肺实热

治上气,咽喉窒塞,短气,不得睡卧,腰背强痛,四肢烦疼,腹满不能食,诃黎勒散方。

治上气,胸中满塞,不得喘息,枳实散方。

《太平圣惠方·治上气不得睡卧诸方》

治咳嗽,肺脏壅热,咽喉闭塞,不得睡卧,天门冬膏方。

《太平圣惠方·治咳嗽不得睡卧诸方》

治肺热实,凡右手寸口气口以前,脉阴实者,苦肺胀汗出气喘逆,咽中寒如欲呕状,名肺实,肺实则胸满仰息,泄气除热,枸杞汤方。

《圣济总录·肺脏门·肺实》

木通饮,治肺胀胸膈膨胀,喘嗽缺盆中痛。

《圣济总录·肺脏门·肺脏壅热》

宁气汤　治肺气不利,咳嗽声重,咽嗌干燥,痰唾粘,不得睡卧。

《普济方·喘嗽门·咳嗽不得卧》

风寒郁于肺中,不得发郁,喘嗽胀闷者,宜发汗以祛邪,利肺以顺气,用麻黄越婢加半夏汤。

《证治汇补·胸膈门·咳嗽》

右手寸口气口以前脉阴实者,手太阴经也,病苦肺胀,汗出若露,上气喘逆,咽中塞如欲呕状,名曰肺实热也。

治肺实热,胸凭仰息泄气除热方。

枸杞根皮( 切,二升 )　石膏( 八两 )　白前　杏仁( 各三两 )　橘皮　白术( 各五两 )赤蜜( 七合 )

上七味,㕮咀,以水七升,煮取二升,去滓下蜜,煮三沸,分三服。

治肺热闷不止,胸中喘急惊悸,客热来去,欲死不堪,服药泄胸中喘气方。

桃皮　芫花( 各一升 )

上二味,㕮咀,以水四斗,煮取一斗五升,去滓,以故布手巾纳汁中,敷胸温四肢,不盈数日即歇。

《备急千金要方·肺脏方·肺虚实》

肺胀之治　脉实壅盛者,葶苈泻肺汤;肺受热邪,加味泻白散;肺受寒邪,小青龙汤加石膏,家秘立加味泻白散、前胡汤、三因神秘汤,随症加减治之。

加味泻白散　桑白皮　地骨皮　陈皮　石膏　桔梗　黄芩　知母　甘草

胸前满闷,加枳壳、苏梗。

前胡汤　前胡　桑白皮　半夏　苏子　杏仁　甘草　陈皮　枳壳　桔梗

有风,加防风。有寒,加麻黄。有热,加石膏、黄芩。

三因神秘方　苏梗　桔梗　桑白皮　地骨皮　青皮　陈皮　木香　枳壳

《症因脉治·喘症论·附肺胀》

按语：肺为娇脏，不耐寒热，外邪侵袭，首犯于肺，肺失宣发则咳，失于肃降则喘。老年患者，身体素虚，外邪乘虚而入，引诱肺胀发作，或加重病情发展。因此外感初期，多以祛邪清肺为主，其中以解表、补虚、止咳平喘等药物为主，如麻黄、桂枝、生姜、细辛等发散之药，同时根据老年患者身体素虚，易夹痰夹瘀等特点，加补虚、化痰、祛瘀之品。

（2）宣肺化痰

病痰饮者，当以温药和之。

心下有痰饮，胸胁支满，目眩，苓桂术甘汤主之。

《金匮要略·痰饮咳嗽病脉证治并治》

肺胀，咳而上气，烦躁而喘，脉浮者，心下有水气，小青龙加石膏汤主之。

《金匮要略·肺痿肺痈咳嗽上气病脉证治》

治上气肺壅，喘息不利，咽喉作水鸡声，宜服款冬花散方。

《太平圣惠方·治上气喉中作水鸡声诸方》

治上气，睡卧不得，攀物而坐，唾血，不能食饮。宜服紫苏子散。

《太平圣惠方·治上气不得睡卧诸方》

治上气咳逆，支满喘嗽，气结胸中，心烦不利。宜服芫花散。

治上气咳逆，喉中不利。人参散方。

治上气咳逆，胸满多唾。宜服川椒丸方。

治上气咳逆，心胸烦闷，小便不利。宜服麦门冬散方。

《太平圣惠方·治上气咳逆诸方》

治咳嗽上气，肺胀喘急，胸中满闷。宜服大腹皮散。

《太平圣惠方·治咳嗽上气诸方》

治肺气胀满，咳嗽痰壅，四肢萎弱，积渐虚羸，半夏饮方。

治肺气胀，心腹满闷，槟榔汤方。

治肺乘风邪，气胀不利，上气逆喘，杏仁丸方。

《圣济总录·肺脏门·肺胀》

治上气及诸气逆。神验白前汤方。

《圣济总录·诸气门》

人之气道贵乎顺，顺则津液流通，决无痰饮之患。

《杂病广要·内因类·痰涎》

按语：肺胀早期，外邪袭肺，肺失宣发肃降，津液输布不畅，久聚成痰，痰浊阻滞，气机不畅。痰浊阻滞日久，蒙闭心窍，痰溢四肢，而出现昏迷、谵语、心悸等危重之症，因此祛痰是治疗肺胀的关键。"治痰要活血，血活则痰化"，故化痰注重调畅气血，可加入地黄、当归之品，亦有医家结合老年患者久病肺虚，以大柴胡汤合桂枝茯苓丸加减，均在强调宣肺祛痰、调畅气血的重要性。

（3）活血化瘀

膈间支饮，其人喘满，心下痞坚，面色黧黑，其脉沉紧，得之数十日，医吐下之，不愈，木防己汤主之。

《金匮要略·痰饮咳嗽病脉证并治》

宜养血以流动乎气,降火疏肝以清痰。

《丹溪心法·咳嗽》

肺胀者,动则喘满,气急息重,或左或右,不得眠者是也。如痰挟瘀血碍气,宜养血以流动乎气,降火以清利其痰,用四物汤,加桃仁、枳壳、陈皮、栝蒌、竹沥。又风寒郁于肺中,不得发越,喘嗽胀闷者,宜发汗以祛邪,利肺以顺气,用麻黄越婢加半夏汤。有停水不化,肺气不得下降者,其症水入即吐,宜四苓散,加葶苈、桔梗、桑皮、石膏。有肾虚水枯,肺金不敢下降而胀者,其症干咳烦冤,宜六味丸,加麦冬、五味。又有气散而胀者,宜补肺。气逆而胀者,宜降气。当参虚实而施治。若肺胀壅遏,不得眠卧,喘急鼻煽者,难治。

《证治汇补·胸膈门·咳嗽》

盖失血之家,所以有痰,皆血分之火,所结而成。然使无瘀血,则痰气有消容之地,尚不致喘息咳逆而不得卧也。血家病此,如徒以肺胀法治之,岂不南辕北辙。丹溪此论,可谓发矇振聩,第其用四物汤加减,于痰瘀两字,未尽合宜。予谓可用通窍活血汤加云苓、桔梗、杏仁、桑皮、丹皮、尖贝。小柴胡加当、芍、桃仁、丹皮、云苓尤妥。

《血证论·咳血》

**按语:**肺胀因老年患者咳、痰、喘迁延不愈而成。瘀血的形成责于痰浊内蕴日久,肺气不畅,心脉阻滞。痰浊阻滞肺气,不能助心行血,则阻滞血脉。痰浊、水饮、血瘀互相影响,是肺胀发病过程中的重要病理因素。因此活血化瘀祛痰应贯彻肺胀治疗的始终。痰瘀阻碍气血,以四物汤加桃仁、诃子、枳壳、青皮等养血、活血。另有医家以四物汤及血府逐瘀汤治疗肺胀痰瘀互结之症。肺胀病机复杂,虚实夹杂,痰浊血瘀互结,结合老年患者五脏俱虚,痰瘀内盛的特点,治疗用药不可过于单一,需抓住病机关键,治病求本,精准施治。

## 【名方临用】

### 苏子降气汤

#### 1. 文献出处

治男女虚阳上攻,气不升降,上盛下虚,膈壅痰多,咽喉不利,咳嗽,虚烦引饮,头目昏眩,腰疼脚弱,肢体倦怠,腹肚疗刺,冷热气泻,大便风秘,涩滞不通,肢体浮肿,有妨饮食。

紫苏子　半夏(汤洗七次,各二两半)　川当归(去芦,两半)　甘草(爁,二两)　前胡(去芦)　厚朴(去粗皮,姜汁拌炒,各一两)　肉桂(去皮,一两半,一本有陈皮去白,一两半)

上为细末。每服二大钱,水一盏半,入生姜二片,枣子一个,紫苏五叶,同煎至八分,去滓热服,不拘时候。常服清神顺气,和五脏,行滞气,进饮食,去湿气。

《太平惠民和剂局方·治一切气》

#### 2. 方解

苏子降气汤最早出自唐代孙思邈的《备急千金要方》,原名为"紫苏子汤",后被载入

《太平惠民和剂局方》，改为"苏子降气汤"，主治上实下虚之咳喘症，为治上顺下之剂。全方体现了祛痰降气之功，以降气平喘、止咳祛痰治标为主，兼顾温肾纳气治其本。方中紫苏子为君药，《本经逢原》谓其"性能下气"，降气化痰，止咳平喘；半夏、厚朴、前胡、陈皮止咳平喘、下气祛痰，且半夏燥湿化痰，辅助君药治疗上实；肉桂为辅药，温肾纳气，治疗下虚；当归养血润燥，避免燥药伤阴太过；生姜宣肺，是佐药；甘草、大枣调和诸药，为使药。诸药共达气顺痰消，咳喘自平的效果。

### 3. 临床应用

苏子降气汤是治疗上实下虚之要剂。"上实"主要是痰浊壅盛于上，肺失宣降，胸膈饱满，咳嗽喘累，痰涎壅盛；"下虚"是肾阳亏虚，肾不纳气，水湿泛滥，水饮积聚成痰。张锡纯言其"痰之标于胃，痰之本于肾"，化痰不忘补肾。因此，临上常用本方治疗咳嗽、喘促之肺胀等病症，临床上随证加减，疗效确切。苏子降气汤亦用于治疗梅核气。

## 涤痰汤

### 1. 文献出处

治中风痰迷心窍，舌强不能言。

南星（姜制） 半夏（汤洗七次，各二钱半） 枳实（麸炒，二钱） 茯苓（去皮，二钱）橘红（一钱半） 石菖蒲 人参（各一钱） 竹茹（七分） 甘草（半钱）

上作一服，水二盅，生姜五片，煎至一盅。食后服。

《奇效良方·风门》

### 2. 方解

本方主治中风痰迷心窍，舌强不能言，是益气祛痰、豁痰开窍的良方。由半夏、制南星、橘红、枳实、竹茹、茯苓、石菖蒲、人参、生姜、甘草组成。方中半夏、制南星、橘红三药为君药，除湿化痰，理气降逆；枳实理气化积，祛痰消痞，竹茹清心除烦、解郁化痰，茯苓健脾除湿，石菖蒲芳香化浊，人参补心益脾，五药合用，增强君药健脾益气化痰之功；生姜为佐药，补中和胃，辅助化痰；甘草调和诸药，为使药。全方有健脾益气涤痰、化浊醒神开窍的功效。

### 3. 临床应用

肺胀后期肺气衰竭，浊气内盛，痰蒙神窍，出现神志不清，伴随震颤、抽搐等症，临床辨证常属肺、脾、肾亏虚，痰、浊、瘀血蒙窍，临床运用涤痰汤清肺化痰，利气开窍。此方尚能治疗中风、癫狂等疾病。

## 补肺汤

### 1. 文献出处

治肺气不足，久年咳嗽，以致皮毛焦枯，唾血腥臭，喘乏不已。

人参、黄芪、北五味、紫菀各七分半，桑白皮、熟地黄各一钱半。

《永类钤方》卷十

### 2. 方解

补肺汤是补益肺气的代表方，由人参、黄芪、五味子、熟地黄、紫菀、桑白皮组成。方中人参、黄芪为君药，甘温益气，补益肺脾之气；五味子收敛肺气，平虚燥咳嗽；熟地黄滋肾填精，补下润上；紫菀、桑白皮消痰止咳，降气平喘。诸药配伍共达补肺益气、润燥止咳、补脾益肾之功效。老年咳喘缓解稳定之时本方尤为适用。

**3. 临床应用**

肺、脾、肾三脏受损致使气道不利,反复咳嗽。其中肺气虚最为常见。因此,临床上对于肺胀缓解期症状较平稳,但仍未得到控制的咳嗽、喘促进行针对性调理,常以补肺汤降气平喘。本方常用于慢性支气管炎、肺纤维化、慢性肺源性心脏病等的治疗。

## 【医案医话】

罗谦甫治不潾吉歹元帅夫人,年逾五旬,身体肥盛,值八月中霖雨不止,因饮酒及潼乳过度,遂病腹胀喘满,声闻于外,不得安卧,大小便涩滞。气口脉大两倍于人迎,关脉沉缓而有力。因思霖雨之湿,饮食之热,湿热大盛,上攻于肺,所谓盛则为喘也。邪气盛则实,实者宜下之,为制平气散。《内经》曰:肺苦气上逆,急食苦以泻之。白牵牛苦寒,泻气分湿热上攻喘满,故用二两,半生半熟以为君;陈皮苦温,体轻浮,理肺气,用五钱,青皮苦辛平,散肺中滞气,用三钱以为臣;槟榔辛温,性沉重,下痰降气,亦用三钱,大黄苦寒,荡涤满实,用七钱,以为使。末,服三钱,生姜汤调下,两服而喘愈。止有胸膈不利,烦热口干,时时咳嗽,以泻白散加知母、黄芩、桔梗、青皮,全愈。

程明佑治张丙中满气喘,众医投分心气饮、舟车丸,喘益甚。一医作气虚治,以参、耆补之,喘急濒死。程诊其脉,沉而滑,曰:此痰病也。痰滞经络,脏腑痞塞,致生膜胀,投滚痰丸。初服,腹雷鸣。再服,下如鸡卵者五六枚。三服,喘定气平。继以参苓平胃散出入,三十日而安。

《古今医案按·喘胀》

孙氏女久嗽而喘,凡顺气化痰、清金降火之剂,几于遍尝,绝不见效。一日喘甚烦躁,李视其目则胀出,鼻则鼓肩,脉则浮而且大,肺胀无疑矣。遂以越婢加半夏汤投之,一剂而减,再剂而愈。曰:今虽愈,未可恃也,当以参、术补之,助养金气,使清肃下行。竟因循月余终不补,再发遂不可救药矣。(急则治其标,用越婢善矣。缓则治其本,用参、术以善后,犹未为当也。)

《续名医类案·喘》

**按语:**肺胀的病机本质是标实本虚,临床辨证须分清标本主次,虚实轻重。本病感邪发作时偏标实,缓解时偏本虚。标实多为痰浊、瘀血。早期多以痰浊为主,进而痰瘀并重,甚至可兼见气滞、水饮错杂。后期痰瘀互结,正气衰弱,本虚与标实并重。上述两案均为肺胀之急证,以标实为重,当给予化痰通络降气之品,待标实已除,再给予益气、健脾、化痰之品,调复正气。

## 【食治备要】

### 桃仁粥方

食治老人上气咳嗽,胸中烦满,急喘。桃仁粥方。

桃仁(三两,去皮尖研)  青粱米(二合,净淘)

上调桃仁和米煮作粥。空心食之，日一服尤益。

《养老奉亲书·食治老人喘嗽诸方》

**按语：**老年人咳喘日久，久病入络，易兼血瘀，血瘀日久化热，则形成痰热互结之证。桃仁粥方中桃仁活血化瘀，又可止咳平喘；青粱米健脾开胃，清热除烦。本方尤其适用于瘀血内停，痰瘀互结，痰热内盛的老年肺胀患者。

## 莱菔子粥

莱菔子粥治气喘。

用莱菔子，即萝卜子三合，煮粥食。

《寿世青编·气门》

**按语：**痰饮是肺胀的重要病因之一。老年人由于肺、脾、肾功能下降，气化失常，体内水液聚而不散形成痰饮；又平素嗜食肥甘厚味者，易生湿化痰。莱菔子即萝卜籽，具有降气化痰的功效，适宜于痰壅咳喘的患者。因此，老年肺胀患者，若痰湿偏重，可服莱菔子粥。气虚者勿用此方。

## 猪颐酒方

食治老人上气急，喘息不得，坐卧不安。

猪颐（三具，细切） 青州枣（三十枚）

上以酒三升浸之。若冬三五日。春夏一二日。密封头，以布绞去滓。空心，温，任性渐服之。极验。忌咸热。

《养老奉亲书·食治老人喘嗽诸方》

**按语：**李时珍《本草纲目》说猪颐"生两肾中间，似脂非脂，似肉非肉；乃人物之命门，三焦发源处也。肥则多，瘦则少，盖颐养赖之，故谓之颐"。据此推测，猪颐很可能就是猪的肾上腺及其周围组织。其气味甘平，无毒，主治肺痿、肺病咳嗽，脓血不止，疗肺气胀满喘急，润五脏，乃平喘止嗽清热润肺之佳品，故对因邪而致肺失肃降之喘咳有良效。老年肺胀患者，若咳嗽喘急，坐卧不安者，可食此方。

## 郁李仁饮方

治老人脚气冲逆，身肿，脚肿，大小便秘涩不通，气息喘急，食饮不下，郁李仁饮方。

郁李仁（二两，细研，以水滤取汁） 薏苡仁（四合，淘，研破）

上以相和，煮饮，空心食之一、二服，极验。

《养老奉亲书·食治老人香港脚诸方》

**按语：**本方适用于老年肺胀患者，因邪毒上冲，致气息喘急者。老年人脏气本虚，若平素嗜食膏粱厚味、辛辣刺激，嗜酒等，致体内湿热壅盛，出现遍身肿胀、大小便秘涩不通；若邪毒上冲，则出现气息喘急、食饮不下之症，治当利水消肿下气，清热化湿。方中郁李仁归大、小肠经，可利水下气消肿，薏苡仁禀秋金之燥气而益肺，可清热利水渗湿。

# 老年心悸

老年心悸是老年人自觉心中悸动不安,甚则不能自主的一种病证。临床一般多呈发作性,每因情志波动或劳累过度而发作,常伴胸闷、气短、失眠、健忘、多梦、眩晕、耳鸣等症。病轻者多为惊悸,呈发作性;病重者多为怔忡,可呈持续性。老年人脏气虚衰,尤以肾虚为根本。诸脏不足,更容易导致心之气血阴液亏虚,心神失养,不能藏神,发为心悸。西医学中的各种原因引起的心律失常以及心功能不全等表现为心悸为主症者,可参照本病辨证论治。

《内经》无心悸之类的病名,但已认识到心悸可由宗气外泄,心脉不通,突受惊恐,复感外邪等引起。《素问·痹论》最早记载脉律不齐是本病的表现。张仲景《金匮要略》和《伤寒论》称之为"心动悸""心下悸""心中悸""惊悸"等,认为其病因为惊扰、水饮、虚劳及汗后受邪等,发作时常见结、代、促脉,并提出基本治则,并采用炙甘草汤治疗。元代朱丹溪《丹溪心法》认为本病应责之于虚与痰。明代张景岳《景岳全书》认为怔忡多由阴虚所致。虞抟《医学正传》对惊悸和怔忡的区别和联系做了详尽描述。清代王清任《医林改错》重视瘀血内阻导致心悸怔忡,指出"心跳心忙,用归脾安神等方不效,用此方(血府逐瘀汤)百发百中"。

## 【病名钩玄】

悸者,动也,谓心下悸动也。此由伤寒病发汗已后,因又下之,内有虚热则渴,渴则饮水,水气乘心,必振寒而心下悸也。

《诸病源候论·伤寒诸病候·伤寒悸候》

伤寒悸者,何以明之? 悸者,心忪是也。筑筑惕惕然动,怔怔忪忪,不能自安者是矣。

《伤寒明理论·悸》

惊,心卒动而不宁也。火主于动,故心火热甚也。虽尔,止为热极于里,乃火极似水则喜惊也。

《素问玄机原病式·六气为病》

惊者,心卒动而不宁也,悸者,心跳动而怕惊也,怔忡者,心中躁动不安,惕惕然后人将捕之也。

《严氏济生方·惊悸怔忡健忘门》

怔忡者,心中不安,惕惕然如人将捕者是也。

《丹溪心法·惊悸怔忡》

怔忡之病,心胸筑筑振动,惶惶惕惕,无时得宁者是也。

《景岳全书·杂证谟·怔忡惊恐》

怔忡者,心中惕惕然动摇而不得安静,无时而作者是也;惊悸者,蓦然而跳跃惊动,而有欲厥之状,有时而作者是也。

《医学正传·惊悸怔忡健忘证》

悸即怔忡之谓,心下惕惕然跳,筑筑然动,怔怔忡忡,本无所惊,自心动而不宁,即所谓悸也。

《张氏医通·神志门》

**按语:**《说文解字》云:"悸,心动也。"唐代颜师古注云:"心动曰悸。"心悸是指心中悸动不安,急剧跳动,甚者不能自主,或脉见参伍不调的一种病证。《内经》关于"悸"的论述不少,如《素问·举痛论》"惊则心无所倚,神无所归,虑无所定,故气乱矣"。心悸作为病名,首见于汉代张仲景的《伤寒论》,称为"心动悸""心下悸""心中悸"。从《金匮要略》中首见的"惊悸"到《丹溪心法》《景岳全书》《医学正传》所提出的"怔忡",是心悸主要的两种分类,两者密切联系又有症状轻重的区别。惊悸多与情志因素相关,多属实证;怔忡多因先天机体虚弱,心气不足,日久导致心脉气血运行不足而致,多属虚证。宋代严用和《严氏济生方》云:"惊者,心卒动而不宁也,悸者,心跳动而怕惊也,怔忡者,心中躁动不安,惕惕然后人将捕之也。"怔忡常和惊悸合称为心悸。

## 【病因病机】

### 1. 内虚论

盛喘数绝者,则在病中;结而横,有积矣;绝不至曰死。乳之下,其动应衣,宗气泄也。

《素问·平人气象论》

风惊悸者,由体虚心气不足,心之腑为风邪所乘。或恐惧忧迫,令心气虚,亦受于风邪。风邪搏于心,则惊不自安。惊不已,则悸动不定。其状,目精不转,而不能呼。诊其脉,动其弱者,惊悸也。动则为惊,弱则为悸。

《诸病源候论·风病诸候·风惊悸候》

其气虚者,由阳气内弱,心下空虚,正气内动而为悸也。

心悸之由,不越二种,一者气虚也,二者停饮也。

《伤寒明理论·悸》

人之所主者心,心之所养者血,心血一虚,神气不守,此惊悸之所肇端也。

怔忡者血虚,怔忡无时,血少者多。

《丹溪心法·惊悸怔忡》

其气虚者,由阳气内弱,心下空虚,正气内动而为悸也。

《普济方·伤寒门·伤寒心悸》

汗为心液,汗去心虚如鱼无水故悸。

《证治准绳·合病并病汗下吐后等病·悸》

惊悸者,心虚胆怯之所致也。且心者君主之官,神明出焉,胆者中正之官,决断出焉。

《严氏济生方·惊悸怔忡健忘门·惊悸论治》

人有得怔忡之症者,一遇拂情之事,或听逆耳之言,便觉心气怦怦上冲,有不能自主之势,似烦而非烦,似晕而非晕,人以为心虚之故也。然而心虚由于肝虚,肝虚则肺金必旺,以心弱不能制肺也。肺无火锻炼,则金必制木,肝不能生金,而心气益困。

《辨证录·怔忡门》

怔忡,心血少也。其原起于肾水不足,不能上升,以致心火不能下降。

《四明心法·怔忡》

怔忡伤心神,惊伤胆液,恐伤肾精,三者心胆肝肾病,恐甚于惊,惊久则为怔忡。

《类证治裁·怔忡惊恐论治》

脉浮数者,乃太阳标阳为病,法当汗出而愈。若下之,身重心悸者,津气虚而身重,血气弱而心悸也,故不可发汗,当自汗出乃解。所以然者,津血生于下焦,里气主之,尺中脉微,此里虚矣。须俟其表里实,津液自和便汗出愈,而不可更发其汗也。

《伤寒论集注·辨太阳病脉证》

阳气内虚而心悸,阴气内虚而心烦。将来邪与虚搏,必致危困。

《伤寒缵论·太阳上编》

惊悸者,有时而作,大概属血虚与痰;瘦人多是血虚,肥人多是痰饮,时觉心跳者,亦是血虚。

《病医大全·内景图说》

心藏神而主血脉。虚劳损伤血脉,致令心气不足,因为邪气所乘,则使惊而悸动不定。

《诸病源候论·虚劳病诸候·虚劳惊悸候》

**按语:** 心悸病位在心,病因甚多,脏腑功能失调,气血阴阳虚衰,均可导致心悸。五脏失调者分述如下:心气不足,心血亏虚,无以自给;肝血不足,不能荣心;脾气不旺,生化乏源,无以养心;肺体不润,宣布失司,致心脉不畅,或痰饮内生,扰及心神;肾虚,肾水不能上济于心,肾阳不能上温心阳以鼓动血脉。由此可见,五脏失调均可发生心悸。此外,正气内虚,感受外邪(如温热之邪)或时行病毒,首犯肺系咽喉,病邪内传,内扰心神,损伤心脉,耗伤气血阴阳,心失所主,可发为心悸;或机体亏虚,风、寒、湿三气杂至,痹阻心脉,痹证日久内舍于心,心脉运行不畅,亦可发为心悸。心悸虚证病机又分为气血阴阳不足。

(1)气虚:素体禀赋不足,或劳倦伤及脏腑,心气损耗,或久病失养,五脏六腑功能失司,致心神失养。心虚胆怯之人,因胆主决断,心主藏神,如若突感惊吓,则胆虚气怯,心神无主,善惊易恐,突然发为心悸,心神不宁,甚则夜不能寐。母病及子,伤及脾胃,脾主运化功能失调,则腹胀纳呆。老年脏器虚弱,或久病体虚,或先天不足,或汗下太过,伤及宗气,会出现心悸短气,动则加剧,神疲乏力,呵欠频作,脉虚弱等症状,即所谓"宗气泄也"。

(2)血虚:素体禀赋不足,忧思劳心或失血过多,以致血不养心,发为心悸。脾乃后天之本,主运化,脾虚则不能运化水谷精微,无法化生成血营养心神,脾胃虚弱也可发为心悸。心血生化乏源,不能上荣于脑,故常常伴有健忘、头晕眼花等症状。动则耗气,血虚患者常伴有气短、倦怠乏力、食少纳呆、面色少华等气虚的症状。

(3)阴虚:肾脏为先天之本,与心脏水火相济。肾阴亏虚,水不济火,肾精不能滋润濡养各个脏腑,心火旺盛,神不安宁,可发为心悸;阴虚火旺,阴不制阳则生内热,灼伤津液,临床表现为阴虚内热之象,如口燥、咽干、两颧潮红、盗汗、心烦、失眠;阴亏于下，则二便干结、遗精、腰酸；阳扰于上，则头痛、口苦、耳鸣。

（4）阳虚：阳气不振多由久病发展而来，久病及心，可耗伤心之阳气，而发为心悸；心阳气不足可导致肾阳气不足，肾主水，肾阳虚，则肾司全身水液代谢和调节的功能失调，不能温化水液，导致水湿停聚，多累积于四肢和颜面部位，故常伴有颜面、肢体浮肿；心阳虚弱，胸中阳气痹阻，气血运行不畅，不通则痛，故常伴有心胸憋闷疼痛；阳气亏虚，不能外达于肢体，肢体失于温煦，故形寒肢冷。

## 2. 水饮论

伤寒厥而心下悸，宜先治水，当服茯苓甘草汤，却治其厥；不尔，水渍入胃，必作利也。

《伤寒论·辨厥阴病脉证并治》

夫病人饮水多，必暴喘满。凡食少饮多，水停心下，甚者则悸，微者短气。

《金匮要略·痰饮咳嗽病脉证并治》

伤寒二三日，心中悸而烦者，小建中汤主之。少阴病四逆，其人或悸者，四逆散加桂五分，是气虚而悸者也；饮水多，必心下悸，是停饮而悸者也；其气虚者，由阳气内弱，心下空虚，正气内动而为悸也。其停饮者，由水停心下，心为火而恶水，水既内停，心不自安，则为悸也。

《伤寒明理论·悸》

太阳病，小便利者，以饮水多，必心下悸。小便少者，必苦里急也。

饮水多而小便自利者，则水不内蓄，但腹中水多，令心下悸。《金匮要略》曰：食少饮多，水停心下，甚者则悸。饮水多而小便不利，则水蓄于内而不行，必苦里急也。

《注解伤寒论·辨太阳病脉证并治法》

怔忡者，心中惕惕然动摇而不得安静，无时而作者是也；惊悸者，蓦然而跳跃惊动而有欲厥之状，有时而作者是也。若夫二证之因，亦有清痰积饮，留结于心胞胃口而为之者，又不可固执以为心虚而治。

《医学正传·惊悸怔忡健忘证》

有痰饮者，饮水多必心下悸，心火恶水，心不安也。凡治悸者，必先治饮，以水停心下，散而无所不至。

《丹溪手镜·悸》

水停心下亦心悸，心属火，火畏水，故悸也。

《医方集解·祛寒之剂》

五饮停蓄，闭于中脘，最使人惊悸，属饮家。

心悸者，火惧水也。惟肾欺心故为悸；伤寒饮水多，必心下悸。

食少饮多，水停心下，甚者则悸，微者短气。

心虚而停水，则胸中渗漉怏怏之状，是为怔忡。

《疡医大全·内景图说》

**按语：**《伤寒论》第356条云"伤寒厥而心下悸，宜先治水"，第127条云"太阳病，小便利者，以饮水多，必心下悸；小便少者，必苦里急也"。此二条阐述了胃中水气上逆犯心而致心悸，其病机重点是水饮停于心下胃脘，上逆凌心，心神被扰，故见心下悸动不安。不同脏腑病变引起的水饮，证候各不相同，分述如下。

（1）肾阳虚：肾为先天之本，主水，调节全身水液代谢，是人体阴阳消长的枢纽。肾阳主导全身的阳气，能气化蒸腾全身上下水液。房劳过度、年老体虚、久病等都可导致肾阳亏虚。若肾阳不足，失于温煦，不能气化蒸腾全身水液，停为水饮，表现为阳虚之证，多为面色苍白、怕冷、少尿或小便不利、肢体颜面浮肿、形寒肢冷等。因肾阳主导一身之阳气，是人体阳气的根本，具有推动、温煦各脏腑组织的功能，肾阳亏虚，则五脏六腑之阳气俱损，故由肾及心，心阳虚衰，耗伤心气，表现为心悸，常伴有气短，动则尤甚，甚至端坐不得卧。

（2）脾阳虚：脾阳虚多由肾阳虚、脾气虚发展而来。肾阳主导一身之阳气，若肾阳亏虚，由肾及脾，脾阳虚衰，运化水液功能失调，水液内停于中焦，上凌心肺，表现为心悸，伴有食少纳呆、腹部胀满、气短；而饮食失调，损伤脾胃，脾气虚弱，久而脾阳损耗，也可影响脾的生理功能，导致水饮的产生。

（3）心阳虚：心阳不足，君火不明，蒸化无权，津液不化，凝聚成痰水；中阳不运，饮停心下，水气凌心而心悸。心主神明，喜清明宁静而恶昏浊，心失明静之心悸，表现为短气，胸闷痰多或呕恶，苔腻脉滑。

（4）肺气失调：肺朝百脉，肺气失调，不能助心行血，也可发为心悸。肺主宣发，开窍于鼻，吸入清气，向上排出体内浊气，将中焦运化的津液和水谷精微散发至全身。肺主肃降，为水上之源，若肺肃降功能失司，推动水液运行的功能失常，水液不能下传膀胱，停聚成水饮，表现为小便不利、少尿、肢体浮肿等症状。

### 3. 瘀血论

脉痹不已，复感于邪，内舍于心。

心痹者，脉不通，烦则心下鼓。

《素问·痹论》

血虚则神不安而怔忡，有瘀血亦怔忡。火扰其血则懊憹，神不清明，则虚烦不眠，动悸惊惕。水饮克火，心亦动悸。

《血证论·脏腑病机论》

**按语：**《素问·痹论》云"心痹者，脉不通，烦则心下鼓"。心下鼓即心下鼓动，其原因当为夏季遇风、寒、湿三气杂至，合而为脉痹，"脉痹不已，复感于心，内舍于心"而成。古代医家对血瘀引发的心悸并不十分重视，活血化瘀法在古人治疗心悸中并不常用，直至清代，王清任方明确指出血瘀可致心悸，指明治疗用血府逐瘀汤疗效确切。其后唐容川在《血证论》中言"血虚则神不安而怔忡，有瘀血亦怔忡"，进一步明确血瘀可致心悸。

外感六淫、情志不和及生活失节均可导致瘀血内停发生惊悸或怔忡。心悸有虚有实，伴脉结代者以胸阳痹阻、心阳不振、脉络瘀滞为多，虚实兼有且多因虚致实。其中脉络瘀阻是导致心动悸、脉结代的关键。瘀血与气密切相关，气虚而气主行血功能失常；或外邪内舍于心，血液涩滞，瘀血阻于胸中，心脉不通，不通则痛，故心悸常伴有胸闷胸痛时作、痛如针刺、唇甲青紫等瘀血的表现。

### 4. 痰火论

诸禁鼓栗，如丧神守，皆属于火。禁栗惊惑，如丧神守，悸动怔忪，皆热之内作。故治当以制火,制其神守,血荣而愈也。……诸病胕肿,疼酸惊骇,皆属于火……故经所谓二阳二阴发病,主惊骇。王注曰:肝主惊,然肝主之,原其本也自心火甚,则善惊,所以惊则心动而不宁也。故火衰木平,治之本也。

《素问病机气宜保命集·病机论》

痰迷心膈者,痰药皆可,定志丸加琥珀、郁金。怔忡者血虚。怔忡无时,血少者多。有思虑便动属虚,时作时止者痰因火动,瘦人多因血少,肥人属痰,寻常者多是痰。真觉心跳者是血少,四物、朱砂安神之类。假如病因惊而得,惊则神出其舍,舍空则痰生也。

《丹溪心法·惊悸怔忡》

心家之病,当从心治,若心有不宁,此邪自外生也;心有不安,则血自内虚也。血虚者,则当养血以补心;邪胜者,则当清气以豁痰,心气一足,则神志自宁。否则清补相反,罔见效矣。

怔忡之症,痰因火动之谓也。虽从火治,不可专治其火。

《医林绳墨·惊悸》

有其惊悸恒发于夜间,每当交睫甫睡之时,其心中即惊悸而醒,此多因心下停有痰饮。

《医学衷中参西录·论心病治法》

怔忡因惊悸久而成也。痰在下,火在上。

《疡医大全·内景图说》

**按语:** 痰火主要通过上扰心神而表现出心悸的症状。痰火可因外感热邪,邪郁化火;或情志失调,郁而化火,炼液成痰;或饮食不节,偏食肥腻油炸之物,日久胃中浊气郁蒸,脾失健运,蕴热生痰,导致心脉运行不畅,发为心悸。痰火气郁互结于心胸,痰火旺盛,伤津耗液,表现为吐痰黄稠、胸闷不舒、口干口苦、烦躁、便秘尿赤等,舌红苔黄腻,脉滑数;痰火上扰于心,蒙蔽心窍,心主藏神功能失调,表现为心悸、心神不宁,时发时止。

### 5. 情志论

惊则心无所倚,神无所归,虑无所定,故气乱矣。

《素问·举痛论》

东方青色,入通于肝,开窍于目,藏精于肝,其病发惊骇。

《素问·金匮真言论》

故悲哀愁忧则心动,心动则五脏六腑皆摇。

《灵枢·口问》

心胆虚怯,触事易惊,涎与气搏,变生诸证。

忧、愁、思、虑伤心,令人惕然心跳动,惊悸不安。

怔忡者,心中躁动不安,惕惕然如人将捕者是也。多因汲汲富贵,戚戚贫贱,不遂所愿而成也。

《疡医大全·内景图说》

**按语:** 《内经》指出,惊恐、忿怒、悲哀和愁忧皆可影响心神,导致心悸的发生。心主血,藏神,平素心虚胆怯之人,骤遇惊恐,忤犯心神,则心气紊乱,心神不能自主而心悸,症见善惊易恐、坐卧不安、多梦易醒、恶闻声响、食少纳呆,舌质淡红苔白薄、脉细数等。大怒伤肝，肝阳上亢，气机逆乱，上冲扰心，或肝失条达，肝气郁结，气机失调，生痰火瘀血，久之导致心脉受阻，发为心悸。《灵枢·口问》认为悲情可致心悸，如若平素情志不畅，再遇过极悲哀，可使心神动扰，进而引发心悸，故云"故悲哀愁忧则心动，心动则五脏六腑皆摇……"悲哀过极，忧思不解，损伤脾气，因脾属土，心属火，子病及母，则心血暗耗，化源不足，心失所养，发为心悸。惊悸与情志关系密切，常因精神刺激而诱发；怔忡为久病持续不已，每因精神刺激或劳倦使病情增剧。

## 【诊法析要】

心痹者，脉不通，烦则心下鼓。

《素问·痹论》

心怵惕思虑则伤神，神伤则恐惧自失。

《灵枢·本神》

心主手厥阴心包络之脉，……是动则病手心热，……甚则胸胁支满，心中憺憺大动。

《灵枢·经脉》

五十动而不一代者，五脏皆受气；四十动一代者，一脏无气；三十动一代者，二脏无气；二十动一代者，三脏无气；十动一代者，四脏无气；不满十动一代者，五脏无气。

《灵枢·根结》

脉至浮合，浮合如数，一息十至以上，是经气予不足也，微见九十日死。脉至如火薪然，是心精之予夺也，草干而死。

《素问·大奇论》

脉按之来缓，而时一止复来者，名曰结。又脉来动而中止，更来小数，中有还者反动，名曰结阴；脉来动而中止，不能自还，因而复动，名曰代阴也。得此脉者，必难治。

《伤寒论·辨太阳病脉证并治》

寸口脉动而弱，动即为惊，弱则为悸。

《金匮要略·惊悸吐衄下血胸满瘀血病脉证治》

惊悸，则因事有所大惊，或闻虚响，或见异相，登高涉险，梦寐不祥，惊忤心神，气与涎郁，遂使惊悸，名曰心惊胆寒，在心胆经，属不内外因，其脉必动。

《三因极一病证方论·惊悸证治》

虚，不实也。散大而软、举按豁然，不能自固，气血俱虚之故也。为伤暑，为虚烦多汗，为恍惚多惊，为小儿惊风……左寸微，心虚，忧惕，荣血不足……左寸弦，头疼心惕，劳伤盗汗乏力……左寸缓，心气不足，怔忡多忘……左寸弱，阳虚，心悸自汗……左手濡，心虚，易惊盗汗，短气……若因病而气血骤损，以致元气卒不不续，或风家痛家，脉见止代，只为病脉，故伤寒家亦有心悸而脉代者。

《诊家枢要·脉阴阳类成》

人有得怔忡之症，心常怦怦不安，常若有官事未了，人欲来捕之状。

《辨证录·怔忡门》

**按语**：心悸的诊断要点为患者自觉心中悸动，惴惴不安，心脏搏动快慢不定、忽跳忽止，甚至不能自主，可为阵发性或持续性，脉象可见促、结、代、缓等，常伴有胸闷、胸痛、不寐、头晕目眩、气短、倦怠乏力、烦躁等临床表现。心悸多由情绪、烟酒、饮食失调、劳倦过度等因素而诱发，结合病因与临床表现即可诊断。

心悸诊断应注意辨虚实。虚者或心阴不足，或心阳不振，或心气亏虚，或血不养心，或气阴两亏；实者本虚而标实也，或气滞，或血瘀，或夹痰饮，或湿蒙心窍，宜当详细审察、灵活掌握。心血不足，舌质淡红，脉多细弱；阴虚火旺，舌质红绛，少苔或无苔，脉象细数；心阳衰弱，舌淡脉弱；水饮上逆，苔白滑，脉濡或弦滑；瘀阻心络，舌质紫暗或有瘀斑，脉涩或结代。

心悸诊断需注意惊悸与怔忡的鉴别。惊悸以实证居多，不发时如常人，起病急，与情志因素密切相关，多表现为阵发性，突然发生，病情较轻，服药后立即缓解或自行缓解。而怔忡以虚证为主，也可虚中夹实，平素持续心中悸动，起病缓，与情志因素关系不密切，表现为持续性心悸，活动后明显加重。惊悸迁延日久失治，可以逐渐发展为怔忡，正如《医学入门》所言"怔忡因惊悸日久而成"。《内经》对惊悸的临床表现做了描述，如《素问·至真要大论》谓"心憺憺大动"，以及"心下鼓""心怵惕""心中大动"。《内经》还记载了脉搏过快、过缓及脉律不齐等典型的心悸现象，如《素问·三部九候论》言"参伍不调者病"，提示节律不齐的脉搏必然伴随着惊悸、怔忡等表现。《金匮要略》指明惊悸的脉象："寸口脉动而弱，动即为惊，弱即为悸。"惊和悸分开来说，凡暂时受外来刺激而心跳的称为惊；内脏衰弱，长期受恐吓心跳或微有声响即心跳不宁的称为悸。惊可镇静，悸则滋补。

此外，还需注意鉴别心悸与奔豚，心悸为心中剧烈跳动，发自于心；奔豚则发自于少腹，上逆于咽喉，正如《难经·五十六难》所云"发于小腹，上至心下，若豚状，或上或下无时"。

## 【辨证论治】

### 1. 化痰清火

茯苓饮子，治痰饮蓄于心胃，怔忡不已。

赤茯苓（去皮） 半夏（汤泡七次） 茯神（去木） 橘皮（去白） 麦门冬（去心，各一两） 沉香（不见火） 甘草（炙） 槟榔（各半两）

上㕮咀，每服四钱。水一盏半，生姜五片，煎至七分，去滓。温服，不拘时候。

《重订严氏济生方·惊悸怔忡健忘门》

[痰扰]加味定志丸，茯苓三两，远志、菖蒲各二两，人参一两，琥珀、郁金各五钱，姜汁糊丸，辰砂为衣。

《类证治裁·怔忡惊恐论治》

……陡觉心中怦怦而动，即蓦然惊醒，醒后心犹怔忡，移时始定。心常发热，呼吸似觉短气，懒于饮食，大便燥结，四五日始一行。其脉左部弦硬，右部近滑，重诊不实，一息数近六至。此因用心过度，心热耗血，更因热生痰之证也，为其血液因热暗耗，阴虚不能潜阳,是以不寐;痰停心下,火畏水刑(心属火,痰属水),是以惊悸。其呼吸觉短气者,上焦凝滞之痰碍气之升降也。其大便燥结者,火盛血虚,肠中津液短也。此宜治以利痰、滋阴、降胃、柔肝之剂,再以养心安神之品辅之。

《医学衷中参西录·医案不寐病门》

惊则气乱、扰动,肝火上逆。其人心气素虚,内有伏痰,肝胆木火乘虚凌心,而怔忡心悸也,宜以清心涤痰降火之剂。

《伤寒指掌·伤寒变症》

**按语:** 痰热蕴结的心悸患者,多见于惊悸反复发作,或情志所伤,心肝火盛煎液成痰,表现为心悸心烦,夜不安眠,多梦,伴有胸脘痞闷,痰多,食少,头昏沉胀闷,眩晕,口干口苦,小便黄赤,大便秘结,舌红苔黄腻,脉弦滑甚或结代。此为痰热内扰所致,治疗宜清化痰热,宁心安神,清胆和胃。此时,痰热是主要矛盾,用药温补则助火生痰,滋养濡润则腻痰生湿,故不可妄补,补则无益,而应以清化痰热为主,邪去方能正安。

## 2. 化饮

发汗过多,其人叉手自冒心,心下悸,欲得按者,桂枝甘草汤主之。

太阳病发汗,汗出不解,其人仍发热,心下悸,头眩,身𥆧动,振振欲擗地者,真武汤主之。

《伤寒论·辨太阳病脉证并治》

伤寒厥而心下悸,宜先治水,当服茯苓甘草汤。

《伤寒论·辨厥阴病脉证并治》

夫短气有微饮,当从小便去之,苓桂术甘汤主之,肾气丸亦主之。

《金匮要略·痰饮咳嗽病脉证并治》

卒呕吐,心下痞,膈间有水,眩悸者,小半夏加茯苓汤主之。

半夏(一升) 生姜(半斤) 茯苓(三两,一法四两)

上三味,以水七升,煮取一升五合,分温再服。

《金匮要略·痰饮咳嗽病脉证病并治》

心下有痰饮,胸胁支满,目眩,苓桂术甘汤主之。

《金匮要略·痰饮咳嗽病脉证病并治》

桂枝、甘草补阳虚也,佐生姜外散寒邪,则厥可回矣,君茯苓内输水道,则悸可安矣。

《医宗金鉴·辨厥阴病脉证并治》

饮水多而小便少,水无出路而停于心下,水气上逆作悸,亦用茯苓甘草汤,甘淡利水而益中气,水去则心悸自止。

《伤寒指掌·伤寒变症》

(真武汤)此足少阴药也。茯苓、白术补土利水,能伐肾邪而疗心悸。

《医方集解·祛寒之剂》

心下有水气,怔忡,水饮为怔,头眩心悸(宜五苓散)。

痰饮蓄于心胃,怔忡不已,宜茯苓饮子。

虚人停饮怔忡,宜姜术汤。

《痰医大全·内景图说》

**按语：** 水饮凌心，故心下悸动不安。《伤寒论》指出，外感病的病程中，出现手足厥冷而心下悸，胃阳不足、胃中水气上逆犯心而致心悸，可用茯苓甘草汤温胃阳，散水饮；发汗过多，阳随汗外泄，伤及心阳则心阳虚，心脏失去阳气的庇护，则空虚无主，心中悸动不安，方选桂枝甘草汤，温心阳以化饮；发汗过多，未解太阳之表，反动少阴阳气，使肾阳亏虚，无力温化制约水饮，不能化气行水，使水邪内生，泛溢周身，上逆凌心，而致心下悸，方用真武汤。《伤寒论》曰："伤寒若吐，若下后，心下逆满，气上冲胸，起则头眩，脉沉紧，发汗则动经，身为振振摇者，茯苓桂枝白术甘草汤主之。"此述认为错用吐下之法，以致中阳受损，脾胃阳虚，又误用发汗之法，损及中阳，致脾运无力，水饮内停于心下，则心下胀满，脾属土，脾土虚不能制水，水气上犯而见心悸，用苓桂术甘汤。张仲景用方体现了"病痰饮者，当以温药和之"的观点，然病情轻重有异，故苓桂术甘汤及真武汤适用不同。苓桂术甘汤药虽四味，但配伍严谨，温而不热，和而不峻，为痰饮之和剂；真武汤重用大辛大热附子为君，温阳利水。

### 3. 化瘀

心跳心忙，用归脾、安神等方不效，用此方百发百中。血府逐瘀汤：当归三钱，生地三钱，桃仁四钱，红花三钱，枳壳二钱，赤芍二钱，柴胡一钱，甘草二钱，桔梗一钱半，川芎一钱半，牛膝三钱。水煎服。

《医林改错·血府逐瘀汤所治症目》

**按语：** 清代王清任在《医林改错》中明确指出，瘀血内阻能导致心悸。血液的循环有赖于心气的推动，肺气的宣降，肝气的疏泄，脾气的固摄。心血性喜流畅而恶凝涩，若风湿舍心，则心脉痹涩；若心阳不振，则血寒不运；若阴虚血灼，则血液浓缩涩滞；若气滞不行，则血行受阻。气血阴阳不足皆可致血瘀内停，心脉痹阻。瘀血不去，络脉不通，心失所养，则见心悸。症见心悸怔忡，气短喘息，伴胸闷、刺痛时作，唇甲青紫，或形寒肢冷，舌质暗或有瘀斑，脉涩或结代。此属悸生于瘀，根据《内经》"结者散之"的治疗法则，瘀畅悸定，治宜活血化瘀定悸，可用血府逐瘀汤。

### 4. 行气

少阴病，四逆，其人或咳，或悸，或小便不利，或腹中痛，或泄利下重者，四逆散主之。

《伤寒论·辨少阴病脉证并治》

伤寒五六日，中风，往来寒热，胸胁苦满，默默不欲饮食，心烦喜呕，或胸中烦而不呕，或渴，或腹中痛，或胁下痞硬，或心下悸，小便不利，或不渴，身有微热，或咳者，小柴胡汤主之。

《伤寒论·辨太阳病脉证并治》

治惊莫若安心，治悸莫若顺气。

《医林绳墨·惊悸》

**按语：** 阳气内郁，肝失疏泄，气机郁结，加之上焦有寒，故心中阳气不能宣通则悸，治宜解郁行气宽心。四逆散中柴胡主升，枳实主降，升降相和，解郁开结，疏达阳气；白芍柔肝和血，协调肝脾，甘草和中缓急，加桂枝温壮心阳，气机和畅，心阳得以温通。疏畅气机，理气散郁，阴阳之气互相顺接，阳气通畅，气血调畅，则肢厥心悸诸证自愈。

少阳介于表里之间,居枢机之地,少阳主胆及三焦,胆失疏泄可阻滞三焦,令水道不畅,诸证丛生。邪入少阳,枢机不利,治宜和解少阳、行气以畅心,方用小柴胡汤。其中,柴胡为少阳专药,能疏泄气机之郁滞;黄芩苦寒,清泄少阳半表半里之热;半夏、生姜和胃降逆止呕;人参、大枣益气健脾;炙甘草助参、枣扶正,调和诸药。诸药合用共奏疏利三焦、通达上下、宣通内外、和畅气机、津液得下之功。

**5. 补气血**

大补心汤　治虚损不足,心气弱悸,或时妄语,四肢损,变气力,颜色不荣方。

黄芩　附子(各一两)　甘草　茯苓　桂心(各三两)　石膏　半夏　远志(各四两)　生姜(六两)　大枣(二十枚)　饴糖(一斤)　干地黄　阿胶　麦门冬(各三两)

上十四味,㕮咀,以水一斗五升,煮取五升,分四服。汤成下糖。

《备急千金要方·心脏》

远志汤　治中风,心气不足,惊悸,言语谬误,恍惚愦愦,心烦闷,耳鸣方。

远志　黄芪　茯苓　甘草　芍药　当归　桂心　麦门冬　人参(各二两)　独活(四两)　生姜(五两)　附子(一两)

上十二味,㕮咀,以水一斗二升,煮取四升,服八合,人羸可服五合。日三夜一。

《备急千金要方·小肠腑》

治心气虚苦悲,恐惊悸恍惚,谬忘,心中烦闷,面目或赤或黄,羸瘦,宜服紫石英散方。

紫石英(二两,细研如粉)　桂心(二两)　白茯苓(一两)　人参(一两,去芦头)　白术(半两)　黄芪(半两,锉)　熟干地黄(一两)　甘草(半两,炙微赤,锉)　麦门冬(一两,去心)

上件药,捣粗罗为散。每服三钱,以水一中盏,入枣三枚,煎至六分,去滓,不计时候温服。

《太平圣惠方·治心虚补心诸方》

镇心丹　治心气不足,病苦惊悸,自汗,心烦闷,短气……

光明辰砂(研)　白矾(煅汁尽,各等分)

上为末,水丸,如鸡头大。每服一丸,煎人参汤下,食后服。

《三因极一病证方论·狂证论》

平补镇心丹　治丈夫、妇人心气不足,志意不定,神情恍惚,夜多异梦,忡悸烦郁,及肾气伤败,血少气多,四肢倦怠,足胫酸疼,睡卧不隐,梦寐遗精,时有白浊,渐至羸瘦。

酸枣仁(去皮,隔纸炒,二钱半)　车前子(去土,碾破)　白茯苓(去皮)　五味子(去枝、梗)　肉桂(去粗皮,不见火)　麦门冬(去心)　茯神(去皮,各一两二钱半)　天门冬(去心)　龙齿　熟地黄(洗,酒蒸)　山药(姜汁制,各一两半)　人参(去芦,半两)　朱砂(细研为衣,半两)　远志(去心)　甘草(炙,一两半)

上为末,炼蜜圆,如梧桐子大。每服三十圆,空心,饭饮下,温酒亦得,加至五十圆。

《太平惠民和剂局方·治诸虚》

凡忧思太过,心血耗散,生冷硬物,损伤脾胃,致阴阳不得升降,结于中焦,令人心下恍惚,当以来复丹、金液丹、荜澄茄散治之。

《扁鹊心书·怔忡》

参乳丸　治心气不足,怔忪自汗。

人参(半两)　当归(一两,晒干)　乳香(一钱半,研)

上为细末,山药煮糊丸桐子大。每三四十丸,食后枣汤下。

《仁斋直指方论·惊悸证治》

牡丹散　治妇人血脏虚,风攻头目不利,可思饮食,手足烦热,肢节拘急疼痛,胸膈不利,大肠不调,阴阳相干,心惊忪悸,时旋晕,身体劳倦宜服。

牡丹皮　川芎　枳壳(各一两)　桂　延胡索　京三棱　干姜　羌活　半夏(各半两)
陈皮　木香　白术　赤芍药　诃子肉(各三分)　当归(一两半)　甘草(半两)

上为细末,每服二钱,水半盏,煎五七沸,食前温服。

《鸡峰普济方·牡丹散》

伤寒二三日,心中悸而烦者,小建中汤主之。

少阴病四逆,其人或悸者,四逆散加桂五分,是气虚而悸者也。

《伤寒明理论·悸》

增减定志丸(传信适用方)　养心肾,安魂魄,滋元气,益聪明。凡健忘差谬,梦寐不宁,怔忡恍惚,精神昏,并宜服之。

鹿茸(半两)　远志(一两)　菖蒲　茯神　酸枣仁　干地黄　当归　五味子(各一两)
人参　白术(各一两)　麝香(一分)

上为末,炼蜜丸如梧桐子大,朱砂为衣。三十丸,人参汤下。

《普济方·增减定志丸》

心脾血气本虚,而或为怔忡,或为惊恐,或偶以大惊猝恐而致神志昏乱者,俱宜七福饮,甚者大补元煎。

《景岳全书·杂证谟·怔忡惊恐》

养心安神膏[1]　凡老年心怯,病后神不归舍[2];又少年相火旺,心神不交,怔忡梦遗[3];亦有因惊而不能寐者[4],皆贴膻中穴。

牛心一个,牛胆一个,用小磨麻油三斤,浸熬听用。

川黄连(三两)　大麦冬　丹参　元参　苦参　郁金　胆南星　黄芩　丹皮　天冬
生地(各二两)　潞党参　熟地　生黄芪　上於术　酒白芍　当归　贝母　半夏　苦桔梗
广陈皮　川芎　柏子仁　连翘　熟枣仁　钗石斛　远志肉(炒黑)　天花粉　蒲黄　金铃
子　地骨皮　淮山药　五味子　枳壳　黄柏　知母　黑山栀　生甘草　木通　泽泻　车
前子　红花　官桂　木鳖仁　羚羊角　镑犀角(各一两)　生龟板　生龙齿　生龙骨　生
牡蛎(各二两)　生姜　竹茹　九节菖蒲(各二两)　槐枝　柳枝　竹叶　桑枝(各八两)
百合　鲜菊花连根叶(各四两)　凤仙草(一株)

两共用油十六斤,分熬去渣,合牛心油并熬丹收。再入寒水石、金陀僧(各四两),芒硝、朱砂、青黛(各二两),明矾、赤石脂、赭石(煅)(各一两),牛胶(四两酒蒸化,如清阳膏下法)。

注释:

[1]: 木孔圣枕中丹及天王补心丹等方加味。读书、勤政劳心者,可用此养心。

[2]: 糁硃砂、龙骨末。

[3]：糁黄连、肉桂末。

[4]：糁胆星，涂犀角。

《理瀹骈文·存济堂药局修合施送方并加药法》

若汗后，心中悸而烦者，虚也，宜小建中汤，以补心气。

邵评：阳气内虚则心悸，阴气内虚则心烦。悸而烦者，正不足而欲入内也，不可攻其邪，当用小建中汤，温养中气之虚。中气立，则邪自解。即不解，而攻取之法，亦可因之而施矣。又评：小建中汤，治虚悸虚烦，若水气冲心而悸，热邪壅膈而烦者，此汤不宜轻用。

《伤寒指掌·伤寒变症》

怔忡者，气自下逆，心悸不安，归脾汤主之。

《笔花医镜·脏腑证治》

怔忡久则健忘，由心脾血少神亏，引神归舍丹主之（胆星、朱砂、附子、猪心血为丸，梧桐子大，萱草根煎汤送下五十丸）。

思虑过度，耗伤心血，怔忡恍惚，宜益荣汤。

《疡医大全·内景图说》

**按语**：心主血，心血不足，心神失养，可致心悸不安。仲景所论之悸，为里气本虚，复感外邪所致。伤寒仅二三日，尚属新病，未曾误治，却见心中动悸，心烦不宁，穷其原因，是里气本虚，复被邪扰。此种病证，心中悸，多由气血不足，心失所养所致。邪气扰于心中，故心中烦乱不安。"虚人伤寒建其中"，治宜扶正祛邪，安内攘外。小建中汤温中健脾、补虚缓急、平补阴阳、调补气血。尤怡云："是不可攻其邪，但与小建中汤温养中气，中气立则邪自解，实有安内攘外之功。"本方即桂枝汤加饴糖而倍芍药，变解表剂为健中之剂。以饴糖为君，芍药倍于桂枝，以甘守酸敛之性，使通行营卫之品而补益中州，以昌盛气血生化之源。

**6. 补阴阳**

伤寒脉结代，心动悸，炙甘草汤主之。

甘草（四两，炙） 生姜（三两，切） 人参（二两） 生地黄（一斤） 桂枝（三两，去皮） 阿胶（二两） 麦门冬（半升，去心） 麻仁（半升） 大枣（三十枚，擘）

上九味，以清酒七升，水八升，先煮八味，取三升，去滓，内胶烊消尽。温服一升，日三服。

《伤寒论·辨太阳病脉证并治》

发汗过多，其人叉手自冒心，心下悸，欲得按者，桂枝甘草汤主之。

桂枝甘草汤方

桂枝（四两去皮） 甘草（二两炙）

上二味，以水三升，煮取一升，去滓。顿服。

汗多则血伤，血伤则心虚，心虚则动惕而悸，故叉手自冒覆而欲得人接也。桂枝走阴，敛液宅心，能固疏慢之表；甘草缓脾，和中益气，能调不足之阳。然则二物之为方，收阴补阳之为用也。

《伤寒论条辨·辨太阳病脉证并治》

命门水亏,真阴不足而怔忡不已者,左归饮。命门火亏,真阳不足而怔忡者,右归饮。三阴精血亏损,阴中之阳不足而为怔忡惊恐者,大营煎或理阴煎。若水亏火盛,烦躁热渴而怔忡惊悸不宁者,二阴煎或加减一阴煎。

《景岳全书·杂证谟·怔忡惊恐》

青蒿散　治虚劳盗汗骨蒸,咳嗽胸满,皮毛干枯,四肢懈惰,骨节疼痛,心腹惊悸,咽燥唇焦,颊赤烦躁,涕唾腥臭,困倦少力,肌体潮热,饮食减少,日渐瘦弱。

天仙藤　鳖甲(醋炙)　香附子(炒,去毛)　桔梗(去芦)　柴胡(去苗)　秦艽　青蒿(各一两)　乌药(半两)　炙甘草(一两半)　川芎(二两半)

上锉散,每服姜三片煎,不拘时温服。小儿骨蒸劳热,肌瘦减食者,每一钱,水盏半,小麦三十粒煎服。

《证治准绳·类方》

惊则气浮,真阳外越,真阴不守,心悸筋惕,大安汤主之。

大安汤

白芍(酒炒)一钱五分,五味子五分,牡蛎(煅,研)四钱,龙齿二钱,木瓜(酒炒)一钱,枣仁(炒,研)二钱,地黄五钱,人参二钱,茯苓二钱,柏仁二钱,金器一具,同煎。

此方治惊,以龙、牡、金器镇其浮,以枣仁、白芍、五味、木瓜敛其越,人参、茯苓以益气,当归、柏仁以养血,乃心肝兼顾,神气同固之法也。祖怡注。

《校注医醇賸义·劳伤》

心惊而夜不寐,此肾水之竭,急用定惊补肾汤。此方妙在大补肾水,而不去补心,肾足原能上通于心也。方中用肉桂、黄连,相济成功,盖二物同用,原能交心肾于顷刻,况又有肾经之味,大壮其真水之气,则水火既济,亦何至惊悸而不寐哉?

《辨证玉函·上症下症辨》

肝肾虚,眩晕耳鸣,心悸指末麻:生地、西杞子、远志、石菖蒲、桂枝、阿胶、羚羊角、茯神、炙龟板、牡蛎、归身、白蒺藜、胡麻、湖丹皮、白芍、料豆皮、桑叶、炒山栀。

《医学妙谛·杂症》

**按语:**心为君主之官,主血脉,心阴不足,则心失所养,故心动悸;心阳不振,鼓动无力,心阴虚脉道不充,故脉结代。《素问·脉要精微论》中有"代则气衰"之说,故治以炙甘草汤滋阴养血,通阳复脉。炙甘草汤是治悸名方,喻嘉言称"此汤仲景伤寒门治邪少虚多,脉结代,心动悸之圣方也"。炙甘草汤滋阴通阳,充分体现了张仲景秉承《内经》"察其阴阳所在而调之,以平为期"的组方思想。发汗过多,损伤心阳而心悸,以心下悸、欲得按为主证。发汗之法,原为祛除表邪而设,贵在适度,若发汗过多,病轻药重,则易损伤人体正气。汗为心液,发汗过多,使心阳随液外泄,以致心阳虚损。《素问·生气通天论》曰:"阳气者,精则养神。"心阳不足,心神失于濡养,空虚无主,而见心悸不宁,方用桂枝甘草汤辛甘化阳,以达温补心阳之效。

## 归脾汤

### 1. 文献出处

归脾汤　治思虑过制,劳伤心脾,健忘怔忡。

白术　茯神(去木)　黄芪(去芦)　龙眼肉　酸枣仁(炒,去壳)各一两　人参　木香(不见火)各半两　甘草(炙,二钱半)

上咬咀,每服四钱,水一盏半,生姜五片,枣子一枚,煎至七分,去滓,温服,不拘时候。

《严氏济生方·惊悸怔忡健忘门》

### 2. 方解

归脾汤治疗心脾两虚诸症。方药组成为白术、茯神、黄芪、龙眼肉、酸枣仁、人参、木香、炙甘草、生姜、大枣。本方益气补血、健脾养心,主治思虑过度、劳伤心脾、心悸怔忡、健忘失眠、食少体倦、面色萎黄、脾不统血、崩中漏下等。方中的君药人参、黄芪,补中益气、化生气血;臣药酸枣仁、龙眼肉,补血和营、养心安神;白术、木香健脾理气,以防滋腻滞气;茯神安神定志;生姜、大枣,健脾和胃,共为佐药。使以甘草,益气和中,调和诸药。

思虑伤脾,影响脾胃,生化乏源;劳则耗气,其中劳神者尤易耗伤心气与阴血,渐致气血两亏,不能上奉于心,发生心悸,酿成心脾两虚证,正如《景岳全书》所云"劳倦思虑太过者……神魂无主"。年龄亦是影响脏腑气血盛衰的重要因素,在衰老过程中,脏腑的气血由盛而衰。年老元气渐衰,脏腑功能减退,正气日削,久病或大病损伤正气,可直接导致心脾气血两虚。如叶天士在《临证指南医案》中说:"经年宿疾……因久延,体质气馁。"

心主血脉,其华在面,血虚故面色不华;心血不足,不能养心,故而心悸;心血亏损不能上营于脑,故而头晕;血亏气虚故倦怠无力;舌为心苗,心主血脉,心血不足,故舌质淡红,脉象细弱。可用归脾汤补血养心,益气安神。

### 3. 临床应用

本方常用于补血养心,益气安神,治心脾气血两虚,症见气短心悸,面色不华,倦怠无力,失眠多梦,头昏头晕,肢倦,食欲不振,舌淡,脉细弱。此外,崩漏便血、神经衰弱、胃及十二指肠溃疡出血、功能失调性子宫出血、血小板减少性紫癜、再生障碍性贫血等也常用本方。若心动悸而脉结代者,乃气虚血少,血不养心之故,宜用炙甘草汤益气养血,滋阴复脉。方中炙甘草甘温复脉,以利心气;人参、大枣补气益胃;桂枝、生姜辛温通阳;地黄、阿胶、麦冬、火麻仁为伍,滋阴补血,以养心阴。诸药配合,能使气血充盈,则心动悸而脉结代之症可解。若热病后期,损及心阴而致心悸者,则用生脉散以益气养阴,方中人参补气;麦冬养阴;五味子收敛耗散之心气。三药合用,有益气养阴补心之功。

## 安神定志丸

### 1. 文献出处

有惊恐不安卧者,其人梦中惊跳怵惕是也,安神定志丸主之。

安神定志丸　茯苓　茯神　人参　远志(各一两)　石菖蒲　龙齿(各五钱)

炼蜜为丸,如桐子大,辰砂为衣。每服二钱,开水下。

《医学心悟·不得卧》

## 2. 方解

安神定志丸主治心虚胆怯所致的心神不宁、惊恐不安、惊悸怔忡等。方药组成为人参、远志、石菖蒲、茯神、朱砂、龙齿、茯苓。平素心虚胆怯之人，突遇惊恐，如耳闻巨响，目睹异物，或遇险临危，使心惊神慌不能自主，渐至稍惊则心悸不已。方中朱砂、龙齿均为矿物质类药，镇惊安神；远志养心安神；石菖蒲入心开窍，宁神益智，茯神、茯苓养心安神，人参补中益气，生津养血。

张志聪在《黄帝内经素问集注》中注释"胆主甲子……胆气升则十一脏腑之气皆升"，胆为阳中之少阳，位于半表半里之间，是气机升降之枢纽。心主血脉，人体各部均需心血濡养，心之气血运行，离不开气机的升降出入。惊则气乱，心神不能自主，故发为心悸。心不藏神，心中惕惕，则善惊易恐，坐卧不安，少寐多梦。脉动数或虚弦为心神不安、气血逆乱之征。病情较轻者，时发时止；重者怔忡不宁，心慌神乱，不能自主。心悸的发生与心虚胆怯密切相关，应以心胆同治原则为纲要，治用安神定志之法。

## 3. 临床应用

本方应用依据主要为患者心悸，自觉心跳心慌，时作时息，并有善惊易恐，坐卧不安，甚则不能自主，兼见气短神疲，惊悸不安，少寐多梦，舌淡苔薄，脉细数或虚弦。若惊悸心胆虚怯，可加炙甘草以补益心气，心阴不足加柏子仁、五味子、酸枣仁以养心安神，收敛心气。现代研究表明，该方能够缓解心悸症状，改善心血管疾病患者的消极状态，具有镇惊安神的作用。

## 【医案医话】

石顽治老僧悟庵，心悸善恐，遍服补养心血之药，不应。天王补心丹服过数斤，悸恐转增，面目四肢微有浮肿之状，乃求治于石顽。察其形，肥白不坚；诊其脉，濡弱而滑。此气虚痰饮浸渍于膈上也。遂以导痰汤，稍加参桂通其阳气，数服而悸恐悉除。更以六君子加桂，水泛作丸，调补中气而安。

《张氏医通·神志门》

**按语：**本案患者心悸善恐，前医"遍服补养心血之药不应"。审其病机，遂予以导痰汤。方中天南星燥湿化痰，祛风散结，枳实下气行痰；橘红、半夏消痰；茯苓渗湿，甘草调和诸药，稍加参、桂以通其阳气。全方共奏燥湿化痰、补气通阳之功，数剂而悸恐悉除。

周 大寒土旺节候，中年劳倦，阳气不藏，内风动越，令人麻痹。肉眴心悸，汗泄烦躁，乃里虚欲暴中之象。议用封固护阳为主，无暇论及痰饮他歧。

人参 黄芪 附子 熟术

《临证指南医案·中风》

**按语：**患者病在卫分兼有心悸，卫阳失司，治以附子、熟白术补虚填精，固卫补阳，同时予以人参、黄芪，旨在补阳不忘调补正气。

湖北韩××妻，年六旬，素多肝郁，浸至胸中大气下陷。其气短不足以息，因而努力呼吸，有似乎喘；喉干作渴；心中满闷怔忡；其脉甚沉微。知其胸中大气下陷过甚，肺中呼吸几有将停之势，非投以升陷汤，以升补其大气不可。为录出原方，遵注大气陷之甚者将升麻加倍服。

一剂后，吐出粘涎数碗，胸中顿觉舒畅。又于方中加半夏、陈皮，连服三剂，病遂霍然。盖此证因大气下陷，其胸肺胃脘无大气以斡旋之，约皆积有痰涎，迨服药后，大气来复，故能运转痰外出，此《金匮》水气门所谓"大气一转，其气（水气即痰）乃散"也。后大气下陷证数见不鲜，莫不用升陷汤加减治愈。

《医学衷中参西录·治大气下陷方》

**按语：**患者为大气下陷证，以胸中宗气不足、心肺功能失常为主要表现，气短不足以息，或努力呼吸，有似乎喘，或气息将停，危在顷刻。本病以升陷汤升提大气，桂枝、干姜、炙甘草温补心阳，龙骨、牡蛎安神定悸，酸枣仁、白芍、川芎养心安神，再加半夏、陈皮化痰，诸药合用共奏大补宗气、定悸复脉之功。

高果哉治钱塞庵相国，怔忡不寐，诊得心脉独虚，肝脉独旺。因述上年驿路还乡，寇盗充斥，风声鹤唳，日夜惊惧而致。高用生地、麦冬、枣仁、元参各五钱，人参三钱，龙眼肉十五枚，服数剂，又用夏枯草、羚羊角、远志、茯神、甘草、人参，大效。仍以天王补心丹常服，全愈。

《古今医案按·怔忡》

**按语：**患者因劳心太过，或兼惊忧而致怔忡。治法不外养血安神，补元镇怯，然亦难效。莫若抛弃一切，淡然漠然，病自肯去。老子曰：内观其心，心无其心。广成子曰：毋劳尔形，毋摇尔精，毋使尔思虑营营，岂惟却病，并可长生。

## 【食治备要】

治心气虚损，昆山神济大师方，献张魏公丞相，韩子常知府阁中服之有效。猪腰子一只，用水两盏煮至一盏半，将腰子细切，入人参半两，当归上去芦，下去细者，取中段半两，并切，同煎至八分，吃腰子，以汁送下。有吃不尽腰子，同上二味药滓焙干，为细末，山药糊圆如梧桐子大。每服三五十圆。此药多服为佳。

《是斋百一选方·心气心风》

**按语：**心气虚损是心悸发生的病机之一，养生须重视补益心气，饮食上可予以猪腰与人参、当归、山药同服，使心气充足，气血充盛，脏腑得养。

水芝汤　通心气，益精髓。干莲实一斤（带皮炒极燥，捣罗为细末），粉草（一两微炒）。右为细末，每二钱入少许，沸汤点服，莲实捣罗。至黑皮如铁不可捣则去之。

《遵生八笺·饮馔服食谱》

**按语：**水芝汤临床用于心脾两虚、食少心悸、不寐等症。对于气血不足，心脾两虚的心律失常，有一定效果。常食无碍。

心病者，宜食麦、羊肉、杏、薤。

心病食苦，《素问》咸味补，甘味为泻。

心色赤，宜食酸，犬肉、麻、李、韭皆酸。

心者，火也。酸者，木也。木生心也，以母资子也。

《黄帝内经太素·调食》

**按语：** 苦味入心，宜食苦味食物补益心气。同时，又有肾水克心火之说，故要少吃入肾经的咸味食物。

食治老人冷气，心痛缴结，气闷，桂心酒方。桂心末一两，清酒六合。

上温酒令热，即下桂心末调之，频服一、二服，效。

《养老奉亲书·食治老人冷气诸方》

**按语：** 桂心酒为老年人心下疼痛绞结、心悸的食疗方，能行血逐寒，可治疗因冷气侵袭心下、寒凝气机络脉而致心下自觉扭转疼痛，并伴有心胸气闷、脉沉紧。桂心行血逐寒疗心痛，调入温通血脉的清酒后服用，可消散阴寒凝滞，缓解心悸胸痛。

## 【养生保健】

故主明则下安，以此养生则寿，殁世不殆，以为天下则大昌；主不明则十二官危，使道闭塞而不通，形乃大伤，以此养生则殃，以为天下者，其宗大危。戒之戒之！

《素问·灵兰秘典论》

**按语：** 心主神明，保养心神是养生之要，必须重视七情的调节，勿使太过，才能使全身的阴阳得以平衡，达到"阴平阳秘"的境界。

# 老年不寐

老年不寐是指老年人以经常不能获得正常睡眠为特征的病证,又称失眠,也是临床常见的症状之一。其主要表现为睡眠时间与深度不足,具体表现为轻者入睡困难,或寐而不酣,时寐时醒,或醒后不能再寐,重者彻夜不眠。老年人因阴阳失调、脏腑功能衰退、气血不和、痰瘀阻滞、精虚神衰而更易出现不寐之症。西医学中的神经官能症、更年期综合征、慢性消化不良、贫血等疾病以失眠为主者,可参照本病辨证论治。

《内经》称不寐为"目不瞑""不得卧",认为其由邪气客于脏腑,阴阳失和,阳不入于阴所致。汉唐时期多从"五脏藏神"方面对神志主导的失眠进行论述发挥,重点在于"心胆"。孙思邈认为,失眠乃五脏亏虚,邪犯神魂。《太平圣惠方》指出,肝胆伏邪,心胆气虚是胆虚不寐的基本病机。《普济本事方》认为肝胆受扰则肝魂不藏而发为失眠。张从正从《内经》基于七情致病理论,提出"九气"致病之说;金代刘完素则认为诸病所起,多与火热相关;李时珍延续了前人对心胆失眠的论述,创造性地提出了"脑为元神之府"的观点;陈士铎全面总结论述了心肾不交型失眠;吴澄《不居集》中言"左不能贴席眠者,肝也,血也;右不能贴席眠者,肺也,气也",提出失眠与"左肝右肺"理论密切相关;曹庭栋在《老老恒言》中提出"操""纵""夜行""行千步"等方法可治疗失眠久病、年老体虚等。

## 【病名钩玄】

老人卧而不寐,少壮寐而不寤者,何也?

然。经言:少壮者,血气盛,肌肉滑,气道通,荣卫之行,不失于常,故昼日精,夜不寤。老人血气衰,气肉不滑,荣卫之道涩,故昼日不能精,夜不得寐也。故知老人不得寐也。

《难经·四十六难》

诸水病者,故不得卧,卧则惊,惊则咳甚也。

《素问·评热病论》

伤寒一日,巨阳受之……二日阳明受之……故身热,目疼而鼻干,不得卧也。

《素问·热论》

黄帝曰:病而不得卧者,何气使然?

《灵枢·大惑论》

《病源》:夫邪气之客于人也,或令人目不得眠者,何也? 曰:五谷入于胃也,其糟粕、津液、宗气,分为三隧。故宗气积于胸中,出于喉咙,以贯心肺而行呼吸焉,荣气者,泌其津液,注之于脉,化而为血。

《外台秘要·虚劳虚烦不得眠方八首》

《病源》：大病之后，腑脏尚虚，荣卫未和，故生冷热。阴气虚，卫气独行于阳，不入于阴，故不得眠。

《外台秘要·病后不得眠方二首》

**按语：**《诗经·邶风·柏舟》记载"耿耿不寐，如有隐忧"，提出不寐的病名。《灵枢·营卫生会》》言"夜不瞑"，《灵枢·大惑论》言"目不瞑"。失眠最早见于唐代王焘《外台秘要》，有不寐、不得卧、目不瞑、不得睡、不得卧等别称。《外台秘要》列有伤寒不得眠、虚劳虚烦不得眠、病后不得眠三类。失眠主要体现在睡眠时间、睡眠质量两个方面，表现为入睡困难，睡后易醒，醒后难眠，时睡时醒，容易惊醒，早醒或彻夜难眠，从而导致不能减轻当天的疲劳状态及恢复精神、体力，次日精力不足，注意力、记忆力、反应力下降，易疲倦嗜睡，或伴有心悸、心神恍惚、心神不宁、头晕头痛、恶心欲吐、食欲减退、乏力等症状。

## 【病因病机】

### 1. 营卫不和，阴阳失调

卫气不得入于阴，常留于阳。留于阳则阳气满，阳气满则阳跷盛，不得入于阴则阴气虚，故目不瞑也。

《灵枢·大惑论》

其清者为营，浊者为卫，营在脉中，卫在脉外，营周不休，五十而复大会，阴阳相贯，如环无端。

老者之气血衰，其肌肉枯，气道涩，五脏之气相搏，其营气衰少而卫气内伐，故昼不精，夜不瞑。

《灵枢·营卫生会》

阴跷、阳跷，阴阳相交，阳入阴，阴出阳，交于目锐眦，阳气盛则瞋目，阴气盛则瞑目。

《灵枢·寒热病》

夫卫气昼行于阳，夜行于阴。阴主夜，夜主卧。谓阳气尽，阴气盛，则目瞑矣。今热气未散，与诸阳并，所以阳独盛，阴偏虚。虽复病后，仍不得眠者，阴气未复于本故也。

《诸病源候论·伤寒病诸候·伤寒病后不得眠候》

《病源》：夫卫气昼行于阳，夜行于阴。阴主夜，夜主卧，谓阳气尽，阴气盛，则目瞑矣。今热气未散，与诸阳并，所以阳独盛，阴偏虚，虽复病后，仍不得眠者，阴气未复于本故也。

《外台秘要·伤寒不得眠方四首》

今虚劳之人，气血俱弱，邪气稽留于内，卫气独行于外，灌注于阳，不入于阴，阳脉满溢，阴气既虚，则阳气大盛，遂生烦热，荣卫不和，故不得睡也。

《太平圣惠方·治虚劳心热不得睡诸方》

微则阳气不足，涩则无血。阳气反微，中风汗出而反躁烦。涩则无血，厥而且寒。阳微发汗，躁不得眠。

经曰：汗多亡阳，遂虚，恶风烦躁，不得眠也。

《注解伤寒论·辨不可发汗病脉证并治法》

盖心藏神,为阳气之宅也,卫主气,司阳气之化也。凡卫气入阴则静,静则寐,正以阳有所归,故神安而寐也。

《景岳全书·杂证谟·不寐》

**按语**：营卫阴阳睡眠学说最早见于《内经》,其载"卫气不得入于阴,常留于阳,留于阳则阳气满,阳气满则阳跷盛,不得入于阴则阴气虚,故目不瞑矣"。这是现存文献当中记载的最早关于失眠病因病机的论述,是中医学认识失眠的萌芽,也为后世创立诸多失眠相关理论奠定了基础。《内经》认为营卫各行其道,阴阳各遵其时是正常睡眠的关键。阴跷脉与阳跷脉于目内眦汇合,具有调节眼睑开合、滋养目睛的作用,而阴跷脉为足少阴肾经之别,阳跷脉为足太阳膀胱经之别,卫气昼行于阳经,起自足太阳膀胱经,夜行于阴经,起自足少阴肾经,一旦卫气的这种昼夜运行节律失常,即可导致膀胱经与肾经阴阳失调,也可导致跷脉经气不利,司眼睑开合、滋养目睛的功能失常,从而发为失眠。此外,营在脉中,卫在脉外,一旦营卫的这种关系失调,均可导致脉中气血紊乱,阳不入阴而发为失眠。自《内经》论述营卫阴阳睡眠学说以来,后世医家遵循其说,对其进行阐述,并多有发挥。由于卫属阳,营属阴,而卫气与肺、膀胱经相关,营阴又与心主血脉、脾胃生化功能密切相关,从而便把营卫、阴阳与经络脏腑联络成一个统一的整体,这为我们认识失眠提供了更加广阔的思路。

**2. 脏腑失和,邪实正虚**

阳明者,胃脉也,胃者,六腑之海,其气亦下行。阳明逆,不得从其道,故不得卧也。

《素问·逆调论》

夫心胀者,烦心短气,卧不安……脾胀者,善哕,四肢烦悗,体重不能胜衣,卧不安。

《灵枢·胀论》

太阳病,发汗后,大汗出,胃中干,烦躁不得眠,欲得饮水者,少少与饮之,令胃气和则愈。

《伤寒论·辨太阳病脉证并治》

病起于六腑者,阳之系也。阳之发也,或上或下,或内或外……有寤而不寐者,有寐而不寤者……状各不同,皆生六腑也。

《中藏经·水法有六论》

邪哭使魂魄不安者,血气少也;血气少者属于心,心气虚者,其人则畏,合目欲眠,梦远行而精神离散,魂魄妄行。

《金匮要略·五脏风寒积聚病脉证并治》

若心烦不得眠者,心热也;若但虚烦而不得眠者,胆冷也。

《诸病源候论·虚劳病诸候·大病后不得眠候》

黄帝曰:人之不得偃卧者何也? 岐伯曰:肺者,脏之盖也,肺气盛则脉大,脉大则不得偃卧。

《素问·病能论》

五脏者,魂魄之宅舍,精神之所依托也。魂魄飞扬者,其五脏空虚也,即邪神居之,神灵所使鬼而下之,脉短而微,其脏不足则魂魄不安。魂属于肝,魄属于肺。

《备急千金要方·心脏》

胆虚不眠者，胆为中正之官，足少阳其经也，若其经不足，复受风邪则胆寒，故虚烦而寝卧不安也。

《圣济总录·胆门》

躁动烦热，扰乱而不宁，火之体也。热甚于外，则肢体躁扰；热甚于内，则神志躁动，反复癫倒，懊憹烦心，不得眠也。

《素问玄机原病式·燥扰》

如秋冬之月，胃脉四道为冲脉所逆，胁下少阳脉二道而反上行，名曰厥逆。其证气上冲咽不得息，而喘息有音不得卧……

《兰室秘藏·饮食劳倦门·劳倦所伤论》

思气所至，为不眠，为嗜卧，为昏瞀，为中痞，三焦闭塞，为咽嗌不利，为胆瘅呕苦……

《儒门事亲·九气感疾更相为治衍》

肺胀而嗽，或左或右，不得眠，此痰挟瘀血，碍气而病……

《丹溪心法·咳嗽》

肝经因虚，邪气袭之，肝藏魂者也，游魂变。平人肝不受邪，故卧则魂归于肝，神静而得寐。今肝有邪，魂不得归，是以卧则魂扬若离体也。

《普济本事方·中风肝胆筋骨诸风》

不寐证虽病有不一，然惟知邪正二字则尽之矣。盖寐本乎阴，神其主也，神安则寐，神不安则不寐，其所以不安者，一由邪气之扰，一由营气之不足耳。有邪者多实证，无邪者皆虚证。凡如伤寒、伤风、疟疾之不寐者，此皆外邪深入之扰也；如痰、如火，如寒气、水气，如饮食忿怒之不寐者，此皆内邪滞逆之扰也。舍此之外，则凡思虑劳倦，惊恐忧疑，及别无所累而常多不寐者，总属真阴精血之不足，阴阳不交而神有不安其室耳。知此二者，则知所以治此矣。

《景岳全书·杂证谟·不寐》

盖由心血不足者，或神不守舍，故不寐（宜归脾汤、琥珀养心丹）。有由肝虚而邪气袭之者，必至魂不守舍，故卧则不寐，怒益不寐，以肝藏魂、肝主怒也（宜珍珠丸）。有由真阴亏损，孤阳漂浮者，水亏火旺，火主乎动，气不得宁，故亦不寐，何者？肺为上窍，居阳分至高，肾为下窍，居阴分最下，肺主气，肾藏气，旦则上浮于肺而动，夜则下入于肾而静，仙家所谓子藏母胎，母隐子宫，水中金也，若水亏火旺，肺金畏火，不纳肾水，阴阳俱动，故不寐，法宜清热（宜六味丸加知、柏）。有由胃不和者，胃之气本下行，而寐亦从阴而主下，非若寤之从阳主上，今胃气上逐，则壅于肺而息有音，不得从其阴降之道，故亦不寐（宜橘红、甘草、金石斛、茯苓、半夏、神曲、山楂）。

《杂病源流犀烛·不寐多寐源流》

**按语：**《内经》奠定了藏象理论的基础，分别从"阳不入阴"及"胃不和"两个方面对失眠进行了相关论述，后世医家在继承其思想的基础上有所发挥，认为病因有情志失常、饮食不节、劳逸失调、病后体虚、痰火、水饮、瘀血等。病机总属于脏腑气血阴阳失调，病位在心，与肝、肾、脾胃、脑腑、胆腑等密切相关。

（1）胃腑不和：《内经》提出"胃不和则卧不安"理论之后，后世医家如张仲景、李东垣、陈士铎等对其加以阐述。如《伤寒论》中"尺寸俱长者，阳明受病也，当二三日发，以其脉夹鼻络于目，故身热目痛鼻干，不得卧"，从阳明经循行加以阐释。李东垣认为饮食失调、寒温失节、情志不畅、劳役损伤等因素导致脾胃亏虚，升降失调，下焦阴火趁机上犯心脾，心不藏神，发为失眠。解桢在《医学便览》中提出五脏皆可导致失眠，细述病因病机，其中从五行相生的角度，认为火生土，脾胃痰湿停聚则化热生火上扰心神，心火亢盛则发为失眠。陈士铎指出"胃火熏心，则心火大燥……必下取于肾水，而肾因胃火之盛，熬干肾水，不能上济于心"，认为胃气失和，胃火盛，则心火亢，心火亢则下汲肾水，致肾水暗耗，不能上济心火，心肾不交而发为失眠。黄元御《四圣心源》认为脾胃为气机升降的枢纽，气机升降失常，则扰动肝肺、心肾气机的运转，导致气血阴阳失调，引起失眠。

（2）胆腑不和：北周姚僧垣《集验方》是现存最早记录胆腑不和型失眠的著作。姚氏指出"温胆汤，治大病后，虚烦不得眠，此胆寒故也，宜服此汤法"，认为失眠与"胆寒"有关。但是对于胆病不寐的病机，历代医家认识有所不同。《外台秘要》曰"髓虚者，脑痛不安；髓实者，勇悍。凡髓虚实之病，主于肝胆。若其腑脏有病从髓生，热则应脏，寒则应腑"，认为肝胆病证（如失眠）与脑髓有关。《太平圣惠方》记载"胆虚不得睡者，是五脏虚邪之气，干淫于心，心有忧恚，伏气在胆，所以睡卧不安，心多惊悸，精神怯弱。盖心气忧伤，肝胆虚冷，致不得睡也"，认为心与胆虚不眠密切相关，胆有伏邪，忧戚伤心，五脏虚邪干淫于心发为失眠。《圣济总录》认为胆经经气不足，外受风邪，决断不出则发为失眠。实际上其揭示了虚损与外邪侵扰引发精神情志失常从而导致失眠的道理。清代陈士铎在《辨证录》中言"夫胆属少阳，其经在半表半里之间，心肾交接之会也。心之气由少阳以交于肾，肾之气亦由少阳以交于心。胆气既虚，至不敢相延心肾二气而为之介绍，心肾乃怒其闭门不纳，两相攻击，故胆气愈虚，惊悸易起，益不能寐耳"，认为胆腑属于少阳，少阳属半表半里之间，为心肾交会之所，胆腑病变则心肾不交，心肾不交则发为失眠。其对胆腑不寐认识有所创新。

（3）肝火扰心：肝不藏魂，喜、怒、哀、乐等情志过极皆可导致脏腑失调而发生失眠。肝主情志，藏魂，故情志过极主要与肝相关，致使肝气受损，或气郁化火，或肝阴亏损化火，或魂不藏位，上扰心神而发为失眠。《金匮要略》认为劳损可致肝阴受损，肝阴不足，肝魂不藏；劳损亦致心血亏虚，血不养心，内热滋生，扰动心神，提出"虚劳虚烦不得眠，酸枣仁汤主之"。明代解桢《医学便览》认为五脏皆可导致失眠，其中肝属木，肝风易动，木易生火，风火上窜扰心，心火妄动则心神不守，发为失眠。

（4）痰热内扰：痰浊积郁，郁而化火，而火热邪气煎熬津液成痰，故痰热邪气也可相伴出现，一则停聚致使经脉不通，一则窜动扰乱气机，皆可上犯心神，使心神不宁而致失眠。如《伤寒论》中记载的栀子豉汤，专为太阳病热郁胸膈，上扰心神之病机所设。戴思恭认为痰为六饮之一，津液久停为痰，痰热积聚则壅塞气道，阻塞经络，心脉受阻，神不守舍则不寐，提出不寐从痰论治理论。徐春甫《古今医统大全》曰"痰火扰乱，心神不宁，思虑过伤，火炽痰郁而致不眠者，多矣……随气上升而发燥，便不成寐"，认为火炽痰郁、痰火扰乱心神、心神不宁是导致失眠的关键因素。

（5）瘀血阻络：瘀血阻络，气血不畅，心神失养或被扰，发为失眠。老年人体虚多病，久病入络，易致瘀血为患。吴澄《不居集》提出补气活血治疗不寐理论。王清任充分肯定瘀血阻络、气虚血瘀导致不寐，主张治以益气活血、化瘀通络为主。

（6）气血阴阳亏虚：由于体质差异，加之久病、年老、劳逸等因素，可致气血阴阳失调形成不同的不寐，常见心脾（气血）两虚、肾（气、阴、阳）虚、心胆气虚等证，多发于久病及老年患者。张仲景《伤寒论》中对气血阴阳亏虚型失眠多有论述，如太阳病误汗、过汗损伤阳气而致烦躁失眠，太阳病误汗出血或血薄肉消而"不得眠"，少阴病肾水不足、心火上亢，心神不交而"不得卧"。戴思恭在《秘传证治要诀及类方》中阐述失眠可分为阳虚不寐与痰在胆经不寐两类，言"病后虚弱及年高人阳衰不寐"，明确了阳虚亦可导致失眠。

## 【诊法析要】

太阳病，十日以去，脉浮细而嗜卧者，外已解也。

《伤寒论·辨太阳病脉证并治》

少阴之为病，脉微细，但欲寐也。

《伤寒论·辨少阴病脉证并治》

百合病者……欲卧不能卧，欲行不能行……如有神灵者，身形如和，其脉微数。

《金匮要略·百合狐惑阴阳毒病脉证治》

衄家不可汗，汗出必额上陷，脉紧急，直视不能眴，不得眠。

《金匮要略·惊悸吐衄下血胸满瘀血病脉证治》

心气实，则小便不利，腹满，身热而重，温温欲吐，吐而不出，喘息急，不安卧，其脉左寸口与人迎皆实大者，是也。

《中藏经·论心脏虚实寒热生死逆顺脉证之法》

心小肠俱实：左手寸口人迎以前脉阴阳俱实者，手少阴与太阳经俱实也。病苦头痛，身热，大便难，心腹烦满，不得卧，以胃气不转，水谷实也。

脾实：右手关上脉阴实者，足太阴经也。病苦足寒胫热，腹胀满，烦扰不得卧。

脾虚：右手关上脉阴虚者，足太阴经也。病苦泄注，腹满，气逆，霍乱呕吐，黄疸，心烦不得卧，肠鸣。

胃虚：右手关上脉阳虚者，足阳明经也。

《脉经·平人迎神门气口前后脉》

右手关上脉阴实者，足太阴经也。病苦足寒胫热，腹胀满，烦扰不得卧，名曰脾实热也。

右手关上脉阴虚者，足太阴经也。病苦泄注，腹满，气逆，霍乱呕吐，黄瘅，心烦不得卧，肠鸣，名曰脾虚冷也。

《备急千金要方·脾脏》

阳数口生疮，阴数加微必恶寒而烦扰不得眠。

《脉经·辨脉阴阳大法》

肝脉虚弦而长，按之无骨力，心脉动而疾，肝邪传心，日夜烦躁，忽如癫狂，不得眠睡。

《史载之方·诊室女妇人诸脉》

阴阳相乘,而生寒热厥者,脉证似同而大异。……热厥者,初得之,必发热头疼,脉虽沉伏,按之必数,其人或畏热喜冷,扬手掉足,烦躁不眠……治之各有方。

《三因极一病证方论·阴阳厥脉证治》

浮弦者风,濡弱者湿,洪数者热,迟涩者寒,微滑者虚,牢坚者实,结则因气,紧则因怒,细则因悲。入心则恍惚妄谬,呕吐,食不入,眠不安,左寸脉乍大乍小者死。

《脉因证治·脚气》

凡男子妇人,骨蒸热发,皮肤枯干,痰唾稠粘,四肢疼痛,面赤唇焦,盗汗烦躁,睡卧不安,或时喘嗽,饮食无味,困弱无力,虚汗黄瘦等证《内经》曰:男子因精不足,女子因血不流,而得此证。

《儒门事亲·风门》

不眠,脉微涩,为血虚。寸口浮大有火,兼滑为痰。两尺弦大,为肾虚,相火炎上。

《古今医统大全·不寐候》

**按语:** 失眠脉象的描述散见于历代相关书籍中,如"脉浮细""脉弦细""脉急紧""脉微数""脉虚弦而长""脉微涩"等。从相关书籍对失眠脉象的描述可看出,其病位在心,病性为实,可见"寸口人迎以前脉阴阳俱实";脾胃实证,如饮食积滞、痰饮中阻者,可见"关上脉阴实";病位在肝,多脉弦,关上紧,肝病及心,可见"心脉动而疾";病位在肾,多为虚证,多见细、微、沉等虚损脉象;瘀血阻滞或血虚,脉道不通或脉道不充,血行不畅,多见涩脉。

## 【辨证论治】

### 1. 泻实

今厥气客于五脏六腑,则卫气独卫其外,行于阳,不得入于阴。行于阳则阳气盛,阳气盛则阳跷满,不得入于阴,阴虚,故目不瞑。

黄帝曰:善。治之奈何?伯高曰:补其不足,泻其有余,调其虚实,以通其道而去其邪,饮以半夏汤一剂,阴阳已通,其卧立至。

黄帝曰:善。此所谓决渎壅塞,经络大通,阴阳和得者也,愿闻其方。伯高曰:其汤方以流水千里以外者八升,扬之万遍,取其清五升煮之,炊以苇薪火,沸置秫米一升,治半夏五合,徐炊,令竭为一升半,去其滓,饮汁一小杯,日三稍益,以知为度。故其病新发者,覆杯则卧,汗出则已矣。久者,三饮而已也。

《灵枢·邪客》

少阴病,得之二三日以上,心中烦,不得卧,黄连阿胶汤主之。

少阴病,下利六七日,咳而呕渴,心烦不得眠者,猪苓汤主之。

《伤寒论·辨少阴病脉证并治》

发汗吐下后,虚烦不得眠;若剧者,必反复颠倒,心中懊憹,栀子豉汤主之。若少气者,栀子甘草豉汤主之;若呕者,栀子生姜豉汤主之。

伤寒下后,心烦腹满,卧起不安者,栀子厚朴汤主之。

三阳合病,腹满身重,难以转侧,口不仁而面垢、谵语遗尿。发汗则谵语;下之则额上生汗,手足逆冷。若自汗出者,白虎汤主之。

《伤寒论·辨阳明病脉证并治》

鳖甲汤　治邪气,梦寐寤时涕泣,不欲闻人声,体中酸削,乍寒乍热,腰脊强痛,腹中拘急,不欲饮食。

《备急千金要方·小肠腑》

镇心丸　治胃气厥实,风邪入脏,喜怒愁忧,心意不定,恍惚喜忘,夜不得寐,诸邪气病,悉主之方。

《千金翼方·中风》

治胆热,心胸烦壅,多睡,头目昏重,宜服羚羊角散方。

《太平圣惠方·治胆热多睡诸方》

治伤寒,心肺壅热,口内生疮,烦躁不得眠卧,宜服犀角散方。

《太平圣惠方·治伤寒口疮诸方》

柴胡散　治伤寒日数过多,心中气闷,或发疼痛,狂言不定,狂躁不得睡,大小便不通。柴胡一两(去苗),大黄一两,朴硝一两,甘草半两,枳壳一两(去瓤)。

《博济方·伤寒》

麦门冬散　治丈夫、妇人蕴积邪热,心胸烦闷,咽干口燥,睡卧不安;或大小肠不利,口舌生疮,并皆治之。

《太平惠民和剂局方·治积热》

《治要》茯苓散　治心经实热,口干烦渴,眠卧不安,或心神恍惚。

《校注妇人良方·妇人血风心神惊悸宁论》

若身热、目痛、鼻干、不得卧,阳明经病,故宜解肌。

《素问病机气宜保命集·伤寒论》

七圣丸　治风气壅盛,痰热结搏,头目昏重,涕唾稠黏,心烦面热……睡卧不安,又治大肠疼痛不可忍。

《卫生宝鉴·大便门》

郁李仁散　治肝脏壅热,三焦不利,胸膈满闷,睡卧不安。

《普济方·肝脏门》

有邪而不寐者,去其邪而神自安也。故凡治风寒之邪,必宜散,如诸柴胡饮及麻黄、桂枝、紫苏、干葛之类是也。火热之邪,必宜凉,如竹叶石膏汤,及芩连栀柏之属是也。痰饮之邪,宜化痰,如温胆汤、六安煎、导痰汤、滚痰丸之属是也。饮食之邪,宜消滞,如大和中饮、平胃散之属是也。水湿之邪,宜分利,如五苓散、五皮散,或加金匮肾气丸之属是也。气逆之邪,宜行气,如排气饮、四磨饮之属是也。阴寒之邪,宜温中,如理阴煎、理中汤之属是也。

《景岳全书·杂误证·不寐》

夜不安者,将卧则起,坐未稳又欲睡,一夜无宁刻,重者满床乱滚,此血府血瘀,此方(血府逐瘀汤)服十余付可除根。

《医林改错·血府逐瘀汤所治之症目》

**按语:** 明代张景岳《景岳全书》首次将不寐分为虚、实两类,实证根据"有邪者多实证"

的理论,提出了"去其邪而神自安"的治疗原则,同时针对不同的邪气采取对应的治法,其书云"不寐之证凡如伤寒、伤风、疟疾之不寐者,此皆外邪深入之扰也;如痰,如寒气,水气,如饮食,忿怒之不寐者,此皆内邪滞逆之扰也",明确提出了内外之邪致病的差异性,即所谓辨证求因,审因论治。

(1)调和阴阳:半夏汤作为治疗不寐较早的方剂,源自《灵枢·邪客》中"今厥气客于五脏六腑,则卫气独卫其外,行于阳不得入于阴"的理论,"阳不入阴"作为不寐证的基本病机为后世医家所尊崇,故调和营卫,引阳入阴治则贯穿于诸因所致不寐治疗的始终。如热郁胸膈,卫气行于阳而不得入阴,治宜解表除烦,引阳入阴,方用栀子豉汤。肾阴亏虚,心火亢盛,治宜滋阴泻火,交通心肾,可达到引阳入阴的目的,方用黄连阿胶汤。

(2)心肾论治:陈修园《伤寒论浅注·辨少阴病脉证》曰:"下焦水阴之气不能上交于君火,故心中烦;上焦君火之气不能下入于水阴,故不得卧,法宜壮水之主以制阳光,以黄连阿胶汤主之。"明代徐东皋"肾水不足,真阳不升而心火独亢"以及清代陈士铎"心过于热而肾过于寒"的观点,逐渐形成了从心肾辨治不寐的思维模式。

(3)心神论治:《景岳全书》曰:"盖寐本乎阴,神其主也,神安则寐,神不安则不寐。"张仲景在《伤寒论》中十分重视心神因素对不寐的影响,为虚烦不寐专设栀子豉汤,用于热蕴胸膈,扰乱心神所致不寐的治疗。

(4)胆腑论治:"胆虚不得睡者,是五脏虚邪之气,干淫于心,心有忧恚,伏气在胆,所以睡卧不安,心多惊悸,精神怯弱。盖心气忧伤,肝胆虚冷,致不得睡也"。《太平圣惠方》从胆论治不寐病机,强调其与心神密切相关,治疗宜兼顾心神调理。《中藏经》认为"胆热则多睡,胆冷则无眠",临证切勿混淆《集验方》所载温胆和胃之温胆汤和《三因极一病证方论》所载清胆和胃之温胆汤,治疗胆腑所致睡眠亦要辨清寒热。

(5)从肝论治:《素问·刺热》曰"肝热病者……热争则狂言及惊,胁满痛,手足躁,不得安卧",肝为刚脏,情志疏泄失调,肝郁化火,则可见失眠、多梦等肝热之象,《普济方》云"肝脏积热,气昏血涩,或因食酸物过多,肝血积聚不散,气血俱病……使人心腹满闷,上冲咽喉,头目不利,睡卧不安",明确指出肝热所致不寐的病机要点,并创立了郁李仁散用于治疗不寐之多梦,急躁易怒,伴头晕头胀、目赤耳鸣、口干而苦等症。

(6)脾胃论治:《内经》基于"胃不和则卧不安"的观点,首创化痰和胃的半夏秫米汤。脾胃不和引起的诸多临床症状与不寐的发生是相互影响的,脾胃功能良好对人体阴阳气血的恢复有促进作用。从脾胃论治不寐时要注意虚实寒热辨证,脾胃之实证,多为火热、痰、湿、食积等困扰,《博济方》中柴胡散证所致之狂言、烦躁及二便不通皆可从此治之。

(7)瘀血论治:从瘀血论治不寐,当首推王清任之血府逐瘀汤,《医林改错》中运用血府逐瘀汤治疗久治不效的不寐也往往能够收获奇效。"治病之要诀,在明白气血",王氏在解剖学的基础上论治了活血化瘀法的治疗不寐机制,气为血之帅,血为气之母,若血行不利日久成瘀,瘀血不除,新血不生,气血不能上奉于心,心神失养则导致不寐的发生。

**2. 补虚**

下之后，复发汗，昼日烦躁不得眠，夜而安静，不呕，不渴，无表证，脉沉微，身无大热者，干姜附子汤主之。

伤寒脉浮，医以火迫劫之，亡阳，必惊狂，卧起不安者，桂枝去芍药加蜀漆牡蛎龙骨救逆汤主之。

《伤寒论·辨太阳病脉证并治》

虚劳虚烦不得眠，酸枣仁汤主之。

《金匮要略·血痹虚劳病脉证并治》

治烦闷不得眠方

生地黄　枸杞白皮（各五两）　麦门冬　甘草　前胡（各五两）　茯苓　知母（各四两）人参（二两）　豉　粟米（各五合）

上十味㕮咀，以水八升煮取三升七合，分三服。

治虚劳不得眠方

酸枣　榆叶（各等分）

上二味末之，蜜丸，服如梧子十五丸，日再。

《备急千金要方·胆腑》

茯神饮　疗心虚不得睡，多不食，用此方。

茯神四两，人参三两，橘皮二两，甘草一两半（炙），生姜二两，酸枣仁一升。上六味切，以水一斗，煮取二升，去滓，分三服。

《外台秘要·虚劳虚烦不得眠方八首》

《葛氏方》若产后虚烦不得眠者方：

枳实、芍药分等并炙之，末，服方寸匕，日三。

《医心方·治产后不得眠方》

治胆虚不得睡，四肢无力，宜服鳖甲丸方。

《太平圣惠方·治胆虚不得睡诸方》

治肝虚胆寒，夜间少睡，睡即惊觉，心悸，神思不安，目昏，心躁，肢节痿弱。补肝、去胆寒、和气，五补汤方。

《圣济总录·胆门》

治产后心虚惊悸，梦寐不安。远志汤方。

治产后血气虚弱，心下惊悸，梦寐不安，妄见鬼物，芍药汤方。

《圣济总录·产后门》

龙齿镇心丹　治心肾气不足，惊悸健忘，梦寐不安，遗精，面少色，足胫酸疼。

预知子圆　治心气不足，志意不定，神情恍惚，语言错妄，忡悸烦郁，愁忧惨戚，喜怒多恐，健忘少睡，夜多异梦，寐即惊魇，或发狂眩，暴不知人，并宜服之。

《太平惠民和剂局方·治诸虚》

黄芪丸　治妇人骨蒸烦热，四肢羸瘦，疼痛口干，心躁不得眠卧。

《妇人大全良方·妇人骨蒸方论》

温胆汤　治大病后，虚烦不得眠，此胆寒故也，宜服此汤法。

治虚烦闷不得眠,千里流水汤方。

《集验方·治虚烦不眠及汗出不止方》

天王补心丹　宁心保神,益血固精,壮力强志,令人不忘,清三焦,化痰涎,祛烦热,除惊悸,疗咽干,育养心神。

《校注妇人良方·妇人热劳方论》

其证四肢满闷,肢节烦疼,难以屈伸,身体沉重,烦心不安……夏月飧泄,米谷不化……不得安卧,嗜卧无力,不思饮食,调中益气汤主之。

《脾胃论·脾胃虚弱随时为病随时制方》

半夏白术天麻汤　治脾胃证,已经服疏风丸下二三次,元证不瘳,增以吐逆,痰唾稠粘,眼黑头旋,目不敢开,头苦痛如裂,四肢厥冷,不得安卧。

《丹溪心法·头痛》

凡人以劳倦思虑太过者,必致血液耗亡,神魂无主,所以不寐。即有微痰微火,皆不必顾,只宜培养气血,血气复则诸证自退。若兼顾而杂治之,则十曝一寒,病必难愈,渐至元神俱竭而不可救者有矣。

《景岳全书·杂证谟·不寐》

珍珠母丸　治肝虚不能藏魂,惊悸不寐。

《张氏医通·惊门》

**按语:**《景岳全书》中将思虑劳倦、惊恐忧疑等引起的不寐总结为真阴精血之不足,阴阳不交,论治上认为"无邪而不寐者,必营气之不足也……皆宜以养营养气为主治"。《诸病源候论》揭示的阴精气血不足、阴阳不交的病机要点,为后世临证治疗虚证不寐提供了重要思路。

(1)气血论治:"百病生于气也",百病皆与气血失调有关。年老之人,气血皆虚,常表现为不寐。如《灵枢·营卫生会》云"老者之气血衰,其肌肉枯,气道涩,五脏之气相搏,其营气衰少而卫气内伐,故昼不精,夜不瞑",《伤寒论》中也有论述血虚所致不寐的条文,"衄家……汗出必额上陷,脉急紧,直视不能眴,不得眠"。因此临证治疗气血不足所致不寐时,应适当加入养血安神之品以养心滋血、调气神安,如归脾汤之类。

(2)阳虚论治:《伤寒论》中太阳病误用汗下之法,致阳气虚损可采用干姜附子汤急救回阳。因"壮火散气,少火生气",阳虚不能敛神气,使心神浮越,导致不寐。若太阳表证误用火法,大汗伤阳,心阳虚损,心神浮越于外,不得潜敛,水饮痰邪乘虚扰乱心神,仲景以桂枝去芍药加蜀漆牡蛎龙骨救逆汤温通心阳,镇惊安神,兼祛痰浊。

(3)从心论治:《伤寒论》曰"汗下后过亡津液,心血虚而神不宁,亦不眠"。心为君主之官,五脏六腑之大主,精神之所舍,如心之气血充足则神旺,统摄五脏六腑,使生化有序,起卧正常;若心血亏虚,心神失于滋养,或心阴亏耗,阴不制阳,则会导致不寐。如龙齿镇心丹、孔圣枕中丹之类从心肾阴亏入手治疗不寐,体现了补肾宁心、安神益智原则。

(4)从肝论治:肝主藏魂,肝之阴血亏虚致魂离,若有阴虚内热,使虚热上扰心神,故见虚烦不得眠,契合了《内经》中"阴虚则目不瞑"之意。尤怡认为"人寤则魂寓

老年不寐 | 89

于目，寐则魂藏于肝，虚劳之人，肝气不荣，则魂不得藏，魂不藏，故不得眠"。方用酸枣仁汤以养阴清热，宁心安神。对于肝虚热炽、肝阳化风所致的不寐，运用《张氏医通》中珍珠母丸施治。

（5）从肾论治：《景岳全书》言"真阴精血不足，阴阳不交，而神有安其室耳"，说明肾精不足可导致不寐的发生。若肾精充足，则能安寐；若肾精亏损，精血不足，则发为不寐。故肾虚型不寐多见于肾精亏损的老年人，而根据老年人的生理特点，治以补肾填精为本，兼以活血、化痰、祛瘀之法。

## 【名方临用】

### 黄连温胆汤

**1. 文献出处**

伤暑汗出，身不大热，而舌黄腻，烦闷欲呕，此邪踞肺胃，留恋不解。宜用黄连温胆汤，苦降辛通，为流动之品，仍冀汗解也。

此条汗出而不大热，是卫分之邪既解，但舌黄欲呕，又为邪阻肺胃，气分未清。用温胆汤辛以通阳，加黄连苦以降逆。不用甘酸腻浊，恐留连不楚耳。

《六因条辨·伤暑条辨》

**2. 方解**

黄连温胆汤主治胆虚痰热不眠，虚烦惊悸，口苦呕涎。原文所载黄连温胆汤由辛以通阳的温胆汤以及苦以降逆的黄连组成，根据其所载的症状，且不用甘酸腻浊之品，可推断出所选温胆汤乃陈无择在《三因极一病证方论》中所载之温胆汤去大枣加黄连，即半夏、竹茹、枳实、陈皮、炙甘草、茯苓、生姜、黄连。本方清热除烦、燥湿化痰，主治温病湿热夹痰所致失眠眩晕、惊悸不安、心烦口苦、舌苔黄腻等。

胆为清净之腑，性喜疏泄而恶抑郁，若胆腑受扰，继而胃气失和，最终导致气郁生痰化火。心主神明，神不安则不寐，痰热扰心，神不安舍则心情烦闷，失眠多梦；《素问·逆调论》曰"胃不和则卧不安"，胆胃不和，胃气上逆可见呕吐呃逆，舌苔黄腻为痰热之象。证属胆胃不和，痰热上扰之证，治应清热化痰除烦，清胆和胃理气。黄连苦寒降下，清热燥湿，泻火解毒，半夏辛温升散，降逆和胃，燥湿化痰，二者合用共奏辛开苦降之功；竹茹甘而微寒，清胆和胃，止呕除烦；枳实辛苦微寒，降气导滞，消痰除痞，陈皮辛苦温，理气行滞，燥湿化痰，陈皮与枳实相配，温凉相合，以增理气化痰之力；茯苓甘淡健脾渗湿；生姜调和脾胃；甘草调和诸药。诸药合用，共奏清胆和胃、理气化痰之功。

**3. 临床应用**

本方为治疗痰热不寐的常用方剂，临证随方加减，如不寐症状较甚，加酸枣仁、远志、石菖蒲以化痰宁心安神；若心烦较甚者，加栀子、淡豆豉以清热除烦；呕吐甚者，加紫苏叶、竹叶以清热和胃止呕。本方针对痰热而设，临床应用非常广泛。如痰热痹阻心胸之心悸、胸痹，痰蒙清阳之头痛眩晕，痰阻肺系之咳喘哮胀，痰阻脾胃之呕吐痞满等，均可使用。研究表明，黄连温胆汤常用于治疗心系疾病如冠心病、眩晕症、心律失常，糖尿病及其并发症以及胆汁反流性胃炎最多。其次，黄连温胆汤在儿科和精神科疾病（如注意力缺陷多动症、抽动秽语综合征及抑郁症）的应用也较广泛。总体来看，本方应用主要在神经、循环、消化系统等方面疾病。

## 酸枣仁汤

### 1. 文献出处

虚劳虚烦不得眠，酸枣仁汤主之。

酸枣仁汤方

酸枣仁（二升） 甘草（一两） 知母（二两） 茯苓（二两） 芎䓖（二两）（深师有生姜二两）

上五味，以水八升，煮酸枣仁，得六升，内诸药，煮取三升，分温三服。

《金匮要略·血痹虚劳病脉证并治》

### 2. 方解

酸枣仁汤主治肝血不足，血不养心，虚烦不眠。方药组成：酸枣仁、知母、川芎、茯苓、甘草。肝藏血而舍魂，心主血脉而藏神，肝血不足则见魂不守舍，心血不足则导致心神失养，虚热内扰可见心烦不安，还可兼见口渴咽干、晕眩、情绪激动、舌红少苔等肝血不足、内热滋生之象，治疗上应当养肝血，除虚热，安神志。方中酸枣仁味酸、甘，性平，入心、肝经，补肝养血、宁心安神，故为君药；臣以宁心安神之茯苓，滋阴除烦之知母助君药安神除烦；佐以川芎调肝血、疏肝气，配合酸枣仁散收并用，以补血行血；使则以甘草益气和中，甘草与酸枣仁配伍，酸甘合化，并有调和诸药之功。诸药配伍，标本兼顾、敛散并行、补通合用。酸枣仁汤为治肝血不足，虚热内扰之虚烦不寐的重要方剂。

### 3. 临床运用

本方作为养血调肝安神的常用方剂，临证运用时可随方加减：若心悸怔忡者，加朱砂、远志、茯神以安神定志；心烦较甚加栀子、莲心以清热除烦；易惊醒者加龙骨、珍珠母以镇静安神；盗汗较甚者加牡蛎、浮小麦以敛汗安神。现代药理学研究表明，酸枣仁具有显著的镇静、催眠作用；茯苓、川芎也有明显的镇静作用，能够对抗咖啡因的兴奋作用。酸枣仁汤不仅可治疗失眠，对于精神系统疾病的疗效也经大量研究证实。随着大量的临床研究和动物实验的开展，我们也发现酸枣仁汤被广泛用于治疗失眠以外的疾病。循环系统中的心律失常、心绞痛、病毒性心肌炎、心脏官能症等，神经精神系统中的梅尼埃病、神经性头痛、焦虑症、老年痴呆等，皮肤病中的神经性皮炎和荨麻疹，先天性非溶血性黄疸，男女生殖系统疾病等，都可用酸枣仁汤加减治疗，其对一些疑难杂症都取得了满意的疗效。

## 【医案医话】

武昌太守徐小峰，年七十，病烦躁不眠，脉得六七至，两寸尤甚，舌尖紫赤，口角烂肿。前医用白虎汤，几不食，后医用凉膈散，乃大泻。予面诤曰，公之嗜好太深山，年高，消遣可也，兹酌用清和调适之剂，俟愈再制和平长服之方可保寿年也。即写方用北沙参、生玉竹、黑元参、鲜银花、乌犀角尖、公猪后蹄熬膏，连翘汤调服，诸证两月悉平。

《医赘省录·医案随笔》

老年不寐 | 91

**按语**：本病案乃针对高龄老年人不寐之虚证所言，患者阴津气血亏虚，若以白虎凉膈散下之则更伤其脾胃；在清降解毒剂中加入养阴润燥之品则会获得奇效。

龙宗师 人有阳气，阴之使也。人有阴气，阳之守也。故阳气常升，水吸之而下行，阳气无炎上之忧，阴气常降，阳挈之而上升，阴气无下泄之患，心为离火，肾为坎水，离在上而坎在下，离抱坎而中虚，坎承离而中满，太过者病，不及者亦病，阴阳配合，本不得一毫偏胜于其间也。姜附过剂以耗阴气，则在下之水，不克吸阳以下行，病遂以不寐始，阳胜于阴，由此而基，夫阳乃火之属，容易化风，经谓风善行而数变，阳之性毋乃类是。阴伤不能制伏其阳，致阳气游行背部及腹，时有热气注射，而热却不甚，但觉温温液液。以阳邻于火，而究非火也，故曰背为阳，腹为阴，以阳从阳，背热宜也。而涉于腹也何居，则以阴弱而阳乘之也。惟逢得寐，其热暂平，以水火既济，阴阳相纽，足以收其散越也。若阳气久亢无制，从阳化风，恐贻痱中之忧。差喜右脉濡缓，左寸关虽弦大，左尺细微，沉候有神，乃阴气足以内守之征，历进育阴酸收之品，所见甚高，惟是花甲之年，肾经之水，能保不虚，已属不易，何易言盈。况阳之有余，即是阴之不足，以酸收之，阳虽暂敛，未必常能潜伏。兹拟前人取气不取味之法，专以水介至阴之属，吸引阳气下行，使升降各得其常，病当循愈。特春升雷且发声之际，势难遽奏全功，一阴来复，当占勿药也。

玳瑁 珍珠母 龟甲心 炙鳖甲 煅牡蛎 煅龙齿 海蛤粉 白芍 女贞子 朱茯神 泽泻

复诊 昨引阳气下行，原欲其阳伏阴中，而成既济。乃地气升发，昨为惊蛰，阳气正在勃动，晚间依然未睡，胸中不舒，稍稍咳痰，顿觉爽适。阳气两昼一夜未潜，右寸关脉顿洪大，沉取甚滑。夫以阳升之故，脉象遽随之而大，此阳系是虚阳无疑。而关部独滑，滑则为痰，盖津液为阳气所炼，凝成胶浊，胃中有痰，一定之理。心在上，肾在下，上下相交，惟胃中为交通之路，然后可以接合。今潜之而未能潜，必以交通之路，有所窒碍。拟从前意兼泄痰热，通其道以成水火既济之功。

玳瑁 煅龙齿 珍珠母 瓜蒌皮 川贝母 胆星 羚羊片 海蛤粉 夜合花 制半夏 焦秫米 竹沥

《张聿青医案·不寐》

**按语**：医案初诊聿青从肾论治，于阴精亏虚、阴阳不交着手，采用滋阴潜降之法，但未奏效；复诊重视脉诊，因关部独滑，故考虑痰邪作祟，故加入清化痰热之品，虽未诉其疗效，但其思维予后人以启迪。

## 【食治备要】

桑葚，一名文武实。

主治单食，止消渴。利五脏关节，通血气，久服不饥，安魂镇神，令人聪明，变白不老，多收曝干为末，蜜丸日服。

文武膏 用文武实二斗（黑熟者），以布取汁，银、石器熬成薄膏。每白汤调服一匙，日三服。

《本草纲目·木部》

**按语：**桑椹味甘，性寒，入肝、肾经，能滋补肝肾，生津止渴，可用于肾精亏虚，症见须发早白、头晕目眩、失眠多梦等，对于老年肾精亏虚、心失所养的失眠之症尤为适合。现代研究表明，桑椹含有维生素 $B_1$、维生素 $B_2$、维生素 C 等多种维生素及油酸、亚油酸等脂肪酸。

## 酸枣粥

治虚劳，心烦，不得睡卧。

酸枣仁一碗。

上用水，绞取汁，下米三合煮粥，空腹食之。

## 生地黄粥

治虚弱骨蒸，四肢无力，渐渐羸瘦，心烦不得睡卧。

生地黄汁（一合）　酸枣仁（二两，水绞，取汁二盏）

上件，水煮同熬数沸，次下米三合煮粥，空腹食之。

《饮膳正要·食疗诸病》

**按语：**方中酸枣仁味甘、酸，性平、温，归心、肝经，具有养心益肝、安神之功；生地黄，味甘、苦，性寒，入心、肝、肾经，具有清热凉血、养阴生津之效。酸枣仁滋养肝肾，生地黄养阴清心，两药合用，适用于心阴不足所致心烦失眠之症。

## 归圆杞菊酒

养生主一名归圆杞菊酒，此酒补心肾，和气血，益精髓，壮筋骨，安五脏，旺精神，润肌肤，驻颜色。

当归身（酒洗一两）　圆眼肉（八两）　枸杞子（四两）　甘菊花（去蒂一两）　白酒浆（七斤）　好烧酒（三斤）

右四味用一绢袋盛之，悬于坛中，再入二酒，封固藏月余，不拘时，随意饮之，甚有利益。

唐子西名酒之和者曰养生，主酒之劲者曰齐物，论然则补益之酒，贵纯和也。是酒也，当归补血奇珍，圆眼养生佳果，枸杞子扶弱，谓之仙人杖，甘菊花益寿，名之傅延年，酒浆之甘，厚肠胃而润肌肤，烧酒之辛，行药势而通血脉，且其配合性纯和味甘美，诚养生主也。若夫沉湎无度，醉以为常，亦反致疾耳，此大禹所以疏仪狄，周公所以著酒诰，虽为败德之防，亦寓陨躯之戒。邵尧夫云，美酒饮教微醉后，此得饮法之妙，所谓醉中，趣壶中无者也，斯尽养生主之旨矣。

《摄生总要·摄生秘剖》

**按语：**方中桂圆肉补益心脾，养血安神，枸杞子滋肾润肺，当归补血和血，菊花清肝明目，四药合用补心肾、和气血、益精壮骨。本方用于老年人阴血亏虚、夜不能寐者，是老年人可经常服用的养生佳品。

## 【养生保健】

愚谓寐有操纵二法：操者，如贯想头顶，默数鼻息，返观丹田之类，使心有所着，乃不纷驰，庶可获寐；纵者，任其心游思于杳渺无联之区，亦可渐入朦胧之境。最忌者，心欲求寐，则寐愈难,盖醒与寐交界关头,断非意想所及,惟忘乎寐,则心之或操或纵,皆通睡乡之路。

《老老恒言·安寝》

**按语:** 从精神情志方面治疗不寐,古籍中很早便有了详细的记载。唐代医家孙思邈"先卧心后卧眼"的论述以及《圣济总录》中"凡以形体之乖和,神先受之,则凡治病之术,不先致其所欲,正其所念,去其所恶,损其所恐,未有能愈者也"都反映了精神心理调摄对于不寐的治疗意义。《老老恒言》中针对既往从情志治疗不寐缺乏临床疗法的缺陷,创立了"操纵"二法,确定了心理精神疗法的可实施性。

# 老年健忘

老年健忘是指老年人记忆力减退，遇事易忘的病证。肾藏精主志，志伤则喜忘其前言，老年肾精亏虚，肾不藏精，更易出现记忆力减退、遇事易忘等症。西医学中，老年人出现的以记忆障碍为主要临床特征的轻度认知障碍及痴呆综合征等疾病，可归属于中医老年健忘的范畴。《内经》载有"善忘""喜忘"等病名，认为外感邪气、情志失调、气血逆乱、气血亏虚、肾精不足等均可引起健忘。汉代张仲景《伤寒杂病论》明确瘀血可致健忘。唐代孙思邈《备急千金要方》指出肾阴虚兼夹湿热可致健忘。《太平圣惠方》首次提出"健忘"病名，提出补心益智、安神强记的治法。《圣济总录》认为健忘"本于心虚，血气衰少"。严用和在《严氏济生方》中基于心脾两虚导致健忘的理论，创制归脾汤。元代朱丹溪《格致余论》倡导"阳有余阴不足"，提出"人生至六十七十以后，精血俱耗，健忘眩晕"及"健忘精神短少者多，亦有痰者"的观点。其中"痰浊致忘"理论颇具创新性，是对健忘病机的重要补充。明清时期，受西方医学观点脑主记忆的影响，结合对心、肾、神志、脑髓之间联系的认识，医家更加注重从心肾论治健忘。王清任在《医林改错》中提出"年高无记性者，髓海渐空"的观点。林珮琴提出"治健忘者，必交其心肾，使心之神明下通于肾，肾之精华上升于脑。精能生气，气能生神，神定气清，自鲜遗忘之失"，强调健忘当从心、肾、脑三者同治。

## 【病名钩玄】

黄帝曰：人之善忘者，何气使然？岐伯曰：上气不足，下气有余，肠胃实而心肺虚，虚则营卫留于下，久之不以时上，故善忘也。

《灵枢·大惑论》

夫心者，精神之本，意智之根，常欲清虚，不欲昏昧，昏昧则气浊，气浊则神乱，心神乱则血脉不荣，气血俱虚，精神离散，恒多忧虑，耳目不聪。故令心智不利而健忘也。

《太平圣惠方·补心益智及治健忘诸方》

夫健忘者，常常喜忘是也。盖脾主意与思，心亦主思，思虑过度，意舍不精，神宫不职，使人健忘。

《严氏济生方·惊悸怔忡健忘门》

脾主意与思，意者记所往事，思则兼心之所为也。故论云，言心未必是思，言思则必是心，破外人议思心同时，理甚明也。今脾受病，则意舍不清，心神不宁，使人健忘，尽心力思量不来者是也。或曰：常常喜忘，故谓之健忘，二者通治。

《三因极一病证方论·健忘证治》

健忘者，为事有始无终，言发不知首尾，此是病名也，非比生成愚顽也。

《万病回春·健忘》

人有老年健忘者，近事多不记忆，虽人述其前事，犹若茫然，此真健忘之极也。

《辨证录·健忘门》

健忘者，适然而忘其事，尽心力思量不来，凡所言行，往往不知首尾。

《血证论·健忘》

健忘之健，与健啖、健步之健同义，犹言善忘。或以为健者建也，如创建其事，随即遗忘也，谬矣。

《杂病广要·脏腑类·健忘》

老人而多忘者，此则老人气血衰弱，神思昏迷，精神不守，意志颓败，谓之健忘。

《医林绳墨·健忘》

**按语：**健忘又称"善忘"，是指记忆力减退，遇事善忘的一种常见病证。"善忘"首见于《内经》。"健忘"首次记载于《太平圣惠方》。《三因极一病证方论》对健忘进行了概念上的阐述。"尽心力思量不来者是也。或曰：常常喜忘，故谓之健忘。"健忘当与先天愚笨相区别，戴思恭在《万病回春》中指出"此是病名也，非比生成愚顽也"，将健忘与先天愚笨相鉴别，健忘单纯指容易忘事而并无智力的低下和情志的异常，其主要受后天诸多因素影响，只要调理得当，药得其所，此病可治愈或明显好转。健忘又当与老年痴呆相区别，老年痴呆前期可单纯表现为健忘，但后期可逐渐加重并出现智力和情志的异常。

## 【病因病机】

### 1. 瘀血论

气血以并，阴阳相倾，气乱于卫，血逆于经，血气离居，一实一虚。血并于阴，气并于阳，故为惊狂；血并于阳，气并于阴，乃为炅中；血并于上，气并于下，心烦惋善怒。血并于下，气并于上，乱而喜忘。

《素问·调经论》

阳明证，其人喜忘者，必有蓄血，所以然者，本有久瘀血，故令人喜忘。

《伤寒论·辨阳明病脉证并治》

血蓄于下，则心窍易塞而识智昏，故不谵则狂，不狂则忘。

《伤寒论后条辨》

血在上，则浊蔽而不明矣。凡失血家猝得健忘者，每有瘀血。

《血证论·健忘》

**按语：**《灵枢·平人绝谷》云"血脉和利，精神乃居"。血行脉中，运行不息，荣养脏腑、肢节、官窍，产生神志活动，血脉的正常运行与精神密切相关。血脉不和，精神乃乱，如有血瘀则会出现健忘、癫狂等。《内经》认为气血逆乱可致健忘，首先提出了瘀血导致健忘的理论，即《素问·调经论》"血并于下，气并于上，乱而喜忘"。后世医家则多认为健忘与心主血、主神志有关。年老脏腑功能衰退，气血虚弱，运行无力，或久患他病，病久入络，瘀血内阻，闭阻清窍，脑络不通，脑失所养，神机失用，导致健忘，临床症见健忘、肌肤甲错、瘀斑瘀点，或局部刺痛，入夜尤甚，舌质紫暗，脉弦涩。

## 2. 痰浊论

健忘,精神短少者多,亦有痰者。

《丹溪心法·健忘》

有问事不知首尾。作事忽略而不计者,此因痰迷心窍也。

《医林绳墨·健忘》

设使因痰健忘,乃一时之病。

《推求师意·健忘》

精神短少,心气空虚,神不清而生痰,痰迷心窍,则遇事多忘。

《明医指掌·惊悸怔忡健忘证》

忧愁思虑,内动于心,外感于情,或有痰涎灌心窍,七情所感。

《针灸大成·症治总要》

亦有痰沉留于心包,沃塞心窍,以致精神恍惚,凡事多不记忆者。

《血证论·健忘》

少壮之人,营卫足而心肾充,多无是证;惟衰老之人,多见此候也。治疗是证,惟中衰者可愈,老迈者难复。其有少壮之人,多昏睡健忘者,乃内有火痰之候。

《医级宝鉴·健忘》

**按语:** 痰浊亦为健忘的重要病因之一。痰湿弥漫,蒙蔽清窍,神明失司而致认知功能受损。痰浊所致之健忘,历代医家多认为是由于思虑、劳倦太过或饮食不节损伤脾胃,脾失健运,水湿不化,聚生痰浊,痰浊上扰,蒙蔽心窍,扰及心神清明,上犯于脑则元神不明,而致遇事善忘;或痰湿阻于中焦,清阳之气不升,水谷精微无以上养心神脑窍而出现健忘。痰湿又可进一步影响血液的运行,进而导致瘀血形成,痰饮和瘀血既是病理产物,也是致病因素,两者相互影响,痰饮可转化为瘀血,瘀血同样可以转化为痰饮,即瘀血停阻,导致津液运行不畅、滞塞不通,则可形成痰饮,两者相互搏结,随气机升降,阻滞于脉络脑窍,脑窍受阻而神机失灵。

## 3. 气逆论

凡是心有所寄,与诸火热伤乱其心者,皆得健忘。如《灵枢》谓盛怒伤志,志伤善忘。《内经》谓血并于下,气并于上,乱而善忘。夫如是,岂可不各从所由而为治耶。

《证治准绳·杂病·神志门》

人有气郁不舒,忽忽如有所失,目前之事竟不记忆,一如老人之善忘,此乃肝气之滞,非心肾之虚耗也。夫肝气最急,郁则不能急矣,于是肾气来滋,至肝则止,心气来降,至肝则回,以致心肾两相间隔,致有遗忘也。

《辨证录·健忘门》

**按语:** 肝郁气逆亦可导致健忘的发生。《内经》认为盛怒伤志,志伤善忘,情志太过可伤脏,也可影响该脏所藏之神,从而影响记忆。肝主疏泄,调畅情志与气机,若情志失调,肝气郁滞或上逆,会影响气血的正常运行;同时肝藏血,血可养神,肝郁气逆可影响肝藏血而养神的功能。《华佗神医秘传》认为"此病患者,常抑郁不舒,有由愤怒而成,有由羞恚而成者"。孙思邈也提到情绪与健忘的关系,他在《千金翼方》中言"人年五十以上,万事零落,心无聊赖,健忘瞋怒,性情变异"。年老者,多赋闲在家,精神无所寄托，容易出现情志失调，因而肝郁气逆是导致年老者发生健忘的一个重要方面。可见，情志异常既可致气血失调而健忘，又可直接影响心主神志的功能而致健忘。另外，肝郁气逆，肝主疏泄功能失常，气机升降失调，进而影响津液、血液等运行，导致气滞成瘀，气滞成痰，阻滞于脉络脑窍，脑窍受阻而神机失灵又可形成健忘。

### 4. 虚损论

黄帝曰：人之善忘者，何气使然？岐伯曰：上气不足，下气有余，肠胃实而心肺虚，虚则荣卫留于下，久之不以时上，故善忘也。

《灵枢·大惑论》

肾，盛怒而不止则伤志，志伤则喜忘其前言。

《灵枢·本神》

太阳司天，寒气下临，心气上从，……热气妄行，……善忘，甚则心痛。

《素问·五常政大论》

多忘者，心虚也。心主血脉而藏于神。若风邪乘于血气，使阴阳不和，时相并隔，乍虚乍实，血气相乱，致心神虚损而多忘。

《诸病源候论·瘿瘤等病诸候·多忘候》

夫心者，精神之本，意智之根，常欲清虚，不欲昏昧，昏昧则气浊，气浊则神乱，心神乱则血脉不荣，气血俱虚，精神离散，恒多忧虑，耳目不聪。故令心不利而健忘也。

《太平圣惠方·补心益智及治健忘诸方》

论曰：健忘之病，本于心虚，血气衰少，精神昏愦，故志动乱而多忘也。盖心者，君主之官，神明出焉。苟为怵惕思虑所伤，或愁忧过损，惊惧失志，皆致是疾。故曰愁忧思虑则伤心，心伤则喜忘。

《圣济总录·心脏门》

率健忘之症，皆由心脾之所得也。盖脾主思，心主应，多思则伤脾，多应则伤心，思应太过，则心脾不守，立纳皆无，事不决矣。

《医林绳墨·健忘》

《内经》之论健忘，俱责之心肾不交。心不下交于肾，浊火乱其神明；肾不上交于心，精气伏而不用。火居上则因而为痰，水居下则因而生燥，扰扰纭纭，昏而不守。

《医宗必读·健忘》

夫人之神宅于心，心之精依于肾，而脑为之神之府，精髓之海，实记性所凭也。

《类证治裁·健忘论治》

吾乡金正希先生尝语余曰：人之记忆，皆在脑中。小儿善忘者，脑未满也；老人善忘者，脑渐空也。

《本草备要·木部·辛夷》

愚思凡人追忆往事，必闭目上瞪而思索之，此即凝神于脑之意也。案此说甚善，脑者髓之海，肾之精也，在下为肾，在上为脑，虚则皆虚，此证之为肾虚，信矣。《易》曰：智以藏往。智，于五行配水、属肾，肾虚故不能藏也。

汪韧曰：金正希先生尝言，人之记性皆在脑中，凡人外见一物，必有一形影留在脑中，小儿脑未满,老人脑渐空,故皆渐忘。

《医碥·杂症·健忘》

人之精与志,皆藏于肾,肾精不足则志气衰,不能上通于心,故迷惑善忘也。

《医方集解·补养之剂》

病主心脾二经,盖心之官则思,脾之官亦主思,此由思虑过多,心血耗散,而神不守舍,脾气衰惫,而意不强,二者皆令人猝然忘事也。

《血证论·健忘》

**按语:** 虚证导致健忘的病因病机主要有以下几个方面。

(1)气血不足,心脾亏虚:《灵枢·营卫生会》认为"血者,神气也"。心气、心血是神志活动的物质基础,心神和脑窍功能的正常依赖于气血的滋养。心气、心血充足才能化精神而使心神灵敏不惑,而心之气血耗损,劳伤心神,则导致认知受损。记忆作为一种高级神志活动,亦离不开脏腑气血等物质载体的协调运转。《素问·生气通天论》谓"阴平阳秘,精神乃治"。五脏精气充实有赖于气血的交通联系,气血在其中起着纽带作用。朱丹溪曰:"遇事多忘,乃思虑过度,病在心脾。"朱氏强调了心脾与健忘的关系。心藏神而主血,脾主思而统血,思虑过度,心脾气血暗耗,心神失养,久之必损伤认知功能。《医门补要》言:"人至年老,未有气血不亏者。"年老者,或由久病正虚,耗伤气血,或由脾胃虚弱,气血生化无源,清阳不升,而致神失所养。临床上常伴见面色无华,气短懒言,肢体疲乏无力,心悸失眠,舌淡,脉细弱等表现。

(2)髓海空虚,心肾不交:关于心肾不交所致健忘的论述,在很多古籍中都有记载。《素问·五常政大论》云"太阳司天,寒气下临,心气上从,……热气妄行,……善忘",首次提出心气不降反升,肾水不升反降,而致心肾不交而善忘。肾为先天之本,藏精生髓,脑为髓海。人的记忆由脑所主,脑髓充盛对认知功能发挥着重要作用。老年肾虚,精亏髓减,或摄生不慎,劳欲过度,肾精亏耗,而致髓海空虚,脑神失养,可导致健忘。或由肾阴亏虚,不能上济心阴,心火偏亢,水不济火,扰动心神,心神不安。心火不能上升而肾阳失去温煦,肾水不能下降而心阴无以滋养,心肾不交则气血阴阳失衡,产生一系列病理改变。心肾相离致脑髓失养,神明不聪,而两相忘矣。临床常见健忘日久,腰酸膝软,耳鸣齿摇;或潮热盗汗,五心烦热,舌红少津,脉细数;或面色㿠白,畏寒肢冷,脉沉细。

## 【诊法析要】

帝曰:春脉太过与不及,其病皆何如?岐伯曰:太过则令人善忘,忽忽眩冒而巅疾;其不及则令人胸痛引背,下则两胁胠满。帝曰:善。

《素问·玉机真脏论》

左手尺中神门以后脉阴实者,足少阴经也。……好怒好忘,足下热疼,四肢黑,耳聋,名曰肾实热也。

《备急千金要方·肾脏》

健忘神亏，心虚浮薄。

《明医指掌·惊悸怔忡健忘证》

脉涩为血少。滑主有痰在膈间。心脉洪大而散主有火，宜清之。脾胃脉或微而涩，或弦细，皆不足也。

《古今医统大全·健忘门》

**按语：** 健忘的诊断主要依靠问诊及脉诊，充分的问诊包括出现健忘的时间、诱因、严重程度、诊断、治疗及用药史等。健忘因肝郁气逆、痰浊闭阻、瘀血阻络等病机不同，体现出不同的脉象特点，如《素问·玉机真脏论》曰："春脉如弦……太过则令人善忘，忽忽眩冒而巅疾。"弦为肝脉，肝气太过，则气血上逆，扰乱神明而出现健忘等症，其脉象呈现出典型的弦脉。若以痰浊为主，痰蒙神窍则脉象表现为典型的滑脉。

## 【辨证论治】

### 1. 祛邪

有问事不知首尾，作事忽略而不记者，此因痰迷心窍也，宜当清痰理气，治以牛黄清心丸之属。

若痴若愚，善遗健忘而不知事体者，宜开导其痰，治以芩连二陈汤。

《医林绳墨·健忘》

精神短少者，多至于痰……若痰迷心窍忘事者，用瓜蒌枳实汤加减治之。

《万病回春·健忘》

痰多郁滞于心脾而善忘者，四七汤加竹沥、姜汁、胆星、栝蒌。

《明医指掌·惊悸怔忡健忘证》

过思伤脾，痰涎郁滞，虑愈深而忘愈健，宜理脾寡欲，则痰涎既豁而神斯清，何健忘之有？

《古今医统大全·健忘门》

故治健忘者……或素有痰饮，茯苓汤。或痰迷心窍，导痰汤下寿星丸……若血瘀于内，而喜忘如狂，代抵当丸。

《类证治裁·健忘论治》

健忘、惊悸、怔忡、失志、不寐、心风，皆从痰涎沃心，以致心气不足。若凉剂太过，则心火愈微，痰涎愈盛，惟以理痰顺气为第一义，宜导痰汤、温胆汤。

《万病回春·不寐》

亦有痰沉留于心包，沃塞心窍，以致精神恍惚，凡事多不记忆者，宜温胆汤合金箔镇心丸治之。朱砂安神丸加龙骨远志菖蒲茯神炒黄丹，亦治之。

又凡心有瘀血，亦令健忘，《内经》所谓血在下如狂，血在上喜忘是也。夫人之所以不忘者，神清故也。神为何物，即心中数点血液，湛然朗润，故能照物以为明。血在上，则浊蔽而不明矣。凡失血家猝得健忘者，每有瘀血，血府逐瘀汤加郁金、菖蒲，或朱砂安神丸加桃仁、丹皮、郁金、远志。

《血证论·健忘》

健忘之证……亦有痰因火动,痰客心胞者,此乃神志昏愦,与健忘证稍不相同,法当清心开窍,二陈汤加竹沥、姜汁,并朱砂安神丸主之。

《医学心悟·健忘》

挟虚痰者,加姜汁、竹沥……痰迷心窍者,导痰汤加木香……瘀积于内而善忘如狂。代抵当丸。

《张氏医通·神志门》

人有气郁不舒,忽忽如有所失,目前之事竟不记忆,一如老人之善忘。此乃肝气之滞,非心肾之虚耗也。……治法必须通其肝气之滞,而后心肾相通,何至有目前之失记乎。然而欲通肝气,必须仍补心肾,要在于补心、补肾之中,而解其肝气之郁,则郁犹易解,不至重郁。否则已结之郁虽开,而未结之郁必至重结矣。方用通郁汤。

白芍(一两) 茯神(三钱) 人参(二钱) 熟地(三钱) 玄参(三钱) 麦冬(三钱) 当归(五钱) 柴胡(一钱) 菖蒲(五分) 白芥子(二钱) 白术(五钱)

水煎服。一剂而郁少解,二剂而郁更解,四剂而郁尽解。

《辨证录·健忘门》

**按语:**健忘实证的治疗可以概括为从郁论治、从痰论治、从瘀论治三个方面。

(1)从郁论治:肝主疏泄,调畅一身之气机。若情志失调,肝气郁滞,失其条达之性,则会影响到气血的正常运行而导致健忘。正如《素问·四时刺逆从论》所云:"血气上逆,令人善忘。"五志过极不仅可致气血逆乱而健忘,又可直接影响心主神志的功能。由肝郁气逆引起的健忘,当以疏肝解郁、调畅气机为治法,气机畅,则气血津液流通,使心神得养。陈士铎《辨证录》创制"通郁汤",治疗因肝气郁滞而致心肾不交所致的健忘,"方善解郁,又无刻削干燥,直解肝郁,使肝血大旺,既不取给于肾,复能添助于心火,心肝肾一气贯通,尚失记哉"。健忘由肝郁气逆所致者,又可兼夹痰、瘀等邪气,治疗上可配合活血、化痰法,以使气血津液流通无阻,如《华佗神医秘传》治痴呆神方,即在疏肝解郁的同时辅以益气养血、化痰活血之法。

(2)从痰论治:痰湿蒙窍,宜以化痰开窍之法治之。《不居集》认为:"健忘……皆是痰涎沃心,以致心气不足……宜导痰汤、温胆汤。"《医宗必读》曰"痰迷心窍,导痰汤送寿星丸"。《张氏医通》在导痰汤的基础上加木香治疗痰迷心窍者。《医林绳墨》治以芩连二陈汤开导其痰。《万病回春》曰"若痰迷心窍忘事者,用瓜蒌枳实汤加减治之"。《医碥》以茯苓汤为主方。化痰开窍法多用芳香、辛温、行气之品,寒凉类药物不宜过用。

(3)从瘀论治:瘀闭心窍,治疗上应以活血化瘀、通脉开窍为治法,使血脉得以通利,神明得用。《灵枢·营卫生会》云"血者,神气也",血与神志有着密切的关系。《素问·调经论》云"血并于下,气并于上,乱而喜忘",指出瘀血是健忘的重要病因之一,无论血蓄何处,均会影响血脉的正常运行。因此,治疗大法总不离活血化瘀,通利血脉。

**2. 补虚**

菖蒲益智丸方

菖蒲 远志 人参 桔梗 牛膝(各五分) 桂心(三分) 茯苓(七分) 附子(五分)

上八味末之，蜜丸如梧子，一服七丸，加至二十丸，日二夜一。主治喜忘恍惚，破积聚，止痛，安神定志，聪耳明目。禁如药法。

《备急千金要方·小肠腑》

盖脾主意与思，心亦主思，思虑过度，意舍不精，神官不职，使人健忘。治之之法，当理心脾，使神意清宁，思则得之矣。归脾汤治思虑过度，劳伤心脾，健忘怔忡。

《严氏济生方·惊悸怔忡健忘门》

防风当归饮子　治脾肾真阴损虚，肝心风热郁甚，阳胜阴衰，邪气上逆，上实下虚，怯弱不耐……或上气痰嗽，心胁郁痞，肠胃燥涩，小便溺淋。或者皮肤瘙痒，手足麻痹。又或筋脉拘急，肢体倦怠。或浑身肌肉跳动，心忪惊悸。或口眼㖞斜，语言謇涩。或狂妄昏惑，健忘失志。防风，当归，大黄，柴胡，人参，黄芩，甘草（炙），芍药各一两，滑石六两。

《黄帝素问宣明论方·补养门》

健忘者，此证皆由忧思过度，损其心胞，以致神舍不清，遇事多忘。乃思虑过度，病在心脾。又云：思伤脾，亦令朝暮遗忘，治之以归脾汤，须兼理心脾，神宁意定，其证自除也。

《丹溪心法·健忘》

上虚下盛，于补心药中加升举之剂。心火不降，肾水不升，神志不定，事多健忘，宜朱雀丸。《千金》孔子大圣枕中方，龟甲、龙骨、远志、菖蒲四味，等分为末，酒服方寸匕，日三服，常令人大聪明。

《证治准绳·杂病·神志门·健忘》

扰扰纭纭，昏而不守，故补肾而使之时上，养心而使之善下，则神气清明，志意常治，而何健忘之有也？

《医宗必读·健忘》

健忘者，陡然而忘其返也。虽曰此证皆由忧思过度，损其心包，以致神舍不清，遇事多忘……治之须兼理心脾，神凝意定，其证自除。

《普济方·心健忘》

有因心气不足，恍惚多忘事者；有因思虑过度，劳伤心脾忘事者，用醒脾汤加减……癫狂、健忘、怔忡、失志及恍惚惊怖，人心神不守舍、多言不定，一切真气虚损，用紫河车入补药内服之，大能安心养血宁神。健忘、惊悸、怔忡不寐，用六味丸加远志、石菖蒲、人参、白茯神、当归、酸枣仁（炒），同为丸服。

《万病回春·健忘》

怔忡久则健忘，三证虽有浅深，然皆心脾血少神亏，清气不足，痰火浊气上攻，引神归舍丹主之。亦有所禀阴魂不足善忘者，当大补气血及定志丸。如老年神衰者，加减固本丸。三证通用归脾汤、仁熟散、梦授天王补心丹、寿星丸、参枣丸。

《医学入门·杂病分类·内伤类》

思虑过度，心血耗散，不任思索，每一追忆，心火即动，如油竭之灯，倏然焰大，即涤虑凝神，收敛久之，乃略宁息。归脾汤……精神短少者，人参养荣汤。读书勤政劳心者，安神定志丸。心肾不交者，朱雀丸、孔圣枕中丹。菖蒲一，茯苓、茯神、人参各五，远志七，为末，服如上法。商陆花阴干百日，为末，暮服方寸匕。

《医碥·健忘》

人有老年而健忘者，近事多不记忆，虽人述其前事，犹若茫然，此真健忘之极也。人以为心血之涸，谁知是肾水之竭乎？夫心属火、肾属水，水火似乎相克，其实相克而妙在相生，心必藉肾以相通，火必得水而既济。如止益心中之血，而不去填肾中之精，则血虽骤生，而精仍长涸，但能救一时之善忘，而不能冀长年之不忘也。治法必须补心，而兼补肾，使肾水不干，自然上通于心而生液。然而老年之人，乃阴尽之时，补阴而精不易生，非但药品宜重，而单恃煎汤，恐有一时难以取胜之忧，服汤剂之后，以丸药继之，始获永远之效也。

人有壮年而健忘者，必得之伤寒大病之后，或酒色过度之人。此等之病，视若寻常，而本实先匮，最为可畏。世人往往轻之而不以为重，久则他病生焉，变迁异症而死者多矣。予实悯之，故又论及此。此种健忘，乃五脏俱伤之病，不止心肾二经之伤也。若徒治心肾，恐胃气甚弱，则虚不受补，甚为可虑。必须加意强胃，使胃强不弱，始能分布精液于心肾耳。

人有对人说话随说随忘，人述其言杳不记忆，如从前并不道及，人以为有祟恁之也，谁知是心肾之两开乎？夫心肾交而智能生，心肾离而智慧失，人之聪明非生于心肾，而生于心肾之交也。肾水资于心，则智能生生不息；心火资于肾，则智能亦生生无穷。苟心火亢，则肾畏火炎而不敢交于心；肾水竭，则心恶水干而不敢交于肾，两不相交，则势必至于两相忘矣。夫心肾如夫妇也，夫妇乖离，何能记及于他事乎！治法必须大补心肾，使其相离者，重复相亲，自然相忘者复能相忆耳。

《辨证录·健忘门》

治法必先养其心血，理其脾气，以凝神定志之剂补之。亦当处以幽闲之地，使绝其思虑，则日渐以安也，归脾汤主之。

《血证论·健忘》

经云：肾者，作强之官，技巧出焉。心者，君主之官，神明出焉。肾主智，肾虚则智不足，故喜忘其前言。又心藏神，神明不充，则遇事遗忘也。健忘之证，大概由于心肾不交，法当补之，归脾汤、十补丸主之。

《医学心悟·健忘》

故治健忘者，必交其心肾，使心之神明，下通于肾，肾之精华，上升于脑。精能生气，气能生神，神定气清，自鲜遗忘之失。惟因病善忘者，或精血亏损，务培肝肾，六味丸加远志、五味。或紊思过度，专养心脾，归脾汤。或精神短乏，兼补气血，人参养营汤下远志丸。或上盛下虚，养心汤。或上虚下盛，龙眼汤。或心火不降，肾水不升，神明不定，朱雀丸。或素有痰饮，茯苓汤。或痰迷心窍，导痰汤下寿星丸。或劳心诵读，精神恍惚，安神定志丸。或心气不足，怔忡健忘，辰砂妙香散。或禀赋不足，神志虚扰，定志丸、孔圣枕中丹。或年老神衰，加减固本丸。或血瘀于内，而喜忘如狂，代抵当丸。

《类证治裁·健忘论治》

心气不足，妄有见闻，心悸跳动，恍惚不定，千金茯神汤。心气不定，恍惚多忘。四君子去白术加菖蒲、远志、朱砂。等分，蜜丸服。思虑过度，病在心脾者，归脾汤。精神短少,人参养荣汤送远志丸。上虚下热,天王补心丹。心火不降,肾水不升,神明不定而健忘,六味丸加五味、远志。心气不定,恍惚多忘,四君子去白术加菖蒲、远志、朱砂。等分,蜜丸服。

《张氏医通·神志门》

然治之之法,必须养其心血,理其脾土,凝神定志之剂以调理之。亦当以幽闲之处,安乐之中,使其绝于忧虑,远其六淫七情,如此日渐安矣。

《杂病广要·脏腑类》

**按语:** 健忘虚证的治疗可以概括为心脾两虚和心肾不交论治两个方面。

(1)从心脾两虚论治:《太平圣惠方》指出,"心神乱则血脉不荣,气血俱虚,精神离散,恒多忧虑,耳目不聪"。气血为人体精神活动的物质基础。心主神、主血脉,脾主意与思、主统血。机体摄养不当,思虑过度等,劳伤心脾,心脾气血耗伤,神失所养,神官不职,则可导致健忘的出现。故治疗上应注意养心健脾,使气血得健,脑髓得以充养。《杂病广要》指出健忘的治疗"必须养其心血,理其脾土",还应注意日常情志的调养,即"当以幽闲之处,安乐之中,使其绝于忧虑,远其六淫七情"。严用和《严氏济生方》创制千古名方归脾汤,理法方药,一气贯通。归脾汤为养心健脾常用方,能气血双补,为治疗健忘之要方。心脾健,气血充,髓海盈,心脑有所养,则记忆力渐复。此外,酸枣仁汤、天王补心丹等方在心脾两虚之健忘中亦应用不少。心脾两虚虽为虚证,又可夹杂痰、热、瘀等邪气,此时治疗上应注意分清标本缓急,治以化痰、活血等。如《证治准绳》认为"思虑过度,病在心脾",治疗上宜用归脾汤;若"有痰,加竹沥水"。另外,老年人多肾气不足,在补益心脾的基础上又可适当结合补肾等治法。

(2)从心肾不交论治:心肾不交是健忘的重要病机之一,李中梓《医宗必读》中提到健忘"责之心肾不交"。历代医家多认为心火不能下交于肾,肾水不上济于心,心肾不交而乱神明,则健忘始。心肾相离致脑髓失养,神明扰动,神明不聪,而两相忘矣。治疗健忘当补肾填精,交通心肾,上下相资。阴精上承,以安其神,阳气下藏,以安其志,上济心火,下滋肾水,则心之神明下通于肾,肾之精华上达于脑,故则智慧不息,神气清明。

孙思邈《备急千金要方》中孔圣枕中丹(菖蒲、远志、龟甲、龙骨)滋阴潜阳,宁心安神,用于阴虚阳亢、心肾不交之健忘。《是斋百一选方》中朱雀丸主治心火不降,肾水不升之健忘。《圣济总录》《太平圣惠方》等皆认为健忘多责之于心肾,治以调和阴阳、交通心肾为主。《黄帝素问宣明论方》以防风当归饮子(防风、当归、大黄、柴胡、人参、黄芩、芍药、滑石、生姜、炙甘草)治"脾肾真阴损虚……阳盛阴衰,上实下虚……健忘失志"。陈士铎《辨证录》中提到"两相交而两相亲,宁有再忘者乎",载神交汤;"上下相资,实治健忘之圣药",载生慧汤(熟地黄、山茱萸、远志、生酸枣仁、柏子仁、茯神、人参、菖蒲、白芥子)。

## 归脾汤

**1. 文献出处**

治思虑过度,劳伤心脾,健忘怔忡。

白术 茯神(去木) 黄芪(去芦) 龙眼肉 酸枣仁(炒,去壳) 各一两 人参 木香(不见火) 各半两 甘草(炙) 二钱半

上咀,每服四钱,水一盏半,生姜五片,枣子一枚,煎至七分,去滓,温服,不拘时候。

《严氏济生方·惊悸怔忡健忘门》

治跌扑等症,气血伤损,或思虑伤脾,血虚火动,窹而不寐,或心脾作痛,怠惰嗜卧,怔忡惊悸,自汗盗汗,大便不调,或血上下妄行,其功甚捷。

白术 当归 白茯苓 黄芪(炙) 龙眼肉 远志 酸枣仁(炒,各一钱) 木香(五分) 甘草(炙,三分) 人参(一钱)

上姜枣水煎服。加柴胡、山栀,即加味归脾汤。

《正体类要·下卷·方药》

**2. 方解**

本方原出自严用和《严氏济生方》,书中专列"健忘论治",归脾汤证系思虑过度、劳伤心脾、气血亏虚所致之健忘,治疗以益气补血、健脾养心为主。心藏神而主血,脾主思而统血,思虑过度,心脾气血暗耗。方中用人参、黄芪、白术、甘草补气健脾,又用木香引之,理气醒脾,以防补益气血药腻滞碍胃;气虚则易散,故用酸枣仁以敛肝;血不归经则心失所养而不宁,故用龙眼肉、茯神以补心。本方心脾兼顾,气血双补。后世医家治疗心脾两虚证时多在应用此方基础上进行加减,如《正体类要》之归脾汤是在《严氏济生方》归脾汤的基础上加当归、远志而成,主治"跌扑等症,气血损伤;或思虑伤脾,血虚火动,窹而不寐;或心脾作痛,怠惰嗜卧,怔忡惊悸",加入当归、远志,使其养血宁神之效更佳,并扩大了归脾汤的运用范围。以人参、黄芪、白术、甘草甘温之品补脾益气以生血,使气旺而血生;当归、龙眼肉甘温补血养心;茯神、酸枣仁、远志宁心安神;木香辛香而散,理气醒脾,与大量益气健脾药配伍,既能复中焦运化之功,又能防大量益气补血药滋腻碍胃,使补而不滞,滋而不腻;姜、枣调和脾胃,以资化源。本方配伍精当,一是心脾同治,重点在脾,使脾旺则气血生化有源,方名归脾,意在于此;二是气血并补,但重在补气,意即气为血之帅,气旺则血自生,血足则心有所养;三是补气养血药中佐以木香理气醒脾,使补而不滞。

**3. 临床应用**

归脾汤为心脾两虚证所设,用于记忆力减退,或健忘前事、失眠多梦、精神疲倦、食少、心慌心悸、面色萎黄、唇甲淡白、舌淡、脉细等症。心藏神而主血,脾主思而统血,若思虑过度,气血暗耗,脾气亏虚则体倦、食少;心血不足则见健忘、心慌心悸、失眠等;面色萎黄、唇甲淡白、舌淡、脉细等,均属气血不足之象。治疗上以益气补血、健脾养心为主。现代应用之归脾汤多为《正体类要》中加当归、远志后的归脾汤,无论健忘、心悸、不寐、眩晕、郁证、盗汗、脾不统血证之便血、皮下紫癜,或是妇科月经先期、月经过多、崩漏等辨证为心脾气血两虚者,皆可取其益气补血、健脾养心之效用之。

若心气不足,怔忡健忘者,用辰砂妙香散(《太平惠民和剂局方》):麝香(别研)一钱,木香(煨)二两半,山药(姜汁炙)、茯神(去皮、木)、茯苓(去皮,不焙)、黄芪、远志(去心,炒)各一两,人参、桔梗、甘草(炙)各半两,辰砂(别研)三钱。若兼急躁易怒、面红目赤、口干苦者,加牡丹皮、栀子以清肝凉血;若兼失眠烦躁、目眩、盗汗耳鸣、口燥咽干、腰酸腿软等心肾不交表现者,可合交泰丸(《韩氏医通》):生川连五钱,肉桂心五分。上二味,研细,白蜜为丸。空腹时用淡盐汤下。若兼关节疼痛、舌下脉络瘀阻、唇色暗、脉涩等瘀血表现者,常加丹参、赤芍等以养血活血。

## 孔圣枕中丹

### 1. 文献出处

枕中方

龟甲　龙骨　远志　菖蒲

上四味等分,治下筛,酒服方寸匕,日三,常服令人大聪。

《备急千金要方·小肠腑》

### 2. 方解

本方原名"孔子大圣智枕中方",出自《肘后备急方》,但原方佚失,后《备急千金要方》中载"枕中方"即本方。《备急千金要方》中专列"好忘"篇。龟者,介虫之长,阴物之至灵者;龙者,鳞虫之长,阳物之至灵者。借二物之阴阳补人身之阴阳,假二物之灵气助人身之灵气。人之精与志,皆藏于肾。肾精不足,则志气衰,不能上通于心,故健忘。远志苦、辛,泻热散郁,能通肾气上达于心,强志益智;菖蒲辛、香,散肝舒脾,能开心孔利九窍,去湿除痰;龟甲补肾,龙骨镇肝,使痰火散而心肝宁,则聪明开而记忆强。

### 3. 临床应用

孔圣枕中丹专治读书善忘,久服令人聪明,为治疗健忘、失眠常用基础方剂。随证加减,可治疗脑神经衰弱或脑供血不足导致的记忆力减退、精神不集中、失眠,甚至昨事今忘、无精打采等。兼有腰膝酸软、遗精、尺脉弱,可加生地黄、山茱萸、枸杞子、川续断、牛膝等;兼见性情急躁易怒、头晕胀痛、大便干、脉弦细数者,可加生地黄、玄参、石决明、生赭石、生白芍、香附、黄芩等;若失眠严重、心悸气短、耳目不聪、脉沉细,可加珍珠母、麦冬、天冬、玄参、酸枣仁、首乌藤、合欢皮、合欢花等;兼四肢倦怠、纳呆、消化不良、大便溏等,可加太子参、生白术、茯苓、炙甘草、香附、合欢花、首乌藤、龙眼肉、木香之类。本方药性平和,须久服才能取效。心肝火旺、上扰神明所致健忘者不适用。

## 【医案医话】

陈左　高年气阴两亏,肝阳挟痰浊上蒙清空,健忘少寐,神疲肢倦,脉象虚弦而滑,苔薄腻,虚中夹实,最难着手,姑拟益气阴以柔肝木,化痰浊而通神明。

太子参(一钱)　仙半夏(二钱)　白归身(二钱)　豆衣(三钱)　抱茯神(三钱)　薄橘红(八分)　生白芍(二钱)　炒杭菊(一钱五分)　炒竹茹(一钱五分)　远志肉(一钱)　天竺黄(一钱五分)　石菖蒲(八分)　淡竹油(一两)　生姜(同冲服,两滴)

《丁甘仁医案·内伤杂病案》

**按语：**本例强调治疗老年健忘需化痰益脾，脾胃一虚则痰浊生，蒙于神窍则神机不灵，故而健忘，治疗一建中气以绝生痰之源，二化痰浊以除标实，三开窍以复神机，故而健忘可除。

## 【食治备要】

### 龙眼

龙眼，味甘，性温无毒，入心脾二经。主补血气，养肌肉，益虚气，美颜色，除健忘，治怔忡，增智慧，明耳目，久服延年。

《雷公炮制药性解·果部》

**按语：**龙眼，又称桂圆，味甘性温，善补养心脾、安神益智，药食同源、老弱咸宜。现代研究发现，桂圆肉含有丰富的葡萄糖、蔗糖、维生素 A、维生素 B 类物质，能营养神经和脑组织，调节大脑皮质功能，改善健忘、增强记忆力。桂圆肉尤其适宜心脾两虚、气血不足所致健忘者食用。对于年老脾胃功能减退者，桂圆不易消化，适合煎汤、炖煮后食用。有外感未清、郁火内结、气滞水停、胀满不饥者，不宜服用。

### 苣蕂粥

《圣惠方》治五脏虚损，羸瘦，益气力，坚筋骨，苣蕂粥方。

苣蕂子不限多少，拣去杂，蒸曝各九遍。

上每取二合，用汤浸布裹，挼去皮，再研，水滤取汁，煎成饮，著粳米作粥食之。或煎浓饮，浇索饼食之，甚佳。

《养老奉亲书·食治老人虚损羸瘦诸方》

**按语：**苣蕂子即黑芝麻，甘平无毒，能补肝肾，填精血，为补益类延年益寿之药。本品适用于老人伤中虚羸，气血不足，肾精亏虚等证。临床常见头发干枯、肌肤干瘪、失眠健忘、便秘、舌淡苔少、脉沉弱等症。黑芝麻经九蒸九晒后效用更佳，能补益五脏气，长肌肉，充脑髓。芝麻富含油脂，适合不食腥荤的老人食用，还善于润滑肠道，便溏者不宜服用。

## 【养生保健】

健忘由劳心血耗，神不内守，故卒然而遂忘。

《古今医统大全·健忘门》

**按语：**健忘与心神联系紧密，劳心过度，暗耗阴血，精神弥散不能内守，故喜忘。所以老年人应该调畅情志，精神内守，志闲而少欲，心境澄澈，元气浑沦充实，形与神俱，百脉通畅顺达，颐养天年而无病患。

心不可无所用，非必如槁木，如死灰，方为养生之道。静时固戒动，动而不妄动，亦静也，道家所谓不怕念起，惟怕觉迟。至于用时戒杂，杂则分，分则劳，惟专则虽用不劳，志定神凝故也。

《老老恒言·燕居》

**按语：** 老年人静养也应用心、用脑，功能大都用进废退，不断用心动脑，思考问题，以保持思维清晰敏捷，而非单纯认为"用心即劳，有碍静养"。"学不因老而废"，把握一定程度的思维活动，有利于维持学习记忆功能。

# 老年痴呆

老年痴呆是以精神、意识、思维、情感、记忆等活动异常，甚至智力低下为临床表现的老年常见病证。老年脏气虚衰，精髓乏源，髓海失充，或痰浊瘀毒闭阻脑络，皆可导致神机失用，发为痴呆。西医学中的阿尔茨海默病、血管性痴呆、路易体痴呆、额颞叶痴呆、帕金森病、麻痹性痴呆、中毒性脑病等具有本病特征者，可参照本病辨证论治。

关于痴呆的记载最早见于先秦时期。《左氏春秋》云"周子有兄而无慧，不能辨菽麦，故不可立"，说明智能低下，丧失基本的生活能力为痴呆的表现。《内经》有喜忘、善忘、言善误等描述，《素问·灵兰秘典论》有"心者，君主之官也，神明出焉"的论述，张仲景认识到瘀血、火热等可致神志发生改变。《华佗神医秘传》首提"痴呆"病名，并创"华佗治痴呆神方"。李时珍曰"脑为元神之府"，认为精神活动与脑关系密切。张景岳《景岳全书》首次对痴呆的病因病机和辨证论治进行了详细论述，指出思虑、惊恐、郁结、不遂等多种病因导致逆气在心或肝、胆二经，发为本病，并以"七福饮""大补元煎"等主之。陈士铎《辨证录》不仅设立"呆病门"专篇，还提出了"呆病成于郁"和"呆病成于痰"两种病机学说，治以开郁化痰之法，立有"转呆丹""洗心汤"等方。王清任《医林改错》总结前人对脑的认识，开创性地提出"灵机记性不在心在脑"观点，同时指出"高年无记性者，脑髓渐空"，说明年老肝肾亏损、髓海失充是本病的主要原因，并认为"凡有瘀血也令人善忘"，治疗当活血化瘀开窍，创通窍活血汤、癫狂梦醒汤等方。

## 【病名钩玄】

周子有兄而无慧，不能辨菽麦，故不可立。

《左氏春秋·成公十八年》

虽然此三证者，若神脱而目瞪如愚痴者，纵有千金我酬，吾未如之何也已矣。

《医学正传·癫狂痫证》

人有终日不言不语，不饮不食，忽笑忽歌，忽愁忽哭，与之美馔则不受，与之粪秽则无辞，与之衣不服，与之草木之叶则反喜，人以为此呆病。

人有呆病终日闭户独居，口中喃喃，多不可解，将自己衣服用针线密缝，与之饮食，时用时不用，尝数日不食，而不呼饥。

《辨证录·呆病门》

不知人事而行动失常者，谓之痴；语言不出，坐而默想者，谓之呆。

《一见能医·癫狂者分心肝之热极》

如伶俐聪明者可治之，若成痴呆，言语错乱，不必治之，如强治之，终无成功。

《幼科发挥·心经兼证》

若面色板钝,目神滞顿,迷妄少语,喜阴恶阳,饮食起居若无病者。多从屈郁不伸,而为失志痴呆。

《重订通俗伤寒论·伤寒兼证》

**按语:**"痴"古作"癡","呆"原作"獃",《玉篇》:"痴額,不聪明也"。痴呆是由于脑减髓消或痰浊瘀毒闭阻脑络,导致神机失用的一种神志异常疾病。神机即为脑的功能,神机失用主要表现为善忘、淡漠、呆傻愚笨、智能低下,神志淡漠、寡言少语、反应迟钝、善忘为较轻的临床表现,严重患者表现为终日不语,或言辞颠倒,或行为异常。

## 【病因病机】

### 1. 虚损论

黄帝问于岐伯曰:愿闻人之始生,何气筑为基,何立而为楯,何失而死,何得而生?岐伯曰:以母为基,以父为楯;失神者死,得神者生也。

黄帝曰:何者为神?岐伯曰:血气已和,营卫已通,五脏已成,神气舍心,魂魄毕具,乃成为人。

黄帝曰:人之寿夭各不同,或夭寿,或卒死,或病久,愿闻其道。岐伯曰:五脏坚固,血脉和调,肌肉解利,皮肤致密,营卫之行,不失其常,呼吸微徐,气以度行,六腑化谷,津液布扬,各如其常,故能长久。

六十岁,心气始衰,苦忧悲,血气懈惰,故好卧;七十岁,脾气虚,皮肤枯;八十岁,肺气衰,魄离,故言善误;九十岁,肾气焦,四脏经脉空虚;百岁,五脏皆虚,神气皆去,形骸独居而终矣。

《灵枢·天年》

其母伤则胎易堕,其子伤则脏气不和,病斯多矣。盲聋暗哑,痴呆癫痫,皆禀受不正之故也。

《万氏女科·养胎》

喜伤心,气散;怒伤肝,气上;思伤脾,气郁;忧伤肺,气结;恐伤肾,气下;母气既伤,子气应之。母伤则胎易堕,子伤则脏气不和,多盲聋暗,痴呆癫痫。

《妇科玉尺·小产》

**按语:**《灵枢·天年》揭示了父精母血对胎儿的重要性,万全的《万氏女科》和沈金鳌所撰《妇科玉尺》进一步指出痴呆发病与先天禀赋不足密切相关。

人始生,先成精,精成而脑髓生,骨为干,脉为营,筋为刚,肉为墙,皮肤坚而毛发长,谷入于胃,脉道以通,血气乃行。

《灵枢·经脉》

髓海有余,则轻劲多力,自过其度;髓海不足,则脑转耳鸣,胫酸眩冒,目无所见,懈怠安卧。

《灵枢·海论》

头者精明之府,头倾视深,精神将夺矣。(五脏六腑之精气,皆上升于头,以成七窍之用,故头为精明之府。头倾者,低垂不能举也。视深者,目陷无光也。脏气失强,故精神之夺如此。)

《类经·失守失强者死》

怒本肝之志,而亦伤肾者,肝肾为子母,其气相通也。肾藏志,志伤则意失,而善忘其前言也。

《类经·本神》

灵机记性在脑者,因饮食生气血,长肌肉,精汁之清者,化而为髓,由脊骨上行入脑,名曰脑髓。……所以小儿无记性者,脑髓未满;高年无记性者,脑髓渐空。

《医林改错·脑髓说》

**按语:**脑为元神之府,主宰人体精神、情志、思维、意识活动。王清任指出"精汁之清者,化而为髓,由脊骨上行入脑,名曰脑髓,盛脑髓者,名曰髓海",说明髓为脑功能活动的物质基础。孙一奎认为"脑者,髓之海,肾窍贯脊通脑",阐明了"脑、髓、肾"三者的关系,脑为髓海,肾主骨,生髓,上通于脑。肾中精气不足,精髓乏源,髓海失充,元神失养,灵机记性消失,发为"呆病"。

心者,君主之官也,神明出焉……凡此十二官者,不得相失也。故主明则下安,以此养生则寿,殁世不殆,以为天下则大昌。主不明则十二官危,使道闭塞而不通,形乃大伤,以此养生则殃,以为天下者,其宗大危,戒之戒之!

《素问·灵兰秘典论》

心藏脉,脉舍神,心气虚则悲,实则笑不休。

《灵枢·本神》

多忘者,心虚也。心主血脉而藏于神,若风邪乘于血气,使阴阳不和,时相并隔,乍虚乍实,血气相乱,致心神虚损而多忘。

《诸病源候论·瘿瘤等病诸候·多忘候》

经云:肾者,作强之官,技巧出焉。心者,君主之官,神明出焉。肾主智,肾虚则智不足,故喜忘其前言。又心藏神,神明不充,则遇事遗忘也。

《医学心悟·健忘》

肾水资于心,则智慧生生不息;心火资于肾,则智慧亦生生无穷。苟心火亢,则肾畏火炎而不敢交于心;肾水竭,则心恶水干而不敢交于肾,两不相交,则势必至于两相忘矣。

《辨证录·健忘门》

人之精与志,皆藏于肾,肾精不足则肾气衰,不能上通于心,故迷惑善忘也。

《医方集解·补养之剂》

**按语:**痴呆多发于老年人,年老为痴呆的重要危险因素。人的思维意识、情感活动皆以五脏精气为本,老年人全身功能衰退,五脏虚弱,气血不足,神明失养,发为痴呆。分为以下几点论述。

(1)心肾不交:"心者,君主之官,神明出焉",灵机记性虽在脑,却与心主血脉密切相关。中焦受气取汁,奉心化赤而为血,全身脏腑形体官窍生理功能的正常发挥有赖于血液的濡养。心气鼓动气血运行,向全身各脏腑组织器官输送营养物质。脑窍机转灵活，机体精神充沛，神志清晰，感觉灵敏，活动自如有赖于血液的充盈，血脉的调和与流利。心气不足，脉道空虚，脑络及脑窍失荣，故可见健忘，精神衰退，甚则神情恍惚等。生理情况下，肾水上济以滋养心阳，心火下达以温煦肾阴，称为心肾相交。心肾不交，水火失济，则记忆力减退而健忘。

（2）脾肾两虚：脾胃化生气血，营养周身，补充先天之精，使生髓有源，脑府得荣。脾胃虚弱，气血津液生化不足；气行则血行，气虚无力推动血行，则血流滞涩缓慢而致血瘀；脾气虚则固摄无权，血溢脉外导致血瘀。老年人脾胃虚弱，津液不足则血量不充，气虚推动乏力则血流缓慢，皆可导致血瘀。脾虚功能失常，气虚、血虚、血瘀等一系列变化导致脑府失荣。脾胃化生气血营养脑窍，既参与脑的正常发育，又为脑提供功能活动所必需的物质和能量，使脑的功能活动得以维持。肾为先天之本，主藏精，包括"先天之精"和"后天之精"，先天之精禀受于父母，后天之精赖脾胃以充养。肾精化生脑髓，上行入脑充养髓海，脑府生理活动正常进行。肾精不足，髓海失于充养，则脑功能失常，产生诸多神志病变。

**2. 情志论**

此病患者，常抑郁不舒，有由愤怒而成者，有由羞恚而成者。方用：

人参 柴胡 当归 半夏 酸枣仁 菖蒲各一两 茯苓三两 白芍四两 甘草 天南星 神曲 郁金各五钱 附子一钱

水十碗，煎取一碗，强饮之。少顷困倦欲睡，任其自醒即愈。

《华佗神方·华佗治痴呆神方》

痴呆证，凡平素无痰，而或以郁结，或以不遂，或以思虑，或以疑贰，或以惊恐，而渐致痴呆。

言辞颠倒，举动不经，或多汗，或善愁，其证则千奇万怪，无所不至，脉必或弦或数，或大或小，变易不常，此其逆气在心或肝胆二经，气有不清而然。

《景岳全书·杂证谟·癫狂痴呆》

**按语：**肝主疏泄，对气机发挥着重要的调节作用。《素问·举痛论》云"百病皆生于气"，情志不遂，疏泄失常可致机体气血精津化生和运转异常，进而影响精神情志活动。因此，老年痴呆患者，在表现出智能低下的同时多伴精神行为的改变，如神情淡漠，寡言少语，性格、人格等精神障碍。

**3. 痰浊论**

痴呆证，凡平素无痰，而或以痰结，或以不遂，或以思虑，或以疑贰，或以惊恐，而渐致痴呆，言辞颠倒，举动不经，或多汗，或善愁，其证则千奇万怪，无所不至，脉必或弦或数，或大或小，变易不常。

凡气者所逆，痰有所滞，皆能壅闭经络，格塞心窍。

《景岳全书·杂证谟·癫狂痴呆》

呆病之成，必有其因，大约其始也，起于肝气之郁；其终也，由于胃气之衰。肝郁则木克土，而痰不能化，胃衰则土制水，而痰不能消，于是痰积于胸中，盘据于心外，使神明不清，而成呆病矣。

《辨证录·呆病门》

呆病如痴,而默默不言也,如饥而悠悠如失也,意欲癫而不能,心欲狂而不敢,有时睡数日不醒,有时坐数日不眠……此等症虽有崇凭之,实亦胸腹之中,无非痰气。故治呆无奇法,治痰即治呆也。然而痰势最盛,呆气最深,若以寻常二陈汤治之,安得获效。方用逐呆仙丹。

《石室秘录·呆病》

**按语:** 痰浊阻闭脑窍,髓海混浊,神识失调,灵机不运,呆病则生。痰浊黏稠滑腻,流窜经络,外可达肌肤,内停脏腑,发为诸多病证。痰具有黏腻、滞涩之性,致病易于留伏遏阻,临床表现各异,如肿块、结节、精神紊乱、神志呆滞等。由于病势缠绵,病程较长;病理上既是因又是果,故有"痰为诸病之源,怪病皆由痰成"之说。

### 4. 药物所伤

凡服铅粉者,非妇女角口,愤不欲生,冀其铅能坠肠而殒。更有妇女打胎服之,不惟不效,每冀求生不得,欲死不能,且生子多痴呆,身体发疮毒。

《疡医大全·救急部解误服铅粉门主论》

又有婴儿惊风,延某医治之,灌以末药不计数,惊风愈而人遂痴呆,至长不愈,其药多用朱砂故也。

《冷庐医话·慎药》

胆南星(寒腻大伤胃气,且能引痰入于心包、肝、胆以成痼疾。制一二次者力尚轻,若九制则为害愈酷。) 枳壳(耗散元气,痰盛得此,暂开少顷,旋而中气大伤,痰涩如涌。)石菖蒲(能开心窍,心窍开则痰涎直入其中,永无出路。) 半夏(此药虽能降逆开结,但与胆星同用,未免助纣为虐。) 秦艽 羌活 天麻 羚角 防风 钩藤钩(以上六味虽风证所不忌,但无要药以主持之,亦徒成糟粕无用之物。) 天竺黄(真者难得,然亦治火痰之标品。) 僵蚕(虽祛风之正药,但力薄不足恃。) 牛黄(虽为风痰之妙药,然与胆南星、石菖蒲、枳壳同用,则反引痰入于心窍,驱之弗出矣。) 竹沥(以姜汁和之,虽能驱经络之痰,而与胆星等同用,不得中气之输布,反致寒中败胃之患。) 甘草(虽为元老之才,但与诸药同用,小人道长,君子道消,亦无如之何矣。)

以上诸品,或作一方,或分作二三方。患者误服之,轻者致重,重者即死;即幸免于死,亦必变为痴呆及偏枯无用之人矣,戒之!

《医学三字经·中风方·附录中风俗方杀人以示戒》

如金石之药,取以镇惊安神,多服令儿痴呆。

《婴童类萃·凡例》

**按语:** 药物引起神志失常的记载在古代医籍中多见,多系误用铅粉、丹砂等有毒药物或珍珠粉等重镇类药物所致。其他重镇类药物,即使毒性不大,医者用之不当也可导致痴呆。

### 5. 他病所致

凡罹脑膜炎之小儿……有移为慢性或至发痴呆之状者。

《中西温热串解·惊风新论》

其有急惊重证,侥幸得愈,往往筋络偏废或变成痴呆者终身不治。

《儿科要略·急惊概要》

**按语：**《素问·五常政大论》认为运气失和、自然节律失衡、他病诱发均可导致人体阴阳失调，寒热失常，进而影响五脏之气以致记忆、计算等能力下降。

## 【诊法析要】

人有呆病终日闭户独居，口中喃喃，多不可解，将自己衣服用针线密缝，与之饮食，时用时不用，尝数日不食，而不呼饥，见炭最喜食之，谓是必死之症，尚有可生之机。

《辨证录·呆病门》

痴呆之病，由思虑疑贰，郁结惊恐而成。其证言词颠倒，举动不经，千奇万怪，无所不至。此病有阴有阳，治法无定。但察其饮食强健，声音响亮或口渴喜冷，此乃热郁于内而神志昏乱，治宜解郁清火，以服蛮煎为最。倘大便结燥或躁烦渴扰者，量加酒炒大黄微利之。如神气疲倦，色惨食少，又必须培补正气，宜归脾、寿脾、五福、七福之类择而用之。倘乍乱作醒，举动强劲，及打物骂人，脉洪有力者，此则似呆而实狂也，宜从狂证施治。然狂与痴呆均属妄乱，而治法甚悬，辨此二者，一从脉一从证。痴呆之脉或乍大乍小，或乍疏乍数，或濡弱无力。狂证之脉，必洪滑有力。痴呆之证或乍喜乍愁，语言声低，间有声大，亦无刚暴之象，狂证声高气壮，举动刚猛。辨得其真，治方无误。

《瞻山医案·癫狂痴呆》

**按语：**痴呆和狂证临床症状有相似之处，均可以见到言词颠倒，举动不经，然痴呆以智能低下为突出表现，狂证则以精神亢奋，躁扰不宁，骂人毁物，动而多怒为特征，在治疗时需从具体临床症状和脉象进行鉴别。

## 【辨证论治】

### 1. 滋肾充髓

补脑必须添精，而添精必须滋肾。

《辨证录·目痛门》

不语有心、脾、肾三经之异，又有风寒客于会厌，卒然无音者。大法，若因痰迷心窍，当清心火，牛黄丸，神仙解语丹。若因风痰聚于脾经，当导痰涎，二陈汤加竹沥、姜汁，并用解语丹。若因肾经虚火上炎，当壮水之主，六味汤加远志、石菖蒲。若因肾经虚寒厥逆，当益火之源，刘河间地黄饮子，或用虎骨胶丸加鹿茸。若风寒客于会厌，声音不扬者，用甘桔汤加疏散药。

《医学心悟·中风门》

**按语：**肾藏精，精充髓，髓荣脑，脑为髓之海。《医学心悟》云："肾主智，肾虚则知不足。"年老脏腑虚衰，肾虚不能化精，脑髓失充不能养脑，脑失去滋养而枯萎，神机不用发为痴呆。故肾虚是痴呆的核心病机，治疗上首应补肾。宜滋肾充髓，培补真阴，使肾精充盈，髓海充满，神机得养，精神充沛，性情和调，思维敏捷。现代临床研究已证实，肾阴亏虚的患者可以表现为脑功能低下，滋补肾阴可通过调节中枢神经系统改善脑功能。这类药物如鳖甲、龟甲等重镇之品，不仅有较强的养阴填精作用，还有明显的重镇宁心安神的功效，对恢复和提高脑功能具有重要作用。

## 2. 健脾化痰

治法开郁逐痰，健胃通气，则心地光明，呆景尽散也。方用洗心汤。

人参（一两）　茯神（一两）　半夏（五钱）　陈皮（三钱）　神曲（三钱）　甘草（一钱）附子（一钱）　菖蒲（一钱）　生枣仁（一两）

水煎半碗灌之，必熟睡。听其自醒，切不可惊醒，反至难愈也。

此等病似乎有祟凭之，然而实无祟也，即或有祟不可治邪，补正而邪自退。盖邪气之实，亦因正气之虚而入之也。此方补其正气，而绝不去祛邪，故能一剂而奏效，再剂而全愈。

或谓此病既是正虚无邪，何以方中用半夏、陈皮如是之多乎？不知正虚必然生痰，不祛痰则正气难补，补正气而因之祛邪，是消痰仍是补正也。虽然痰消而正气旺，是痰即邪也。补正而佐以攻痰，引祛痰之药直入于心宫，以扫荡其邪，邪见正气之旺，安得不消灭于无踪哉。

……

治其胃气，而祛其痰涎，则呆病可愈也。方用转呆丹。

人参（一两）　白芍（三钱）　当归（一两）　半夏（一两）　柴胡（八钱）　生枣仁（一两）附子（一钱）

菖蒲水十碗，使强有力者，抱住其身，另用二人执拿其两手，以一人托住其下颔，一人将羊角去尖，插其口灌之……服后必然骂詈，少顷必倦而卧，听其自醒，切不可惊动，自醒则全愈，否则止可半愈也。

此方大补其心肝之气血，加之祛痰开窍之药，则肝中枯竭得滋润而自甦，心内寡弱，得补助而自旺，于是心气既清，肝气能运，力能祛逐痰涎，随十二经络而尽通之，何呆病而不可愈哉！倘或惊之使醒，则气血不得尽通，而经络不得尽转，所以止可半愈也。然能再服此汤，亦未有不全愈者矣。

此症用甦心汤亦神效。

白芍　当归（各三两）　人参　茯苓（各一两）　半夏　炒栀子　柴胡（各三钱）　附子（三分）　生枣仁（五钱）　吴茱萸　黄连（各五分）

水十碗，煎一碗。灌之，听其自醒，醒来病如失。

《辨证录·呆病门》

**按语：** 脾属土，居中焦，为气化之枢，脾所生之志为思，脾主升清，胃主降浊，脾虚则气机升降失常，气血生化乏源，诸病由生。又因脾主统血和运化，老年人年老体弱，脾胃容易虚弱，运化功能失常，聚而成痰，痰浊阻滞脑窍，则可引起痴呆。所以老年痴呆患者治疗时应注重益气健脾，化痰开窍，俾脾运痰消，脑窍恢复。

## 3. 启心救胃

人有一时而成呆病者，全不起于忧郁，其状悉与呆病无异，人以为有祟凭之也，谁知是起居失节，胃气伤而痰迷之乎。夫胃属土，喜火之生者也。然而火能生土，而亦能害土，火不来生，则土无生气，火过来生，则土有死气矣。虽然土中之火本生土者也，如何生土者反能害土？岂火为外来之邪火，而非内存之正火乎！孰知邪火固能害土，而正火未尝不害土也。

正火者，土中之真火，如何能害土乎？盖正火而能养，则火且生土以消食，正火而相伤，则火且害土以成痰。痰成而复伤其胃土，则火且迷心，轻则成呆，而重则发厥矣。起居失节，则胃中劳伤，不生气而生痰。一时成呆者，乃痰迷于心腕之下，尚未直入于心包之中也。倘入心包，则人且立亡矣。治法宜生其胃气，而佐之消痰之品，则痰迷可以再开，不必竟治其呆也。方用启心救胃汤。

人参（一两） 茯苓（一两） 白芥子（三钱） 菖蒲（一钱） 神曲（三钱） 半夏（二钱） 南星（二钱） 黄连（一钱） 甘草（一钱） 枳壳（五分）

水煎服。一剂而痰解，再剂而神清，三剂而呆病如失，不再呆也。

《辨证奇闻·呆病门》

**按语：**《辨证奇闻》曰："此方全去救心，正所以救胃也。盖胃为心之子，心气既清，而胃气安有不清者乎？母清而子亦清也。设作呆病治之，亦用附子斩关直入，则火以助火，有顷刻发狂而死矣。总之呆病成于岁月之久，而不成于旦夕之暂，若一时而成呆者，非真呆病也。故久病宜于火中补胃以消痰，而猝病宜于寒中补胃以消痰。"陈士铎详细描述了呆病的症状，并认为其主要病机在于肝郁乘脾，胃衰痰生，积于胸中，盘踞心窍，使神明不清而成。治疗以开郁逐痰、健胃通气为主要方法。

### 4. 调畅情志

或又谓呆病既成于郁，不解郁而单补正以攻痰，何以能奏功如此？不知呆病之来，其始虽成于郁，然郁之既久而成呆，其从前之郁气，久则尽亡之矣。故但补胃气以生心气，不必又始肝气以舒郁气也。

此症用还神至圣汤亦神。

人参（一两） 白术（二两） 茯神 生枣仁（各五钱） 广木香 天南星 荆芥（各三钱） 甘草 良姜 附子 枳壳（各一钱） 菖蒲（五分）

水煎灌之，听其自卧，醒来前症如失。

《辨证录·呆病门》

**按语：**《景岳全书》所载还神至圣汤，药物由人参、白术、茯神、酸枣仁、木香、天南星、荆芥、甘草、高良姜、附子、枳壳、石菖蒲组成。本方健脾益气、养心安神、化痰解郁、调畅情志，可补可攻，用于治疗情志不遂，渐成痴呆，言辞颠倒，举动失常，或多汗，或善愁者。

### 5. 涤痰清火

惊与痰宜吐，大率行痰为主，用黄连、南星、栝蒌、半夏，寻火寻痰，分多分少，治之无不愈者。分痰与热，有热者，以凉药清其心；有痰者，必用吐药，吐后用东垣安神丸。

《丹溪心法·痫》

不语有心、脾、肾三经之异，又有风寒客于会厌，卒然无音者。大法，若因痰迷心窍，当清心火，牛黄丸、神仙解语丹。

《医学心悟·中风门》

呆病如痴，而默默不言也，如饥而悠悠如失也……实亦胸腹之中，无非痰气。故治呆无奇也,治痰即治呆也。

《石室秘录·禾病》

**按语:** 脑内痰浊的形成,涉及脏腑、气血津液、外感、内伤等,原因众多,机制复杂。宋代严用和认为"人之气道贵乎顺,顺则津液流通,决无痰饮之患"。脑府的代谢产物积蓄于脑内形成痰浊,影响神明之府正常的生理功能。通过消除痰浊,调畅脑脉,畅运气血,可以达到明神益智的目的。痰浊困阻脑府,神机不运,神明蒙昧,出现神志呆滞、智力低下等痴呆的表现。陈士铎《辨证录》认为痴呆主要病机在于肝郁、痰积,治宜开郁逐痰、健胃通气,立有洗心汤、转呆丹、还神至圣汤等。可见,涤除凝集于脑脉之痰,是治疗痴呆的主要方法。

### 6. 针灸治疗

痴呆一症少精神,不识尊卑最苦人。神门独治痴呆病,转手骨开得穴真。神门:在手掌后,高骨陷中。针入三分,灸七壮。应后溪穴。

《扁鹊神应针灸玉龙经·痴呆》

**按语:** 元代王国瑞《扁鹊神应针灸玉龙经》提及针灸治疗痴呆,其手法为"针入三分,灸七壮"。针灸治疗痴呆常以神门为主穴,配以心俞、百会等穴。清代李守先认为"呆痴不识,尊卑骂人"之症,应泻神门,若失志痴呆,取穴为神门、鬼眼、百会、鸠尾、龈交、承浆。

## 【名方临用】

### 七福饮

#### 1. 文献出处

五福饮　凡五脏气血亏损者,此能兼治之,足称王道之最。

人参(随宜,心)　熟地(随宜,肾)　当归(二、三钱,肝)　白术(炒,一钱半,肺)　炙甘草(一钱,脾)

水二钟,煎七分,食远温服,或加生姜三五片,凡治气血俱虚等证,以此为主;或宜温者,加姜、附;宜散者,加升麻、柴、葛,左右逢源,无不可也。

七福饮　治气血俱虚,而心脾为甚者。

即前方加枣仁二钱,远志三五分,制用。

《景岳全书·补阵》

#### 2. 方解

七福饮在五福饮补养五脏气血的基础上,加养血宁心安神之酸枣仁、远志而成。全方重在调养心脾,药用熟地黄滋阴补肾;人参益气养心;炒白术、炙甘草益气健脾;当归养血补肝;远志化痰开窍;酸枣仁养心安神。临床常加鹿角胶、龟甲胶、阿胶、紫河车等血肉有情之品以填精补髓,还可以本方制蜜丸或膏剂以图缓治。

#### 3. 临床应用

药理学研究发现,七福饮对各种痴呆均有一定疗效,其作用机制可能为抑制神经细胞凋亡,降低颅内炎症反应,清除氧自由基和促进胆碱能神经传递等。本方用于气血亏虚、心脾两虚之痴呆。现代临床运用不止于此，研究表明本方对髓海不足型痴呆患者亦有临床疗效。临床应用时以智力、记忆力、计算力明显减退为辨证要点，伴头晕耳鸣、腰膝酸软、步行艰难、舌瘦色淡、苔薄白、脉沉细弱等。七福饮可作为治疗各种证型痴呆的基础方，临床常加鹿角胶、阿胶（烊化）、山茱萸、杜仲、巴戟天补肾填精生髓；加丹参、水蛭祛瘀生新；加石菖蒲、苦杏仁化痰醒神开窍。

## 还少丹

### 1. 文献出处

还少丸　大补本气虚损及脾胃怯弱，心忪恍惚，精神昏聩，气血凝滞，饮食无味，肌瘦体倦，目暗耳聋。

干山药（一两半）　牛膝（酒浸一宿，焙干，一两半）　白茯苓（去皮）　山茱萸　楮实　杜仲（切，焙干）　远味（各半两）　上件为细末，炼蜜入蒸熟、去皮核枣肉和匀，丸如梧桐子大。每服五十丸，空心、食前，温酒精神病俱。

《杨氏家藏方·补益方三十六道》

西川罗赤脚仙还少丹　大补心肾脾胃，一切虚损，神志俱耗，筋力顿衰，腰脚沉重，肢体倦怠，血气赢之，小便昏浊。

（陈晦叔敷文传）干山药　牛膝（酒浸一宿，焙干，各一两半）　山茱萸　白茯苓（去皮）　五味子　肉苁蓉（酒浸一宿，焙干）　石菖蒲　巴戟（去心）　远志（去心）　杜仲（去粗皮，用生姜汁并酒合和，涂炙）

上捣罗为末，炼蜜，入枣肉为丸，如梧桐子大。每服三十丸，温酒盐汤下，日进三服，皆食空时。（如早食并服之无妨）至五日觉有力，十日精神爽健，半月气力稍盛，二十日目明，一月夜思饮食，冬月手足常暖。久服无毒，令人身体轻健，筋骨壮盛，怡悦难老。更看体候加减，如身热加山栀子一两，心气不宁加麦门冬一两，少精神加五味子一两，阳弱加续断一两。常服齿牢，永无瘴疟。妇人服之，姿容光悦，去一切病，治子宫久冷。

《洪氏集验方·还少丹》

治脾肾俱虚，饭食无味，面少精采，腰膝无力，梦遗或少年阳痿等症。杨氏传来还少丹，茱蓣苓地杜牛餐，苁蓉楮实茴巴枸，远志菖蒲味枣丸。（山茱萸肉　山药　茯苓　熟地黄　杜仲　牛膝　肉苁蓉　楮实子　小茴香　巴戟天去骨　枸杞　远志去骨　石菖蒲　五味子，各二两；红枣一百粒，姜煮去皮核，炼蜜丸如梧子大，每服三钱，淡盐汤下，一日两服。此丸功同八味丸，火未大虚者，更觉相宜。）

陈修园曰：此交通心肾之方也，姜附椒桂，热药也，热药如夏日可畏。此方诸品，固肾补脾，温药也，温药如冬日可爱，故时医每奉为枕秘，然真火大衰者，断非此方可以幸效，且柔缓之品，反有减食增呕致泄之虞也。

《时方歌括·补可扶弱》

### 2. 方解

还少丹具有补虚劳、益心肾、生精血的功效，主治心虚肾冷、白浊、梦遗。方中熟地黄、枸杞子、山茱萸滋阴补肾；肉苁蓉、巴戟天、小茴香温补肾阳；杜仲、牛膝、楮实子补益肝肾；茯苓、山药、大枣益气健脾而补后天；远志、五味子、石菖蒲养心安神开窍。如见气短乏力较著，甚至肌肉萎缩，可配伍紫河车、阿胶、续断、鸡血藤、何首乌、黄芪等以益气养血。

**3. 临床应用**

还少丹可用于治疗脾肾不足、精血亏虚、髓海失养等导致的虚劳诸症,全方具有温肾健脾、填精生髓的功效,临证加减,适用于各种证型的痴呆患者。国医大师郭子光教授治疗痴呆时,治疗前期在辨证运用中药汤剂的基础上,加用成药还少丹口服;随着患者症状的改善,单用还少丹对患者进行长期治疗,获得了较理想的临床疗效。本方现代临床多用于痴呆,症见记忆减退,计算力下降,口齿含糊,词不达意,伴气短懒言,舌质淡白,舌体胖大,苔白,脉沉细弱。

## 【医案医话】

金(六九)初起神呆遗溺,老人厥中显然,数月来夜不得寐,是阳气不交于阴。勿谓痰火,专以攻消,乃下虚不纳。议与潜阳。

龟腹甲心　熟地炭　干苁蓉　天冬　生虎胫骨　淮牛膝　炒杞子　黄柏

《临证指南医案·中风》

脉络舌本,又主四末。脾经素有之痰,为寒所遏,上行舌本则不言,下注四末则痛痹,内阻心胞则形神呆钝,外阻阳气则四肢冷清。现在脉象小滑,寒痰正盛,必得温通经络,以使痰消寒化乃妥。

苏合香丸(一粒)　用竹沥五钱,姜汁一匙,隔滚水炖温溶服。

《叶天士曹仁伯何元长医案·曹仁伯医案》

**按语:**清代陈士铎《石室秘录》总结痴呆神明不清的病机为"痰势最盛,呆气最深"。老年人是痴呆发病的主要人群,随着年龄增长,机体正气日渐亏虚,脾肾不足,气化功能偏衰,津液运行迟缓,易津聚为痰,闭阻脑窍。"病痰饮者,当以温药和之",本案以苏和香丸芳香开窍,辟秽化浊,正和温通开窍之旨。

一痰症,曾有人病痴,寸脉不起,脚冷,关脉沉洪,此阳气为痰所闭,宜升、宜降、宜开。用紫苏、陈皮、半夏、赤芍、赤苓、枳壳、干葛、石菖蒲、远志、人参之类。其病欲言而讷,但手指冷。(冷字疑误,或者物字,或者空字。此心系、脑络、脊髓之间有瘀痹之脉,阻其神机不能灵转也。属血,加桃仁、丹参;属痰,加如下方。)此乃痰闭阳气之病,治宜归脾汤去枣仁、圆眼、黄芪,加石菖蒲、远志、半夏,一补一开一行,后用全料归脾汤,久自愈。

病患久虚,内有宿积旧痰,用参、术补之,久乃吐出臭痰,或绿色痰,当不治。盖积之久,而脾胃虚极不运,故郁臭耳。(此症有因蛮补而然者,或可治,或不治,须别视见证决之。)

《慎柔五书·师训》

**按语:**痴呆的病因病机包括虚实两端,特点为虚实夹杂。《慎柔五书》指出此人"寸脉不起,关脉沉洪",阳气为痰所闭,阳气不达,鼓动无力,则寸脉不起;痰阻气机,痰气胶着,则关脉沉洪。脉象符合虚实夹杂之病因病机,有是证故有此脉。古代医籍有关痴呆的脉诊记载较少,痴呆脉象无外乎虚实两端。

## 【食治备要】

### 铁瓮先生琼玉膏

此膏填精补髓，肠化为筋，万神具足，五脏盈溢，髓实血满，发白变黑，返老还童，行如奔马……服之十剂，绝其欲，修阴功，成地仙矣。一料分五处，可救五人痈疾，分十处，可救十人劳疾。修合之时，沐浴至心，勿轻示人。

新罗参（二十四两，去芦） 生地黄（一十六斤，汁） 白茯苓（四十九两，去黑皮） 白沙蜜（一十斤，炼净）

上件，人参、茯苓为细末，蜜用生绢滤过，地黄取自然汁，捣时不用铜铁器，取汁尽，去滓，用药一处拌和匀，入银石器或好磁器内封，用净纸二三十重封闭，入汤内，以桑柴火煮三昼夜。取出，用蜡纸数重包瓶口，入井口去火毒一伏时。取出再入旧汤内煮一日，出水气，取出开封，取三匙作三盏……每日空心，酒调一匙头。

### 服远志

《抱朴子》云：陵阳仲子服远志二十年，有子三十人，开书所见，便记不忘。

### 服菖蒲

《神仙服食》：菖蒲寻九节者，窨干百日，为末，日三服。久服聪明耳目，延年益寿。

《饮膳正要·神仙服食》

### 鲤鱼脑髓粥方

鲤鱼脑髓一作二两。粳米三合。

上煮粥，以五味调和，空腹食之。

《养老奉亲书·食治老人耳聋耳鸣诸方》

**按语：**《灵枢·平人绝谷》云："神者，水谷之精气也"。历代医家常通过食疗健脑益智。古籍中可见多种具有益气强志、聪耳明目功效的食物，例如马心、雁脂、鱼肉、干枣、鸡头子、葡萄、桑椹等。

## 【养生保健】

少思、少念、少欲、少事、少语、少笑、少愁、少乐、少喜、少怒、少好、少恶，行此十二少，养生之都契也。多思则神殆，多念则志散，多欲则损志。

《养性延命录·教诫》

**按语：**情志过极可引起记忆力的减退，因此，应节制欲望以避免损智。清代《辨证录》云："然而呆病之成，必有其因，大约其始也，起于肝气之郁。"因此，老年痴呆患者需注意调畅情志，以使肝气条达，气机调畅，心神内守。另外，明代徐春甫在《古今医统大全》中提出的养人之精、气、神的七法也可供参考，具体为：一者少言语，养内气；二者戒色欲，养精神；三者薄滋味，养血气；四者咽津液，养脏气；五者莫嗔怒，养肝气；六者美饮食，养胃气；七者少思虑，养心气。

四肢才觉重滞，即导引、吐纳、针灸、膏摩，勿令九窍闭塞。

《金匮要略·脏腑经络先后病脉证》

食酸损智,食苦耗神。

《活幼口议·议食忌》

**按语**:"法于阴阳,和于术数"是中医养生的重要原则。"阳气者,静则养神,柔则养精",形体的动静预示着身体阳气的盛衰,而阳气盛衰关系着精、气、神的衰旺存亡,也关系着脑窍功能与神机的启闭。形体动则脾胃健运、精气周流,生命力旺盛而不衰,脑窍通利,智意灵活。五禽戏、八段锦、太极拳等中医传统功法锻炼都是动形养生的代表,老年人可以视个人身体情况自行选练。同时要注意营养均衡,避免偏食也是防止痴呆的方法之一。

# 老年胃痞

胃痞又称痞满,是以自觉心下痞塞,触之无形,按之柔软,压之不痛为主要症状的病证。临床主要表现为上腹胀满不舒。老年人中气虚弱,不能运化精微或饮食停滞,导致脾胃升降失职,气机不畅,易发胃痞。西医学中的慢性胃炎、胃下垂和功能性消化不良等,可参照本病辨证论治。《内经》称胃痞为"痞""满""痞塞""痞膈"等,认为其病因是饮食不节、起居不适和寒气为患。汉代张仲景首提痞满病名,并提出辛开苦降的消痞大法,创制诸泻心汤。元代朱丹溪《丹溪心法》曰"痞者,与否同,不通泰也",进一步明确了痞塞之病机。李东垣《兰室秘藏》所载辛开苦降、消补兼施的消痞丸、枳实导滞丸均为后世治痞良方。明代张景岳《景岳全书》将痞满分为虚实两端,认为"无物无滞而痞者,虚痞也;有胀有痛而满者,实满也;无胀无痛而满者,虚满也",并提出"实痞实满者,可消可散,虚痞虚满者,非大加温补不可"的观点,为后世辨证论治提供了参考。

## 【病名钩玄】

太阳之复,厥气上行,水凝雨冰,羽虫乃死,心胃生寒,胸膈不利,心痛否满。

《素问·至真要大论》

若心下满而硬痛者,此为结胸也。……但满而不痛者,此为痞。

脉浮而紧,而复下之,紧反入里,则作痞,按之自濡,但气痞耳。

《伤寒论·辨太阳病脉证并治》

否者,塞也,言腑脏否塞不宣通也。

《诸病源候论·痞噎病诸候·八否候》

痞与否同,不通泰也,谓精神荣卫、血气津液,出入流行之纹理闭密而为痞也。

《素问玄机原病式·六气为病》

痞者,痞塞不开之谓;满者,胀满不行之谓,盖满则近胀,而痞则不必胀也。

《景岳全书·杂证谟·痞满》

痞者,心下痞满而不能食是也。仲景云:满而不痛为痞,满而痛为结。〔垣〕夫痞者,心下满而不痛是也。

《医学纲目·脾胃门》

胸满而不痛者为痞,关脉沉,心下满而不硬,按之不痛,名曰痞。

《古今医统大全·伤寒门》

痞则闭而不开,满则闷而不舒。病在胸膈气分,而外不胀急,但不知饥,不欲食。

《类证治裁·痞满论治》

否满与胀满不同,胀满则内胀而外亦有形。痞满则内觉满塞而外无形迹。

《证治汇补·胸膈门》

**按语：** 胃痞以自觉胃脘部胀满为主，医者查而外无胀急之形，按之或濡或硬，压之不痛或微痛闷胀。其在《内经》中有"否""否膈""痞""心下否（痞）""中满""心下满"等不同称谓。"痞"，即阻塞不通，"满"，即闷塞不畅，二者合而论之，但不同于"不通则痛"之论。《伤寒论》指出"痞"临床表现为心下但满不痛，以此与结胸区别；病机为脏腑痞塞不通。痞为身体所处的特殊状态，其要点以"满闷不舒"为主，但临床上常因中焦不运，水谷不消，痰饮冷积而伴见疼痛、胀满不能食或食后加重等表现，临床过程中当辨别轻重主次。

## 【病因病机】

### 1. 虚邪外感

岁土太过，雨湿流行，肾水受邪。民病腹痛，清厥，意不乐，体重，烦冤……饮发中满，食减，四肢不举。

《素问·气交变大论》

地乃藏阴，大寒且至，蛰虫早附，心下否痛。

《素问·五常政大论》

伤寒，表里俱热，下证未全，法当和解。误下之早，则成痞。心下痞满而不痛，按之软虚也。

《伤寒直格·痞》

夫八痞者，荣卫不和，阴阳隔绝，而风邪外入，与卫气相搏，血气壅塞不通，而成痞也。

《诸病源候论·痞噎病诸候·八痞候》

腹胀者，由阳气外虚，阴气内积故也。阳气外虚，受风冷邪气；风冷，阴气也。冷积于腑脏之间不散，与脾气相拥，虚则胀，故腹满而气微喘。

《诸病源候论·腹痛病诸候·腹胀候》

外感风寒，内伤生冷，心腹痞闷。

《普济方·伤寒门》

诸痉强直，积饮，痞隔中满，霍乱吐下，体重，胕肿肉如泥，按之不起，皆属于湿。

《素问玄机原病式·六气为病》

虚寒之痞，凡过于忧思，或过于劳倦，或饥饱失时，或病后脾气未醒，或脾胃素弱之人，而妄用寒凉克伐之剂，以致重伤脾气者，皆能有之，其证则无胀无闷，但不知饥，亦不欲食。

《景岳全书·杂证谟·痞满》

**按语：** 胃痞病位在胃，脾为太阴湿土之脏，恶湿；胃为阳明燥土之腑，喜润。虚邪贼风，四时邪气，从口鼻皮肤而入，肺经环循胃口，又因天人相应，同气相求，湿邪常趋脾位，易致脾病。外感六淫邪气，其病变有从表入里者，有外邪直入脾胃者，脾胃受伤，导致脾胃运化不及，内生诸症；升降不及，则中焦气滞，导致痞满。巢元方总结其病因，不外乎内外两端，内为"荣卫不和，阴阳隔绝"，外为"外受风邪"，加之"忧恚气炽，坠堕内损"，引起气机失调，故而形成痞满。临床上常因误诊，伤寒表实证汗法使用不当,或误用吐下,脾胃受损,表邪内陷,正虚邪实,寒热错杂,中焦气机滞而不通导致痞闷不舒。

## 2. 痰食论

甘者令人中满。

《素问·奇病论》

服散而饮过度,将适失宜,衣浓食温,则饮结成痰癖。其状:痰多则胸膈痞满,头眩痛;癖结则心胁结急是也。

《诸病源候论·解散病诸候·解散痰癖候》

此由痰水积聚,在于胸腑,遇冷热之气相搏,结实不消,故令人心腹痞满,气息不安,头眩目暗,常欲呕逆,故言痰结实。

《诸病源候论·痰饮病诸候·痰结实候》

治因忧气,食湿面,结于中脘,腹皮底微痛,心下痞满,心不思饮食,食之不散,常常痞气。

《内外伤辨·辨内外饮食用药所宜所禁》

《素问》曰:积聚、留饮、痞隔、中满、湿积、霍乱吐下、癥瘕坚硬腹满,皆太阴湿土,乃脾胃之气积聚之根也。……痞者,不通。隔者,阻也。中满者,湿,为积。

《黄帝素问宣明论方·积聚门·积聚总论》

恶食者,心下痞闷,见食恶食,甚则恶闻食臭。不能食者,心下不痞满,自不能食。饥不欲食者,心下自不嗜食,若饥状。

《医述·饮食》

**按语:** 饮食入胃,游溢精气,上输于脾。偏食辛辣生冷,过食肥甘厚味,饮食失于节制,导致脾胃受损,运化失常,精微不生,聚湿生痰,湿阻中焦,或痰浊壅塞中焦,症见痞满不舒,伴纳差、呃逆、嗳气或嗳腐吞酸等。

## 3. 七情论

阳气上而不下曰痞,阴气下而不上亦曰痞。……痞格者,谓阴阳不相从也。

《华氏中藏经·阴阳痞格论》

怒气暴伤。肝气未平而痞。

《景岳全书·杂证谟·痞满》

弦数者有寒饮,沉弦者悬饮内痛。他如腹痛鼓胀,胃反胸痹,癥瘕畜血,中暍伤风,霍乱滞下,中气郁结,寒热痞满等病,种种皆有弦脉。总由中气少权,土败木贼所致。

《诊宗三昧·师传三十二则》

七情不快,郁久成病。或为虚怯,或为噎膈,或为痞满,或为腹胀,或为胁痛。

《证治汇补·内因门·郁症》

**按语:**"怒则气上""思则气结"。《素问》概述了七情变化所导致的气机失常的表现。肝主疏泄,脾胃的正常运化依赖于木之条达,若郁怒伤肝,肝气郁滞不通,乘犯脾胃,可致肝脾不调或肝胃不和;忧思过度则伤脾,郁久成病,水谷不纳,精微不化,发为痞病。刘完素认为:"郁而不散为壅,必宣以散之,如痞满不通之类是矣。攻其里,则宣者上也,泄者下也。"清代龚伟重视情志致病,主张在治疗此病中要注意患者心情的调养，与现代医学中多种情志病防治策略不谋而合。

### 4. 虚证论

阴气盛于上则下虚，下虚则腹胀满。

《素问·厥论》

藏寒生满病。

《素问·异法方宜论》

……脐以下皮寒。胃中寒，则腹胀；肠中寒，则肠鸣飧泄。

《灵枢·师传》

太阴有余，病肉痹寒中；不足，病脾痹。滑则病脾风疝，涩则病积，心腹时满。

《素问·四时刺逆从论》

经云：太阴所至为痞满。《保命集》曰：脾不能行气于肺胃，结而不散，则为痞。

《类证治裁·痞满论治》

病在内太过，则令人四肢沉重，语言謇涩；不及，令人中满不食，乏力，手足缓弱不遂。

《华氏中藏经·论脾脏虚实寒热生死逆顺脉证之法》

虚劳损伤，血气皆虚，复为寒邪所乘，腑脏之气不宣发于外，停积在里，故令心腹否满也。

《诸病源候论·虚劳病诸候·虚劳心腹痞满候》

虚劳之人，气弱血虚，荣卫不足，食饮入胃，不能传化，故中气痞塞，胃胀不通，使人心腹痞满也。

《普济方·虚劳心腹痞满》

或多食寒凉，及脾胃久虚之人，胃中寒则胀满，或脏寒生满病。

《兰室秘藏·中满腹胀门·中满腹胀论》

**按语：** 李东垣认为脾土位居中央，若"饮食不节则胃病"，"形体劳役则脾病"，脾为后天之本，百因易致脾胃病生，又"喜怒忧恐，损耗元"，"下之太过，亦作痞满"。虚痞除了自觉满闷不舒外，局部触之无物，压之无疼痛，《华氏中藏经》描述"脾病，其色黄，饮食不消，心腹胀满，身体重，肢节痛"。可见，虚痞同时伴随脾胃虚弱证的表现，如消瘦、面黄、食少、疲乏、便溏、身重等；张景岳言："脾脉入腹……涩因脾弱，故病脾积，及心腹时满。"此言为因脾弱而致心腹满闷之虚痞。因饮食、劳倦或药石导致脾胃虚弱，无以推动气行，滞留中焦而生满病。虚痞，应当温补治之，但临床中我们常常会遇到真虚假实之象，如辨证失当，易致"虚虚实实"之误。正气亏虚，不能御邪，同时病理产物内生，常因虚致实，分论如下。

（1）脾胃虚弱，邪热阻滞：张仲景《伤寒论》第149条云："伤寒五六日，呕而发热者，柴胡汤证具，而以他药下之，柴胡证仍在者，复与柴胡汤……若心下满而不痛者，此为痞，柴胡不中与之，宜半夏泻心汤。"选文中辨病辨证本当为柴胡汤证，宜和解少阳，若因误诊误治，或患者素体本虚，使用下法，误下伤中，因而内虚，加之邪热乘虚内陷入里，盘踞于中焦，气机痞塞不通，而出现痞满不舒的症状。治疗不可见虚补虚，见热清热，证为虚实夹杂，寒热相兼，治疗处方当以阴阳并调，寒温并用，临床上应适时灵活变通。

（2）脾胃虚弱，水饮不化：患者平素脾胃虚弱或者因病致虚，水饮内停，复因治疗不当，进一步损伤脾胃，外邪乘机内陷，寒热互结于心下而见痞满。如《伤寒论》见"伤寒汗出，解之后，胃中不和，心下痞硬，干噫食臭，胁下有水气，腹中雷鸣，下利者"，这里不言"心下痞"而言"心下痞硬"是强调症状程度之重，"硬"不同于"痛"，更偏向于"坚""紧"之义，可以理解为局部按之不软，治疗当选方生姜泻心汤，以调和胃气，宣散水气，进而达到消除痞满的目的。张从正认为"人病停饮，或因夏月伤冷……医者不可以为脾衰而补之，则痞者更痞，满者更满"，强调痞满因由土郁，主张攻邪，疏郁培土。

（3）痰浊内阻，胃虚气逆：中气不足，最易生痰化饮。脾胃运化失常，痰浊内聚，停于中焦，气机不畅，因而见心下痞硬；又有胃气虚，上逆则嗳气不止。故选方用旋覆代赭汤，虚实兼顾，既补虚和胃，又消痰化饮，则痞满自解。

## 【诊法析要】

夫脉者，血之府也。长则气治，短则气病，数则烦心，大则病进，上盛则气高，下盛则气胀。

胃脉实则胀，虚则泄。

《素问·脉要精微论》

脉浮而紧，而复下之，紧反入里，则作痞。按之自濡，但气痞耳。

心下痞，按之濡，其脉关上浮者……

《伤寒论·辨太阳病脉证并治》

诸否者，荣卫不和，阴阳隔绝，腑脏否塞而不宣通，故谓之否。但方有八否、五否或六否，以其名状非一，故云诸否。其病之候，但腹内气结胀满，闭塞不通，有时壮热，与前八否之势不殊，故云诸否。

《诸病源候论·痞噎病诸候》

浮为在表，为风（应人迎），为气（应气口），为热，为痛，为呕，为胀，为痞，为喘，为厥，为内结，为满不食……紧为寒，为痛（头骨肉等），为咳，为喘，为满。洪为胀，为满，为痛，为热，为烦。

《三因极一病证方论·七表病脉》

细为气血俱虚，为病在内，为积，为伤湿，为后泄，为寒，为神劳，为忧伤过度，为腹满。数为热，为虚，为吐，为痛，为烦渴，为烦满。虚为寒，为虚，为脚弱，为食不消化，为伤暑。革为满，为急，为虚寒相搏，妇人半产漏下。

《三因极一病证方论·九道病脉》

微为气痞。寸口脉微，上焦寒气痞结。关脉微，胃中寒，心下痛，然。尺脉微，小腹有寒积聚。左右微皆为气痞也。

《太平圣惠方·辨七表八里脉法》

《脉经》曰：痞，脉浮紧而下之，紧反入里，因作痞。脉濡而弱，弱反在关，濡反在颠，微反在上，涩反在下。微则阳气不足，涩则无血，阳气反微，中风汗出，而反躁烦，涩则无血,厥而且寒,阳微不可下,下之则心下痞坚。右关脉多弦,弦而迟者,必心下坚(此肝木克脾土,郁结涩闭于脏腑,气不舒则痞。)

《医学正传·痞满》

痞者,痞塞不开之谓;满者,胀满不行之谓,盖满则近胀,而痞则不必胀也。所以痞满一证,大有疑辨,则在虚实二字。凡有邪有滞而痞者,实痞也;无物无滞而痞者,虚痞也。

实痞实满者,可散可消;虚痞虚满者,非大加温补不可,此而错用,多致误人。

《景岳全书·杂证谟·痞满》

胸满而不痛者为痞,关脉沉,心下满而不硬,按之不痛,名曰痞。

《古今医统大全·伤寒门》

脉弦急而滑,胸骤痞,乃肝气与食滞所成,为实;脉弦,或沉涩,或虚大无力,气口为甚,此脾胃受伤为虚,寸口脉沉滑迟滑,为有滞。

《类证治裁·痞满论治》

**按语:**胃痞脉象独特,因寒热虚实而变化,张仲景描述为"心下痞,按之濡""其脉关上浮",刘渡舟教授认为,"心下即胃之上脘……为上下交界,气机升降的交通要道",可见其变尤其影响气机,气常动,其变多样。"濡"即"软",《濒湖脉学》言:"濡脉,极软而浮细,如帛在水中,轻手相得,按之无有,如水上浮沤。"濡主血虚之病,又为伤湿,乃指脾胃亏虚为本,或如外伤湿邪,"其脉关上浮",关脉左候脾胃,右候肝,浮主阳表或劳极。这里"关上浮",是为中焦热结、痰阻或食滞,致中焦气机不畅,或如肝气郁结,气机壅塞,发为痞满。

## 【辨证论治】

先热而后生中满者,治其标。……先病而后生中满者,治其标。先中满而后烦心者,治其本。

《素问·标本病传论》

### 1. 泻实

（1）消食和胃

中满者,泻之于内。

《素问·阴阳应象大论》

脾热病者,先头重,颊痛,烦心,颜青,欲呕,身热,热争则腰痛不可用俯仰,腹满泄,两颌痛。甲乙甚,戊己大汗,气逆则甲乙死。刺足太阴阳明。

《素问·刺热》

胃疟者,令人且病也,善饥而不能食,食而支满腹大,刺足阳明太阴横脉出血。

《素问·刺疟》

伤饮者,无形之气也,宜发汗,利小便,以导其湿;伤食者,有形之物也,轻则消化,或损其谷……重则方可吐下。

《脾胃论·饮食伤脾论》

橘皮枳术丸　治老幼元气虚弱,饮食不消,脏腑不调,心下痞闷。

枳实（麸炒去瓤）　橘皮（以上各一两）　白术（二两）

上件为细末，荷叶烧饭为丸，如梧桐子大，每服五十丸，温水送下，食适。夫内伤用药之大法，所贵服之强人胃气，令胃气益厚，虽猛食、多食、重食而不伤，此能用食药者也，此药久久益胃气，令不复致伤也。

《脾胃论·橘皮枳术丸》

保和丸　治一切食积。

山楂（六两）　神曲（二两）　半夏　茯苓（各三两）　陈皮　连翘　萝卜子（各一两）

上为末，炊饼丸如梧子大。每服七八十丸，食远白汤下。此方消食和胃，治脘腹痞满，嗳腐吞酸之症，为治疗食积痞满之名方。

《丹溪心法·积聚痞块》

有饮食痰积不运为痞者。六君子加山楂、谷芽。有湿热太甚。土来心下为痞者。分消上下。与湿同治。或黄连泻心汤。……饮食不消。或食冷物成痞者。宜温中化滞。

《证治汇补·胸膈门》

**按语：**《素问·太阴阳明论》云："饮食不节，起居不时者，阴受之。……阴受之则入五脏。……入五脏则䐜满闭塞。"叶天士指出："纳食主胃，运化主脾，脾宜升则健，胃宜降则和。"《素问·痹论》曰："饮食自倍，肠胃乃伤。"若饮食不节，过食酒肉油腻之品，食饮内停，升降失调，则气机壅塞，胃腑失和，故见脘腹胀满，甚则疼痛。治当消食和胃，进而食积得化，脾胃调和，热清湿去，诸症可愈。胃痞病一般病程长，以兼夹症状甚多，也可由多种疾病引起本病，在治疗中运用"治病分合论，必求因论治"意义深远。

（2）清热化湿

病者脉伏，其人欲自利，利反快，虽利心下续坚满，此为留饮欲去故也，甘遂半夏汤主之。

《金匮要略·痰饮咳嗽病脉证并治》

太阳少阳并病，脉浮紧，而下之，紧反入里，则作否。否者，心下满也。病发于阴者，不可下，下之则心下否，按之自濡，但气否耳，不可复下也。

《诸病源候论·伤寒病诸候·伤寒心否候》

南海地气暑湿，人多患胸中痞滞，故常啖槟榔，日数十口。

《宋朝事实类苑·南海啖槟榔》

治心实热，心下痞满，身重发热，干呕不安，腹中雷鸣，泾溲不利，水谷不消，欲吐不吐，烦闷喘急。

黄连（去毛，二两）　半夏（汤洗七次，三两）　黄芩　甘草（炙）　人参（各一两）　干姜（炮，一两半）

上为锉散。每服四大钱，水两盏，枣三枚，煎七分，去滓服。并治霍乱。

《三因极一病证方论·心小肠经虚实寒热证治》

治时气饮水过多，心下痞硬痛方。芫花（半斤）。上以醋拌令匀，浥浥以慢火炒热，用帛裹熨之，冷即更炒，以效为度。

《太平圣惠方·治时气心腹痞满诸方》

治老人夏多冷气发动，胸膈气滞噎塞，脾胃不和，不思饮食，豆蔻散。

草豆蔻(四两,以姜四两炒香为度,和姜用) 大麦柏子(十两,炒黄) 神曲(四两,炒黄) 杏仁(四两,去尖炒熟) 甘草(四两,炙) 干姜(二两,炮)

上为末,每服一钱,如茶点之不计时候服。

《养老奉亲书·夏时用药诸方》

三阴三阳之标本,治各不同,有用寒药而为热痞,大黄黄连之类也;有用寒热药,阴与阳不利而痞,大黄黄连加附子之类也;有用辛热药多而寒药少者,阴盛阳虚而痞,半夏甘草生姜泻心三方之类。泻心汤者,非泻心火之热,泻心下之痞也。通而论之,其药阳多阴少。盖病发于阴而得之,大黄黄连泻心汤独为阴。心下痞而脉疾一证,桂枝从用,从太阳浮弱所变。余皆阴阳杂用。

《古今医统大全·痞满门》

因七气所伤,结滞成疾,痞塞满闷,宜四七汤,或导痰汤加木香半钱,或下来复丹;因冷气滞停中脘,痞塞,并可用挝脾汤加丁香,或丁沉透膈汤;因伤食痞塞,见诸伤门伤食证;气虚上逆,遂成痞塞而疼者,六磨饮,吞黑锡丹;若痞塞服诸药不效,大便不甚通者,宜感应丸,加巴豆或半硫丸,备急丸,木香槟榔丸通之。

《秘传证治要诀及类方·诸气门》

**按语:**《景岳全书》指出:"痞满一证,大有疑辨,则在虚实二字,凡有邪有滞而痞者,实痞也;无物无滞而痞者,虚痞也。有胀有痛而满者,实满也;无胀无痛而满者,虚满也。"脾为生痰之源,乃运化水湿的重要脏器,性喜燥而恶湿。湿邪重浊黏滞,其性趋下,为阴邪,易使脾的升清功能受损。湿热中阻,气滞不行,脾失健运,胃失和降,可见脘腹胀闷不舒。《兰室秘藏》曰:"湿热郁于内而胀满者。"清热除湿,俾湿热去,脾胃调和,中州健旺,则气机升降出入平衡而调和通畅。

## 2. 补虚

脾病者……虚则腹满肠鸣,飧泄食不化,取其经,太阴阳明少阴血者。

《素问·脏气法时论》

厚朴温中汤 治脾胃虚寒,心腹胀满,及秋冬客寒犯胃,时作疼痛……沉香温胃丸,治中焦气弱,脾胃受寒,饮食不美,气不调和,脏腑积冷,心腹疼痛,大便滑泄,腹中雷鸣。

《内外伤辨惑论·肺之脾胃虚方》

一虚寒之痞……治宜温补,不可行滞;一饮食偶伤,致为痞满者,当察其食滞之有无而治之……一实滞之痞,当察其所因而治之……一外邪之痞……治此者,但解外邪,而或散或消,或温或补,邪去则胃口自和,痞满自去。

《景岳全书·杂证谟·痞满》

中满者勿食甘,不满者当食之。如自觉满,而外无胀急之形,乃痞也,是不满也,当以甘而撑柱之。

《玉机微义·心下痞满门》

内伤元气而痞满者,宜大补气也。

《万病回春·痞满》

塞者,因其塞而塞之也,如人气虚中满是也。凡人气虚,多不能食,食则倒饱,人以为多食之故,以香砂、枳实等丸消导之。其初未尝不少快,久则腹饱,又消之,久久不已,必变成中满之症矣。

《石室秘录·塞治法》

中满之宜辨上下也。既曰中满矣,似于病不在上,病在下矣。不知中满,中宫似满也,非肺气之虚以成满,即肾气之虚以成满也。

《辨症玉函·中满》

**按语:** 脾胃气机升降有序,则纳运相济,化生气血,其纳化升降于中央,使气机运转,精气通达。若脾胃虚弱,中气不足,气机升降无力,运化失司,壅而成痞。治当补气健脾、调理气机,虚可补,滞可行,共奏健脾益气、和胃降逆之效,调理中焦气机使脾气得升、胃气得降,脾胃气机升降如常,从而治愈中焦痞满之证。

本病治疗常用四君子汤加减,无论寒热补泻,先培中土,使药气四达,则周身之机运流畅,水谷之精微敷布。本病的主要病机是脾胃虚弱,导致脾胃升降失常,气机阻滞。病理变化主要为虚实夹杂、邪正交错。因此,此时期治疗本病用药以补益为主,兼以行气、化痰、解郁等。

### 3. 调畅气机,平调阴阳

伤寒五六日,呕而发热者,柴胡汤证具,而以他药下之,柴胡证仍在者,复与柴胡汤,此虽已下之,不为逆,必蒸蒸而振,却发热汗出而解。……但满而不痛者,此为痞,柴胡不中与之,宜半夏泻心汤。

伤寒发热、汗出不解、心中痞硬、呕吐而下利者,大柴胡汤主之。

《伤寒论·辨太阳病脉证并治》

皆聚结成痞块,随所生所成之日,分推而究之,皆喜怒忧思,胜克所克,相因相感。……亦当随其脏气而平治之,所谓虚实补泻,太过不及,以经调治。

《三因极一病证方论·胀满证治》

心下痞,须用枳实、炒黄连。如禀受充实,面苍骨露,气实之人而心下痞者,宜枳实、黄连、青皮、陈皮、枳壳;如禀受素弱,转运不调,饮食不化,而心下痞者,宜白术、山楂、曲糵、陈皮;如肥人心下痞者,乃是湿痰,宜苍术、半夏、砂仁、茯苓、滑石;如瘦人心下痞者,乃是郁热在中焦,宜枳实、黄连、葛根、升麻;如食后感寒,饮食不化,心下痞,宜藿香、草豆蔻、吴茱萸(三两,汤浸煮少时)、砂仁(八两);痞挟血成窠囊,用桃仁、红花、香附、大黄之类。

《丹溪心法·痞》

盖阴伏阳蓄,治用香砂养胃汤、加减枳壳丸,调养脾胃,使心肺之阳下降,肝肾之阴上升而成天地交泰,是无病也。

《万病回春·痞满》

**按语:**《金匮要略》曰"见肝之病,知肝传脾",脾胃升降失司、中焦气机阻滞,病位在胃,与肝、脾密切相关。《杂病源流犀烛》称"痞满,脾病也,本由脾气虚,及气郁运化,心下痞塞满"。脾胃升降失司,气机壅滞中焦,病发痞满,强调以脾胃为本,气机通畅为要。气机多与厥阴肝相关,肝为刚脏,将军之官,体阴而用阳,体阴者即肝藏血,以血为体也,用阳者即肝以气为用,而有疏泄之能,肝主藏血而内寄相火,性喜条达恶抑郁,功擅疏泄。肝的疏泄功能是脾胃气机疏通畅达,脾升胃降的重要条件。本病病程长,病因病机复杂多变,"调畅气机,平调阴阳"原则符合本病特点,在扶正的同时给予祛邪,如行气化滞、清热化痰、祛湿消食等。

## 【名方临用】

### 泻心汤

#### 1. 文献出处

心下痞,按之濡,其脉关上浮者,大黄黄连泻心汤主之。

《伤寒论·辨太阳病脉证并治》

心气不足,吐血,衄血,泻心汤主之。

泻心汤方

大黄(二两) 黄连 黄芩(各一两)

上三味,以水三升,煮取一升,顿服之。

《金匮要略·惊悸吐衄下血胸满瘀血病脉证治》

#### 2. 方解

泻心汤是张仲景清热泻火的经典代表方剂。方中大黄泻火消痞,导热下行,黄连清泻心火,兼泻中焦之火,黄芩清上焦之火。本方妙在大黄之苦寒通降以止血,使血止而不留瘀。大黄、黄连、黄芩都是苦寒、性阴沉降之品,浓煎则直趋于下,故仲景"以麻沸汤二升渍之",并强调"须臾绞去渣",恐其久煎助苦寒趋下。

#### 3. 临床应用

泻心汤泻火解毒,燥湿泄痞,用于邪火内炽,迫血妄行所致之吐血、衄血等;或湿热内蕴之黄疸,见胸痞烦热;或积热上冲而致目赤肿痛,口舌生疮;或外科疮疡,见有心胸烦热、大便干结者。清代医家唐容川曰:"方名泻心,实则泻胃,胃气下泄,则心火有所消导,而胃中之热气,亦不上壅,斯气顺而血不逆矣。"本方为治疗火热旺盛,迫血妄行,而致吐血、衄血之良方。临床上应注意阳虚失血、脾不统血者,忌用本方。

### 连朴饮

#### 1. 文献出处

如劳役于长途田野之间,则暑邪自外而入,所谓热地如炉,伤人最速,宜白虎汤、六一散之类,甘寒以清之;或安享乎醇酒膏粱之奉,则湿热自内而生,所谓厚味腊毒,不节则嗟,宜栀豉汤、连朴饮之类苦辛以泄之。

制厚朴(二钱) 川连(姜汁炒) 石菖蒲 制半夏(各一钱) 香豉(炒) 焦栀(各三钱) 芦根(二两)

《随息居重订霍乱论·热证》

#### 2. 方解

连朴饮专为湿热蕴伏,清浊相干,湿热并重之证而设。方中黄连清热燥湿,和胃消痞,芦根清热止呕除烦,制厚朴宣畅气机,化湿行滞,制半夏降逆和胃止呕,焦栀子清心泻火,石菖蒲化湿醒脾,淡豆豉(炒)宣郁止烦。诸药配伍,清热祛湿,理气和中,清升浊降,则湿热去、脾胃和而吐泻止。

### 3. 临床应用

连朴饮清热化湿、理气和中，是治疗湿热并重的常用方剂。湿热中阻，脾胃升降失职，浊气不降则吐，清气不升则泻，气机不畅则胸脘烦闷；湿热下注，则小便短赤；舌苔黄腻，脉滑数乃湿热内蕴之征。临床应用以吐泻烦闷，小便短赤，舌苔黄腻，脉滑数为辨证要点。常用于急性胃肠炎，肠伤寒、副伤寒等属湿热并重者。若腹泻较著者，可加薏苡仁、茯苓、车前子以渗湿止泻；胸脘胀甚者，可加草果、白蔻仁以理气消胀。

## 【医案医话】

某(四一)，恶寒泄泻悉减，胸脘仍闷，余暑未尽，胃气未苏故耳。

大麦仁(四钱) 佩兰叶(三钱) 新会皮(一钱) 半夏曲(炒，钱半) 金斛(钱半) 茯苓(三钱)

张(五二)，胃寒涌涎，中痞。

泡淡吴萸 干姜 茯苓 半夏 橘红 川楝子

《临证指南医案·痞》

滑伯仁治一人，苦胸中痞满，愦愦若怔忡状，头目昏痛，欲吐不吐，忽忽善忘，时一臂偏痹。脉之，关以上溜而滑，按之沉而有力。曰：积饮滞痰，横于胸膈。盖得之厚味醇酒，肥腻炙煿，蓄热而生湿，湿聚而痰涎宿饮皆上甚也。王冰云：上甚不已，吐而夺之。但冬月降沉之令，未可行此法。乃候至春日晴朗，以药探吐之，大吐异色痰如胶饴者三四升，一二日更吐之三四次，则胸中洞爽矣。

《古今医案按·痞满》

一妇人，性沉静多虑，胸膈不利，饮食少思，腹胀吞酸，面色青黄，用疏利之剂。余曰：此脾虚痞满，当益胃气。不信，仍用之，胸膈果满，饮食愈少，余以调中益气加香砂、炮姜渐愈，后以六君、芎、归、贝母、桔梗、炮姜而愈。

《内科摘要·脾胃亏损吞酸嗳腐等症》

**按语：**案例一邪热未尽，胃气未苏，胸脘仍闷，纳食未复。方中以佩兰、陈皮、炒半夏曲、茯苓化湿醒胃，大麦仁养胃苏中，石斛养阴清热和中。全方有化湿醒胃之功，对热病后饮食不佳者用之甚宜。案例二因寒邪客胃导致胃失和降，出现痞满不适，药用吴茱萸、干姜温胃散寒，川楝子行气止痛，茯苓、半夏、橘红化湿醒脾，以通胃阳。案例三因嗜食肥甘厚味，内生痰湿而致痞满欲吐，治疗用探吐之法将胃内容物排出后痞满得消。案例四患者性情多虑，脾虚肝气不舒，胃气不和，药用六君子汤加减，益气健脾，行气解郁消痞满。

## 【食治备要】

### 曲末索饼子方

治老人脾胃气弱，食不消化，羸瘦，举动，多卧。

曲末二两，捣如面。白面五两。生姜汁三两。白羊肉二两，作臛头。

上以姜汁搜曲和面作之,加羊肉臛头,及下酱椒五味,煮熟,空心食之。日一服,常服尤益。

### 羊脊粥方

治老人脾胃气弱,劳损,不下食。

大羊脊骨一具,肥者,捶碎。青粱米四合,淘净。

上以水五升,煎取二升汁,下米煮作粥,空心食之。可下五味常服,其功难及,甚效。

《养老奉亲书·食治养老益气方》

**按语:** 老年人脾胃气弱,水谷不能运化,脾不升清,故见四肢无力、倦怠嗜卧,胃不通降,则纳呆腹胀,食入即吐。治宜健脾和胃、消食化积。曲末索饼子方中神曲甘辛而温,为脾胃之专药,能消食行气,开胃健脾,长于化面食之积,对胃弱谷食不消者尤佳,辅以生姜汁温胃止呕,白羊肉益气暖脾,白面补益脾胃,对脾胃气弱食滞不消者,可获良效。

## 【养生保健】

丁,平日酒肉浊物助阴,脘中凝结有形,此皆阳气流行之处。仲景陷胸、泻心皆治痞结,谓外邪内陷治法。今是内伤,与阳气邪结异例。

荜茇  良姜  乌药  川乌  红豆蔻  香附

《叶天士晚年方案真本·卷上》

葛仙翁开胸诀:治胸痞闷,八字立定,将两手相叉,向胸前往来擦摩,无虑遍数,运气二十四口,又法:以左手用力向左,而右手亦用力随之,头则力向右而目力右视,运气九口,换手同。

《仙传四十九方·葛仙翁开胸诀》

**按语:** 平日酒肉浊物助阴,致脘中凝结有形痞结。方中以荜茇、高良姜、川乌、红豆蔻温中散寒,乌药、香附理气,其中红豆蔻还有醒脾解酒之功。本方对长期过度食用酒肉而形成的痞满有效。葛仙翁是葛洪的三代从祖,其发明的葛仙翁开胸诀可用于治疗胸痞满闷,呼吸不利,同时临床也常配合行气宽中药物治疗。

# 老年胃痛

胃痛又称"胃脘痛"，是以上腹胃脘部近心窝处疼痛为主症的病证。老年患者脾胃亏损，若因饮食不节，或外感邪气，或情志不舒等，更易发生胃痛。西医学中的急性胃炎、慢性胃炎、消化性溃疡、胃痉挛、胃下垂、胃神经官能症等以上腹部胃脘疼痛为主要临床表现的疾病均可参照本病辨治。

《内经》描述了胃痛的症状表现和病位等，张仲景用"心下"代指"胃脘"，提出"按之不痛为虚，痛者为实"的辨证方法，对胃痛的病因病机与治法方药有诸多发挥。巢元方《诸病源候论》首次区分"胃脘痛"与"心下痛"。陈无择《三因极一病证方论》从病因病机、病位特点、治疗方法等角度区别胃脘痛之心痛与真心痛。金元医家对胃脘痛的认识渐趋成熟，张元素《医学启源》首载"胃脘痛"病名，李东垣在《兰室秘藏》中首次将本病列为独立病证，提出本病病位在脾胃。刘完素认为胃痛的基本病机在中焦气结不通，阳气不得下达，则转而上逆相攻，发病常可兼见外邪、郁热、痰饮、食积、血瘀为患，提出了"热郁则闭塞而不通畅也""热甚则痛"等观点。张景岳认为胃脘痛多表现为"食滞、寒滞、气滞"，也有因虫、因火、因痰、因血所致者，但"大都暴痛者多有前三证，渐痛者多由后四证"，主张"因寒者常居八九"。叶天士倡导"初病在经，久病入络"，治疗胃脘痛以通为主，提倡通则不痛，对于通之法当细究阴阳气血，施用通补、辛通、苦辛泄降、辛酸和肝、逐瘀等方法辨证治疗。

## 【病名钩玄】

故民病胃脘当心而痛，上肢两胁，膈咽不通，食饮不下，甚则耳鸣眩转，目不识人，善暴僵仆。

《素问·六元正纪大论》

胃病者，腹䐜胀，胃脘当心而痛，上支两胁，膈咽不通，食饮不下。

《灵枢·邪气脏腑病形》

胃胀者，腹满，胃脘痛，鼻闻焦臭，妨于食，大便难。

《灵枢·胀论》

脾足太阴之脉……是动则病舌本强，食则呕，胃脘痛，腹胀，善噫。

《灵枢·经脉》

腹中为寒水所乘，痰唾沃沫，食则反出，腹中常痛，心胃作痛，胁下缩急，有时而痛。

《兰室秘藏·胃脘痛门》

心痛即胃脘痛。

《丹溪心法·心脾痛》

心不可痛也，前论已明，然人固多心痛者，非心痛也，实胃脘痛耳。盖胃脘在上膈，与心相连,而人不察,遂以为心痛耳。

《医学精要·胃脘辨治》

大抵痛而能饮食者,心胞络痛也;痛而不能饮食者,胃脘痛也。

《症因脉治·胃脘痛论》

胃痛,邪干胃脘病也。

《杂病源流犀烛·胃病源流》

**按语:**胃痛,亦称"胃脘痛",以上腹胃脘部近心窝处发生疼痛为主症。不同地域和时期的医家又提出"心下"一词,较长时期内曾与"胃脘"混用,并未明确区分,至《丹溪心法·心脾痛》明确提出"心痛即胃脘痛",加强了临床区分胃脘痛和真心痛的甄别。胃脘痛时可以牵连胁背,或兼见胸脘痞闷,恶心呕吐,纳差,嗳气,嘈杂,或吐酸或吐清水,大便溏薄或便结,甚至呕血、便血等症,而真心痛则具备手足青至节等危候。

## 【病因病机】

### 1. 外邪犯胃

寒气客于肠胃之间,膜原之下,血不得散,小络急引故痛,按之则血气散,故按之痛止。

《素问·举痛论》

少阳司天,火气下临……心痛,胃脘痛……

太阴司天,湿气下临……大寒且至……心下痞痛。

《素问·五常政大论》

少阳之胜,热客于胃,烦心心痛,目赤欲呕,呕酸善饥。

太阳之复,厥气上行,水凝雨冰,羽虫乃死。心胃生寒,胸膈不利,心痛痞满。

《素问·至真要大论》

虚劳者,脏气不足,复为风邪所乘,邪正相干,冷热击搏,故心腹俱痛。

《诸病源候论·虚劳病诸候·虚劳心腹痛候》

风入腹拘急切痛者,是体虚受风冷,风冷客于三焦,经于脏腑,寒热交争,故心腹拘急切痛。

《诸病源候论·风病诸候·风入腹拘急切痛候》

论曰:胃为水谷之海,足阳明脉也。阳明之脉络属心,心胃不和,寒气乘之,则气聚于胃中,令水谷不化,胃满连心,故心腹卒胀痛也。

《圣济总录·心腹门·心腹卒胀痛》

外感胃脘痛之症:向无此症,偶值时令暴寒,心下闷痛,恶寒厥冷,二便清利,口吐冷沫。此寒邪入胃,凝结痰饮食积,卒然暴痛之症也。

《症因脉治·胃脘痛论》

盖胃者,汇也。乃冲繁要道。为患最易,虚邪、贼邪之乘机窃发,其间消长不一。

《临证指南医案·胃脘痛》

**按语:**外感六淫皆可导致胃痛发病,其中又以风、寒、暑、湿为最多见,致病方式多样,可兼他邪,亦可单独作祟。寒邪侵袭易损败脾胃阳气,阳气亏虚则无力推动气的运行,气机阻滞不畅,故成血瘀、气滞,致"不通则痛";热(暑)邪灼伤胃络,炼液为痰,痰阻中焦,气机不利,又或热盛迫血妄行,血溢脉外停滞胃脘,发为胃痛;胃为阳土,湿为阴邪,易困遏阳气,痰湿阻滞中焦,气不得通,致痰气互结,故胃脘痛;风为百病之长,易与他邪相兼,损伤中焦,而致胃痛。胃喜润恶燥,燥邪伤阴,胃失濡润,不荣则痛。邪气夹杂侵犯人体,常常与时令的变化相关。

### 2. 饮食失宜

寒温不适,饮食不节,而病生于肠胃。

《灵枢·小针解》

饮食自倍,肠胃乃伤。

《素问·痹论》

饮食劳逸,触忤非类,使脏气不平,痞隔于中,食饮遁疰,变乱肠胃,发为疼痛,属不内外因。

《三因极一病证方论·九痛叙论》

若饮食失节,寒温不适,则脾胃乃伤。

《脾胃论·饮食劳倦所伤始为热中论》

夫心胃痛及腹中诸痛,皆因劳力过甚,饮食失节,中气不足,寒邪乘虚而入客之,故卒然而作大痛。

《医学纲目·脾胃门》

更原厥初致病之由,多因纵恣口腹,喜好辛酸,恣饮热酒煎,复寒凉生冷,朝伤暮损,日积月深,自郁成积,自积成痰,痰火煎熬,血亦妄行,痰血相杂,妨碍升降,故胃脘疼痛,吞酸嗳气,嘈杂恶心,皆噎膈反胃之渐者也。

《医学正传·胃脘痛》

饮食不节,伤其胃口,太阳升降之令,凝结壅闭,则食积之痛作矣。

《症因脉治·胃脘痛论》

**按语:** 饮食失宜包括饮食不节、饮食不洁及饮食偏嗜,三者均可致脾胃损伤,胃失和降而发生胃痛。脾胃素虚,暴饮暴食,重伤脾胃,或过食生冷油腻,耗伤中焦阳气,脾胃升降失调,饮食停滞于胃,阻滞气机,故胃脘胀满而痛,内有实邪积聚故拒按;脾失健运,胃失和降,则食而不化、嗳腐酸臭,甚则恶心呕吐。吐则食滞可除,气机得疏,胃痛可减;食滞不化,则矢气臭秽如败卵,腑气不降则大便不畅。胃主受纳,脾主运化,饮食不节,则受纳运化失司,中焦气机不利,食积、痰湿、虫积、酒积等病理产物随之而生,发为胃痛;病久气血亏虚,正气不足,卫外不固,或因脏腑气机失调,横逆犯胃,皆可导致胃脘痛。

### 3. 情志伤胃

若五脏内动,汨以七情,则其气痞结,聚于中脘,气与血搏,发为疼痛,属内所因。

《三因极一病证方论·九痛叙论》

胃之上口名曰贲门,贲门与心相连,故经所谓胃脘当心而痛,今俗呼为心痛者,未达此义耳。虽曰运气之胜复,未有不由清痰食积郁于中、七情九气触于内之所致焉。是以清阳不升,浊阴不降,而肝木之邪得以乘机侵侮而为病矣。

《医学正传·胃脘痛》

有因心事郁结,致血不生而痛……有因七情内郁,以至清阳不升,浊阴不降,清浊混淆而痛者。

《医学原理·心痛门》

胃心痛者,腹胀满,不下食,食则不消。皆脏气不平,喜怒忧郁所致,属内因。

《古今医统大全·心痛门》

胃痛,邪干胃脘病也。唯肝气相乘为尤甚,以木性暴,且正克也。

《沈氏尊生书·胃痛》

**按语:**《素问·举痛论》曰:"百病生于气也,怒则气上,喜则气缓,悲则气消,恐则气下,寒则气收,炅则气泄,惊则气乱,劳则气耗,思则气结。"喜、怒、忧、思、恐过度可造成气机逆乱而致病,内伤七情,皆可损伤肝脾。忧思恼怒,思则气结,怒则气逆,伤肝损脾。肝失疏泄,气机不能条达,横逆犯胃,疼痛暴作;脾失健运,则脾胃气机升降不利,滞于中脘,经络不通,胃痛发作。

### 4. 脾胃虚损

虚劳者脏气不足,复为风邪所乘,邪正相干,冷热击搏,故心腹俱痛。

《诸病源候论·虚劳诸病候·虚劳心腹痛候》

虚劳则肾气不足,伤于冲脉。冲脉为阴脉之海,起于关元,关元穴在脐下,随腹直上至咽喉。劳伤内损,故腹里拘急也。

《诸病源候论·虚劳病诸候·虚劳里急候》

夫脏腑气虚,脾胃虚弱,阳气不足,阴气有余,邪冷之气内搏于足太阴之经,伏留而不去。脾积冷气,乘之于心。正气与邪气交争,上下相击,故令心腹疼痛也。

《太平圣惠方·治脾脏冷气攻心腹疼痛诸方》

虚劳之人,气弱胃虚,饮食伤动,冷气乘之,邪正相干……故令心腹俱痛也。

《圣济总录·虚劳门·虚劳心腹痛》

若胃气之本弱,饮食自倍,则脾胃之气既伤,而元气亦不能充,而诸病之所由生。

《脾胃论·脾胃虚实传变论》

气血虚寒,不能营养心脾者,最多心腹痛证。然必以积劳、积损,及忧思不遂者,乃有此病。

《景岳全书·杂证谟·心腹痛》

胃禀冲和之气,多气多血,壮者邪不能干,虚则着而为病,偏寒偏热,水停食积,皆与真气相搏而痛。

《杂病源流犀烛·胃病源流·胃痛》

服寒药过多,致脾胃虚弱,胃脘作痛。

《证治汇补·腹胁门·心痛》

**按语:**《内经》曰:"脾胃者,仓廪之官,五味出焉。"脾胃主受纳及运化水谷,为后天之本,气血生化之源。外感六淫、内伤七情、饮食不节等均可损伤脾胃。脾胃素虚,脾阳不振,或贪凉饮冷,或过服寒凉药物,耗伤中阳,胃络失于温养,则胃凉隐痛;若脾胃虚弱，过食辛辣炙煿，或外感暑热，则胃脘热痛隐隐。若后天失养，如饮食不节，劳倦过度，或胃病日久，致使脾胃虚弱，运化失常，中焦气机不畅，胃脘气滞而痛。诸多医家认为外邪犯胃多由脾胃虚弱所致，如李东垣论及"内伤脾胃，生气不足"。脾胃虚弱之胃痛多由素体虚寒、久病未愈、用药不当渐渐发展而来，如平素饮食起居不慎，往往导致其病情反复发作。

### 5. 痰瘀碍胃

寒气入经而稽迟。泣而不行，客于脉外则血少，客于脉中则气不通，故卒然而痛。

《素问·举痛论》

有客寒阻之不行，有热内生郁而不散，有死血、食积、湿痰结滞，妨碍升降，故痛。

《脉因证治·心腹痛》

饮痛者，因痰饮留于胃脘，阻塞气道，故作痛也。其人眼下必如灰烟熏黑之状，胸中常如冰水之停。

《一见能医·九种心痛在胃脘》

自积成痰，痰火煎熬，血亦妄行，痰血相杂，妨碍升降，故胃脘疼痛。

《医学正传·胃脘痛》

胃痛久而屡发，必有凝痰聚瘀。老年气衰，病发日重，乃邪正势不两立也。

《临证指南医案·胃脘痛》

痛极应背，背心一片如冰，恶心呕吐，吐出涎痰稍缓，此痰饮症也。……遇气即发，或攻注作痛，或凝结作胀，此气滞症也。日轻夜重，或唧唧作声，得寒则痛，得热暂缓，此死血痛也。……脾胃素弱，日饮水谷，不能消受，停积中脘，则成痰饮而痛……血分素热，又喜辛辣之物，以伤其阴血，则停积于中，而成死血之痛。

《症因脉治·胃脘痛论》

胃痛久而屡发，必有凝痰聚瘀。老年气衰，病发日重，乃邪正势不两立也。今纳物呕吐甚多，味带酸苦，脉得左大右小，盖肝木必侮胃土，胃阳虚，完谷而出，且呃逆沃以热汤不减，其胃气掀腾如沸，不嗜汤饮，饮浊弥留脘底，用药之理，远柔用刚，嘉言谓能变胃而不受胃变，开得上关，再商治法。

《叶天士医案精华·痛》

**按语：** 外邪犯胃，饮食不节，情志不舒，久病体虚，均可导致胃气郁滞，日久痰凝聚结，气滞血瘀，甚至痰瘀互结而成胃痛，其中寒主收引凝滞，寒邪客胃所致胃痛较多。《医学正传》曰："朝伤暮损，日积月深，自郁成积，自积成痰，痰火煎熬，血亦妄行，痰血相杂，妨碍升降。"由此可见，饮食不节亦可造成痰瘀互结而致胃痛。肝气郁结日久，久痛入络，致瘀血内停；肝郁日久化热，则耗伤津液，炼液为痰，致使痰瘀互结。病者年老体虚，气血虚衰无力运行，水湿停留无力运化，则生痰瘀互结之证，叶天士在《临证指南医案》中对此亦有论及，"胃痛久而屡发，必有凝痰聚瘀"，当瘀血停滞于胃，阻滞气机，致使胃气阻滞，不通则痛。

### 6. 蛔虫扰胃

蛔厥者，当吐蛔……须臾复止，得食而呕，又烦者，蛔闻食复出，其人常自吐蛔。

《金匮要略·趺蹶手指臂肿转筋阴狐疝蛔虫病脉证治》

内伤胃脘痛之因：湿土主生生之令，饮食不谨，湿热内生，则虫积而成痛矣。

《症因脉治·胃脘痛论》

**按语：**蛔虫不安其位，上窜入胃，扰乱气机，则胃脘作痛，甚或吐蛔；若蛔虫钻入胆道，气机阻滞，绞痛顿作；疼痛剧烈，阻碍阳气，可见四肢逆冷。其疼痛特点为时作时止，虫静则痛止，虫动则痛作。此证今已不多见，故不赘述。

## 【诊法析要】

实者，外坚充满，不可按之，按之则痛。……虚者，聂辟，气不足，按之则气足以温之，故快然而不痛。

《素问·调经论》

关脉紧，心下苦满急痛。……关脉实，胃中痛。

心脉沉之小而紧，浮之不喘，苦心下聚气而痛，食不下，喜咽唾，时手足热，烦满，时忘，不乐，喜太息，得之忧思。……诊曰有积气在中，时害于食，名曰心痹。得之外疾，思虑而心虚，故邪从之。

尺寸俱沉，但有关上脉，苦寒，心下痛。

《脉经·平三关病候并治宜》

中部脉结者，腹中积聚。……脉浮而大，风从胃脘入，水胀，干呕，心下澹澹，如有桃李核。胃中有寒，时苦烦、痛、不食，食即心痛，胃胀支满，膈上积。

《脉经·辨三部九候脉证》

寸口脉阳弦下急，阴弦里急，弦为胃气虚，食难已饱，饱则急痛不得息。

《诸病源候论·虚劳病诸候·虚劳里急候》

寸口脉弦，心中愊愊，微头痛，胃脘痛，心下有水气。

紧为痛……关脉紧，心下痛。……左右紧皆主痛也。

微为气痞……关脉微，胃中寒，心下痛，愊愊然……左右微皆为气痞也。

《太平圣惠方·平寸口脉法》

趺阳脉滑而紧，滑者，谷气强，胃气实，紧者，阴气胜，故痛。

《脉因证治·心腹痛》

凡治此证，必要先问平日起居何如。假如心痛有因平日喜食热物，以致死血留于胃口作痛。

《丹溪心法·心脾痛》

内伤胃脘痛之症：呕吐清水，面上白斑，唇红能食，时或吐蛔，此虫积症也。

《症因脉治·胃脘痛论》

痛证当辨有形无形。无形者痛在气分，凡气病而为胀为痛者，必或胀或止而痛无常处，气聚则痛而见形，气散则平而无迹，此无形之痛也，但宜顺气，气顺则痛自愈矣。有形者痛在血分，或为食积。凡血、食积而为胀痛者，必痛有常所，而胀无休息，不往不来，不离其处者，是有形之痛也。然或食或血，察得所因，乃可攻而去之，此二者之当辨也。……惟心腹痛证，则有大有小，其脉多有难辨，虽滑实有力者，固多实邪，虚弱无神

老年胃痛 | **139**

者,固多虚邪,此其常也。然暴痛之极者,每多沉伏、细涩,最似极虚之候。不知气为邪逆,气逆则脉道不行而沉伏异常,此正邪实之脉,然于沉伏之中细察之,必有梗梗然弦紧之意,此必寒邪阻遏阳气者,多有是脉,若火邪作痛,则不然也。凡见此者,不得因其细极、微极便认为虚脱,妄用补剂,必大误矣。辨此之法,但当察其形气,以见平素之强弱,问其病因,以知新病久病,及何所因而起。大都暴病痛急,而脉忽细伏者多实邪,久病痛缓,而脉本微弱者为虚邪,再以前论虚实之法酌之,以理参而诊之,则万无一失矣。

《景岳全书·杂证谟·心腹痛》

痛而胀闭者多实,不胀不闭者多虚;拒按者多实,可按者为虚;喜寒者多实,爱热者多虚;饮则甚者多实,饥则甚者多虚;脉实气粗者多实,脉虚气少者多虚;新病年壮者多实,久痛年衰者多虚;补而不效者多实,攻而愈剧者多虚……必以望闻问切四者详辨,则虚实灼然。

《医宗必读·心腹诸痛》

痛甚者脉或伏,用药不宜守补,参、芪、术、地之属。以痛则不通,通则不痛故也。若膈间肿痛,不能进食,但喜水饮,或咽肿,人迎盛而气口紧者,当作胃脘痛治。

《类证治裁·胃脘痛论治》

**按语:**"善诊者,察色按脉,先别阴阳",诊脉对脾胃病的诊治有重要价值,可以审察五脏气血盈亏,综合判断病者体质和病机。一般而言,脉沉细特别是右脉沉细者多为脾胃气虚,脉弦者为气滞,脉弦数者为肝郁化热,脉弦细者为脾虚肝郁,脉弦滑者多为肝气犯胃,脉沉紧或浮紧者为寒邪客胃,脉细数者为脾胃阴虚。

胃脘痛的辨证首先应分虚实。属实者:寒邪客胃,舌淡,舌苔薄白,脉弦紧;饮食停滞,苔厚腻,脉弦滑;肝气犯胃,舌边红,苔白,脉沉弦;瘀血内停,舌质暗或有瘀斑瘀点,脉弦涩;湿热阻胃,舌红,苔黄腻,脉弦滑数。属虚者:脾胃虚寒,舌淡有齿痕,苔薄白,脉沉细迟;胃阴亏虚,舌红少津,裂纹无苔,脉细数;舌淡苔白者,病情多较轻,常为胃气不足;舌苔厚腻者,常为脾虚湿盛。

【辨证论治】

### 1. 通降理气

按之心下满痛者,此为实也,当下之,宜大柴胡汤。

《金匮要略·腹满寒疝宿食病脉证并治》

热者凉之、寒者温之,感受风邪者散之,顺气调血,逐水豁痰,此其要略耳。

《仁斋直指附遗方论·心气》

阳明病,胃家实是也,日晡潮热,大渴躁作,有形之热,故泄其大便,使通和汗出而愈矣。一则治血病,泄大便;一则泄气闭,利小便。若经络中及皮毛、分肉间但有疼痛,一概用牵牛大黄下之,乖戾甚矣。通则不痛,痛则不通,痛随利减,当通其经络,则疼痛去矣。如轻可以去实,麻黄、葛根之属是也。谓如头痛,当以细辛、川芎之类通之,则无所凝滞,即痛随利减也。臂痛,有六道经络,就其痛在何经络之闭,以行本经,行其气血,气血通利则愈矣。

《医学发明·本草十剂》

凡治心腹痛证，古云：痛随利减，又曰：通则不痛，此以闭结坚实者为言。若腹无坚满，痛无结聚，则此说不可用也。其有因虚而作痛者，则此说更如冰炭。凡痛在上焦者，如因停滞，既痛兼胀，不易行散，而痛极难忍者，欲其滞去速效，无如吐之之妙，宜于新方吐法中择而用之。

寒滞之痛，有因内寒者，如食寒饮冷之类是也，必兼寒兼食，随其宜而治之，如上法可也。有因外寒者，或触冒不时之寒邪，或犯客令之寒气，或受豪雨沙气之阴毒，以致心腹搅痛，或吐或泻，或上不能吐，下不能泻，而为干霍乱危剧等证，总由寒气犯脏，或在上焦，或在中下二焦。凡痛急在上者，用吐最妙；在中在下者，俱宜解寒行滞，以排气饮为主加减治之，或不换金正气散，或和胃饮、平胃散、十香丸之类，皆可择用。其有寒逆之甚者，宜四逆汤、理中汤之类主之。又神香散可解三焦之滞，当随证作引以送之。

血积之有腹痛者，是即蓄血证也，而血证之属有四。一、伤寒有蓄血证。成无己曰：邪气聚于下焦，则津液不得通，血气不得行，或溺或血，留滞于下，是生胀满而硬痛也。若从心下至少腹硬满而痛，小便利者，则是蓄血之证，此当分而治之。……凡气血和平者，宜通瘀煎加减治之。其有血滞便结，邪实不通者，宜桃仁承气汤、百顺丸主之；或血虚燥结，便闭不通者，宜玉烛散主之。一、食郁既久，而胃脘有瘀血作痛者，生韭饮。

胃脘痛证，多有因食、因寒、因气不顺者，然因食因寒，亦无不皆关于气，盖食停则气滞，寒留则气凝，所以治痛之要，但察其果属实邪，皆当以理气为主，宜排气饮加减主之；食滞者兼乎消导，寒滞者兼乎温中，若止因气逆，则但理其气，病自愈矣。其有诸药不效，气结难解者，惟神香散为妙。若气有滞逆，随触随发者，宜用后简易二方最妙。……若无停积胀急，而或寒或气，微有凝滞而作痛者，但顺其气，无有不愈。

《景岳全书·杂证谟·心腹痛》

有中脘作痛，手不可近者。夫手不可近，乃内外不和，外则寒气凝于皮毛，内则垢浊停于中脘。当审其体之虚实以施治，莫若以灯草火，当痛处爆十余点，则寒结去而内外通，便不痛矣。

夫通者不痛，理也。但通之之法，各有不同。调气以和血，调血以和气，通也；下逆者使之上行，中结者使之旁达，亦通也；虚者助之使通，寒者温之使通，无非通之之法也。若必以下泄为通，则妄矣。

《医学真传·心腹痛》

夫痛则不通，通字需究气血阴阳。……食物愈时不运，当理中焦健运二阳，通补为宜，守补则谬。上逆者使之下行。胃宜降则和。腑以通为顺。

《临证指南医案·胃脘痛》

脾胃之病，虚实寒热，宜燥宜润，固当详辨，其于升降二字，尤为紧要。

《临证指南医案·脾胃》

**按语：** 胃痛的病机主要是"不通则痛"，故胃痛的治疗当以理气、和胃、止痛为基本原则，其要旨在疏通气机，以复胃通降之职，即"通则不痛"。但"通"并非局限于通下之理解，调和气血、温中补虚、泻实散结等均为通法之运用。如属寒邪犯胃者，散寒即所以通；肝气犯胃者，理气即所以通；痰瘀碍胃者，化痰逐瘀即所以通；饮食停滞者，消导即所以通，若胃脘疼痛，胀满拒按，嗳腐吞酸，或呕吐不消化食物，吐后痛减，不思饮食，大便不爽，有暴饮暴食病史，可选保和丸消食导滞，中焦畅通则痛自解；湿热者，清热祛湿即所以通。去除妨碍胃气通降之因，即可达到"通则不痛"的效果。通降的目的主要是使脾胃的升降枢机功能正常运作，使得气血调和，终而使阴阳平衡。

## 2. 补虚

虚劳里急，悸，衄，腹中痛，梦失精，四肢酸疼，手足烦热，咽干口燥，小建中汤主之。

虚劳里急，诸不足，黄芪建中汤主之。

《金匮要略·血痹虚劳病脉证并治》

气血虚寒，不能营养心脾者，最多心腹痛证，然必以积劳积损及忧思不遂者，乃有此病；或心、脾、肝、肾气血本虚而偶犯劳伤，或偶犯寒气及饮食不调者，亦有此证。凡虚痛之候，每多连绵不止，而亦无急暴之势，或按之、揉之、温之、熨之痛必稍缓，其在心脾胸胁之间者，则或为戚戚，或为慌慌，或似嘈非嘈，或饥劳更甚，或得食稍可，或懊无迹，莫可名状，或形色青黄，或脉微气弱，是皆虚寒之证，此非甘温养血，补胃和中不可也，宜大小营煎、理阴煎之类加减主之。若气虚者，必大加人参，阳衰者，必佐以桂、附、干姜。丹溪曰：诸痛不可补气。此惟邪实气滞者当避之，而曰诸痛皆然则谬矣，不可执以为辞也。一、下虚腹痛，必因虚挟寒，或阳虚中寒者乃有之，察无形迹而喜按喜暖者是也，治宜补阴逐寒，必宜理阴煎主之。……凡治心腹痛证，已经攻击涤荡，愈而复作，或再三用之而愈作愈甚，或脉反浮弦虚大者，皆为中虚之候，此当酌其虚实而或兼治邪气，或专补正气。若用补无碍，则当渐进，切不可杂乱妄投，以自掣其肘，但当纯用补药，使脾胃气强，得以营运，则邪气自不能犯，又何疼痛之有？一、火邪热郁者，皆有心腹痛证。如火在上焦，痛而兼胀者，宜于行气导滞药中倍加山栀、黄芩之属以治之；若有痛无胀者，或宜加芍药、生地、麦冬以佐之。若火在下焦者，宜大厘清饮，或茵陈饮之类主之。然火在上者，必有烦热、焦渴、喜冷等证，火在下者，必有胀热、秘结、淋涩等证，务兼脉证，察其真有火邪，方可治以寒凉，如无火证火脉，则不得妄称为火以误治也。

《景岳全书·杂证谟·心腹痛》

有中脘之下，当阳明胃土之间，时痛时止者，乃中土虚而胃气不和，若行气消泄之剂，服之过多，便宜温补。但以手重按之，则痛稍平，此中土内虚，虚而且寒之明验也。

《医学真传·心腹痛》

治脾气不足，心腹胀痛，喜噫吞酸，食则欲呕，四肢少力。宜服厚朴散方。

《太平圣惠方·脾脏论》

**按语：** 胃痛亦有不荣则痛所致者。《素问·举痛论》曰："脉泣则血虚，血虚则痛。"《医宗金鉴》曰："伤损之证，血虚作痛。"经曰：虚则补之。针对"不荣则痛"导致的胃痛，治疗应采取"荣则不痛"的方法，分气血虚损、阴阳虚衰之别，对应运用温阳散寒、温中益气、养阴益胃之法，使气血濡润，阴阳条达，达到"荣则不痛"的目的。譬如胃脘隐痛，绵绵不休，空腹痛甚，得食则缓，喜温喜按，劳累或受凉后发作或加重，泛吐清水，神疲倦怠，四肢不温，舌淡苔白，脉虚缓无力，此为脾胃虚寒，中气不足所致胃脘痛，可选方黄芪建中汤加减，药用桂枝温胃散寒，白芍、甘草、大枣、饴糖缓急止痛，另加白术、黄芪补气健脾。此方温中健脾，和胃助运，则气机通畅，痛可自消。若胃脘隐隐灼痛，或嘈杂似饥，或似饥而不欲食，口干咽燥，大便干结，舌红少津，或光剥无苔，脉弦细无力，此为胃阴不足，润降失司之胃脘痛，方用益胃汤养阴益胃，津液来复，胃阴得养，胃痛自除。

## 保和丸

### 1. 文献出处

保和丸　治一切食积。

山楂（六两）　神曲（二两）　半夏　茯苓（各三两）　陈皮　连翘　萝卜子（各一两）

上为末，炊饼丸如梧子大，每服七八十丸，食远白汤下。

《丹溪心法·积聚痞块》

### 2. 方解

《素问·痹论》云："饮食自倍，肠胃乃伤。"若饮食过度，食积内停，气机不畅，则脘腹痞满胀痛。治宜消食化滞，理气和胃，使气机得畅，可收"通而不痛"之功。保和丸中山楂为君，取其酸温收缩之性，以消油腻腥膻之食；神曲辛温，可化酒食陈腐之积，莱菔子（萝卜子）辛甘，下气消食除胀，长于消谷面之物，二者共为臣药；君臣相辅，可消一切食积。脾胃运化失司，伤食必酝酿生湿，故以半夏、陈皮辛温理气化湿和胃，茯苓补脾渗湿；"痞坚之处，必有伏阳"（《金匮要略心典》），积久必郁而化热，连翘味苦，性微寒，既散结以消积，又可防食积化热。《医方解集》评此方谓"伤于食饮，脾不运化，滞于肠胃……伤而未甚，不欲攻以厉剂，惟以平和之品消而化之，故曰保和。"

### 3. 临床应用

保和丸辨证要点为脘腹胀满，嗳腐厌食，苔厚腻，脉滑。西医学中急性或慢性胃炎、急性或慢性肠炎、消化不良、婴幼儿腹泻等属食积内停者皆可运用。现代药理学研究提示保和丸可促进消化酶分泌。

## 黄芪建中汤

### 1. 文献出处

虚劳里急，诸不足，黄芪建中汤主之。（于小建中汤加黄芪一两半，余依上法。气短胸满者加生姜；腹满者去枣，加茯苓一两半；及疗肺虚损不足，补气加半夏三两。）

《金匮要略·血痹虚劳病脉证并治》

### 2. 方解

张仲景于小建中汤后另设黄芪建中汤，专为"阴阳形气诸不足"之脾气虚衰、虚劳里急所设。脾气虚衰，劳伤内损，腹中拘急，甚则腹痛。治当温中补气，和里缓急。方中饴糖甘温，既可温中补虚，又可缓急止痛；黄芪味甘微温，入脾、肺经，增强益气建中之效，"入肺补气，入表实卫，为补气诸药之最"（《本草求真》），与饴糖合为君药。桂枝辛甘而温，温阳散寒，合饴糖辛甘化阳以建中阳之气；白芍苦酸，益阴缓急，合饴糖酸甘化阴以补阴血之虚，二者共为臣药。佐以生姜温胃散寒，大枣补脾养血，姜、枣共用，鼓舞脾胃生发之气。炙甘草甘温益气，缓急止痛。全方建中益气，阴阳并补，化源充足，中焦得养，奏"荣则不痛"之功，胃痛自除。

**3. 临床应用**

黄芪建中汤主治阴阳气血俱虚证，症见里急腹痛、喜暖喜按、形体羸瘦、面色无华、心悸气短、自汗、盗汗等。今用此方可治疗消化性溃疡、胃下垂、慢性胃炎、胃癌疼痛等消化系统疾病属脾气虚衰、中焦虚寒者。

## 【医案医话】

汪（五七），诊脉弦涩，胃痛绕背，谷食渐减，病经数载，已入胃络，姑与辛通法。

甜桂枝（八分） 延胡索（一钱） 半夏（一钱） 茯苓（三钱） 良姜（一钱） 蜜水煮生姜（一钱半）

《临证指南医案·胃脘痛》

一老妪急胃痛，已六日，诸辛燥药历试无验。诊得左关弦急，而右寸更甚。其痛一来即不可当，少选方定，口干面时赤，知肝气有余而成火也。乃以越鞠加吴茱萸、炒黄连、姜汁、炒栀子，二剂顿愈。

《续名医类案·心胃痛》

**按语：** 以上案例均是老年情志不舒，肝气有余，木旺乘土，脾胃受损，郁而发作胃脘痛，故应以疏肝调畅气机为法，气机畅，郁结发，则胃痛可解，如以越鞠丸疏解肝郁治疗胃脘痛。

## 【食治备要】

### 干姜酒方

食治老人冷气逆，心痛结，举动不得，干姜酒方。

干姜末半两。清酒六合。

上温酒热，即下椒末投酒中，顿服之，立愈。

《养老奉亲书·食治老人冷气诸方》

**按语：** 老年人脾胃虚弱，为冷气所袭，胃失和降，小络引急，致成心下结痛，恶心呕吐，甚者发作时举动不得，并多见舌淡、脉迟。方中干姜味辛大热，功能燥湿温中，去脏腑沉寒，发诸经寒气，善治感寒腹痛、吐呕等病，辅以清酒温通经络，驱寒外出，服之能收一定疗效。

### 姜橘皮汤方

食治老人冷气心痛，姜橘皮汤方。

生姜一两，切。陈橘皮一两，炙，为末。

上以水一升，煎取七合，去滓，空心食之，日三两服尤益。

《养老奉亲书·食治老人冷气诸方》

**按语：** 老年人受冷气滞寒饮内停，临床常见心下隐痛，伴有轻度上腹胀满，胃纳欠佳。此处所述的"心痛"系寒饮停胃，故方用生姜温散寒饮，暖胃止痛，陈皮理气和中，疏导壅滞。二药配伍，使胃之寒饮得化，气机流畅，心胃之络气血营运正常，则疼痛自解。

## 椒面馎饦方

食治老人冷气心痛,呕不多,下食烦闷。

蜀椒(一两,去目及闭口者,焙干为末,筛)  白面(五两)  葱白(三茎,切)

上以椒末和面,搜作之,水煮。下五味调和食之,常三五服极效,尤佳。

《养老奉亲书·食治老人冷气诸方》

**按语:**老年人体弱,若外感寒邪或过食生冷,寒邪客胃,导致胃络引急而疼痛。此外,胃失和降可见呕吐、食后不适。治用蜀椒辛温,长于温中散寒,止吐降逆,除湿止痛;辅以白面健脾强胃,葱白通阳气驱邪外出,故服之可使痛、呕皆愈。

## 【养生保健】

夫诸病四时用药之法,不问所病,或温或凉,或热或寒,如春时有疾,于所用药内加清凉风药;夏月有疾,加大寒之药;秋月有疾,加温气药;冬月有疾,加大热之药,是不绝生化之源也。钱仲阳医小儿,深得此理。《内经》:必先岁气,毋伐天和,是为至治。又曰:无违时,无伐化。又曰:无伐生生之气。皆此常道也。用药之法,若反其常道,而变生异证,则当从权施治。假令病患饮酒,或过食寒,或过食热,皆可以增病。如此,则以权衡应变治之。权变之药,岂可常用乎。

《脾胃论·脾胃将理法》

**按语:**补土派大家李东垣提出在治疗疾病用药时应常常顾护脾胃,保持生化有源,同时病家应有所忌口,忌酒,忌食过寒过热之物,避免损伤脾胃,加重病情。

# 老年泄泻

泄泻是以排便次数增多,粪便稀薄,甚至泻出如水样便为主要表现的病证。老年脾肾亏虚,若饮食不慎,寒温不调,更易引起胃肠功能紊乱,出现腹痛、腹泻等症。西医学中的器质性疾病(如急性肠炎、炎症性肠病、吸收不良综合征)和功能性疾病(如肠易激综合征、功能性腹泻等)以泄泻为主症的疾病,可参照本病辨证论治。

《内经》对泄泻的证候、脉象、病位、病机、兼证、治法等有所论述。《难经·五十七难》提出五泄,即胃泄、脾泄、大肠泄、小肠泄、大瘕泄。汉代张仲景在《伤寒杂病论》中将泄泻与痢疾统称为下利,并提出治法方药。隋代杨上善《黄帝内经太素》又提出五泄,即溏泄、飧泄、鹜泄、滑泄、濡泄。巢元方《诸病源候论》明确将泄泻与痢疾分而论之。宋金元时期,陈无择著《三因极一病证方论》,分别从"虚寒泄""实热泄"和"冷热泄"论述泄泻证治,刘完素从寒热将泄泻分为"暴泄""久泄",张元素和李东垣从脾胃入手治疗泄泻。朱丹溪认为泄泻的病机以湿为本。明代医家重视肾在泄泻中的重要性,提出"肾泄""五更泻",对临床启发颇深,李中梓《医宗必读》提出治泻九法,即淡渗、升提、清凉、疏利、甘缓、酸收、燥脾、温肾、固涩。清代叶天士《临证指南医案》提出久患泄泻,"阳明胃土已虚,厥阴肝风震动",故以甘养胃,以酸制肝,创泻木安土之法。

## 【病名钩玄】

巨阴脉,是胃脉也……其所产病……唐(溏)泄,死。

《阴阳十一脉灸经》

太阴之复,湿变乃举……甚则入肾,窍泻无度。

《素问·至真要大论》

岁火不及,寒乃大行……病鹜溏,腹满,食饮不下,寒中,肠鸣泄注,腹痛。

《素问·气交变大论》

脾病者……虚则腹满肠鸣,飧泄食不化。

《素问·脏气法时论》

泄凡有几?皆有名不?然。泄凡有五,其名不同:有胃泄,有脾泄,有大肠泄,有小肠泄,有大瘕泄,名曰后重。

《难经·五十七难》

五泄有溏泄、鹜泄、飧泄、濡泄、滑泄也,此乃五泄。

《校正素问精要宣明论方·痢门》

此由肠胃间有风热故也。凡肠胃虚,伤风冷则泄利;若实,有风热,则秘涩也。

《诸病源候论·虚劳病诸候·虚劳秘涩候》

方书所载泻利,与经中所谓洞泄、飧泄、溏泄、溢泄、濡泄、水谷注下等,其实也,仍所因有内、外、不内外差殊耳。

《三因极一病证方论·泄泻叙论》

泄泻之症,或泻白,或泻黄,或清水,或泻水谷,不杂脓血,名曰泄泻。

《症因脉治·泄泻论》

粪出少而势缓者为泄,若漏泄之谓也。粪大出而势直下不阻者为泻,倾泻之谓也。

《医旨绪余·泄泻辩》

有脾气久虚,不受饮食者,食毕即肠鸣腹急,尽下所食物,才方宽快,不食则无事,俗名禄食泻。

《丹溪心法·泄泻》

泄者,如水之泄也,势犹稍缓;泻者,势似直下;微有不同,而其为病则一,故总名之曰泄泻。

《丹台玉案·泄泻门》

泄者,大便溏薄;泻者,大便直下。

《明医指掌·泄泻》

**按语:** 古代医家将大便溏薄而势缓者称为泄,大便清稀如水而势急者称为泻,现代临床一般统称为泄泻。历代医家均是依据其病因病机、病性、症状以及相关脏腑等命名。①以病因命名:风泄、寒(冷)泄、暑泻、湿泻、热泄、伤食泄、酒泄、积瘀泻等。②以发病命名:暴泄、暴注、久泻。③以脏腑命名:《难经》有五泄之分,即胃泄(饮食不化,便色黄)、脾泄(腹胀满泄注,食即呕吐逆)、大肠泄(食已窘迫,大便色白,肠鸣切痛——寒泄)、小肠泄(溲而便脓血,小腹痛——痢疾);《医宗必读》有直肠泄(食方入口而即下)、《药症宜忌》有肾泄(即五更泄及黎明泄,亦名大泻泄)。④以临床特征命名:濡泄,如《杂病源流犀烛》言"惟濡泄一症,又名洞泄,乃为湿自甚,即脾虚泻也";洞泄,如《医宗必读》言"洞泄,一名濡泄,泻下水多也";注泄(泄注、注下),如《圣济总录》言"腹痛下利,有如水注这状,谓之注泄,世名水泻";飧泄,如《圣济总录》言"夕食谓之飧,以食之难化者尤在于夕,故食不化而泄出则谓之飧泄";鹜溏(鸭溏、鹜泻),如《张氏医通》言"鹜溏者,中寒糟粕不化,色如鸭粪,澄沏清冷,小便清白,附子理中汤";大瘕泄,如《难经》言"大瘕泄者,里急后重,数至圊而不能便,茎中痛",《研经言》言"今之痢,即《难经》五泄中之大瘕泄",《杂病源流犀烛》言"大瘕泄者,里急后重,数至圊而不能便,茎中痛,即寒湿而变为热泄也",《古今医彻》言"大瘕泄,则腹中有瘕,时作时止也"。

先秦时期,唐(溏)泄即为与泄泻有关的病名。至两汉,多以"泄"或"泻"简称之,并有以"利"字代称泄泻或以脏腑命名泄泻;隋唐时期,可见"利"与"痢"二者混用;宋金元时期,多见"泻"和"泄"二者合称;明清时期,明确"泄泻"与"痢"有明确的区别。当代医者则主以腹泻为名。可见,名称虽多,但都不离泄泻二字,唐代以后统称"泄泻"。

## 【病因病机】

### 1. 外感论

**（1）风邪**

是以春伤于风，邪气留连，乃为洞泄。

《素问·生气通天论》

春伤于风，夏生飧泄。

《素问·阴阳应象大论》

久风人中，则为肠风飧泄。

《素问·风论》

风成为寒热……久风为飧泄。

《素问·脉要精微论》

**（2）寒邪**

太阳之胜……寒入下焦，传为濡泻。
阳明在泉……主胜则腰重，腹痛，少腹生寒，下为鹜溏。

《素问·至真要大论》

寒气客于小肠，小肠不得成聚，故后泄腹痛矣。

《素问·举痛论》

长夏善病洞泄寒中。

《素问·金匮真言论》

**（3）湿邪**

内经曰湿胜则濡泻。甲乙经曰寒客下焦传为濡泻。夫脾为五脏之至阴，其性恶寒湿。今寒湿之气，内客于脾，则不能埤助胃气，腐熟水谷，致清浊不分，水入肠间，虚莫能制，故洞泄如水，随气而下，谓之濡泻。

《圣济总录·泄痢门》

湿泻，一名濡泄，其脉濡细，其症泄水，虚滑，肠鸣，身重，腹不痛。

《金匮翼·湿泻》

湿多成五泄，曰飧，曰溏，曰鹜，曰濡，曰滑，飧泄之完谷不化，湿兼风也；溏泄之肠垢污积，湿兼热也；鹜溏之澄清溺白，湿兼寒也；濡泄之身重软弱，湿自胜也；滑泄之久下不能禁固，湿胜气脱也。

《临证指南医案·泄泻》

脾受湿不能渗泄，致伤阑门元气，不能分别水谷，并入大肠而成泻，故口渴，肠鸣，腹痛，小便赤涩，大便反快。是泄固由于湿矣。

人之清气本上升，虚则陷下，又为湿所侵遏，湿胜气脱。

《杂病源流犀烛·泄泻源流》

**（4）热邪**

诸呕吐酸，暴注下迫，皆属于热。

《素问·至真要大论》

热湿之气,久客肠胃,滑而利下,皆外所因。

《三因极一病证方论·泄泻叙论》

**按语:**《内经》明确指出风、寒、湿、热等外感之邪均可引起泄泻,但湿邪是泄泻发生的关键,如《杂病源流犀烛》云"湿胜则飧泄"。因湿为阴邪,易困脾土,且湿性黏腻重着,易伤脾阳,湿胜则脾阳不升,脾阳被遏则脾失健运,清气不能上升反而下趋,则生泄泻。病因有内外之分,外邪可分为风、寒、湿、热;内伤可分别从脏、腑论述。风为百病之长,若伤于风,邪气留连,入里客于经,风邪可夹寒、夹热、夹湿,变幻多端。风者,东方木也,木能胜土,因此易至脾胃受邪;燥属阳邪,具温热之性,或侵于肺,可循经下移至胃肠;寒邪和暑热之邪,既可以侵袭皮毛肺卫,由表入里,使脾胃功能失常,升降失司,亦能夹湿为患,故均可发为泄泻。

生理状态下,脾胃升降功能正常,脾主升清,将水谷之精上输于肺,然后将营养精微物质散布于全身,向下将通过小肠分清泌浊功能,经二便将糟粕排出体外。病理状态下,若脾不能升清,清气反与浊阴下趋大肠,就会发生泄泻。主要病变部位在脾胃,与小肠、肝、肾等脏腑密切相关。

### 2. 内伤论

(1)饮食失节

食饮不节,起居不时者,阴受之。……阴受之则入五脏。……入五脏则䐜满闭塞,下为飧泄,久为肠澼。

《素问·太阴阳明论》

饮食自倍,肠胃乃伤。

《素问·痹论》

因食冷物停滞伤脾,脾气不暖,所食之物不能消化,泻出而食物如故。
其如饮食不节,过食生冷而成泄泻者,乃由中州不运,脾胃有伤也。

《杂病广要·泄泻》

**按语:**饮食不节,失于调度,若过量饮食,则脾胃负担加重,饮食停滞不化,或嗜食辛辣、肥甘厚腻,致湿热蕴结,又或贪食生冷,寒气入里,损伤脾阳,均能化生寒、热、食、湿之邪,脾失健运,脾胃升降失司,水谷之精华不能吸收,导致水饮食物的运化、转输障碍,遂成为泄泻;若饮食不洁,误食馊腐不洁之物,损伤肠胃,或长期过量服用、误服苦寒之药,亦可引起泄泻。

(2)情志失调

怒则气逆,甚则呕血及飧泄,故气上矣。

《素问·举痛论》

志有余则腹胀飧泄,不足则厥。

《素问·调经论》

喜则散,怒则激,忧则聚,惊则动,脏气隔绝,精神夺散,必致溏泄,皆内所因。

《三因极一病证方论·泄泻叙论》

气泄证,凡遇怒气便作泄泻者,必先以怒时挟食,致伤脾胃。故但有所犯,即随触而发,此肝脾二脏之病也,盖以肝木克土,脾气受伤而然。

《景岳全书·杂证谟·泄泻》

**按语:** 怒则伤肝,肝气横逆犯脾,疏泄太过;或忧思过度,精神紧张,易致肝气郁结,疏泄不及,木郁不达,若忧思伤脾,土虚木乘,亦可使脾失运化,气机升降失常,而致泄泻。

（3）脏腑失调

肺者,相傅之官,治节出焉……大肠者,传道之官,变化出焉。

《素问·灵兰秘典论》

肠中热则出黄如糜,脐以下皮寒。

《灵枢·师传》

而秋月之伤肺,伤于肺之燥也,与秋伤于燥,冬生咳嗽,同是一病。但在肺则为咳嗽,在大肠则为飧泄,所谓肺移热于大肠,久为肠澼者,即此病也。

《医门法律·附答〈内经〉主病十问》

脾病者……虚则腹满肠鸣,飧泄食不化。取其经,太阴、阳明、少阴血者。

《素问·脏气法时论》

胃脉实则胀,虚则泄。

《素问·脉要精微论》

胃中寒,肠中热,则胀而且泄,胃中热,肠中寒,则疾饥,小腹痛胀。

《灵枢·师传》

夫大肠虚则泄利,胃气逆则呕吐。虚劳又肠虚胃逆者,故吐利。

《诸病源候论·虚劳诸病·虚劳吐利候》

形体劳役则脾病,脾病则怠惰嗜卧,四肢不收,大便泄泻。脾既病,则其胃不能独行津液,故亦从而病焉。

《脾胃论·脾胃胜衰论》

泄泻之本,无不由于脾胃。盖胃为水谷之海,而脾主运化,使脾健胃和,则水谷腐熟,而化气化血,以行营卫。若饮食失节,起居不时,以致脾胃受伤,则水反为湿,谷反为滞,精华之气不能输化,乃致合污下降,而泻痢作矣。

《景岳全书·杂证谟·泄泻》

泻责之脾,痛责之肝;肝责之实,脾责之虚,脾虚肝实,故令痛泻。

《医方考·泄泻门》

五气所病……大肠小肠为泄。

《素问·宣明五气》

寒气客于小肠,小肠不得成聚,故后泄腹痛矣。

《素问·举痛论》

大肠胀者,肠鸣而痛濯濯,冬日重感于寒,则飧泄不化。

《灵枢·胀论》

大肠热而湿其泄也;小肠寒而湿其泄也。

《儒门事亲·金匮十全五泄法后论》

小肠居胃之下,受盛胃中水谷而分清浊,水液由此而渗于前,糟粕由此而归于后,脾气化而上升,小肠化而下降,故曰化物出焉。

《类经·藏象类》

胃主消化水谷,小肠主盛受消化,心脾之热下移小肠胃腑,则运化之职失矣,故下注泄泻也。

《医宗金鉴·诸泄总括》

假令得肾脉……其病逆气,小腹急痛,泄如下重,足胫寒而逆。有是者肾也,无是者非也。

《难经·论脉十六难》

大便之能开而复能闭者,肾操权也。今肾既虚衰,则命门之火熄矣,火熄则水独治,故令人多水泻不止,其泻每在五更天将明时,必洞泄二三次。

《医贯·先天要论·泻利并大便不通论》

肾为胃关,开窍于二阴,所以二便之开闭,皆肾脏之所主,今肾中阳气不足,则命门火衰而阴寒独盛,故于子丑五更之后,当阳气未复,阴气盛极之时,则令人洞泻不止也。

《景岳全书·杂证谟·泄泻》

元阴不足而泄泻者,名曰肾泻。其状则水谷不分,至圊即去,足胫冷,少腹下重,但去有常度,昼夜或一二次,与他证之泻不同。盖元阴之气衰弱,不能健运其水谷故也。

《医述·泻》

有每日五更初洞泻,服止泻药并无效……虽省节饮食忌口,但得日间,上半夜无事,近五更其泻复作,此病在肾,俗呼为脾肾泻。

《丹溪心法·泄泻》

肾中真阳虚而泄泻者,每于五更时,或天将明,即洞泄数次。此由丹田不暖,所以尾闾不固,或先肠鸣,或脐下痛,或经月不止,或暂愈复作,此为肾泄。盖肾为胃关,二便开闭,皆肾脏所主。今肾阳衰,则阴寒盛,故于五更后,阳气未复,即洞泄难忍。

《类证治裁·泄泻论治》

**按语:**泄泻内因与脏腑关系密切相关,责之五脏,且与脾胃、大小肠关系密切。分述如下。

(1)肺肠相关:风邪外袭,由皮毛而入,入于肠胃则可生痢。久泄气虚,固摄无权,故下利泄泻,滑脱不禁。

(2)脾虚湿盛:泄泻的主要病机是脾虚湿盛。《明医指掌》云:"泄之与泻略有轻重,总属脾虚。"脾胃为中焦升降之枢,脾主升,清气得于输布,胃主降,浊阴得以下行。脾主运化,喜燥恶湿,湿邪伤脾,脾失健运,水谷清浊不分;或饮食不节/洁,或感于外邪,或情志不节,脾胃受伤,纳运失常,均可发为泄泻。

(3)情志致泻:情志不舒,易怒过虑,或精神紧张,导致肝气不舒,气机郁滞,气滞不通;若肝气横逆犯脾,肝脾不调而生泄泻;或忧思伤脾,土虚木乘,脾胃气机失调,遂致泄泻。《医方考》明确指出泻责之于脾,痛责之于肝。

（4）传导失司：小肠为受盛之官，主泌别清浊，大肠为传导之官，主传导糟粕。《内经》中多次提到"大肠小肠为泄"，指出大小肠为泄泻的病变脏腑。若小肠失运不能分清泌浊，大肠传化失司，谷不能运而反为滞，水不能化而反为湿，清浊不分，合而下之则成泄泻。

（5）阳气虚衰：脾肾阳虚，阴寒内盛，温运失司而致泄泻；或肾阳衰惫不足，不能辅助脾阳运化腐熟水谷，亦可致该病；若病程日久，或禀赋不足，体质素虚，脾病及肾，肾阳亏虚，脾失温煦，不能腐熟水谷，水湿内盛或元阴元阳不足，可成命门火衰之五更泄泻。

### 3. 痰饮论

夫水者，阴物也。但积水则生湿，停酒则生燥，久则成痰。在左胁者，同肥气；在右胁者，同息贲；上入肺则多嗽；下入大肠则为泻。

《儒门事亲·饮当去水温补转剧论》

痰之为物，随气升降，无处不到，为喘，为嗽，为呕，为泻。

《医述·痰》

泄泻，有湿、火、气虚、痰积、食积。

《丹溪心法·泄泻》

**按语：** 水为阴邪，若饮水过量，或水湿停聚困遏脾土，老年人脾虚为其体质特点，脾运功能受阻，水留肠间，滞而为饮，则会影响脾胃气机正常升降，而致肠鸣辘辘有声，便泻清水。肺主治节，通调水道，若痰饮水湿之邪停聚，壅阻于肺，肺气不能肃降，大肠传导功能亦会受到影响，从而发生泄泻。

### 4. 血瘀论

五更天泄三两次，古人名曰肾泄，言是肾虚，用二神丸、四神丸等药。治之不效，常有三五年不愈者。病不知源，是难事也。不知总提上有瘀血，卧则将津门挡严，水不能由津门出，由幽门入小肠，与粪合成一处，粪稀溏，故清晨泻三五次。用此方（膈下逐瘀汤）逐总提上之瘀血，血活，津门无挡，水出泻止。

《医林改错·膈下逐瘀汤所治之症目》

**按语：** 若先感寒、热、湿等实邪，内积蕴肠，日久不化，久病入络成瘀，气机阻滞、邪瘀互结，胃肠功能受损，亦可致泄泻。但从瘀血立论来论治老年患者泄泻需慎重，祛瘀兼以扶正，恢复脏腑生理功能，使瘀血自散方为上策。

### 5. 疫毒论

毒火注于大肠，有下恶垢者，有利清水者，有倾肠直注者，有完谷不化者，此邪热不杀谷，非脾虚也，较之似痢者稍轻。

《疫疹一得·疫疹之症》

**按语：** 若感受时邪疫毒，或侵袭肺卫，由表入里，或直中肠间，致脾胃、大小肠功能受损，升降失常，清浊不分，水谷径下，亦可发为泄泻。

尺寒脉细,谓之后泄。

《素问·平人气象论》

尺肤寒,其脉小者,泄,少气。

《灵枢·论疾诊尺》

洞泄,食不化,不得留,下脓血,脉微小连者,生;紧急者,死。
泄注,脉缓,时小结者,生;浮大数者,死。
咳而呕,腹胀且泄,其脉弦急欲绝者,死。

《脉经·诊百病死生诀》

热病,肠鸣腹满,四肢清,泄注,脉浮大而洪不已,二逆见,死。
热病,呕血,喘咳,烦满,身黄,其腹鼓胀,泄不止,脉绝,十逆见,一时死。

《脉经·热病十逆死证》

脉细而濡,困倦少力,遇饮食即泻,或腹不痛,所下不禁,多完谷不化。

《杂病源流犀烛·泄泻源流》

若气不运化,水谷不分,归并大肠一路,则泻矣。
或因于寒,盖寒则气凝,无以运行水谷,故泄也。寒气攻刺,腹中绵绵作痛,肠鸣,暴下无声,水谷不化,所下清冷,如鸭屎之溏,大便如水,中有少粪也,小便白,脉沉迟,身冷。

《医碥·泄泻》

**按语:** 泄泻问诊尤为重要,首先确定泄泻病症,其次明确具体病程,最后在辨证思维的指导下完成寒热虚实的问诊。临证需区分泄泻之寒热虚实。若脾气虚弱,清阳不升则生泄泻,临床表现为面色萎黄,四肢倦怠、怕冷,泄泻时作等,以弱脉或迟缓脉为主要脉象,由此可见,虚证可见脉细、脉缓、脉弱等。若外感风邪而致泄泻,由于风邪客于肠胃,主要有恶风、头痛、泻下水谷等症,以浮脉或浮弦脉为主要脉象。若外感寒邪而致泄泻,临床表现为恶寒,不发热,身痛,口不渴,腹中冷痛,小便清长,泄泻水谷,以沉迟为主要脉象。若外感暑邪而致泄泻,多表现为夏秋之际,突发腹痛,烦闷口渴,肠鸣暴泻等症,以濡脉、散脉或虚细脉为主要脉象。若外感热邪而致泄泻,可见口干口渴、发热、小便赤涩、肛门热赤、大便色黄等症,以浮数或沉数为主要脉象。若外感湿邪,湿邪困阻脾胃而泄,多见肠鸣泻水、身痛,或呕而不渴等,以濡软或浮缓为主要脉象。

先病而后泄者治其本,先泄而后生他病者治其本,必且调之,乃治其他病。

《素问·标本病传论》

伤寒服汤药,下利不止,心下痞硬,服泻心汤已,复以他药下之,利不止,医以理中与之,利益甚。理中者,理中焦,此利在下焦,赤石脂禹余粮汤主之。

《伤寒论·辨太阳病脉证并治》

脾与胃合俱象土,外荣肌肉,腐熟水谷。风寒暑湿袭于外,则留连肌腠;传于脾胃,食饮不节害于内,则肠胃乃伤,不化糟粕,皆能为病,所得之源不一,故立名多端。且久风入中则为飧泄,湿胜则为濡泻,寒中则为洞泄,暑胜则为毒痢。而又或冷、或热、或赤、或白、或色杂、或肠垢、或滞下、或休息、或疳、或蛊之类。种种不同。悉由将摄失宜,饮食不慎,致肠胃不调,邪气交攻。施治之方,则有宜调补,宜攻化,宜收敛,宜渗泄,各随所宜以用之。

《圣济总录·泄痢门》

治上焦虚寒,精神不守,泄下便利,语声不出,白茯苓散方。

《太平圣惠方·三焦总论》

凡泄泻之病,多由水谷不分,故以利水为上策。

泄泻之病,多见小水不利,水谷分则泻自止,故曰:治泻不利小水,非其治也。然小水不利,其因非一,而有可利者,有不可利者,宜详辨之。如湿胜作泻而小水不利者,以一时水土相乱,并归大肠而然也。有热胜作泻而小水不利者,以火乘阴分,水道闭涩而然也。有寒泻而小水不利者,以小肠之火受伤,气化无权而然也。有脾虚作泻而小水不利者,以真阴亏损,元精枯涸而然也。凡此皆小水不利之候。然惟暴注新病者可利,形气强壮者可利,酒湿过度、口腹不慎者可利,实热闭涩者可利,小腹胀满、水道痛急者可利。又若病久者不可利,阴不足者不可利,脉证多寒者不可利,形虚气弱者不可利,口干非渴而不喜饮者不可利。

《景岳全书·杂证谟·泄泻》

治法不外乎渗湿、消导、分利、补脾数法而已。然尤宜分寒热、新久。

利水不可施于久病之后;收涩不可投于初起之时。

《冯氏锦囊秘录·论泻》

凡泻皆兼湿,初宜分理中焦,次则分利下焦,继以风药燥湿,久则升举元气;滑脱不禁,然后涩之。其间风胜兼以解表,寒胜兼以温中,虚弱补益,食积消导,湿则淡渗,火则清凉,痰则涌吐,陷则升提,随证而用,不拘次序。

《证治汇补·下窍门·泄泻》

**按语:**泄泻辨证应首辨虚实,确定治则。慢泄久泄多属虚,急泻暴泻多属于实,虚则补之,实则泻之。再辨病因如何,病位所在。在外为风、寒、暑、湿邪由肺卫传脾,或直中脾胃;在内为饮食不节,情志失调、劳倦年迈等。无论外因内因致病,最终病位都在脾胃与肠腑,核心病机均为脾胃运化失常,肠道传导失司,具体治疗大法为运脾化湿。最后根据兼夹症,或肝气乘脾,或肾阳虚衰,或痰瘀阻络等立方施治。

## 1. 补虚

（1）补气升阳

清气在阴者,乃人之脾胃气衰,不能升发阳气,故用升麻、柴胡助辛甘之味,以引元气之升,不令飧泄也。

《脾胃论·随时用药加减法》

脾胃不足之证,须用升麻、柴胡苦平味之薄者,阴中之阳,引脾胃中阳气行于阳道及诸经,升发阴阳之气,以滋春气之和也。又引黄芪、人参、甘草甘温之气味上行,充实腠理,使阳气得卫外而为固也。凡治脾胃之药多以升阳补气名之者此也。

《内外伤辨惑论·四时用药加减法》

**按语:**泄泻日久,中气虚损,胃难主受纳,脾难司运化,此证为虚,应升举脾胃之清阳,补益中气之虚弱,使得脾气健、升降和,则泄自愈。

（2）调和脏腑

欲令脾实,气无滞饱,无久坐,食无太酸,无食一切生物,宜甘宜淡。

《类经·运气类》

自利不渴者,属太阴,以其脏有寒故也。当温之,宜服四逆辈。

《伤寒论·辨太阴病脉证并治》

治脾劳,胃气不和,时有泄泻,食少无力,宜服松脂丸方。

《太平圣惠方·治脾劳诸方》

泄痢既多,则诸脏气竭,肌肉消瘦,百病辐凑,宜以饮食和益脾胃之气,滋润脏腑,养于经脉,祛疾之甚,可谓上医。故千金云,凡欲治疗,先以食疗,既食疗不愈,后乃用药尔。

《太平圣惠方·食治脾胃气弱不下食诸方》

今客邪寒湿之胜,自外入里而甚暴,若以淡渗之剂利之,病虽即已,则降之又降,复益其阴而重竭其阳也,则阳气愈削,而精神愈短,阴重强而阳重衰也。兹以升阳之药,是为宜耳。

《内外伤辨惑论·肾之脾胃虚方》

所以言此者,发明脾胃之病,不可一例而推之,不可一途而取之,欲人知百病皆由脾胃衰而生也,毫厘之失,则灾害立生。假如时在长夏,于长夏之令中立方,谓正当主气衰而客气旺之时也,后之处方者,当从此法,加时令药,名曰补脾胃泻阴火升阳汤。

《脾胃论·脾胃胜衰论》

脾胃虚弱不思饮食者,此方主之。脾胃者,土也。土为万物之母,诸脏腑百骸受气于脾胃而后能强。若脾胃一亏,则众体皆无以受气,日见羸弱矣,故治杂证者,宜以脾胃为主。然脾胃喜甘而恶苦,喜香而恶秽,喜燥而恶湿,喜利而恶滞。

《医方考·脾胃门》

东垣先生制《脾胃论》一篇,专以补中益气汤升提清气为主,其间治脾泄之证,庶无余蕴矣。

《医贯·先天要论·泻利并大便不通论》

泄泻之症,只因脾胃虚弱,饥寒饮食过度,或为风寒暑湿所伤,皆令泄泻。治须分利小便,健脾燥湿为主。若泻太多而不止者,当用补住为要。若泻不止,手足寒、脉虚脱、烦躁发呃、气短、目直视、昏冒不识人者,皆死症也。

《万病回春·泄泻》

寒泻者,腹中微微作痛,痛久而后下者是也,宜以温脾为先。

《杂病广要·泄泻》

但见泄泻,概用参、术补之,殊不知参、术乃补脾胃中阳气之药,况脾属土而肾属水,肾泻补脾,则土愈胜而水愈亏,故肾泻不可用参、术,宜以补阴之药兼山药、芡实、茯苓、莲肉,其泻自止。如挟阳气不足而泻者,则不拘于此。

《医述·泻》

寒泻,寒气在腹,攻刺作痛,洞下清水,腹内雷鸣,米饮不化者,理中汤,或吞大已寒丸,宜附子桂香丸;畏食者八味汤。

有每日五更初洞泻,服止泻药并无效,米饮下五味丸,或专以五味子煎饮,亦治脾肾泻。虽省节饮食忌口,但得日间,上半夜无事,近五更其泻复作,此病在肾,俗呼脾肾泻。分水饮下二神丸,及椒朴丸,或平胃散下小茴香丸。病久而重,其人虚甚,宜椒附汤。

《丹溪心法·泄泻》

凡脾泄久泄证,大都与前治脾弱之法不相远,但新泻者可治标,久泻者不可治标。且久泻无火,多因脾肾之虚寒也。若只因脾虚者,惟四君子汤、参术汤、参苓白术散之属为宜。

若久泻元气下陷,大肠虚滑不收者,须予补剂中加乌梅、五味子、粟壳之属以固之。

《景岳全书·杂证谟·泄泻》

惟山药脾肾双补,在上能清,在下能固,利小便而止大便。……诚以山药汁本稠粘,若更之作粥,则稠粘之力愈增,大有留恋肠胃之功也。

治黎明腹疼泄泻。

补骨脂(六两酒炒) 吴茱萸(三两,盐炒) 五味子(四两,炒) 肉豆蔻(四两,面裹煨) 花椒(一两微焙) 生硫黄(六钱) 大枣(八十一枚) 生姜(六两,切片)

先煮姜十余沸,入枣同煮,至烂熟去姜,余药为细末,枣肉为丸,桐子大。

《医学衷中参西录·治泄泻方》

惟八味丸以补其阴,则肾中之水火既济,而开阖之权得宜。况命门之火旺,则能生土,而脾亦强矣。有用六味丸加沉香、砂仁,以山药末打糊,代蜜为丸,以摄火归源而愈者;有用六味丸加远志、益智,兼调脾肾而愈者。

《张氏医通·大小府门·泄泻》

如果系脏虚滑泄,审无腹痛,脉微虚不沉滞者,可以温涩之药固之。

《金匮翼·久泄》

如脾泻已久,大肠不禁者,宜涩之。

《冯氏锦囊秘录·方脉泄泻合参》

泄泻久不止,不可离甘草、芍药,为脾病也。不可离白术,为湿也。

《医碥·泄泻》

总之,此症不论新久,皆太阴受病,不可离白术、白芍、甘草。

《杂病源流犀烛·泄泻源流》

理中丸方(下有作汤,加减法)

人参 干姜 甘草(炙)白术(各三两)

上四味,捣筛,蜜和为丸,如鸡子黄许大。以沸汤数合,和一丸,研碎,温服之,日三四,夜二服。腹中未热,益至三四丸,然不及汤。汤法,以四物,依两数切,用水八升,煮取三升,去滓,温服一升,日三服。若脐上筑者,肾气动也,去术,加桂四两。吐多者,去术,加生姜三两。下多者,还用术。悸者,加茯苓二两。渴欲得水者,加术,足前成四两半。腹中痛者,加人参,足前成四两半。寒者,加干姜,足前成四两半。腹满者,去术,加附子一枚。服汤后如食顷,饮热粥一升许,微自温,勿发揭衣被。

《伤寒论•辨霍乱病脉证并治》

又禅脾丸　疗脾滑胃虚弱,泄下不禁,饮食不消,雷鸣绞痛方。

附子(炮,一两)　蜀椒(汗,一两)　桂心(二两)　赤石脂　黄连　人参　干姜　茯苓　大麦柏　陈面(熬)　石斛　当归(各二两)　钟乳(三两,研)

上十三味,捣筛蜜和,以酒服十丸如梧子,日三,稍稍加之。忌猪肉、冷水、生葱、酢。

《外台秘要•泄痢不禁不断及日数十行方三首》

补脾胃泻阴火升阳汤

柴胡(一两五钱)　甘草(炙)　黄芪(臣)　苍术(泔浸,去黑皮,切作片子,日曝干,锉碎,炒)　羌活(以上各一两)　升麻(八钱)　人参(臣)　黄芩(以上各七钱)　黄连(去须,酒制,五钱,炒,为臣,为佐)　石膏(少许,长夏微用,过时去之,从权)

上件㕮咀,每服三钱,水二盏,煎至一盏,去渣,大温服,早饭后、午饭前,间日服。服药之时,宜减食,宜美食。服药讫,忌语话一二时辰许,及酒、湿面、大料物之类,恐大湿热之物,复助火邪而愈损元气也。亦忌冷水及寒凉、淡渗之物及诸果,恐阳气不能生旺也。宜温食及薄滋味以助阳气。大抵此法此药,欲令阳气升浮耳。若渗泄淡味皆为滋阴之味,为大禁也。虽然亦有从权而用者,如见肾火旺及督、任、冲三脉盛,则用黄柏、知母酒洗讫,火炒制加之,若分两则临病斟酌,不可久服,恐助阴气而为害也。小便赤或涩当利之,大便涩当行之,此亦从权也,得利则勿再服。此虽立食禁法,若可食之物一切禁之,则胃气失所养也,亦当从权而食之,以滋胃也。

《脾胃论•脾胃胜衰论》

少阴病,二三日不已,至四五日,腹痛,小便不利,四肢沉重疼痛,自下利者,此为有水气,其人或咳,或小便利,或下利,或呕者,真武汤主之。

茯苓(三两)　芍药(三两)　白术(二两)　生姜(三两,切)　附子(一枚,炮,去皮,破八片)

上五味,以水八升,煮取三升,去滓,温服七合,日三服。若咳者,加五味子半升,细辛一两,干姜一两;若小便利者,去茯苓;若下利者,去芍药,加干姜二两;若呕者,去附子,加生姜,足前为半斤。

《伤寒论•辨少阴病脉证并治》

**按语:** 泄泻的核心病机在于脾虚湿盛,故张景岳曰"泄泻之本,无不由于脾胃"。泄泻初期湿邪困脾,脾失健运,清浊不分,因而发为泄泻。然久泄之后,运化失司,脾胃更损。"故善用补者必先补脾"而泄泻自止。病机变化过程中,脾胃虚弱,生化匮乏,不能滋肾,肾失其封蛰之权,开而不合,且不能蒸腐水谷、温煦脾胃而加重泄泻,因此需重视脾肾同补。

泄泻与脾胃关系密切。脾为气血生化之源,胃为五脏六腑之海。正如陈无择言:"凡治泻须理中焦,如理中汤丸等是也。"若寒邪直入胃腑,寒性凝滞,或平素中焦虚寒，可见大便次数增多且不成形，此时应温里散寒，以升阳、温脾之药为宜。如《伤寒论》虽未给出具体方剂，但指出太阴虚寒下利，治宜"温之"，"宜服四逆辈"，明确指出了治疗的方向。这意味着临证时应灵活变通：轻者可用理中汤温里散寒，补气健脾；重者可用四逆辈补火宜土。对于脾胃虚弱之泄泻，可选禅脾丸补益脾胃。对于脾胃虚弱，阴火内生之泄泻，则可以选用补脾胃泻阴火升阳汤。另外，对于滋养脾胃，《圣济总录》中还提出了饮食疗法，也值得借鉴。

张景岳对肾泄的病机有详细的描述："盖肾为胃关，开窍于二阴，所以二便之开闭，皆肾脏之所主，今肾中阳气不足，则命门火衰，而阴寒独盛，故于子丑五更之后，当阳气未复，阴气盛极之时，即令人洞泄不止也。"此为肾阳虚衰之泄泻，可出现五更泄，治以加味四神丸。丹溪云"若五更初洞泻，止泻药不效，可予米饮下五味丸或专以五味子煎饮"；若病久体虚，可治以椒附汤。由于人体不仅由先天之元气生成，还赖于后天水谷之气，脾胃所化生的营养物质须依赖命门之火的温化，故为先天之本的肾主导后天之本脾。若肾阴不足，元阴之气衰弱，不能健运水谷，治宜补益肾阴，用药可选山药、芡实、茯苓、莲肉等。若肾阳虚寒，致水气不化而泛溢为患，则应温肾利水，可选用真武汤加减。

**2．泻实**

**（1）祛风散寒**

夫泄，有宜汗解者。

《金匮钩玄·泄泻从湿治有多法》

凡受四时不正之气，憎寒壮热者，此方（藿香正气散）主之。风寒客于皮毛，理宜解表。四时不正之气由鼻而入，不在表而在里，故不用大汗以解表，但用芳香利气之品以主之。

《医方考·感冒门》

东垣云：泄利飧泄，身热，脉弦腹痛而渴，及头痛微汗，宜防风芍药汤。

《证治准绳·杂病》

**按语：** 风寒泄泻多发于春末夏初、夏末秋初之际，多为季节变化，卒感风寒，风寒入里，伤及脾胃而致。风为六淫之首，其性疏泄，故感风寒之邪，往往病属实证，发病较急，泻下急迫。治当解表散寒祛风，治以理气和中之法，可用藿香正气散加减论治。方由藿香、半夏、陈皮、苍术、白术、厚朴、滑石、甘草、茯苓、黄连、生姜组成（《临证实验录》）。

**（2）清热化湿**

泄泻，有湿、火、气虚、痰积。湿用四苓散加苍术，甚者苍白二术同加，炒用燥湿兼渗泄；火用四苓散加木通、黄芩，伐火利小水。

《丹溪心法·泄泻》

有宜燥湿而后除者，若脾胃论言：上湿有余，脉缓，怠惰嗜卧，四肢不收，大便泄泻，从平胃散。有宜寒凉而愈者，若长沙言：协热自利者，黄芩汤主之。

《金匮钩玄·泄泻从湿治有多法》

热泻，粪色赤黄，弹响作疼，粪门焦痛，粪出谷道，犹如汤热，烦渴，小便不利，宜五苓散吞香连丸。

《证治准绳·杂病》

饮酒便泄,此酒积热泻也,加黄连(炒)、茵陈、干姜各一钱,木香五分。愚按前症若酒湿未散,脾气未虚,宜用此药分利湿热;若湿热已去,中气被伤,宜用六君子调补中气,若误服克伐分利之剂,胸膈渐满,小便短小,或腿足与腹渐肿者,急用加减金匮肾气丸调补脾胃,多有生者。夫酒性大热,乃无形之物,无形元气受伤,当用葛花解醒汤分消其湿,往往反服大热酒症丸,重泻有形阴血,使阳毒大旺,元气消亡,折人长命。

《明医杂著·泄泻》

郁热当清。有肺热闭锢,咳嗽胸满,误服参、术,使肺中之热,回奔大肠而泻者,当先清肺金,然后和脾。

《证治汇补·下窍门》

**按语:**古人云"无湿不成泻"。朱丹溪曰"若积久而虚者,或可行之;初得之者,必变他疾,为祸不小。殊不知多因于湿,惟分利小水,最为上策",认为泄泻的主要病因是湿邪;并指出"湿用四苓散加苍术,甚者苍白二术同加,炒用燥湿兼渗泄","椒术丸,治湿","泻水多者,仍用五苓散","平胃五苓散,治湿泄、水恣泄、热泄"。由此可见,丹溪对于湿泄的治法以利水渗湿为主。他认为"湿分寒热"。其中长夏季节之泄泻,多为湿热泻。其特点为湿热之邪由表入里,内陷阳明,表证未解,里热已盛,临床可见大便次数增多、粪色黄赤、肛门灼热、烦渴、小便不利等。刘完素非常重视湿热之邪致泄泻,治疗上重视清热除湿,用药倡导黄连、黄柏、芍药、茯苓,热清湿去,则泄泻可止。另外,明代著名医家王纶强调药物运用不当可变生他病,指出若误用人参、黄芪类甘温补益药,助长湿热之邪传变为黄疸,此时应该用苦寒之药泻其湿热。同时他还指出,治疗泄泻药可伤脾胃,病愈后方可用参、芪补之。

(3)祛痰消积

下利三部脉皆平,按之心下坚者,急下之,宜大承气汤。

下利谵语者,有燥屎也,小承气汤主之。

《金匮要略·呕吐哕下利病脉证治》

痰积宜豁之,用海粉、青黛、黄芩、神曲,糊丸服之。

食积,二陈汤和泽泻、苍术、白术、山楂、神曲、川芎;或吞保和丸。

食积作泻,宜再下之,神曲、大黄作丸子服。

《丹溪心法·泄泻》

脾胃受湿,沉困无力,怠惰好卧,去痰须用白术。

《丹溪心法·中湿》

痰积下流,因太阴分有积痰,肺气不得下流降而瘀,大肠虚而作泄,当治上焦,以萝卜子等吐之。

《脉因证治·泄》

夏月患泄,百方不效,视之,久病而神亦瘁,小便少而赤,脉滑而颇弦,格闷食减。因悟此久积所为,积湿成痰,留于肺中,宜大肠之不固也。清其源则流自清,以茱萸等作汤,温服一碗许,探喉中,一吐痰半升,如利减半,次早晨饮,吐半升而利止。

有宜下而保安者。若长沙言，下利脉滑而数者，有宿食也，当下之；下利已瘥，至其时复发者，此为下未尽，更下之安，悉用大承气汤加减之剂。

《金匮钩玄·泄泻从湿治有多法》

二陈汤　治痰饮为患，或呕吐恶心，或头眩心悸，或中脘不快，或发为寒热，或因食生冷，脾胃不和。

半夏（汤洗七次）　橘红（各五两）　白茯苓（三两）　甘草（炙，一两半）

上为㕮咀。每服四钱，用水一盏，生姜七片，乌梅一个，同煎六分，去滓，热服，不拘时候。

《太平惠民和剂局方·治痰饮》

保和丸　治一切食积。

山楂（六两）　神曲（四两）　半夏　茯苓（各二两）　陈皮　连翘　萝卜子（各一两）

上为末，炊饼丸如梧子大。每服七八十丸，食远白汤下。

《丹溪心法·积聚痞块》

半夏白术天麻汤

黄柏（二分）　干姜（三分）　天麻　苍术　白茯苓　黄芪　泽泻　人参（以上各五分）白术　炒曲（以上各一钱）　半夏（汤洗七次）　大麦柏面　橘皮（以上各一钱五分）

上件㕮咀，每服半两，水二盏，煎至一盏，去渣，带热服，食前。此头痛苦甚，谓之足太阴痰厥头痛，非半夏不能疗，眼黑头旋，风虚内作，非天麻不能除。其苗为定风草，独不为风所动也。黄芪甘温，泻火补元气，人参甘温泻火补中益气。二术俱苦甘温，除湿补中益气。泽、苓利小便导湿。橘皮苦温，益气调中升阳。曲消食，荡胃中滞气，大麦柏面宽中助胃气。干姜辛热，以涤中寒，黄柏大寒苦，酒洗以主冬天少火在泉发躁也。

《脾胃论·调理脾胃治验治法用药若不明升降浮沉差互反损论》

**按语：** 痰积而致泄泻在诸多著作中多有论及，"肺与大肠相表里"，若其人有积痰，肺气不降而下注大肠；或食积不化，脾失健运，聚湿成痰而为痰积。治应消食导痰，可用二陈汤合保和丸，丸药的使用可顾护胃气。《丹溪心法》中就明确指出，痰积宜豁之，用海粉、青黛、黄芩、神曲，糊丸服之。……食积宜用二陈汤加泽泻、苍术、白术、山楂、神曲、川芎；或吞保和丸。其中二陈汤燥湿化痰，理气和中，保和丸消食和胃。此外，还可以采用燥湿祛痰、健脾和胃之法论治泄泻而眩晕，方选半夏白术天麻汤补脾燥湿、化痰息风，补泻兼施。

（4）活血化瘀

……上有瘀血，卧则将津门挡严，水不能由津门出，由幽门入小肠，与粪合成一处，粪稀溏，故清晨泻三五次。用此方（膈下逐瘀汤）逐总提上之瘀血，血活，津门无挡，水出泻止。

《医林改错·膈下逐瘀汤所治之症目》

**按语：** 久病多瘀，临床因瘀致泻并不多见，但久泄可因虚致瘀，再加重泄泻。因此，慢性腹泻后期除了大便次数增多，粪质稀薄，小腹绵痛外，还可能有少量便血的出现，临床应注意观察有无血瘀征象。如久泄有瘀，可适当加以活血化瘀药物，往往可以获得奇效。

（5）抑肝调气

此足太阴、厥阴药也。白术苦燥湿，甘补脾，温和中；芍药寒泻肝火，酸敛逆气，缓中止痛；防风辛能散肝，香能舒脾，风能胜湿，为理脾引经要药；陈皮辛能利气，炒香尤能燥湿醒脾，使气行则痛止。数者皆以泻木而益土也。

《医方集解·和解之剂》

肝泄，止泻汤加柴胡、青皮，若因肝气不敛，致脾气散而不运，加白芍。

《医碥·泄泻》

忧思太过，脾气结而不能升举，陷入下焦而成泄泻者，逍遥散去归加升麻、木香；或越鞠、枳术相和服。不应，用补中益气加木香。

《张氏医通·大小府门·泄泻》

某，腹鸣晨泄，巅眩脘痹，形质似属阳不足，诊脉小弦，非二神四神温固之症。盖阳明胃土已虚，厥阴肝风振动内起，久病而为飧泄。用甘以理脾，酸以制肝。

《临证指南医案·泄泻》

治痛泄

炒白术（三两）　炒芍药（二两）　炒陈皮（两半）　防风（一两）

久泻，加升麻六钱。

上锉。分八帖，水煎或丸服。

《丹溪心法·泄泻》

补中益气汤　黄芪（病甚劳役，热甚者一钱）　甘草（以上各五分，炙）　人参（去芦，三分，有漱去之。以上三味，除湿热、烦热之圣药也）　当归身（二分，酒焙干，或日干，以和血脉）　橘皮（不去白，二分或三分，以导气，又能益元气，得诸甘药乃可，若独用泻脾胃）　升麻（二分或三分，引胃气上腾而复其本位，便是行春升之令）　柴胡（二分或三分，引清气行少阳之气上升）　白术（三分，除胃中热，利腰脊间血）

上件药哎咀，都作一服，水二盏，煎至一盏，量气弱、气盛临病斟酌水盏大小，去渣，食远稍热服。如伤之重者，不过二服而愈。若病日久者，以权立加减法治之。

《脾胃论·饮食劳倦所伤始为热中论》

**按语：**"怒则气逆，甚则呕血及飧泄"。肝属木，脾属土，脾胃虚弱，自然土虚木乘，常见肝脾失和而出现痛泻，每因情志郁闷而发，症见腹痛泄泻，泻后痛减。治宜健脾益气，抑肝扶脾，可选痛泻要方、补中益气汤等方加减以疏肝益气健脾。

（6）利水除湿

诸有泄泻，用不换金正气散、除湿汤之类，以去风湿，以安肠胃，此上品药也。次则温脾养胃之剂，投之是为正法。

《仁斋直指方论·肾泄》

如脉缓，病怠惰嗜卧，四肢不收，或大便泄泻，此湿胜，从平胃散。

《脾胃论·脾胃胜衰论》

脾、土、甘，中央化成之道也，失常则病矣。湿淫于内，治以苦热，佐以咸淡，以苦燥之，以淡泄之。

《医学启源·五行制方生克法》

脾虚多中湿，脾本喜燥恶湿者也。

故治湿不知理脾，非其治也。

《医述·湿》

有湿、有气虚、有火、有痰、有积。世俗类用涩药治痢与泻，若积久而虚者，或可行之；而初得者，必变他证，为祸不小。殊不知多因于湿，惟分利小水，最是上策。

《丹溪治法心要·泄泻》

湿用四苓散加苍术，甚者苍、白二术同加，炒用燥湿兼渗泄。火用四苓散加木通、黄芩，伐火利小水。

《丹溪心法·泄泻》

泄泻之病，多见小水不利，水谷分则泻自止。故曰"治泻不利小水非其治也"。

《景岳全书·杂证谟·泄泻》

湿泻，由坐卧湿处，以致湿气伤脾，土不克水。梅雨阴久，多有此病，宜除湿汤，吞戊己丸佐以胃苓汤，重者宜术附汤。如其人本不甚泻，每日两三次鸭溏，此脾家不燥，常服平胃散自愈，缘内有苍术，可以燥脾。

《秘传证治要诀及类方·大小腑门·溏泄》

**按语：** 脾虚湿盛是泄泻之基本病机，无论外感内伤，泄泻终归水谷不分，秽浊注下，因此总关乎湿盛，无湿不泄，无论外邪内伤均以湿为主。若外感湿邪，亦可夹寒、夹热、夹滞而为泄泻，治疗需兼顾夹杂之症分而治之；内伤则以脾虚为主，治疗之法为健脾利湿。如湿淫于内，可用健脾除湿渗利之法，方可选胃苓汤，以苍术、厚朴、陈皮燥湿，以茯苓、猪苓、白术、泽泻等药淡渗利湿，肉桂助阳化气，甘草和缓调中，共奏除湿淡渗利水之功（《丹溪心法》）。

## 【名方临用】

### 葛根芩连汤

#### 1. 文献出处

太阳病，桂枝证，医反下之，利遂不止。脉促者，表未解也；喘而汗出者，葛根黄芩黄连汤主之。

葛根（半斤）　甘草（二两，炙）　黄芩（三两）　黄连（三两）

上四味，以水八升，先煮葛根，减二升，内诸药，煮取二升，去滓，分温再服。

《伤寒论·辨太阳病脉证并治》

#### 2. 方解

从条文中可以看出，本为桂枝证，当以汗解之，若误治反用下法，则利不止。太阳表邪未解，邪陷阳明。出现喘而汗出者，则是因为肺与大肠相表里，大肠湿热，里热上蒸于肺，下迫大肠，升降失司，津液外泄。此时则可用葛根芩连汤治之。方中葛根味辛、甘，性凉，入脾、胃经，能退热解表，还能升脾胃清阳之气，为君；黄芩、黄连燥湿清热、厚肠止利，均为臣药；炙甘草和中甘缓，还能调和诸药，故为佐使药。四药合用，共奏清热止利之功。如清代柯琴《伤寒来苏集》所述："桂枝症，脉本缓，误下后而反促，阳气重，可知邪束于表，阳扰于内，故喘而汗出；利遂不止者，此暴注下迫，属于热，与脉微弱而协热利者不同。表热虽未解，而大热已入里，故非桂枝、芍药所能和，亦非浓朴、杏仁所能解矣。故君气轻质重之葛根，以解肌而止利，佐苦寒清肃之芩、连，以止汗而除喘，用甘草以和中。先煮葛根，后纳诸药，解肌之力优，而清中之气锐，又与补中逐邪法迥殊矣。"

**3. 临床应用**

葛根芩连汤多用于治疗胃肠型感冒、细菌性痢疾、急性肠炎、肠伤寒等辨证为阳明里热者；临床应用时以下利，烦热，口干，喘而汗出，舌质红苔黄，脉数或脉促为辨证要点。应用时随证加减，如伴有腹痛者，加白芍以柔肝止痛；伴里急后重者，加木香、槟榔以行气除后重；夹杂有食滞者，加山楂以健胃消食。目前本方治疗多种疾病，对 2 型糖尿病有较好作用。

## 参苓白术散

**1. 文献出处**

治脾胃虚弱，饮食不进，多困少力，中满痞噫，心忡气喘，呕吐泄泻，及伤寒咳噫。此药中和不热，久服养气育神，醒脾悦色，顺正辟邪。

莲子肉（去皮）　薏苡仁　缩砂仁　桔梗（炒令深黄色，各一斤）　白扁豆（姜汁浸，去皮，微炒，一斤半）　白茯苓　人参（去芦）　甘草（炒）　白术　山药（各二斤）

上为细末。每服二钱，枣汤调下，小儿量岁数加减服。

《太平惠民和剂局方·治一切气》

**2. 方解**

本方由人参、白术、茯苓、甘草、山药、白扁豆、薏苡仁、砂仁、莲子、桔梗组成。本方以四君子汤为基础，方中人参、白术、茯苓健脾、益气、渗湿，共为君药；山药、莲子可助君药健脾益气，还能止泻，薏苡仁、白扁豆亦能助君药健脾渗湿，四味共为臣药；砂仁能行气化滞、醒脾和胃，桔梗上浮兼保肺，不仅能宣肺利气，还能载药上行，与砂仁共为佐药；甘草健脾和中，亦调和诸药，为使药。诸药合用起到了健脾和胃益气、渗湿止泻兼保肺的作用，体现了"培土生金"的思想。

**3. 临床应用**

本方较为常用，其主治证临床以泄泻、苔白腻、脉虚缓为辨证要点。本方的特色基于"培土生金"的学术思想。应用脾肺土金相生的关系，达到补脾益肺的目的。本方现代临床应用广泛，不仅用于内科疾病，如腹泻、功能性消化不良、结肠炎、胃与十二指肠溃疡、慢性咳嗽等；还用于五官科疾病，如慢性鼻窦炎、中心性浆液性脉络膜视网膜病变等；对于儿科疾病（如小儿多涕症、小儿厌食症、小儿腹泻及小儿慢性迁延性菌痢等）也适用。

## 四神丸

**1. 文献出处**

肾泄者，五更溏泄也，其原为肾阳虚亏，既不能温养于脾，又不能禁固于下，故遇子后阳生之时，其气不振，阴寒反胜，则腹鸣奔响作胀，泻去一二行乃安。此病藏于肾，治宜下，而不宜治中。

方用肉豆蔻、五味子各二两，吴茱萸一两，补骨脂四两，生姜八两，红枣一百枚，右捣末，以蒸熟，枣肉和丸如梧子大，每服五七十丸，空腹或食前热汤下，晚食前更进一服。

《华佗神医秘传·华佗治肾泄神方》

### 2. 方解

柯韵伯云："夫鸡鸣至平旦，天之阴，阴中之阳也，因阳气当至而不至，虚邪得从留而不去，故作泻于黎明。其由有四：一为脾虚不能制水；一为肾虚不能行水……一为命门火衰不能生土，一为少阳气无以发陈……"《古今名医方论》指出本方皆为温药，四药相伍，治疗脾肾虚寒之五更泄泻，功效神奇迅速，故称"四神丸"。方由补骨脂、肉豆蔻、五味子、吴茱萸四味药组成，枣肉为丸。方中补骨脂味辛、苦，大温，补命门之火，还可温脾土，为君；肉豆蔻味辛，性温，助补骨脂温肾暖脾，涩肠止泻，为臣；五味子味酸，性温，温肾益气，吴茱萸味辛、苦，大热，温脾暖胃散阴寒，二者共为佐药；大枣补脾养胃，生姜温胃散寒，为使。本方用于脾肾虚寒之泄泻，临床症见五更泄泻，不思饮食，饮食不化；或腹痛，腰酸肢冷，神疲乏力，舌质淡，苔薄白，脉沉迟无力。其有温肾暖脾、收敛止泻之功。

### 3. 临床应用

四神丸是治疗肾泄之名方，临床以黎明泄泻、大便溏稀、完谷不化、腰酸肢冷、脉沉迟无力为辨证要点，主要用于脾肾阳虚之泄泻。应用时当灵活加减，如腰酸肢冷明显者，可加肉桂、附子等温阳药以增强温阳补虚之效；亦可与理中丸合用，以增强其温中止泻之功。目前本方主要治疗慢性腹泻、慢性结肠炎、肠易激综合征、肠结核等。

## 【医案医话】

参政商公，时年六旬有二，元有胃虚之证。至元己巳夏，上都住，时值六月，霖雨大作，连日不止。因公务劳役过度，致饮食失节。每旦则脐腹作痛，肠鸣自利，须去一二行乃少定，不喜饮食，懒于言语，身体倦困，召予治之。予诊其脉沉缓而弦。参政以年高气弱，脾胃宿有虚寒之证，加之霖雨及劳役饮食失节，重虚中气。《难经》云：饮食劳倦则伤脾。不足而往，有余随之，若岁火不及，寒乃大行，民病鹜溏。今脾胃正气不足，肾水必挟木势，反来侮土，乃薄所不胜乘所胜也。此疾非甘辛大热之剂，则不能泻水补土。虽夏暑之时，有用热远热之戒，又云：有假者反之，是从权而治其急也。《内经》云：寒淫于内，治以辛热。干姜、附子甘辛大热，以泻寒水，用以为君。脾不足者，以甘补之，人参、白术、甘草、陈皮苦甘温以补脾土。胃寒则不欲食，以生姜、草豆蔻辛温治客寒犯胃。厚朴辛温厚肠胃，白茯苓甘平，助姜、附，以导寒湿。白芍药酸微寒，补金泻木，以防热伤脾气为佐也，不数服良愈。

《卫生宝鉴·医验纪述》

**按语：**本例患者年逾花甲，素体脾胃虚寒，暑月感受寒湿，又劳逸不当，饮食失节，进而泄泻不止。治疗仍因紧扣病因病机，治以辛温散寒，益气温脾，化湿止泻，无须拘泥于"用热远热"之戒。

东湖傅舁元太守，五月病泻泄已二月余，年六十，与予家世谊年谊，伊家笃信市医李春圃，李亦每日必自往诊，无效。后延予至，则李先在，曰此病今日宜用生脉散。翌日，此温病误治变危也，脉细弱，粪清稀，宜暂用参苓白术散救之。其家人促予写方，予知其意，属李也写方，完即辞去。同行者询予，病何如日危矣。用予方，可渐退，半月可瘥，用李方不出三日决没。果用李方，三日没。盖生脉散前人专为伤暑设，决不能止泻也。（下编）

**按语：**本案为花甲老人，因失治误治，导致久泻不止。根据泻下性质及脉象，可知患者刻下已脾气衰惫，后天乏源，急须健脾固本止泻，当用参苓白术散。本案亦提示在老年泄泻的治疗中，应时刻注意顾护脾胃，一方面能发挥健脾化湿止泻的作用，另一方面能顾护正气，以防变证。

胡左，脉缓有力，颇得充和，惟右关部稍见滑象，是得天独厚，痰湿亦属有余。大便常带溏行，是中气足以鼓舞。不能僭踞，与火衰脾泄迥殊。至于阳道不兴，花甲之年，已不为病，而况古稀者乎。津液二字，俗每并称，殊不知浊中之清者，上升而为津，精中之浊者，下行而为液。寐醒辄觉口渴，然并不引饮，片刻即回，若以清津有亏，何以不饮而渴自解，亦何以除寐醒之余，并无燥渴之见象，盖湿随气化，卧则气闭而湿聚，阻遏清气，不能上升，虽有清津，无从供给，醒则气行湿散，浊者不阻，精者自得上行矣。宜补气运湿，以杜其湿盛生痰，痰热生风之渐，然古稀之年，阴分亦不能不预为之地。仿古医药法上下分治即请指正。

龟板胶（一两，蛤粉拌炒松）　大生地（三两，姜汁拌炒松）　鹿角胶（一两，牡蛎粉炒）　炒杞子（一两）　炒白芍七钱　真阿胶（一两，蛤粉拌炒松）

右药研极细，蜜水泛作小丸，如痧药大，候干，用

制半夏（三两）　野山别直参（三两）　枳实（一两五钱）　炒于术（一两五钱）　云茯苓（三两）　广皮（一两五钱）　泽泻（一两五钱）　猪苓（一两五钱）

共研为细末，蜜水将小丸洒湿，照泛丸法，以后项药渐渐包上，如梧子大为度，每日服二三钱，清晨开水送下。

《张聿青医案·痰饮》

**按语：**痰饮亦可导致老年泄泻。痰饮的产生与体内津液的代谢密切相关，津液的输布有助于脾运化水湿，以及气机推动，若运化失常，气机失司，则痰湿内生，痰湿停聚，进而又加重津液输布的异常。本案指出，判断泄泻是否与痰饮病因有关，可从口渴症状及脉象上进行辨别，若患者寐醒渴不欲饮，多与痰饮停聚、津液布散异常有关，可与津液亏虚所导致的口渴引饮相区别。另外，痰饮患者的脉象亦可出现滑脉，诊察时须与脾运健旺、气血充盛等生理性滑脉相鉴别。

## 【食治备要】

论曰：人年五十以去，皆大便不利，或常苦下痢。有斯二疾，常须预防。若秘涩则宜数食葵菜等冷滑之物；如其下痢，宜与姜韭温热之菜。所以老人于四时之中，常宜温食，不得轻之。

《千金翼方·养性》

**按语：**排便异常是中老年人常见病证，可结合日常饮食，积极预防。老年人饮食当寒温适宜，尤其应避免过食生冷寒凉之物，以免伤及脾胃，影响运化，既损伤正气，又可导致排便异常等病证。排便异常的老年患者，可根据中医药食同源理论，结合体质与辨证，根据食物的寒、热、温、凉属性，合理搭配，达到饮食调养的目的。

殷辅之父，年六十余，暑月病泄泻，日五六十行，自建硅镇来请戴人于陈州。其父喜饮，二家人辈争止之。戴人曰：夫暑月年老，津液衰少，岂可禁水，但劝之少饮，比及用药，先令速归，以绿豆、鸡卵十余枚。同煮，卵熟取出，令豆软，下陈粳米作稀粥，搅令寒，食鸡卵以下之，一二顿，病减大半。盖粳米、鸡卵，皆能断痢，然后制抑火流湿之药。调顺而方愈。

《儒门事亲·暑泄》

**按语：**老年患者暑月泄泻，日常调护中应注意养护阴液，及时补充水分。本案将常见的食材制成稀粥，益气健脾的同时，养护阴液，合理发挥食材特性，起到清暑化湿止泻的功效。

### 曲末粥方

食治老人脾虚气弱，食不消化，泄痢无定。

神曲（二两，炙，捣罗为末）　青粱米（四合，净淘）

上相和煮粥。空心食之，常三五服，温中，极愈。

《养老奉亲书·食治老人泻痢诸方》

**按语：**本方适用于脾胃虚弱，饮食停滞所致泄泻。方中神曲辛甘温无毒，入脾、胃两经，功专消食行气，健脾养胃，主治泄痢胀满，有和缓的推陈致新效果。佐以青粱米甘而微寒，功能益气补中，止泻痢，利小便。共同组成一贴平淡有效的消补脾胃方剂，寓有健脾丸意，适宜于老弱之体内服。

### 薤白粥方

治老人肠胃虚冷，泄痢水谷不止。

薤白（一升，细切）　粳米（四合）　葱（白三合，细切）

上相和作羹，下五味椒酱姜，空心食，常服之有效。

《养老奉亲书·食治老人泻痢诸方》

**按语：**本方适用于脾胃阳虚兼食滞诸症。方中薤白辛温，通阳散寒，善散结滞，兼补肠胃，具有较好的治痢效果。佐以粳米、葱白，助其健脾通阳之力，针对此虚实夹杂之泄痢尤为合适。全方共起温补肠胃、疏导结滞之效。

### 鲫鱼熟脍方

治老人脾胃气冷，痢白脓涕，腰脊疼痛、瘦弱无力，宜食。

鲫鱼肉（九两，切作脍）　豉汁（七合）　干姜末（半两）　橘皮末（半两）

上以椒酱五味调和，豉汁沸即下鲝鱼煮熟，下二味，空心食之。日一服，其效尤益。

《养老奉亲书·食治老人泻痢诸方》

**按语：**本方适用于脾阳不振所致泄痢。方中鲫鱼肉性味甘平偏温，温中下气，健脾利湿，以治泄痢；本品入豉汁作脍，加辛温逐寒暖胃之椒、橘、姜等，可增强疗效，达到温中健脾和胃的佳效。

## 赤石脂馎饦方

治老人肠胃冷气，痢下不止。

赤石脂（五两，碎筛如面）　白面（六两）

上以赤石脂末和面，搜作饼，煮熟，下葱酱五味臛头，空心食之，三四服皆愈。

《养老奉亲书·食治老人泻痢诸方》

**按语：** 本方适用于老年人脾肾阳虚久痢诸症。方中赤石脂甘涩而温，入心、肾、脾、胃、大肠、小肠诸经，其功长于涩肠止血、收湿生肌，佐白面补益心、脾，全方温补脾肾、涩肠固脱。

## 黄雌鸡炙方

治老人脾胃气冷，肠数痢。

黄雌鸡（一只，如常法）

上以五味椒酱刷炙之令熟，空心渐食之。亦甚补益脏腑。

《养老奉亲书·食治老人泻痢诸方》

**按语：** 本方适用于老人脾胃阳虚久痢者。本方取酸咸偏温之黄雌鸡一味，益气力，补五脏，助阳气，暖小肠，主伤中，主肠癖泻痢，在补益脏腑的同时，发挥治痢疾的作用。

## 椒面粥方

食治老人脾胃虚弱，冷痛，泻痢无常，不下食，椒面粥方。

蜀椒（一两，熬、捣为末）　白面（四两）

上和椒，拌之令匀，空心食之，日一服尤佳。

《养老奉亲书·食治老人泻痢诸方》

**按语：** 本方适用于老年人脾胃虚寒泄痢者。方中蜀椒辛温入脾肾，温中散寒，助阳止痢，配合益脾之白面作粥，全方具有补脾益肾、逐寒止痢之效。

## 马齿菜方

食治老人下痢赤白及水谷不度，腹痛，马齿菜方。

马齿菜（一斤，净淘洗）

上煮令熟及热，以五味或姜醋，渐食之，其功无比。

《养老奉亲书·食治老人泻痢诸方》

**按语：** 本方适用于湿热阻滞气机所致的湿热痢。方中马齿苋味酸性寒无毒，清热解毒，宽中下气，导滞通便，治痢安全有效。亦需注意马齿苋性寒善滑肠，故久痢偏虚寒者忌服。

## 【养生保健】

昔在京邸，遇东鲁宋老人太初，年九十有四，须发皓然，颜如童子。下榻福清道院，日惟静坐一室，三餐之外，无所嗜好。余曾叩其摄生之术，曰：饮食但取益人，毋求爽口，弗食与体相妨之物。自言幼时，脾胃素弱，故生平不食瓜果油腻炙，虽佳品罗列，未尝朵颐，故能保此残年。纵口腹而不自惜其身，不可为智。此言胜药石，余尝志之。

《对山医话·卷二》

**按语**：脾胃为后天之本，老年人养生尤其需要重视顾护脾胃，特别是老年泄泻患者，饮食搭配更应科学合理，有所节制，以助脾气健运，气血充盛，脏腑得养。切莫饮食不节，或饮食偏嗜，以免损害脾胃，伤及根本。

# 老年便秘

便秘是指大便排便周期延长，或周期不长，但粪质干结，排便艰难，或粪质不硬，虽有便意，但便出不畅的病证。老年脏腑功能渐衰，气血阴阳亏耗，甚而因虚致实，继发痰、湿、食、燥、郁等病理因素，皆可导致肠道传导失司，大便秘结成病。西医学中的功能性便秘、肠易激综合征、直肠及肛门疾病、内分泌及代谢疾病引起的便秘，可参照本病辨证论治。

便秘始见于《内经》，称为"大便难""后不利""大肠结"，病因病机可大致可概括为外邪阻滞，脏腑失调，气机上逆。如《素问·至真要大论》"热气留于小肠……则坚干不得出，故痛而闭不通矣"，《灵枢·胀论》"腹满，胃脘痛，鼻闻焦臭，妨于食，大便难"。治疗则以针刺为主，如"肾疟见大便难者，刺足太阴少阴"。汉朝至南北朝时期，张仲景认为便秘病机包括胃肠滞涩（实热、寒凝、津伤）、枢机不利、水热蕴结、瘀热互结，其《伤寒论》创立了一系列沿用至今的治法方药，如用麻子仁丸润肠通便，承气汤泻下热结，厚朴三物汤理气通便等。王叔和从"脾胃实"立论，并详论了便秘的脉象，如"中央如外者，足阳明也……微滑，苦大便不利。"隋代巢元方《诸病源候论》首设"大便难""大便不通"专篇讨论，强调三焦五脏不和为基本病机。孙思邈在《备急千金要方》中明确提出宿食可致便秘。《圣济总录》归纳了"风气壅滞""胃蕴客热""下焦虚冷""肾虚津耗""中有宿食"五种病因。治法方药上，诸位医家承前启后，以动、润为治疗原则，并丰富了药物剂型。金元时期，刘完素提出"诸涩枯涸……皆属于燥"的病机，并认为肠燥便秘多由热导致，宜苦寒、咸寒并用以泻热润燥。张从正亦强调"夫燥者，是阳明燥金之主也"，"治以苦温，佐以甘辛"。李东垣在《内经》的基础上，完善了"脾胃虚则九窍不通"的理论，认为便秘与脾胃虚衰、胃阳失动、脾阴失化密切相关，治宜"从阴引阳"，使腑气得畅。朱丹溪则认为便秘与肺气不降相关，"用杏仁、枳壳、沉香、诃子等是也"，并注重养阴润燥。张元素将此病分为虚实两类，启迪了众多后世医家。明清时期，随着大量内科专著的出现，对便秘的认识渐趋系统。明代李梴《医学入门》主张燥、结有别，认为"燥属少阴津液不足，辛以润之；结属太阴有燥粪，苦以泻之"。张景岳《景岳全书》则以"阴结""阳结"高度概括了便秘的分类，并认为便秘除阳明热结之外，皆由乎肾阴肾阳的亏虚。张璐《张氏医通》明确提出"痰秘"的病名、表现及其治法方药；王清任以补阳还五汤治疗中风便秘。另外，清代医家对便秘的病因病机论述更侧重于脏腑而非前人常提的风、热、寒、气、湿等病理因素，如陈士铎从肾阴肾阳立论；叶天士认为胃气不降，脾气不充皆可致秘；李用粹认为"燥"属肾，"结"属脾；唐容川指出肺热、肺津不足、肺气不降均可致秘。

太阴之厥,则腹满腹胀,后不利,不欲食,食则呕,不得卧。

《素问·厥论》

太阴司天,湿淫所胜,则沉阴且布,雨变枯槁。胕肿骨痛阴痹,阴痹者按之不得,腰脊头项痛,时眩,大便难,阴气不用,饥不欲食,咳唾则有血,心如悬,病本于肾。太溪绝,死不治。

《素问·至真要大论》

六腑胀:胃胀者,腹满,胃脘痛,鼻闻焦臭,妨于食,大便难。

《灵枢·胀论》

其脉浮而数,能食,不大便者,此为实,名曰阳结也,期十七日当剧。其脉沉而迟,不能食,身体重,大便反硬,名曰阴结也,期十四日当剧。

《伤寒论·辨脉法》

太阳阳明者,脾约是也。正阳阳明者,胃家实是也。少阳阳明者,发汗利小便已,胃中燥烦实,大便难是也。

《伤寒论·辨阳明病脉证并治》

此由肠胃间有风热故也。凡肠胃虚,伤风冷则泄利;若实,有风热,则秘涩也。

《诸病源候论·虚劳病诸候·虚劳秘涩候》

将适失宜,犯温过度,散势不宣,热气积在肠胃,故大便秘难也。

《诸病源候论·解散诸病候·解散大便难候》

闭,大便干涩不利也。

《重广补注黄帝内经素问·五常政大论》

闭,俗作秘,大便涩滞也。热耗其液,则粪坚结,而大肠燥涩紧敛故也。

《素问玄机原病式·六气为病》

或脏气不平,阴阳关格,亦使人大便不通,名曰脏结。

《三因极一病证方论·秘结证治》

大便本无结燥,但连日或旬日欲解不解,或解止些须而不能通畅,及其既解,则仍无干硬。凡此数者,皆非火证,总由七情,劳倦,色欲,以致阳气内亏不能化行,亦阴结之属也。

《景岳全书·杂证谟·秘结》

**按语:**便秘,《内经》称谓有"大便难""后不利""不得前后""膈肠不便""大便干燥""前后不通""时窘之后"等,但其多以二便同论,并未成为一个独立的疾病。东汉张仲景《伤寒杂病论》对便秘的记载提到了排便周期延长,此后历代医家多继承了前人对本病的描述,隋代《诸病源候论》首次将大便相关病变列为独立的病证,明代《秘传证治要诀及类方》则首次提出"大便秘"的病名,《医学入门》明确界定了便秘的时间标准,《景岳全书》则从排便感觉方面进一步丰富了便秘的定义。老年人便秘多以功能性便秘为主,发病率较高,且随年龄递增,目前多以排便次数减少(每周<3次),排便困难或粪便干结量少或排便不尽感为临床特征。

## 1. 气机论

阳明不退位,即春生清冷,草木晚荣,寒热间作,民病呕吐暴注,食饮不下,大便干燥,四肢不举,目瞑掉眩。

*《素问·本病论》*

隔塞闭绝,上下不通,则暴忧之病也。

*《素问·通评虚实论》*

足太阳者,是膀胱之经也,膀胱者是肾之腑也,而小便数,此为气盛,气盛则消谷,大便硬;衰则为消渴也。

*《小品方·治渴利诸方》*

凡人五味之秀者养脏腑,诸阳之浊者归大肠,大肠所以司出而不纳也。今停蓄蕴结,独不得疏导何哉?抑有由矣。邪入里,则胃有燥粪,三焦伏热,则津液中干,此大肠挟热然也。虚人脏冷而血脉枯,老人脏寒而气道涩,此大肠之挟冷然也。亦有肠胃受风,涸燥秘涩,此证以风气蓄而得之。若夫气不下降,而谷道难,噫逆泛满,必有其证矣。

*《丹溪心法·燥结》*

盖肾气化,则二阴通,而脚膝者肾之候。今脚气上攻,则肾气不得化,肾气不化,此大小便所以不通也。

*《圣济总录·脚气门·脚气大小便不通》*

诸气怫郁,则气壅大肠,而大便乃结。

*《症因脉治·大便秘结论》*

夫阴阳二气,贵乎不偏,然后津液流通,肠胃润溢,则传送如经矣。摄养乖理,三焦气滞运掉不行,遂成闭结之患有五,曰风闭、气闭、热闭、寒闭、湿闭是也。

*《寿世保元·大便闭》*

气秘而气不升降,谷气不行,其人多噫。

*《秘传证治要诀及类方·大小腑门·大便秘》*

**按语:** 大肠属六腑之一,六腑以通、降为顺,满而不实,气机通畅对大便的正常排出具有重要意义。若气机不畅,或气滞或气逆或气郁,皆能引起脏腑功能异常,病理产物的产生与堆积,从而使阴阳失衡,百病得生。便秘之病机总责之于大肠传导失常,即大肠之气机不畅,失去通降顺畅的正常生理状态。影响大肠气机通畅的因素主要有以下两个方面。

(1)情志不畅:忧悲伤肺,郁怒伤肝,七情郁结,不能宣达,腑气不通,传导失职,糟粕内停,则生便秘。《素问·通评虚实论》言:"隔塞闭绝,上下不通,则暴忧之病也。"王冰注解为"愁忧者,气闭塞而不行,故……上下不通也。"临床常见大便干结或干结不甚,欲便不得或便而不爽,每因情志波动而症状加重,心烦抑郁,或暴躁易怒,肠鸣矢气,嗳气频作,腹满胁痛,满胀不舒,舌苔薄腻,脉弦。

(2)饮食内伤:《素问·经脉别论》曰:"饮入于胃,游溢精气,上输于脾。脾气散精,上归于肺,通调水道,下输膀胱。"人受气于五谷,纳精微,排糟粕,皆赖气之推动,若摄生不慎，食饮不节，则损伤脾胃。中焦在气机升降出入中处于斡旋地位，中焦气机升降失常，运化失司，津液输布失调，糟粕内结，无力传化，如秦景明《症因脉治》所言"若其元气不足……则大肠不得传导之令，而大便亦结矣"，临床常见大便干结，或不甚干结，欲便不得出，或便而不爽，肠鸣矢气，腹中胀痛，嗳气频作，纳食减少，胸胁痞满，舌苔厚腻，脉滑。

**2. 邪实论**

太阳阳明者，脾约是也。正阳阳明者，胃家实是也。少阳阳明者，发汗利小便已，胃中燥烦实，大便难是也。

《伤寒论·辨阳明病脉证并治》

论曰：大便秘涩，盖非一证，皆营卫不调，阴阳之气相持也，若风气壅滞，肠胃干涩，是谓风秘；胃蕴客热，口糜体黄，是谓热秘……或胃实燥结，时作寒热者，中有宿食也。

《圣济总录·大小便门·大便秘涩》

秘凡有五，即风秘、气秘、湿秘、冷秘、热秘是也。多因肠胃不足，风寒湿热乘之，使脏气壅滞，津液不能流通，所以秘结也。

《严氏济生方·大便门·秘结论治》

夫大肠风秘涩不通者，是五脏气不调，阴阳偏有虚实，三焦不和，冷热并结也。胃为水谷之海，化谷精之气，流行荣卫，其糟粕传行大肠出焉。五脏三焦既不调和，冷热壅涩，结在肠胃，其肠胃本实，而又冷热气相并，津液枯燥，结聚大肠，胃中干涩，故令大便不通也。

《太平圣惠方·治大肠风热秘涩不通诸方》

闭，俗作秘，大便涩滞也。热耗其液，则粪坚结，而大肠燥涩紧敛故也。谓之风热结者，谓火甚制金，不能平木，则木自旺故也。

《素问玄机原病式·热类》

风热燥并郁甚于里，故烦满而或闭结也。

《素问玄机原病式·火类》

燥于外则皮肤皱揭；燥于中则精血枯涸；燥于上则咽鼻焦干；燥于下则便溺结闭。

《儒门事亲·燥形》

风秘者，由风搏肺脏，传于大肠，故传化难。或其人素有风病者，亦多有秘……冷秘，由冷气横于肠胃，凝阴固结，津液不通，胃气闭塞，其人肠内气攻，喜热恶冷……气秘，由气不升降，谷气不行，其人多噫。

《证治准绳·杂病·大小腑门·大便不通》

又有所谓风秘者，常欲转矢气，而气终不泄，肛门壅塞，努力伸之，则有声如裂帛，而粪又不下者，其根始于伤风咳嗽，咳嗽将愈，而此病即发，以肺大肠相为表里，风入于肺，而传病于大肠故也。

《丹台玉案·秘结门》

有热结者，热耗血液干燥，故结也。脉洪数，能食……有寒结，冷气横于肠胃，阴凝不运，津液不通，故结也。脉沉迟，不能食腹痛。

《医碥·大便不通》

按语：外邪侵袭所致便秘，《内经》中早有记载，仲景亦有曰："大便硬……必有表，复有里也"。至宋朝，《圣济总录》首次根据病理因素，提出了风秘、热秘、冷秘的概念，后人沿用了其名称，并在此基础上不断丰富其内涵。风秘者，风邪袭肺，而肺与大肠相表里，肺失宣降，可致大肠传导失司，故见便秘，临床多表现为大便不通，恶寒发热，或兼眩晕、咳喘、腹胀，舌苔薄白，脉浮紧。热秘者，燥热内结，灼伤津液，无水舟停，症见大便干结，腹胀腹痛，面红身热，口干口臭，心烦不安，小便短赤，舌红苔黄燥，脉滑数。冷秘者，阴寒凝结，腑气不通，《医述》曰"如天寒地冻，水结成冰"，临床表现为大便艰涩，腹中拘急冷痛，得温痛减，或口淡不渴，四肢不温，舌质淡暗、苔白腻，脉弦紧。湿秘首见于《严氏济生方》，而《景岳全书》云"再若湿秘之说，则湿岂能秘，但湿之不化，由气之不行耳"，盖因湿阻气机，致水津不能四布，五经不能并行所致，症见大便不干，但排便不畅，临厕努挣，时见少量烂便，神疲乏力，肢体困重，脘腹痞闷，纳呆，舌淡苔白腻，脉濡。

### 3. 虚损论

中气不足，溲便为之变，肠为之苦鸣。

《灵枢·口问》

有人因时疾瘥后，得秘涩不通，遂致夭命，大不可轻之，所以备述，虽非死病，凡人不明药饵者，拱手待毙，深可痛哉，单复诸方，以虞仓卒耳。凡大便不通，皆用滑腻之物及冷水并通也。凡候面黄者，即知大便难。

《备急千金要方·脾脏》

老人气虚及妇人产后血少，致津液不行，不得通流，故大便常结。

《扁鹊心书·便闭》

夫虚劳之人，脾肺损弱，谷食减少，气血阻隔，阴阳不和，胃气壅滞，上焦虚热，流注大肠，故令秘涩也。

《太平圣惠方·治虚劳大便难诸方》

大肠者，传导之官，变化出焉，今虚劳之人，重亡津液，肠胃干燥，风邪热气入客肠间，津液销铄，所以传导苦难，令人胃气虚胀，腹胁满实，饮食迟化也。

《圣济总录·虚劳门》

或脏气不平，阴阳关格，亦使人大便不通，名曰脏结。

《三因极一病证方论·秘结证治》

若饥饱失节，劳役过度，损伤胃气，及食辛热味厚之物，而助火邪，伏于血中，耗散真阴，津液亏少，故大便结燥。

《兰室秘藏·大便结燥门》

久病伤阴，阴血亏损，高年阴耗，血燥津竭，则大便干而秘结。

《症因脉治·大便秘结论》

虽有热燥、风燥、火燥、气血虚燥、阴结阳结之不同，皆血虚所致，大约燥属肾，结属脾，须当分辨。

《证治汇补·下窍门·秘结》

按语：阴平阳秘，精神乃治，若阴阳偏衰，气血虚弱，则代谢无力，机体不能正常吐故纳新，则糟粕堆积。大肠传导糟粕之功能正常，有赖于阳气的温煦推动与阴血濡润滋养，粪在肠中，犹如舟行水上，船行无阻，一在划动有力，一在水道充沛，二者缺一不可。故虚证便秘总在阴阳两端，或阳虚气少无力，或阴虚血少枯涩，或阴阳两衰，故年老体虚者，每多便秘。分而论之，则有气虚便秘、阳虚便秘、血虚便秘及阴虚便秘之不同，其中阳虚为气虚之甚，阴虚为血虚之渐。气虚秘常见虚坐努责，大便或干或不干，面白神疲，少气懒言，舌淡苔白脉弱；阳虚秘常见大便或干或不干，排出困难，小便清长，面色㿠白，四肢不温，腹中冷痛，腰膝酸冷，舌淡苔白，脉沉迟；血虚秘常见大便干结，排便困难，面色少华，或头晕心悸，口唇色淡，舌质淡，苔薄白，脉细弱；阴虚秘常见大便干结如羊屎，口干欲饮，或手足心热，形体消瘦，心烦少眠，腰膝酸软，舌质红、有裂纹，少苔，脉细数。

## 【诊法析要】

诊其左手寸口人迎以前脉，手少阴经也，脉沉为阴。阴实者，病苦闭，大便不利，腹满四肢重，身热若胃胀。右手关上脉阴实者，脾实也。

《诸病源候论·大便诸病·大便难候》

大便燥结，须分气血，阳数而实，阴迟而涩。

《濒湖脉学·四言举要》

燥结之脉，沉伏勿疑；热结沉数；虚结沉迟；若是风燥，右尺浮肥。

《万病回春·大便闭》

脉多沉伏而结。阳结，脉沉实而数。阴结，脉伏而迟或结。老人虚人便结，脉雀啄者，不治。

《医学正传·秘结》

胃无余液，以致肠中枯燥而大便秘结，脉安得不涩。

《医灯续焰·大便燥结脉证》

老人气血多虚，察其脉，浮虚者气虚也，沉虚者血虚也。

《医碥·大便不通》

**按语：**便秘之脉象，在《内经》中即有记载，张仲景释为寒令脉急。肾脉微急，为肾之寒气上冲，气机上逆，故不得前后。此后医家，则多从阴阳两个方面论述此病脉象。阳结者多见沉脉、数脉、实脉，且以右关、左尺之实为主。《脉经》云："实脉浮沉皆得，脉大而长微弦，应指然。"此为邪气盛满，坚劲有余之象也。其与紧脉相似，但前者为实热内盛，后者乃热为寒束，需仔细甄别。实脉大且长，比起紧脉之绷急不舒，多了一丝从容不迫。阴结者多见迟脉、涩脉、结脉、伏脉。阴静阳燥，迟脉主阴证、寒证，《诊家正眼》曰"迟而不流利，则为涩脉。迟而有歇止，则为结脉"。老年人津液、精血亏虚，多见涩脉，而"少火衰弱，中气虚寒，失其干健之运，则气血痰食，互相纠缠，营运之机缄不利，故脉应之而成结也"。伏脉者，《难经·十八难》曰"伏者，脉行筋下也"，其更下于沉，主阴寒入里。从沉浮而论，此病普遍以沉为主，但因外受风邪而大便不通时，亦可见浮脉。而不治者之"雀啄脉"，为十怪脉之一，首见于《难经·十五难》，其曰"来如雀之啄……是脾衰之见也"，《脉经》描述为"雀啄者，脉来甚数而疾，绝止复顿来也"。脾之常脉当包含脉形柔和及脉续不断两个方面，老年人气血本虚，加之脾气已衰，脉来必软弱无力，此为脉形不符。另外，雀啄脉如雀鸟啄食连啄三五次而一顿，必中有歇止、不能相续，此为脉律不符。脾气已绝，水谷不入，后闭不通，故曰死。

## 【辨证论治】

### 1. 泻热通便

阳明病，脉迟，虽汗出不恶寒者，其身必重，短气，腹满而喘，有潮热者，此外欲解，可攻里也。手足濈然汗出者，此大便已硬也。大承气汤主之。

《伤寒论·辨阳明病脉证并治》

太阳病，重发汗而复下之，不大便五六日，舌上燥而渴，日晡所小有潮热，从心下至少腹硬满而痛不可近者，大陷胸汤主之。

《伤寒论·辨太阳病脉证并治》

病人无表里证，发热七八日，脉虽浮数者，可下之。假令已下，脉数不解，今热则消谷喜饥，至六七日不大便者，有瘀血，属抵当汤。

《伤寒论·辨发汗吐下后病脉证并治》

若风寒二证传经后，身热烦渴，小便赤，大便不通，言语不得，睡不宁，鼻干头目疼，日晡增剧，不恶寒，反恶热，舌上白胎，中有断文，或黑胎，方为极热，甚则昏不知人。此属阳明经，宜大柴胡汤、小承气汤下之。

《秘传证治要诀及类方·诸伤门·伤风寒》

**按语：**便秘实证以祛邪为主，根据热秘、冷秘及气秘的不同，分别施以泻热、温里及理气之法，佐以导滞之品，标本兼治，则邪去便自通。古籍中记载的"阳结""热秘"，《内经》论其病机变化为外感风热、饮食不节等致肠胃壅滞，化热伤津，大肠燥热而便秘。如《金匮要略》述"……胃中有热，即消谷引食，大便必坚"，《症因脉治》曰"温热内结，肠胃燥热，则大便闭结矣"。张仲景在《伤寒论》详细论述了阳明腑实证，首创泻热通便法，并根据痞满、燥、实的不同而分别选用调胃承气汤、小承气汤及大承气汤攻下实热，荡除燥结。

### 2. 润肠通便

阳明温病，无上焦证，数日不大便，当下之，若其人阴素虚，不可行承气者，增液汤主之。服增液汤已，周十二时观之，若大便不下者，合调胃承气汤微和之。

《温病条辨·中焦》

大便燥结，小便淋涩，皆宜滑剂。燥结者，其麻仁、郁李之类乎！淋涩者，其葵子、滑石之类乎！前后不通者，前后两阴俱闭也，此名曰三焦约也。约，犹束也。先以滑剂润养其燥，然后攻之，则无失矣。

《儒门事亲·七方十剂绳墨订》

老人脏腑不可用大黄，老人津液少，所以秘涩，更服大黄以泻之，津液皆去，定须再秘甚于前，只可服宽润大肠之药，如《养生必用方》二仁丸是也，更用槐花末煎汤淋洗亦妙。

《医说·脏腑秘涩》

大法，治燥者润之，以大黄、当归、桃仁、麻子仁、郁李仁之类。风燥者，加以防风、羌活、秦艽、皂荚之属，为丸以炼蜜，取其润燥以助传道之势，故结散而疏通矣。仍多服补血生津之剂，助其真阴，固其根本，庶无再结之患。切勿以巴豆、牵牛等峻剂攻下，虽暂得通快，必致再结愈甚，反酿成病根胶固，卒难调治。

《医学正传·秘结》

润肠汤　治大便闭结不通。

当归　熟地　生地　麻仁（去壳）　桃仁（去皮）　杏仁（去皮）　枳壳　浓朴（去粗皮）黄芩　大黄（各等分）　甘草（减半）

上锉一剂。水煎，空心热服。

大便通即止药，不能多服。如修合润肠丸，将药加减各为末，炼蜜为丸，如梧桐子大。每服五十丸，空心白汤吞下。切忌辛热之物。实热燥闭，根据本方；发热，加柴胡；腹痛，加木香；血虚枯燥，加当归、熟地、桃仁、红花；风燥闭，郁李仁、皂角、羌活；气虚而闭，加人参、郁李仁；气实而闭，加槟榔、木香；痰火而闭，加瓜蒌、竹沥；因汗多或小便去多，津液枯竭而闭，加人参、麦门冬；老人气血枯燥而闭，加人参、锁阳、麦门冬、郁李仁，倍加当归、熟地、生地，少用桃仁；产妇去血多，枯燥而闭，加人参、红花，倍加当归、熟地，去黄芩、桃仁。此方加槟榔，即通幽汤。

《万病回春·大便闭》

血液干枯，或病后血虚，或发汗利小便以致津涸，（津亦属血）。均宜润剂，苁蓉润肠丸、更衣丸、四物汤（见血）、麻仁、杏仁辛润之品。又肾司二便，肾水虚燥，宜以六味（见虚损）滋水，少佐辛味以润之。

《医碥·大便不通》

**按语：**润肠通便法是治疗便秘通用方法，最适用于肠燥津亏的便秘，但也常辅助治疗其他类型的便秘。此法为张仲景首创，又称"增液行舟"法。清代周学海《读医随笔》认为"燥屎为津液耗虚，肠胃枯结，而屎不得下，是阳之有余、阴之不足也"，指出津亏液涸是便秘的重要病因。故治当增益津液，使肠道润滑，而秘结自下。《金匮要略》中麻子仁丸治疗"脾约证"。《温病条辨》论阳明温病，大便不下治以增液汤，服已未下合用调味承气汤。《医说》指出老年人便秘可使用当归、桃仁、麻子仁、郁李仁等药物润肠。

### 3. 温里通便

趺阳脉微弦，法当腹满，不满者必便难，两胠疼痛，此虚寒从下上也，当以温药服之。

《金匮要略·腹满寒疝宿食病脉证治》

冷秘，由冷气横于肠胃，凝阴固结，津液不通，胃道秘塞，其人肠内气攻，喜热恶冷，宜藿香正气散，加官桂、枳壳各半钱，吞半硫丸。

《秘传证治要诀及类方·大小腑门·大便秘》

**按语：**温里通便法仍为仲景所创，适用于阴寒凝滞而致的冷秘。《金匮要略》曰："胁下偏痛，其脉紧弦，此寒也；以温药下之，宜大黄附子汤。"宋代《太平惠民和剂局方》认为半硫丸"除积冷,暖元脏,温脾胃,进饮食。治心腹一切痃癖冷气,及年高风秘、冷秘或泄泻等,并皆治之",为后世治疗冷秘提供了有效的方法。

#### 4.理气通便

厥气走喉而不能言,手足清,大便不利,取足少阴。

腹满,大便不利,腹大,亦上走胸嗌,喘息喝喝然,取足少阴。腹满,食不化,腹向向然,不能大便,取足太阴。

《灵枢·杂病》

予观古方,通大便皆用降气品剂。盖肺气不降,则大便难传送,用杏仁、枳壳、沉香、诃子等是也。

《丹溪心法·论通大便禁忌》

大法秘者调其气,结者润其血。而秘之得于风者,即于调气润血药中,加祛风之剂则得之矣。

《医镜·秘结》

气秘,则气不升降,谷气不行,其人多噫,宜苏子降气汤加枳壳,吞养正丹,或半硫圆、来复丹。未效,佐以木香槟榔圆。欲其速通,则枳壳生用……有气作疼,大便秘结,用通剂而便愈不通,又有气秘、强欲通之,虽通复闭,或迫之使通,因而下血者,此惟当顺气,气顺便自通。顺气之法,又当求温暖之剂,曾有下巴豆等药不通,进丹附却通,不可不知。

《秘传证治要诀及类方·大小腑门·大便秘》

肺气壅盛者,枳桔泻白散。脾胃郁结者,平胃二陈汤。肝胆气结者,清肝饮。大肠气结者,枳桔汤。元气不足者,四君子汤。肺虚不能下达,生脉散合参橘煎。

《症因脉治·大便秘结论》

有气秘,气壅滞不通,不升不降,其人多噫。实者破结导滞,木香、槟榔、枳壳、陈皮、杏仁等类。虚者(气虚不运故壅滞)补而行之,不宜破散,人参多用。若气阻隔不通,而见噎膈、反胃等证者,人参利膈丸、四磨汤(见气)选用。仍分虚实治之,若气少气弱,无力推送,则惟有助气而已。

《医碥·大便不通》

小通气散治虚人忧怒伤肺,肺与大肠为传送,致令秘涩。

《世医得效方·秘涩》

**按语:**理气通便最适用于气机郁滞而致的气秘。五脏与气机关系最为密切的是肺、脾、肝三脏,三脏功能失调,皆可阻滞大肠气机,使通降失调,传导不畅而致便秘。故理气法可分别从三脏论治。

(1)从肺论治:《金匮要略》云"痛而闭者,厚朴三物汤主之。"《秘传证治要诀及类方》记载苏子降气汤治疗大肠气滞、肺气上逆之便秘。

(2)从脾论治:《医碥》记载气虚不运所致壅滞,选用人参利膈丸、四磨汤补而行之。

(3)从肝论治:《症因脉治》记载枳桔泻白散、《世医得效方》所载六磨汤皆用于治疗大肠气滞、肝气郁结之便秘。

### 5. 补虚通便

治老人肠胃虚，津液不能内润，气涩不能运掉，大便秘结，不问风冷气秘，皆可威灵仙洗，去芦黄去芦，蜜水炙。各一两枳实麸炒，半两。

《严氏济生方·大便门》

又有老人津液干燥，是名虚证。妇人分产亡血，及发汗、利小便、病后血气未复，皆能作秘，俱宜麻仁丸……老人虚秘。及出汗利小便过多。一切病后血气未复而秘者。宜苏子降气汤。倍加当归。吞威灵仙丸。或肉黄饮苁蓉顺肠丸尤宜。

《秘传证治要诀及类方·大小腑门·大便秘》

血虚津液枯竭而秘结者，脉必小涩，面无精光，大便虽软，努责不出，大剂四物汤加陈皮、甘草、酒红花，导滞通幽汤、益血丹。血少兼有热者，脉洪数，口干，小便赤少，大便秘硬，润燥汤、活血润燥丸、四物汤加酒芩、栀子、桃仁、红花。

《证治准绳·杂病》

盖此证有二，则一以阳虚，一以阴虚也。凡下焦阳虚则阳气不行，阳气不行则不能传送而阴凝于下，此阳虚而阴结也。下焦阴虚则精血枯燥，精血枯燥则津液不到而肠脏干槁，此阴虚而阴结也。故治阳虚而阴结者，但益其火，则阴凝自化。宜右归饮、大补元煎、大营煎之类主之，或以人参、当归数钱煎汤，送右归、八味等丸俱妙。治阴虚而阴结者，但壮其水，则泾渭自通。宜左归饮、左归丸、当归地黄饮、五福饮、六味地黄丸之类主之。二者欲其速行，宜于前法中各加肉苁蓉二三钱，以酒洗去咸，同煎服之，其效尤速……老人便结，大都皆属血燥。盖人年四十而阴气自半，则阴虚之渐也。此外则愈老愈衰，精血日耗，故多有干结之证。治此之法无他，惟虚者补之，燥者润之而尽之矣。然亦当辨其虚实微甚及有火无火，因其人而调理之可也。凡润燥等剂，如导滞通幽汤、苁蓉润肠丸、搜风顺气丸、东垣润肠丸、《卫生》润肠丸、《元戎》四物汤、三仁丸、百顺丸之类，皆可选用。又豕膏为润燥之神剂，最当随宜用之。其有大虚大热者，宜用前阴阳结治法。许学士治年老虚人便秘，只用火麻仁、苏子仁各半，研取汁服之，更煮粥食之，不必服药而秘愈。

《景岳全书·杂证谟·秘结》

人有大便闭结者，其症口干舌燥，咽喉肿痛，头目昏晕，面红烦躁，人以为火盛闭结也，谁知是肾水之涸乎。夫肾水为肺金之子，大肠与肺为表里，肺能生子，岂大肠独不能生水乎？不知金各不同，金得清气则能生水，金得浊气不特不能生水，反欲得水以相养，故大肠得气之浊，无水则不能润也。虽然大肠之开阖，虽肾水润之，亦肾火主之也。而肾火必得肾水以相济，无肾火，而大肠洞开矣。无肾水以济肾火，则大肠又固结而不得出，故肾虚而大肠不通，不可徒泻大肠也，泻大肠愈损其真阴矣。此等之症，老人最多，正以老人阴衰干燥，火有余而水不足耳。治法但补其肾中之水，则水足以济火，大肠自润矣。
方用濡肠饮：熟地（二两） 当归（一两） 肉苁蓉（一两，水洗淡水浸，一日换水五次） 水煎，空腹服。一连数剂，无不通者。此方用熟地补肾，用当归生血润肠，用苁蓉性动以通便，补阴而非亡阴，于老人尤宜，而少年肾虚之辈，亦何独不利哉。此症用濡肠汤亦效。
熟地 当归（各一两） 升麻（五分） 牛膝（三钱） 水煎服。

《辨证录·大便闭结门》

**按语：** 老年患者气、血、精、津均不足，故老年患者合并便秘者居多，带来的危害也更大，容易诱发心脑血管事件。便秘虚证以养正为先，根据气血阴阳亏虚的不同，治以益气、养血、滋阴、温阳，或可从阴阳互根的关系上采用气血双补、阴阳双调，以及气血阴阳全面调理。如《丹溪心法》曰："燥结血少，不能润泽，理宜养阴。"明代王纶《明医杂著》曰："证属形气病，形气俱不足，脾胃虚弱，津血枯涸而大便难耳。法当滋补化源。"清代尤怡《金匮翼》曰："治阳虚者，但益其火，则阴凝自化；治阴虚者，但壮其水，则泾渭自通。"《证治准绳》记载润燥汤、活血润燥丸、四物汤加酒芩、栀子、桃仁、红花治疗血虚便秘。《景岳全书》选用右归饮、大补元煎、大营煎等治疗阳虚便秘，选用左归饮、左归丸、当归地黄饮、五福饮、六味地黄丸等治疗阴虚便秘。此外，黄芪汤、香砂六君子汤、润肠丸、补中益气汤、四物汤等也常用于虚证便秘。

## 【名方临用】

### 三承气汤

#### 1. 文献出处

阳明病，不吐，不下，心烦者，可与调胃承气汤。

甘草（二两，炙）　芒消（半升）　大黄（四两，清酒洗）

上三味，切，以水三升，煮二物至一升，去滓，内芒消，更上微火一二沸，温顿服之，以调胃气。

阳明病，脉迟，虽汗出，不恶寒，其身必重，短气，腹满而喘，有潮热者，此外欲解，可攻里也。手足濈然汗出者，此大便已硬也，大承气汤主之。若汗多，微发热恶寒者，外未解也，其热不潮，未可与承气汤。若腹大满不通者，可与小承气汤，微和胃气，勿令至大泄下。大承气汤。

大黄（四两，酒洗）　厚朴（半斤，炙，去皮）　枳实（五枚，炙）　芒硝（三合）

上四味，以水一斗，先煮二物，取五升，去滓，内大黄，更煮取二升，去滓，内芒消，更上微火一二沸，分温再服，得下，余勿服。

小承气汤方

大黄（四两）　厚朴（二两，炙，去皮）　枳实（三枚，大者，炙）

上三味，以水四升，煮取一升二合，去滓，分温二服。初服当更衣，不尔，尽饮之。若更衣者，勿服之。

《伤寒论·辨阳明病脉证并治》

#### 2. 方解

大承气汤中大黄为君，泻热通便，荡涤积热；芒硝为臣，助大黄泻热通便，并能软坚润燥，二药相须为用，增强峻下热结之功；积滞内阻，腑气不通，以厚朴、枳实相伍，共奏行气消痞、除满消胀之功，并助硝、黄推荡积滞以加速热结外出，共为佐使。四药相合，共奏攻下实热、荡涤燥结、急下存阴之效。在临床中运用本方时，须注意中病即止，勿使攻下太过从而耗伤正气，所以仲师告诫后世须"得下余勿服""若一服利，则止后服"，实为妙哉。大承气汤硝、黄并用，大黄后下，且加枳、朴，故攻下之力颇峻，为"峻下剂"，主治痞、满、燥、实四症俱全之阴阳热结重症，还可用治热结旁流，下利纯清臭秽清水；以及里热实证之热厥、痉病或发狂。小承气汤不用芒硝,且三物同煎,枳、朴用量亦减,故攻下之力较轻,称为"轻下之剂",主治痞、满、实而燥证不明显之阳明热结轻证;或痢疾初起者。调胃承气汤不用枳、朴,虽后纳芒硝,但大黄与甘草同煎,故泻下之力较前二方缓和,称为"缓下之剂",主治阳明燥热内结,有燥、实而痞、满不甚之证,以及因胃肠热盛而致发斑、吐衄、口齿咽喉肿痛者。

**3. 临床应用**

通过对三承气汤的分析比较,凡可见阳明热结而未实者,多用调胃承气汤以清泻热邪,对于阳明热实已成且重者当用大承气汤以攻泻燥实,而热实互结较为轻者可选用小承气汤以轻泻热结。

## 麻子仁丸

**1. 文献出处**

趺阳脉浮而涩,浮则胃气强,涩则小便数,浮涩相抟,大便则硬,其脾为约,麻子仁丸主之。

麻子仁(二升) 芍药(半斤) 枳实(半斤,炙) 大黄(一斤,去皮) 厚朴(一尺,炙,去皮) 杏仁(一升,去皮尖,熬,别作脂)

上六味,蜜和丸,如梧桐子大,饮服十丸,日三服,渐加,以知为度。

《伤寒论·辨阳明病脉证并治》

**2. 方解**

麻子仁丸具有润肠泻热、行气通便的作用,主治肠胃燥热,津液不足,大便干结,小便频数,是治疗脾约证的代表方剂。方中麻子仁为君药,润肠通便;杏仁为臣药,行气降逆,润肠通便;芍药养血敛阴,亦为臣药;大黄味苦寒,可泻下通便,味苦性寒,厚朴味苦性温,味苦者能泻能燥。三者相合,同为使药,共奏下气破结、除胃肠燥热之效;加之蜂蜜为使,润肠通便,以和诸药。诸药合用,肠润而热结得以化,津液还复,则大便利,小便少而愈。纵观本方,方中既有麻子仁、芍药、杏仁、蜂蜜濡养润肠来增阴液,又有枳实、厚朴、大黄下气通腑以行舟。可见,仲师之组方思路之妙,动静结合,收效颇丰。原文中提示虽然小便数、大便硬,但患者未出现明显腹痛、烦躁、谵语等热实证征象,较于承气汤证相比,可知其热实证较轻。在这种情况下,不必急于通腑泻下,荡涤热结,以免药用太过,反更耗伤津液,当予麻子仁丸,以图缓治。丸剂虽发挥疗效缓慢,但药力更为持久,是慢性、习惯性、顽固性病证最适宜的剂型。

**3. 临床应用**

麻仁子丸润肠通便疗效确切,临床应用广泛,常用于产后、手术后、素体虚弱等阴津不足所致的大便困难。现代研究表明,麻子仁丸对功能性便秘、老年性便秘、习惯性便秘、糖尿病便秘、便秘型肠易激综合征等以大便硬结、排便困难为主要症状的病证有良好的疗效。

## 【医案医话】

【董】高年疟后。内伤食物。腑气阻痹。浊攻腹痛。二便至今不通。诊脉右部弦搏。

渴思冷饮。昔丹溪大小肠气闭于下。每每开提肺窍。内经谓肺主一身气化。天气降。斯云雾清。而诸窍皆为通利。若必以消食辛温。恐胃口再伤。滋扰忧症。圣人以真气不可破泄。老年当遵守。

紫菀　杏仁　栝蒌皮　郁金　山栀　香豉

《临证指南医案·肠痹》

**按语：**《素灵微蕴》中有"肺与大肠表里同气，肺气化精，滋灌大肠，则肠滑便易……"肺主气，通调水道，与大肠相表里，患者肺气闭郁则水道不利，肠道津液不足，引发便秘，故治宜标本兼治，以宣肺降气之品宣通肺气，则气化水津布散有度，肠道润泽，便难自除。

某，年近古稀，腿股软弱，兹则大便不解。六脉细涩，血液枯燥，宜养血润肠。

鲜苁蓉（一两，洗）　火麻仁（三钱）　甜杏仁（三钱）　松子仁（三钱）　当归（二钱）　柏子仁（去油，三钱）　炒牛膝（三钱）　鲜首乌（六钱）　生山药（二钱）

二诊：便虽畅行，而肠液枯燥，但食而不便者，又三日矣。再滋润咸降。

火麻仁（三钱）　杭白芍（一钱五分）　生熟草（各一分五厘）　当归（二钱）　生山药（三钱）　炒麦冬（一钱五分）　鲜苁蓉（六钱，洗）　炒杞子（三钱）　黑元参（二钱）　炒牛膝（三钱）　枇杷叶（去毛，四片）

三诊：大便渐调。再润肠养血，参以补气。

西党参　当归　生山药　火麻仁　生熟谷芽　野子术　白芍　柏子仁　炒杞子　炒牛膝

《张聿青医案·便闭》

**按语：**大便秘结系老年常见病，多由血虚津枯肠燥，或兼气虚所致。本案以养血滋阴润肠，后参以补气之品，属高年便秘常用治法。

## 【食治备要】

顿有老人，年八十岁，脏腑涩滞，数日不便，每临后时，目前星飞，目眩头晕，鼻塞腰痛，积渐食减。纵得食，便结燥如弹。一日，友人命食血藏葵羹油渫菠薐菜，遂顿食之，日日不乏。前后皆利，食进神清。年九十岁，无疾而终。《图经》云：菠菜寒利肠胃，芝麻油炒而食之，利大便。葵宽肠利小溲，年老之人，大小便不利，最为急切，此亦偶得泻法耳。

《儒门事亲·偶有所遇厥疾获瘳记》

**按语：**老年便秘病程较长，不易根治。本方寓药于食中，方法简便，可为借鉴。

### 杏仁饮方

食治老人五痔泄血不绝，四肢衰弱，不能下食，杏仁饮方。

杏仁（二两，去皮尖细研，以水浸之）　粳米（四合，淘）

上以杏仁汁相和，煮作饮，空心食之，日一服效。

《养老奉亲书·食治老人诸痔方》

**按语：**老年人脏腑亏虚，气血不足，阴津亏耗，大肠传导无力，故多见肠结便秘。以麻子仁、杏仁、桃仁等药食同源之品，润肠通便，可缓便难之急，且方便易行。

冬至十一月中坐功图

运主太阳终气。

时配足少阴肾君火。

坐功：每日子丑时，平坐，伸两足，拳两手按两膝，左右极力三五度，吐纳叩齿咽液。

治病：手足经络寒湿，脊股内后廉痛，足痿厥，嗜卧，足下热，脐痛，左胁下背肩髀间痛，胸中满，大小腹痛，大便难，腹大颈肿，咳嗽，腰冷如冰及肿，脐下气逆，小腹急痛泄，下肿，足胻寒而逆，冻疮，下痢，善思，四肢不收。

《遵生八笺·四时调摄笺》

**按语：**年老之体，先天渐衰，肾阳失温，肠腑传化不及，故见大便难。"肾者主蛰，封藏之本，精之处也"，冬三月，由肾主时，在冬日采用一些导引之法补肾填精，补阴助阳，自能传导有常，腑通便畅。

# 老年积聚

　　积聚是指以腹中结块，或痛或胀为主症的病证。积属有形，结块固定不移，痛有定处，病在血分，为脏病；聚属无形，包块聚散无常，痛无定处，病在气分，为腑病。老年之体常因正气亏虚或他病续发，余邪留恋，气血凝滞，壅塞不通，积聚乃成。西医学中的胃肠功能紊乱、不完全性肠梗阻、腹腔肿瘤、肝脾大等疾病，可参照本病辨证论治。

　　《内经》论述了积聚的形成和治疗原则。《灵枢·五变》曰"积聚乃作，脾胃之间，寒温不次，邪气稍至，蓄积留止，大聚乃起"，认为其成因为外感寒邪、饮食不节、情志失调、脉络不通等，即"积之所生，得寒乃生，厥乃成积也""多食饮则肠满""内伤于忧怒""六输不通，温气不行"。《内经》提出了对于积聚具有很强指导作用的治疗大法，即"大积大聚，衰其大半而止"。《难经》记载了"五脏积"，并对其症状等做出了详细阐述，明确了积与聚在病理上的区别，指出"积属阴，聚属阳"，"积者五脏所生，聚者六腑所成"，并从积与聚不同的临床表现上，对两者进行区分并概括了其不同的特点。汉代张仲景《金匮要略》进一步说明"积者，脏病也，终不移；聚者，腑病也，发作有时"，并创制鳖甲煎丸、大黄䗪虫丸等方剂，至今仍为临床常用。明清时期，张景岳《景岳全书》提出攻、消、补、散四法，在治疗的过程中，攻补法应用时更应注意"治实当顾虚"，"补虚勿忘实"，因人制宜，调整攻补的先后，或有所侧重，或攻补兼施。李中梓《医宗必读》指出积聚分初期、中期、末期三个阶段，受到后世医家的重视。

## 【病名钩玄】

　　胃之大络，名曰虚里，贯膈络肺，出于左乳下，其动应衣，脉宗气也。……结而横，有积矣；

　　寸口脉沉而横，曰胁下有积，腹中有横积痛。

《素问·平人气象论》

　　帝曰：病胁下满，气逆，二三岁不已，是为何病？岐伯曰：病名曰息积，此不妨于食，不可灸刺，积为导引服药，药不能独治也。

《素问·奇病论》

　　肾脉小急，肝脉小急，心脉小急，不鼓皆为瘕。……三阳急为瘕。

《素问·大奇论》

　　肠覃何如？岐伯曰：寒气客于肠外，与卫气相搏，气不得荣，因有所系，癖而内著，恶气乃起，息肉乃生。其始生也，大如鸡卵，稍以益大，至其成如怀子之状。久者离岁，按之则坚，推之则移，月事以时下，此其候也。

　　石瘕何如？岐伯曰：石瘕生于胞中，寒气客于子门，子门闭塞，气不得通，恶血当泻不泻，衃以留止，日以益大，状如怀子，月事不以时下，皆生于女子，可导而下。

《灵枢·水胀》

新积,痛可移者,易已也;积不痛,难已也。

《灵枢·卫气》

曰:病有积、有聚,何以别之?

然:积者,阴气也;聚者,阳气也。故阴沉而伏,阳浮而动。气之所积,名曰积;气之所聚,名曰聚。故积者,五脏所生;聚者,六腑所成也。积者,阴气也,其始发有常处,其痛不离其部,上下有所终始,左右有所穷处;聚者,阳气也,其始发无根本,上下无所留止,其痛无常处谓之聚。故以是别知积聚也。

《难经·五十五难》

曰:五脏之积,各有名乎? 以何月何日得之?

然:肝之积,名曰肥气,在左胁下,如覆杯,有头足,久不愈,令人发咳逆,痎疟,连岁不已。

心之积,名曰伏梁,起脐上,大如臂,上至心下,久不愈,令人病烦心。

脾之积,名曰痞气,在胃脘,覆大如盘,久不愈,令人四肢不收,发黄疸,饮食不为肌肤。

肺之积,名曰息贲,在右胁下,覆大如杯,久不已,令人洒淅寒热,喘咳,发肺壅。

肾之积,名曰奔豚,发于少腹,上至心下,若豚状,或上或下无时,久不已,令人喘逆,骨痿,少气。

《难经·五十六难》

其病不动者,直名为癥。若虽病有结瘕而可推移者,名为瘕。

《诸病源候论·癥瘕病诸候》

癥瘕结癖者,积聚之异名也。症状不一,原其病本,大略相类。

《圣济总录·积聚统论》

癥有定位,按之不能移动;瘕则或聚或散,或上或下,或左或右,亦多在腹腔。

《东医宝鉴·积聚门·积聚》

积聚之病,凡饮食、血气、风寒之属,皆能致之,但曰积曰聚,当详辨也。盖积者,积垒之谓,由渐而成者也;聚者,聚散之谓,作止不常者也。由此言之,是坚硬不移者,本有形也,故有形者曰积;或聚或散者,本无形也,故无形者曰聚。

《景岳全书·杂证谟·积聚》

**按语:**积聚亦称"癥瘕",并有"癖块""痃癖""痞块"等别名。积聚是指腹中结块,或痛或胀的病证。根据其发病及临床表现特点的不同常分开描述,但病程进展过程中常合并出现,故命名里有分、有合、有并称。其出现的部位不同,名称也所有不同,如《灵枢》中提到的石瘕,即为发病于胞中的积聚。根据积聚核心病机侧重点不同,分为肝之积、脾之积、肺之积、心之积、肾之积等,《难经》即采用此类方法命名。《金匮要略》曰"积者,脏病,终不移",即"积"是指积块有形,固定不移,痛有定处;"聚者,腑病,发作有时,辗转痛移,为可治","聚"者,时聚时散,痛无定处,聚证预后较好。自《金匮要略》后,积聚的鉴别、命名无出其右,且相对统一,能更好地解释积聚病程的演变。

## 【病因病机】

### 1. 外感论

积之始生，得寒乃生，厥乃成积也。

厥气生足悗，足悗生胫寒，胫寒则血脉凝涩，血脉凝涩则寒气上入于肠胃，入于肠胃则䐜胀，䐜胀则肠外之汁沫迫聚不得散，日以成积。

卒然外中于寒，若内伤于忧怒，则气上逆，气上逆则六输不通，温气不行，凝血蕴里而不散，津液涩渗，著而不去，而积皆成矣。

《灵枢·百病始生》

积聚痼结者，是五脏六腑之气已积聚于内，重因饮食不节，寒温不调，邪气重沓，牢痼盘结者也。若久即成癥。

《诸病源候论·积聚病诸候·积聚痼结候》

积聚之病，凡饮食、血气、风寒之属皆能致之。……不知饮食之滞，非寒未必成积，而风寒之邪非食未必成形，故必以食遇寒，以寒遇食，或表邪未清，过于饮食，邪食相抟，而积斯成矣。

《景岳全书·杂证谟·积聚》

积聚之病，非独痰食气血，即风寒外感，亦能成之。然痰食气血，非得风寒，未必成积，风寒之邪，不遇痰食气血，亦未必成积。

《金匮翼·积聚统论》

**按语：**《内经》云："积之始生，得寒乃生。"其首次将感受寒邪作为形成因素所论述。寒邪侵袭，寒性凝滞，影响气血的运行，导致积聚。具体的形成正如《内经》所云"厥气生足悗，足悗生胫寒，胫寒则血脉凝涩……寒气上入于肠胃……肠外之汁沫迫聚不得散，日以成积"，即寒为阴邪，常先侵犯人体的下部，则足胫寒，气血凝涩，寒气逆而上行，入于肠胃，导致肠胃受寒，气滞腹胀；寒伤阳气，导致津血凝滞不行，形成积聚。

### 2. 气滞论

七气为病，有寒气、怒气、喜气、忧气、恚气、愁气、热气。此七气为病，皆生积聚。

《小品方·治心腹胸胁中病诸方》

有如忧思喜怒之气，人之所不能无者，过则伤乎五脏，逆于四时，传克不行，乃留结而为五积。

《严氏济生方·癥瘕积聚门·积聚论》

且积之成也，或因暴怒、喜、悲、思、恐之气，或伤酸、甘、辛、咸之食，或停温、凉、热、寒之饮，或受风、暑、寒、火实、火湿之邪，其初甚微，可呼吸按导方寸大而去之，不幸而遇庸医，强补而留之，留而不去，遂成五积。

《儒门事亲·五积六聚治同郁断》

六郁为积聚、癥瘕、痃癖之本。

《东医宝鉴·积聚》

郁者,气不舒而抑郁成积,不独聚可以气言也。故治积之法,以理气为先,则津液流行,积聚何由而成?

《冯氏锦囊秘录·积论大小合参》

嗔怒强食。肝木犯土。腹痛。突如有形,缓则泯然无迹,气下鸣响,皆木火余威,乃瘕疝之属。攻伐消导,必变腹满,以虚中挟滞。最难速功。

《临证指南医案·积聚》

人有肝气甚郁,结成气块,在左胁之下,左腹之上,动则痛,静则宁,岁月既久,日渐壮大,面色黄槁,吞酸吐痰,时无休歇,人以为痞块也,谁知木郁而成癥瘕乎。

《辨证录·癥瘕门》

凡忧思郁怒,久不得解者,多成此疾。

《金匮翼·积聚统论》

**按语:**气滞在积聚形成过程中的作用,各代医家阐述颇多。《灵枢》指出积聚的形成可因"内伤于忧怒"。陈延之《小品方》认为"七气生积聚",怒、喜、忧、恚、愁等情志因素都是"七气"的形成因素。虞抟《医学正传》论述了六郁的形成过程,并强调了气郁为六郁之先,气郁使血行不畅形成血郁,气血又可郁久化火形成火郁,气郁肝病及脾,脾失健运,聚湿生痰造成湿郁及痰郁,或食滞不化形成食郁。而气郁又可因其他五郁导致或者加重,故治法"皆当以顺气为先",气恢复正常运行,则其他五郁自解,亦蕴含了治病求本之意。冯兆张《冯氏锦囊秘录》亦强调了积的形成是由于"气不舒郁",故在治疗上也应以理气为先。

### 3. 痰阻论

卒然多食饮则肠满,起居不节、用力过度,则络脉伤……肠胃之络伤,则血溢于肠外,肠外有寒汁沫与血相搏,则并合凝聚不得散而积成矣。

《灵枢·百病始生》

此由痰水积聚,在于胸腑。遇冷热之气相搏,结实不消,故令人心腹痞满,气息不安,头眩目暗,常欲呕逆,故言痰结实。

膈痰者,谓痰水在于胸膈之上,又犯大寒,使阳气不行,令痰水结聚不散。

《诸病源候论·痰饮病诸候》

痞块在中为痰饮,在右为食(一云痰)积,在左为血块,气不能作块成聚,块乃有形之物也,痰与食积、死血而成也。

《丹溪心法·积聚痞块》

若饥饱无论,饮食叠进,以致阳明胃气一有所逆,则阴寒之气得以乘之,而脾不及化,故余滞未消,乃并肠外汁沫抟聚不散,渐成癥积矣。

《景岳全书·杂证谟·积聚》

**按语:**食滞痰阻为积聚的病机之一,在《内经》中已有所提及。《灵枢·百病始生》曰"卒然多食饮,则肠满……肠外有寒,汁沫与血相搏,则合并凝聚不得散,而积成矣",其"汁沫"即"痰湿",说明食积与痰饮是积聚的重要病因。张景岳《景岳全书》也认为积聚的形成是"余滞"与"汁沫"相搏结。朱丹溪《丹溪心法》提出痰饮、食积、死血三者相合成积的观点,对后世影响颇深。戴思恭《秘传证治要诀及类方》以为治疗积聚仅用"破块药多不效"，是由于忽略了痰饮这一重要病机，此时当使用导痰汤"行其饮"。陈士铎《石室秘录》中提出对于气虚痰滞的积聚在治疗上要消补并用。积聚除食滞、痰饮等病理因素外，还常常兼夹瘀血，形成机制多责之于痰浊、食滞，二者阻滞气血，导致食、痰、瘀三者合而成积。

### 4. 瘀血论

寒气客于小肠膜原之间，络血之中，血涩不得注于大经，血气稽留不得行，故宿昔而成积矣。

《素问·举痛论》

诸有形者，或以饮食之滞，或以脓血之留，凡汁沫凝聚，旋成癥块者，皆积之类，其病多在血分，血有形而静也。

《景岳全书·杂证谟·积聚》

骑射驰骤，寒暑劳形，皆令阳气受伤。三年来，右胸胁形高微突，初病胀痛无形，久则形坚似梗。是初为气结在经。久则血伤入络。盖经络系于脏腑外廓。犹堪勉强支撑。但气钝血滞，日渐瘀痹，而延癥瘕，怒劳努力，气血交乱，病必旋发。

《临证指南医案·积聚》

大抵积块者，皆因一物为之根，而血涎裹之乃成形，如杯如盘，按之坚硬也。食积败血，脾胃有之，痰涎之积，左右皆有之也。

《保命歌括·积聚》

**按语：**《素问》云"血气稽留不得行，宿昔成积"，首次将瘀血内结作为积聚的病机详细论述。王清任《医林改错》特别重视瘀血在积聚中的作用，指出"结块者必有形之血也"，而有形之血受寒可凝滞成瘀，受热则煎灼成瘀。其根据瘀血所在部位的不同，采取不同血瘀积证治法，创立血府逐瘀汤、少腹逐瘀汤、膈下逐瘀汤等经典名方，沿用至今，意义深远。此外，叶天士《临证指南医案》中描述积聚初起多由于气结，且病位在经，而积聚日久，多为血结，且病位在络。此时可运用虫类药物逐瘀通络。

### 5. 虚损论

岐伯曰：风雨寒热不得虚，邪不能独伤人。卒然逢疾风暴雨而不病者，盖无虚，故邪不能独伤人。此必因虚邪之风，与其身形，两虚相得，乃客其形。

是故虚邪之中人也，……留而不去，……传舍于肠胃之外，募原之间，留著于脉，稽留而不去，息而成积。

《灵枢·百病始生》

积者生于五脏六腑之阴气也；聚者成于六腑之阳气也。此由阴阳不和，脏腑虚弱，风邪搏之，所以为积为聚也。

《严氏济生方·癥瘕积聚门·积聚论治》

积之成也，正气不足，而后邪气踞之，如小人在朝，由君子之衰也。

《医宗必读·积聚》

（1）脾胃虚弱

积者阴气，五脏所生，其痛不离其部，故上下有所穷已。聚者阳气，六腑所成，故无根本，上下无所留止，其痛无有常处也。积聚而宿食不消者，由脏腑为寒气所乘，脾胃虚冷，故不消化，留为宿食也。诊其脉来实，心腹积聚，饮食不消，胃中冷也。

癥瘕病者，皆由久寒积冷，饮食不消所致也。结聚牢强，按之不转动为癥；推之浮移为瘕。虚劳之人，脾胃气弱，不能克消水谷，复为寒冷所乘，故结成此病也。

《诸病源候论》

凡人脾胃虚弱，或饮食过常，或生冷过度，不能克化，致成积聚结块，心腹胀满，噫气吞酸，面青肌瘦。

《卫生宝鉴·食物所成》

壮人无积，虚人则有之。脾胃怯弱，气血两衰，四时有感，皆能成积……但令其真气实，胃气强，积自消矣。

《景岳全书·杂证谟·积聚》

人有肝气甚郁，结成气块，在左胁之下，左腹之上，动则痛，静则宁，岁月既久，日渐壮大，面色黄槁，吞酸吐痰，时无休歇，人以为痞块也，谁知木郁而成癥瘕乎。夫肝木之性，最喜飞扬，不喜闭滞。肝气一郁，必下克脾胃。脾胃受克，则气不能畅行于脏腑，遇肝之部位，必致阻滞而不行，日积月累，无形化为有形，非血积而成瘕，必食积为癥也。治法舒其肝中之郁，助其脾胃之气，则有形仍化为无形矣。倘见有形，误认为食与血，妄用消食败血之剂，则脾胃之气大伤，而肝之郁仍不能解，势必其形愈大，往往有致死不悟者，不重可悲乎？

《辨证录·癥瘕门》

**按语：**孙思邈《备急千金要方》云"积聚皆起于虚"。而积聚的发生又可由于脾胃虚弱，气血两虚，外感四时之气等。张元素提出壮人无积观点，治疗上要注意"先养正"可使积自除。李中梓《医宗必读》中的"屡攻屡补，以平为期"原则贯穿积聚的整个治疗过程，其中通过"甘温调养"健运脾胃是其重要治法。张景岳《景岳全书》也强调"调理脾胃"的重要性。故不论是积聚初起还是积聚日久，一定不能忘记顾护脾胃，尤其是积聚日久。积聚日久，积块逐渐增大，耗气伤血，若此时一味攻积极易损伤脾胃，则使气血生化乏源。《证治准绳》进而主张使用攻积之品时要与"补气血药相兼服之"。《临证指南医案》更进一步指明，在积聚治疗过程中不仅要"补中""养营"，还要注意"行气""通络"。

（2）**脾肾两虚**

凡脾肾不足及虚弱失调之人，多有积聚之病。盖脾虚则中焦不运，肾虚则下焦不化，正气不行则邪滞得以居之。若此辈者，无论其有形无形，但当察其缓急，皆以正气为主。

《景岳全书·杂证谟·积聚》

人有脾气虚寒，又食寒物，结于小腹之间，久不能消，遂成硬块，已而能动，人以为癥结而生瘕也，谁知是命门火衰不能化物乎？夫脾乃湿土，必藉命门之火熏蒸。倘命门火衰，则釜底无薪，何以蒸腐水谷哉！譬如阳和之地，有太阳之照，则万物发育。处于阴寒幽冷之区，则草木萎槁，安得有萌芽之达耶？又譬如淤泥湿田，非遇烈日炎氛，未易烁干，是土必得火而燥也。人身脾土何独不然？无火则所用之饮食停积于中，而癥瘕生焉。若用攻逐之法，则亏损脾阴，势所不免。何若仍补命门之火，扶助脾土，则旺土自能消化，不必攻逐而癥瘕自开,更觉渐移默夺之为胜哉。

《辨证录·癥瘕门》

**按语:**积聚亦不能忘记脾肾两虚这一病机。张景岳认为积聚之人,多因正气不足凝聚为积,脏腑上多责之于脾肾,具体则是由于"中焦不运"及"下焦不化"导致脾肾阳衰。陈士铎《辨证录》详细阐述了此病机:"脾气虚寒……结于小腹……命门火衰不能化物……癥瘕生焉。"而脾肾阳虚还可由积聚日久所致,且在治疗上攻伐太过也可进一步导致脾肾虚弱。久病积聚,攻积治疗太轻,收效甚微,攻伐太过,又会进一步损伤脾肾,因此治疗中当根据病情轻重,适当攻伐,做到攻邪而不伤正。

## 【诊法析要】

寸口脉沉而弱,曰寒热及疝瘕少腹痛。寸口脉沉而横,曰胁下有积,腹中有横积痛。

《素问·平人气象论》

问曰:病有积、有聚、有谷气,何谓也? 师曰:积者,脏病也,终不移;聚者,腑病也,发作有时,展转痛移,为可治;谷气者,胁下痛,按之则愈,复发为谷气。

诸积大法,脉来细而附骨者,乃积也。寸口,积在胸中;微出寸口,积在喉中;关上,积在脐旁;上关上,积在心下;微下关,积在少腹;尺中,积在气冲。脉出左,积在左;脉出右,积在右;脉两出,积在中央。各以其部处之。

《金匮要略·五脏风寒积聚病脉证并治》

脉细小紧急,病速进,在中,寒为疝瘕积聚,腹中刺痛。

《脉经·迟疾短长杂病法》

诊其寸口之脉沉而横,胁下有积,腹中有横积聚痛。又,寸口脉细沉滑者,有积聚在胁下,左右皆满,与背相引痛。

又云:寸口脉紧而牢者,胁下腹中有横积结,痛而泄利。脉微细者生,浮者死。

《诸病源候论·积聚诸病·积聚心腹痛候》

驶脉紧浮牢,小而沉实,或结或伏,为聚为积。强实者生,沉小者死。

《脉诀纂要·锦囊删润脉诀》

坚强者生,虚弱者死。细沉附骨者,积脉也。沉而有力为积,脉沉紧者为寒积。脉浮而牢,积聚去。

《医宗必读·积聚》

脉来细而附骨者,积也。积脉坚强者生,虚弱者死。沉而有力为积,沉紧者为寒积,脉弦而牢积聚。弦而伏者,腹中有癥,不可转也,不治;小沉而实者,胃中有积聚,不下食,食即吐。脉沉重而中散者,因寒食成癥。脉左转而沉重者,气癥结在胸中。右转出不至寸口者,内有肉癥也。

《张氏医通·诸气门·积聚》

**按语:**从《内经》开始,历代医家就注重通过脉诊来诊断积聚。《素问·平人气象论》指出"寸口脉沉而弱,曰寒热及疝瘕少腹痛"。《难经》中将脉象、积聚的部位与脏腑相对应,如"人病……久积聚……诊在右胁有积气,得肺脉结",右寸对应在脉象上候肺，右寸脉结，则证明右胁积气。而积聚程度与脉结程度密切相关，"结甚则积甚"，《难经》中阐明了若右胁积气却不见肺脉时"右手脉当沉伏"。《金匮要略》中有论积聚病脉证的专篇，提出积聚的主脉为沉细脉，重按推筋着骨方可得，积聚气血凝集，部位较深，故脉来细而附骨，并将积聚于不同位置所对应于脉象左右的不同进行详细阐述。另外，其他文献中亦指出积聚的脉象还包括紧脉、牢脉等。历代医家以脉诊作为积聚辨证的重要依据，脉证合参，采取不同的治疗原则。历代文献中少有描述可触及的包块，可能在腹部本不容易见，若能加上对积聚本身的描述更能提供临床鉴别意义。目前需要对局部积聚进行识别，为治气、治血、治脏、治腑提供更确切的依据。

## 【辨证论治】

### 1. 理气消散

大积大聚，其可犯也，衰其大半而止。

《素问·六元正纪大论》

病疟以月一日发，当以十五日愈，设不瘥，当月尽解，如其不瘥，当云何？师曰：此结为癥瘕，名曰疟母。急治之，宜鳖甲煎丸。

病疟以此月之初一日发，五日一候，三候一气，十五日气候一变，故当愈。设其不瘥，再过一气，月尽解矣，如其仍然不瘥，此其邪气盘郁，结为癥瘕，名曰疟母。当急治之，宜鳖甲煎丸，鳖甲行厥阴而消癥瘕，半夏降阳明而消痞结，柴胡、黄芩，清泻少阳之表热，人参、干姜，温补太阴之里寒，桂枝、芍药、阿胶，疏肝而润风燥，大黄、厚朴，泻胃而清郁烦，葶苈、石苇、瞿麦、赤硝，利水而泻湿，丹皮、桃仁、乌扇、紫葳、蜣螂、鼠妇、蜂窠、䗪虫，破瘀而消癥也。

《金匮悬解·外感杂病》

大抵治积，或以所恶者攻之，以所喜者诱之，则易愈。如硇砂、水银治肉积，神曲、麦芽治酒积，水蛭、虻虫治血积，木香、槟榔治气积，牵牛、甘遂治水积，雄黄、腻粉治涎积，礞石、巴豆治食积，各从其类也。若用群队之药分其势，则难取效。

《普济本事方·积聚凝滞五噎膈气》

凡积病不可用下药，徒损真气，病亦不去，当用消积药，使之融化，则根除矣。

《丹溪心法·积聚痞块》

凡积聚之治，如经之云者，亦既尽矣。然欲总其要，不过四法，曰攻，曰消，曰散，曰补，四者而已。

治积之要，在知攻补之宜，而攻补之宜，当于孰缓孰急中辨之。凡积聚未久而元气未损者，治不宜缓，盖缓之则养成其势，反以难制，此其所急在积，速攻可也。

积坚气实者，非攻不能去，《秘方》化滞丸、化铁丹、遇仙丹、感应丸、大硝石丸、三花神佑丸、赤金豆、百顺丸之类，皆攻剂之峻者也。又如三棱丸、胜红丸、阿魏丸、助气丸、红丸子、温白丸之属，皆攻剂之次者也。

凡坚硬之积，必在肠胃之外，募原之间，原非药力所能猝至，宜用阿魏膏、琥珀膏，或水红花膏、三圣膏之类以攻其外，再用长桑君针法以攻其内。然此坚顽之积，非用火攻，终难消散，故莫妙于灸。余在燕都，尝治愈痞块在左胁者数人，则皆以灸法收功也。

无形气聚，宜散而愈者，如排气饮、神香散、《指迷》七气汤、十香丸、四磨饮之属是也。

《景岳全书·杂证谟·积聚》

**按语：**积和聚虽然病因、病机存在相似之处，但治疗上要进行区分，辨证论治。聚证病在气分，治法多以疏肝行气为主，重在调气。而积证治疗要注意区分不同阶段。李中梓《医宗必读》将积聚分为初期、中期、末期三个阶段，并指出积聚的治疗要"屡攻屡补，以平为期"。张景岳《景岳全书》认为攻补法是"治积之要"。积聚的治疗时刻不能忽略邪正的强弱对比。积聚之初，邪虽实，但正不虚，尚可耐受攻伐，故初期应予以消散。而攻补法的具体应用，又需根据积聚形成的新久，以及正气与邪气的强弱判断攻补的缓急。积聚形成不久，正气尚未受损者，其所急在积，急者速攻，缓则助长邪气，最后难以控制。此法用于起病急，病程短的患者，正气尚未受损，或受损较少。

## 2. 攻补兼施

若积聚渐久，元气日虚，此而攻之，则积气本远，攻不易及，胃气切近，先受其伤，愈攻愈虚，则不死于积而死于攻矣。此其所重在命，不在乎病，所当察也。故凡治虚邪者，当从缓治，只宜专培脾胃以固其本，或灸或膏，以疏其经，但使主气日强，经气日通，则积痞自消。

凡不堪攻击，只宜消导渐磨者，如和中丸、草豆蔻丸、保和丸、大小和中饮之类是也。若积聚下之不退，而元气未亏者，但当以行气开滞等剂，融化而潜消之。

凡积痞势缓而攻补俱有未便者，当专以调理脾胃为主，如洁古之枳术丸乃其宜也。余复因其方而推展之，近制芍药枳术丸，兼肝脾以消膜胀，除积聚，止腹痛，进饮食，用收缓功，其效殊胜于彼。再如大健脾丸、木香人参生姜枳术丸，皆调补脾胃之妙剂，所当择用者也。

《景岳全书·杂证谟·积聚》

养正积除，此积之微者也；如脾胃失于健运，而气积、食积之不疏导者，惟养脾胃之正气，而滞积自疏矣。若夫大积大聚，如五积之久而成癥病坚固不移者，若非攻击悍利之药，岂能推逐之乎？惟虚弱之人必用攻补兼施之法也。

《古今医统大全·积聚门》

疟邪久留，结聚血分成形，仲景有缓攻通络方法可宗。但疟母必在胁下，以少阳厥阴表里为病。今脉弦大，面色黄滞，腹大青筋皆露，颈脉震动，纯是脾胃受伤，积聚内起，气分受病，痞满势成，与疟母邪结血分，又属两途。经年病久，正气已怯。观东垣五积，必疏补两施，盖缓攻为宜。

《临证指南医案·积聚》

故去积及半，纯与甘温调养，使脾土健运，则破残之余积，不攻自走，必欲攻之无余，其不通人天殂者鲜矣。

《张氏医通·诸气门》

**按语：**积聚之积，亦有日积月累之意，若要去积，不能妄用速攻，以防正气耗伤，反而不利于祛邪。而正气亏虚又贯穿于积聚的整个发展过程。张景岳《景岳全书》中提出"治实当顾虚""补虚勿忘实"的观点。积聚中期，积块渐大，正气耗伤，邪盛正虚，虚实夹杂，可以消散与补益同用，即中期应注意攻补兼施。

### 3. 养正除积

若遽以磨坚破结之药治之，得药暂快，药过依然，疾未去而人已衰矣。气愈消，疾愈大，竟何益哉！故善治者，当先补虚，使气血旺，其积自消。如满座皆君子，则小人自无容身之地。不问何脏，先调其中，使能饮食，是治其本也。

《医述·积聚》

凡虚在脾胃者，宜五味异功散，或养中煎、温胃饮、归脾汤之类主之。虚在肝肾者，宜理阴煎、肾气丸、暖肝煎之类酌而用之。此所谓养正积自除也。其或虚中有滞者，则不妨少加佐使。

《景岳全书·杂证谟·积聚》

积之成也，正气不足，而后邪气踞之。……初中末之三法，不可不讲也。初者，病邪初起，正气尚强，邪气尚浅，则任受攻；中者，受病渐久，邪气较深，正气较弱，任受且攻且补；末者，病魔经久，邪气侵凌，正气消残，则任受补。盖积之为义，日积月累，匪朝伊夕，所以去之，亦当有渐，太亟则伤正气，正伤则不能运化也，而邪反固矣。

《医宗必读·积聚》

**按语：**《素问·六元正纪大论》曰："大积大聚，其可犯也，衰其大半而止。"积聚日久者，损伤气血，正气已虚，治疗上始终要注意保护正气，若急于攻伐，不仅不易攻及积气，反而更易损伤胃气，甚至使正气大虚，最终死于攻伐太过。积聚末期，病情迁延，正气消残，正不胜邪，治宜以扶正培本为主，切忌攻伐太过。与攻补兼施相比较，此时患者正气更虚，主要矛盾在于留人治疗，故扶正为第一要义。

## 【名方临用】

### 六磨汤

#### 1. 文献出处

治气滞腹急，大便秘涩。

沉香　木香　槟榔　乌药　枳壳　大黄（各等分）

上六味，热汤磨服。此治气实之方。

《金匮翼·积聚》

#### 2. 方解

六磨汤治气滞腹痛，大便秘涩而有热者。方中大黄、枳壳、槟榔三药合用以攻积导滞、通腑泻浊；《本草纲目》中记载"木香乃复气之药"，木香、沉香、乌药疏肝行气，理气导滞。两组药物合用可加强行气导滞的功效，后世医家取其行气散结、攻积导滞之功来治疗聚证。聚证病在气分，以疏肝理气、行气消聚为基本治则。诸药配伍，顺气导滞，食痰下达，气机通畅则痕聚自散。

### 3. 临床应用

六磨汤主要应用于聚证之食滞痰阻证。其主要临床表现为腹胀或痛,拒按,便秘,纳呆,脘闷不舒,时有如条状物聚起在腹部,重按则胀痛更甚,舌苔腻,脉弦滑。主要病机是食滞、痰浊、虫积交阻,气聚成结。食滞肠道,脾运失司,湿痰内生,痰食互阻,气机不畅,故见胀痛,便秘,纳呆。痰食阻滞,气聚不散,故腹部有条状物出现,苔腻、脉弦滑,均为湿痰和气滞之征象。治疗上以理气化痰、导滞通腑为治法。临床可加山楂、莱菔子以增强健胃消食的作用。痰浊中阻,呕恶苔腻者,可加半夏、陈皮、生姜化痰降逆。若因于蛔虫结聚,阻于肠道者,可加服驱蛔方药及酌情配用乌梅丸(《伤寒论》,乌梅、细辛、干姜、黄连、当归、附子、蜀椒、桂枝、人参、黄柏)。若痰湿较重,兼有食滞,腑气虽通,苔腻不化者,可用平胃散(《太平惠民和剂局方》,苍术、厚朴、橘皮、甘草、生姜、大枣加山楂、六曲等),以健脾消导,燥湿化痰。聚证虽实证多见,若反复发作,脾气损伤,可服香砂六君子汤(《时方歌括》,木香、砂仁、陈皮、半夏、党参、白术、茯苓、甘草),健脾和中,以扶正气。

## 膈下逐瘀汤

### 1. 文献出处

灵脂(二钱,炒)　当归(三钱)　川芎(二钱)　桃仁(三钱,研泥)

丹皮(二钱)　赤芍(二钱)　乌药(二钱)　元胡(一钱)

甘草(三钱)　香附(钱半)　红花(三钱)　枳壳(钱半)

水煎服。

积聚一症,不必论古人立五积、六聚、七癥、八瘕之名,亦不议驳其错,驳之未免过烦。……饮食仍然如故,自然不在肠胃之内,必在肠胃之外。肠胃之外,无论何处,皆有气血。气有气管,血有血管。气无形不能结块,结块者,必有形之血也。血受寒,则凝结成块,血受热,则煎熬成块,竖血管凝结,则成竖条,横血管凝结,则成横条,横竖血管皆凝结,必接连成片,片凝日久,厚而成块。既是血块,当发烧。要知血府血瘀必发烧。血府,血之根本,瘀则殒命。肚腹血瘀,不发烧。肚腹,血之梢末,虽瘀不致伤生。无论积聚成块,在左肋、右肋、脐左、脐右、脐上、脐下,或按之跳动,皆以此方治之,无不应手取效。病轻者少服,病重者多服,总是病去药止,不可多服。倘病患气弱,不任尅消,原方加党参三五钱皆可,不必拘泥。

小儿痞块,肚大青筋,始终总是血瘀为患,此方与前通窍活血汤、血府逐瘀汤,三方轮转服之,月余,未有不成功者。

凡肚腹疼痛,总不移动,是血瘀,用此方治之极效。

病人夜卧,腹中似有物,左卧向左边坠,右卧向右边坠,此是内有血瘀,以此方为主,有杂症,兼以他药。

《医林改错·膈下逐瘀汤所治症目》

### 2. 方解

膈下逐瘀汤针对肝郁气结、瘀血阻滞所致之积聚而设,能活血行气,散结消癥。本方由红花、桃仁、五灵脂、赤芍、牡丹皮、延胡索、川芎、当归、香附、乌药、枳壳、甘草组成。方中桃仁、红花共为君药,活血行瘀,通行全身。五灵脂、赤芍、川芎、当归通经化瘀;香附、乌药、延胡索、枳壳疏肝调气止痛,共为臣药;且五灵脂有"气味俱厚,阴中之阴"之性,乌药具有疏散凝滞,偏走腹胸之长,二者联手共为向导,可引行方中逐瘀、破气之品直趋膈下肚腹,消积除癖,使攻逐目的更为明确。牡丹皮为佐,清热凉血,活血化瘀,以制瘀热。甘草为使,用量较重,一则取其调和诸药,使攻中有制,二则是协助主药以缓急止痛,更好发挥其活血止痛之能。诸药配伍,专事攻逐,其力猛峻,对纯瘀无虚或因瘀致虚、正气尚耐攻伐,且病势偏下、偏内的血瘀诸证有摧枯拉朽之效。与血府逐瘀汤相比,本方活血祛瘀之品较多,因而逐瘀之力较强,止痛之功更好。

### 3. 临床运用

膈下逐瘀汤主要应用于积证之瘀血内结证。其主要临床表现包括腹部积块明显增大,硬痛不移,面暗消瘦,隐痛或刺痛,纳减乏力,时有寒热,女子或见月事不下,男子阳痿,舌苔薄边暗或质紫或见瘀点、瘀斑,脉细涩。其主要病机是瘀血内结腹部,瘀结不消,正气渐损,脾运不健。积块日久,明显增大,硬痛不移,面暗,是气血凝结,脉络阻塞,血瘀日甚。纳减乏力,消瘦,时有寒热,系营卫不和,脾胃失调所致。以祛瘀软坚,兼调脾胃为治法,并可加川楝子、三棱、莪术等以增强祛瘀软坚之力。如积块大而坚硬作痛,可合用鳖甲煎丸(《金匮要略方论》,鳖甲、乌扇、黄芩、柴胡、鼠妇、干姜、大黄、芍药、桂枝、葶苈子、石韦、厚朴、牡丹皮、瞿麦、紫葳、半夏、人参、䗪虫、阿胶、蜂房、赤硝、蜣螂、桃仁),以化瘀软坚,增强补益之功。以上两方,可与六君子汤(《医学正传》,人参、炙甘草、茯苓、白术、陈皮、制半夏)间服,以补益脾胃,为攻补兼施之法。

---

## 【医案医话】

丙辰月日,车,五十五岁,须发已白大半,脐左坚大如盘,隐隐微痛,不大便十数日。先延外科治之,外科谓肠痈,以大承气下之,三四次终不通。延余诊视,按之坚冷如石,面色青黄,脉短涩而迟,先尚能食,屡下之后,糜粥不进,不大便已四十九日。余曰:此癥也,金气之所结也。以肝木抑郁,又感秋金燥气,邪中入里,久而结成,愈久愈坚,非下不可。然寒下非其治也,以天台乌药散二钱,加巴豆霜一分,姜汤和服。设三服以待之,如不通,第二次加巴豆霜一分半;再不通,第三次加巴豆霜二分。服至三次后,始下黑亮球四十九枚,坚莫能破。继以苦温甘辛之法调理,渐次能食。又十五日不大便,余如前法,下至第二次而通,下黑亮球十五枚,虽亦坚结,然破之能碎,但燥极耳。外以香油熬川椒,熨其坚处,内服苦温芳香透络,月余化尽。于此证方知燥金之气伤人如此,而温下、寒下之法,断不容紊也。

《吴鞠通医案·积聚》

马(左)少腹偏左聚形,食入胀满,色夺形衰,脉迟苔白。此情志抑郁,木不条达也。致气湿瘀滞,酒积不行,名曰积聚。恐元气耗损而入损门。

上官桂　制香附　金铃子　楂炭　延胡索　砂仁末　广陈皮　连皮苓　泽泻　猪苓

《张聿青医案·积聚》

**按语:**情志抑郁,所愿不遂,肝气不畅,脏腑失和,使气机阻滞或逆乱,气不行则津血亦不畅,久而成积,予以行气调肝、化湿导滞之品,使气血流通,积聚则消。

葛　嗔怒强食，肝木犯土，腹痛，突如有形，缓则泯然无迹，气下鸣响。皆木火余威，乃瘕疝之属。攻伐消导，必变腹满，以虚中挟滞，最难速功。近日痛泻，恐延秋痢。（木犯土，虚中挟滞）

丁香　浓朴　茯苓　炒白芍　广皮　煨益智仁

又　下午倦甚，暮夜痛发。阳微，阴浊乃踞。用温通阳明法。

人参　吴萸　半夏　姜汁　茯苓　炒白芍

又　照前方去白芍加川楝、牡蛎。

《临证指南医案·积聚》

**按语：**大怒之人复强进饮食，本已木旺克土，饮食难消，复为饮食所累，以致虚中夹滞而发腹痛。怒则气结，气消则结散，故发瘕疝。治当虚实同调，不可因食滞而任意攻伐，否则易伤及太阴而生腹满。医案患者因腹痛而兼夹泄泻，遂以厚朴、炒白芍、广陈皮理肝脾之气，丁香、煨益智温中消积；午后困倦、暮夜腹痛，此为太阴阳虚、浊阴不化之象，遂以吴茱萸、人参建中，半夏、姜汁降浊。叶师紧扣病机，究其根本，用药精准，故能奏效。

## 【食治备要】

### 霞天膏

黄牡牛一具，选纯黄肥泽无病才一二岁者，右洗净，取四腿项脊，去筋膜。将精肉切成块子如栗大，秤三十斤或四五十斤，于静室，以大铜锅，无则新铁锅，加长流水煮之，不时搅动。另以一新锅煮沸汤，旋加，常使水淹肉五六寸，掠去浮沫，直煮至肉烂如泥，滤去渣，却将肉汁以细布滤小铜锅，用一色桑柴，文武火候，不住手搅，不加熟水，只以汁渐如稀饧，滴水不散，色如琥珀，其膏成矣。此节火候最要小心，不然坏矣。大段每肉十二斤，可炼膏一斤为度，磁器盛之，是名霞天膏也。用调煎剂，初少渐多，沸热自然溶化。若用和丸剂，则每三分搀白面一分，同煮成糊，或同炼蜜调匀。寒天久收，若生霉，用重汤煮过，热天冷水窨之，可留三日。

《韩氏医通·方诀无隐章》

**按语：**霞天膏首载于《药性裁成》，韩氏谓："凡沉疴痼疾，癫狂风痫，痞积疮疡，一切有形之病及妇人癥瘕，皆用霞天膏投所宜煎剂，汗吐下攻去污败虫物，无不成功。"

## 【养生保健】

有因食而积者，有因气而积者，久则脾胃受伤，医药难治。孰若节饮食，戒嗔怒，不使有积聚为妙，患者当升身闭息，鼓动胸腹，俟其气满，缓缓呵出，如此行五七次，便得通快即止。逍遥子云，气滞脾虚食不消，胸中膨闷最难调，徐徐呵鼓潜通泰出，疾退身安莫久劳。

《丛书集成·逍遥子导引诀》

**按语**："鼓呵消积聚"可称为鼓呵法，积聚为老年人常见多发病，"因气"而引起者，用药起效较差，按上述功法要求，气运胸腹并鼓动之，疏通积滞，自然积聚得消，疾退身安。

# 老年鼓胀

鼓胀以患者腹部皮色苍黄、腹部胀大如鼓，甚至脉络显露为特征。老年人肝、脾、肾三脏俱虚，运行蒸化水湿功能受损，气滞、水停、血瘀壅结更甚，正虚邪盛，病势较重。本病类似于西医学中的肝硬化腹水，多由病毒性肝炎、酒精性肝炎、血吸虫病、低蛋白血症等病症导致，亦可见于结核性腹膜炎、腹腔肿瘤及肝癌等疾病的病理过程中。

《灵枢·水胀》首载鼓胀病名。《内经》认为鼓胀病因病机主要为饮食不节，脾虚湿停，热气内郁，寒邪内生，气化失常。葛洪在《肘后备急方·卒大腹水病》提出"水蛊"之名，主张急则治标外，重视饮食调复。张仲景认为本病病机为血瘀化水，这为活血化瘀法治疗水肿、鼓胀奠定了理论基础。巢元方认为水气内停，经络痞阻，水毒积于腹中，水毒盛实是鼓胀的基本病机。金元时期，李东垣《兰室秘藏》认为鼓胀病是由脾土不足，升降不行，转运失司，水谷聚于中焦不散，经年累月所致，并将其分为寒胀和热胀两类，分创中满分消汤治疗中满寒胀，中满分消丸治疗中满热胀。张从正主张以调畅气机，疏泄三焦、通利水湿之法治之。朱丹溪认为鼓胀发病以脾虚为本，治疗当以补益后天为根本。明清时期，对于鼓胀病的认识相对全面，确立了"气""血""水"的病理观。张景岳提出了"治胀当辨虚实"的基本原则。赵献可阐述了阴虚鼓胀机制。喻嘉言在《医门法律》中将其病机总结为"水裹""气结""血凝"三者相互为病，"阴气包裹阴血，阴气不散，阴血且不露"，并谓"癥瘕、积痞，为胀病之根"。黄元御《四圣心源》指出，"鼓胀者，中气之败也"，水蓄积于下则为水胀，气泛滥于上则为气鼓。孙一奎主张鼓胀乃"下焦虚寒，阳气内亏，水湿不化"所致，创制壮元汤用于本病的治疗。傅青主将鼓胀分为水鼓、气鼓、血鼓、虫鼓四类。

## 【病名钩玄】

结阳者，肿四肢。结阴者，便血一升，再结二升，三结三升。阴阳结斜，多阴少阳曰石水，少腹肿。二阳结谓之消，三阳结谓之隔，三阴结谓之水。

《素问·阴阳别论》

肾脉……微大为石水，起脐已下至小腹腄腄然，上至胃脘，死不治。

《灵枢·邪气脏腑病形》

病有风水、有皮水、有正水、有石水、有黄汗。……正水，其脉沉迟，外证自喘；石水，其脉自沉，外证腹满不喘。

《金匮要略·水气病脉证并治》

先目上肿起如老蚕，色侠头脉动……腹内转侧有节声……身体稍肿，肚尽胀，按之随手起。

唯腹大动摇水声,皮肤黑,名曰水虫。

《肘后备急方·治卒大腹水病方》

经曰臌胀是也……其病胶固,难以治疗,又名曰蛊。若虫侵蚀,有蛊之义。

《格致余论·臌胀论》

故不病之人,凡有癥瘕、积块、痞块,即是胀病之根,日积月累,腹大如箕,腹大如瓮,是名单腹胀。不似水气散于皮肤面目四肢也,仲景所谓石水者,正指此也。

《医门法律·胀病论》

**按语:**《内经》最早提出"鼓胀"病名,历代医家多从病因、病机、脏腑、临床表现加以命名。①以病因命名:水蛊,血臌;认为鼓胀可能与感染河中疫毒有关,"水毒气结聚于内,令腹渐大,动摇有声者,称为水蛊"。②以病机命名:石水;肾脉沉微,气亏于内。③以脏腑命名:肝水、脾水、肾水、疸水。④以临床表现命名:大腹水肿、黄水、臌胀、单腹胀、蜘蛛病等。

## 【病因病机】

### 1. 脏腑失调

诸湿肿满,皆属于脾。

《素问·至真要大论》

胃脉实则胀,虚则泄。

《素问·脉要精微论》

肾病者,腹大,胫肿,喘咳,身重,寝汗出、憎风。虚则胸中痛,大腹小腹痛,清厥意不乐。

《素问·脏气法时论》

足太阴之别,名曰公孙……其别者,入络肠胃,厥气上逆则霍乱,实则肠中切痛;虚则鼓胀。

胃足阳明之脉……甚则欲上高而歌,弃衣而走,贲响腹胀,是为骭厥。是主血所生病者……大腹水肿。

《灵枢·经脉》

脾藏营,营舍意,脾气虚则四肢不用,五脏不安,实则腹胀,经溲不利。
肾藏精,精舍志,肾气虚则厥,实则胀,五脏不安。

《灵枢·本神》

膀胱者,津液之府也,与肾为表里,号水曹掾,又玉海也,足太阳是其经也。……又,石水发,则根在膀胱,腹胀大者是也。

《中藏经·论膀胱虚实寒热逆顺生死之法》

脾风之状,一身通黄,腹大而满不嗜食,四肢不收,或可治者,若手足不青而面黄,不然则死。

《中藏经·风中有五生死论》

石水,其脉自沉,外证腹满不喘。

肝水者,其腹大,不能自转侧,胁下腹痛,时时津微生,小便续通。

脾水者,其腹大,四肢苦重,津液不生,但苦少气,小便难。

肾水者,其腹大,脐肿腰痛,不得溺,阴下湿如牛鼻上汗,其足逆冷,面反瘦。

《金匮要略·水气病脉证并治》

脾病,虚则胃寒,寒则腹中鼓胀,胀则阴病,阴脉反小于寸口一倍,病则泄水,不能卧而烦,强立股膝内痛,若筋折扭之,扭之者,脉时缀缀动也。发动甚者,死不治。

《备急千金要方·脾脏》

原其胀满之端,皆胃与大肠二阳明为二太阴之表,大抵阴为之主,阳与之正,或脏气不平,胜克乘克,相感相因,致阴阳失序,遂有此证。

《三因极一病证方论·胀满叙论》

阴阳愆伏,荣卫凝滞,三焦不能宣行,脾胃不能传布。

《仁斋直指方论·胀满》

而单单腹肿,则中州之地,久窒其四运之轴,而清者不升,浊者不降,互相结聚,牢不可破,实因脾气之衰微所致。

《寓意草·面议何茂倩令嫒单腹胀脾虚将绝之候》

经络凝滞不通,下部回血壅胀,即有水血溢于夹膜之里,渐渍渐深,终成蛊胀……血结则不独血滞于中,即水饮亦无由吸摄,不能循其常道下输膀胱,故蛊胀多水……见水行水,不审水由肝血燥结所致……脾络燥结,即有血水渗泄于下,蛊胀之源,间发于此……气结则血亦结,结则血、水不循常道,而蛊成焉……总不外肝、脾二经血络燥结所致。

《医原·望病须察神气论》

**按语:**《内经》认为本病由脾虚生湿,邪实壅滞所致。脾、胃、肾功能失调、气化失司,则中焦痞塞不通而成胀满之病,关键病机在于脾虚湿滞。肝失疏泄,气滞血行不畅,瘀血内阻;"见肝之病,知肝传脾",肝气横逆克脾,脾失运化则湿浊内停,反之土壅木郁,则肝脾俱病。久病及肾,肾开合不利,水湿不化,则胀满愈甚,经络凝滞,水湿困于中焦,发为鼓胀。

## 2. 邪实内阻

诸胀腹大,皆属于热……诸病有声,鼓之如鼓,皆属于热。

《素问·至真要大论》

北方者,天地所闭藏之域也,其地高,陵居,风寒冰冽。其民乐野处而乳食脏寒生满病,其治宜灸炳。

《素问·异法方宜论》

胃中寒则胀满。

《灵枢·经脉》

厥气在下,营卫留止,寒气逆上,真邪相攻,两气相搏,乃合为胀也。

《灵枢·胀论》

水癥者,由经络否涩,水气停聚,在于腹内,大小肠不利所为也。其病腹内有结块坚强,在两胁间,膨膨胀满,遍身肿,所以谓之水癥。

《诸病源候论·水肿病诸候·水癥候》

癥者，由寒温失节，致脏腑之气虚弱，而食饮不消，聚结在内，渐染生长。块段盘牢不移动者是癥也，言其形状，可征验也。若积引岁月，人即柴瘦，腹转大，遂致死。

《诸病源候论·癥瘕病诸候·癥候》

自三吴已东及南，诸山郡山县，有山谷溪源处，有水毒病，春秋辄得。

《诸病源候论·蛊毒病诸候·水毒候》

此由水毒气结聚于内，令腹渐大，动摇有声，常欲饮水，皮肤粗黑，如似肿状，名水蛊也。

《诸病源候论·水肿病诸候·水蛊候》

烦躁漱水，迷忘惊狂，呕逆烦闷，皮间有红缕赤痕者……妇人经脉壅闭，败血停腐，尤多见之。

《仁斋直指方论·虚肿》

阳热气甚，则腹胀也。

《素问玄机原病式》

清浊相混，隧道壅塞，郁而为热，热留为湿，湿热相生，遂成胀满。

《丹溪心法·鼓胀》

阴阳愆伏，营卫凝滞，三焦不能宣行，脾胃不能传布。胀满之所由生也。曰谷胀。曰水胀。

《寿世保元·鼓胀》

胀满只是湿热饮食，劳倦内伤，脾气积滞之所始致，是为胀满。苦积损既久，脾气日亏，气凝血聚，渐着不行，由胀满而成鼓胀。以其外虽坚满，中空无物，有似于鼓，坚固难治，俗名单腹胀。以其四肢皆不肿，而惟腹中胀肿如鼓，乃气血结成蛊毒之形，而不可解释消散，故又名曰蛊。血化为虫，因字之义而命名也。

《古今医统大全·胀满门》

由下焦元气虚寒，以致湿气壅遏于肤里膜外之间，不得发越，势必肿满。

《杂病广要·胀满》

至若蛊胀之症，所受山岚瘴气，或虫蛇蛊毒之物，遂使大腹作胀，肚见青红之纹，皆由山岚蛊毒之气，因感入腹，聚而不散，结为腹满之症。

《医林绳墨·鼓胀》

胀甚之部，与病先起处……何脏腑之气受邪而不行者为先……渐积为通腹胀也。

《证治准绳·杂病·胀满》

少年纵酒无节，多成水鼓。盖酒为水谷之液，血亦水谷之液……必当以血气为主，而养阴利湿……于诸鼓之中，则尤以酒鼓为最危难治之证。

《景岳全书·杂证谟·肿胀》

多气少血，岂无右胁坚大如盘者乎？故不病之人，凡有瘕积块痞块，即是胀病之根。日积月累，腹大如箕，腹大如瓮，是名单腹胀。

《医门法律·胀病论》

水臌，此症满身皆水，按之如泥者是也。若不急治，水流四肢，不得从膀胱出，则为死症矣。

气臌，此症气虚作肿，似水而实非水也，但按之不如泥耳，必先从脚面上肿起，后渐肿至身上，于是头面皆肿者有之，此之谓之气臌。

虫臌，此症小腹痛，四肢浮肿而未甚，面色红而有白点，如虫食之状，是之谓虫臌。

血臌，此症或因跌闪而瘀血不散，或忧郁而结血不行，或风邪而蓄血不散，留在腹中，致成血臌。饮食入胃，不变精血，反去助邪，久则胀，胀成臌矣。

《傅青主男科·臌症门》

气胀，又名鼓胀，以其外虽坚满，中空无物，止气作胀耳。有似乎鼓也。若兼中实有物，食痰虫血之类盘踞脏腑，如木之藏大蠹，如皿之聚虫，则又名蛊胀。

《医碥·肿胀》

**按语：** 邪实所致臌胀的病因病机大抵可概括为热气内郁、寒邪内生、湿热留滞、癥瘕积聚、水毒侵袭、血脉郁阻几个方面。

（1）热气内郁：《内经》云"诸病有声，鼓之如鼓，皆属于热""阴静阳燥"。肝失输泄，郁而化火，气机壅滞，肝木克土，热气内郁，则为气鼓，气滞不通，则发胀满。刘完素认为肿胀病机关键为热邪内盛，气机壅遏，郁形于外。五志七情过极，气余为火，即吴昆所言"气为阳，气胀大为有余，有余便是火"。

（2）寒邪内生："胃中寒则胀满""脏寒生满病"。李东垣《兰室秘藏》指出贪食寒凉，戕伐脾阳，或素体亏虚，脾胃不足之人，中阳亏虚，阴寒内盛，凝滞气机，气化失司，寒气搏结于正气，气机壅滞不畅，脏腑失养，而生胀满。其创中满分消汤治疗寒胀。

（3）湿热留滞：李东垣认为"湿热之气不得施化，致令腹胀满"。患者嗜酒过度，饮食不节，脾失健运，湿浊内生，阻遏中焦，郁而化热，湿热留滞，积聚不化，发为鼓胀。其创中满分消丸治疗本病。

（4）癥瘕积聚：《医门法律》云"左胁坚大如盘……右胁坚大如盘者……癥瘕积块痞块，即是胀病之根"。腹内有癥瘕结块，气滞血瘀，络脉壅塞，也可致水气停聚腹内，日久正气内亏，水湿不化，亦可导致腹部胀大之鼓胀病。

（5）水毒侵袭：历代医书早有寄生虫导致鼓胀疾病的记载。本病类似于西医学丝虫病、血吸虫感染所致的腹水。巢元方《诸病源候论》有"水毒""水蛊"论述，认为山岚瘴林、水源溪谷，易感水毒，水气毒邪结聚腹中，阻塞经隧，脉道不通，癥积日成，气滞络阻，水液停于腹中，盘踞脏腑，可见腹部胀大，皮肤粗黑。

（6）血脉郁阻：血脉郁阻，心血不足，心神受扰。《仁斋直指方论》指出，鼓胀可致神志病的相关症状，类似于肝性脑病的相关表现，还有肝硬化腹水失代偿期，腹壁静脉曲张、雌激素灭活减弱的相关描述。本病病理性质属本虚标实，久病肝脾日虚，命门火衰，膀胱开合失司，致阳虚水泛；阳伤及阴，阳无以化，水津失布，即阴虚水停。阴阳亏虚，气化日衰，气滞、血瘀、水停错综复杂，壅结更甚，其胀日重。营卫凝滞，心气受损，心神失养，浊邪扰心，症见"烦躁漱水，迷忘惊狂"等神志病变。血脉不利，血溢脉外，气滞血瘀，可见皮间有红缕赤痕及蜘蛛痣等。

**3. 气化失司**

三焦者，决渎之官，水道出焉。

《素问·灵兰秘典论》

三焦病者,腹胀气满,小腹尤坚,不得小便,窘急,溢则水,留即为胀。

《灵枢·邪气脏腑病形》

阴阳气道不通,四海闭塞,三焦不泻,津液不化,水谷并行肠胃之中,别于回肠,留于下焦,不得渗膀胱,则下焦胀,水溢则为水胀。

《灵枢·五癃津液别》

妇人则经水不通,经为血,血不利则为水,名曰血分。

《金匮要略·水气病脉证并治》

皆从虚损大病,或下痢后,妇人产后,饮水不即消,三焦受病,小便不利,乃相结渐渐生聚,遂流诸经络故也。

《肘后备急方·治卒大腹水病方》

气水血三者,病常相因。有先病气滞而后血结者……有先病血结而后气滞者……有先病水肿而血随败者……有先病血结而水随蓄者……食血痰虫积聚,虽非因气滞使然,亦必因此滞气,并以理气为主,故皆属之气也。

《医碥·肿胀》

溲溺者,渗膀胱,以成川渎,下流溺孔,以泄水湿。阴阳不通,四海闭塞,三焦不泻,津液不化,水流下焦,而不渗膀胱,则为鼓胀,水溢经络,则为水胀。

《灵枢悬解·津液五别》

**按语：**"三焦者,决渎之官,水道出焉"。三焦气化失司,水道不通是鼓胀的重要病机,贯穿本病始终。三焦是全身津液输布的通道,如雾、如沤、如渎,气道不通,三焦不泄,水走肠间,清浊相干,积聚不化,留于腹中,失于灌溉,失于下渗,则发为鼓胀。张仲景云"少阳脉卑,少阴脉细……血不利则为水",津血同源,津液可内渗补充血液,亦可溢出脉外,血液运行失畅,不行于脉道,溢出脉外,则可引起水液代谢失常,水液不能正常布泽周身,留于肠道,而成本病。《医碥》阐述三焦气化失司,气滞、血瘀、水停等病理因素的关系密切。气滞血结,血行不畅加重气机壅滞,不利为水,流诸经络,发为水肿,或虫毒积聚,瘀阻气机。三者互相为因,虚实杂错。

### 4. 他病迁延

黄家,日晡所发热,而反恶寒,此为女劳得之。膀胱急,少腹满,身尽黄,额上黑,足下热,因作黑疸。其腹胀如水状,大便必黑,时溏,此女劳之病,非水也。腹满者难治。

《金匮要略·黄疸病脉证并治》

脾胃有热,热气流于膀胱,使小便涩而身面尽黄,腹满如水状。

《诸病源候论·水肿病诸候·疸水候》

而大腹水肿者,或因大病之后,或积虚劳损……水气不散,流溢肠外……四肢小,阴下湿,手足逆冷,腰痛,上气,咳嗽,烦疼,故云大腹水肿。

《诸病源候论·水肿病诸候·大腹水肿候》

此病多以积渐而致,或者病后脏气未复,邪气乘虚,切不可妄下。

《秘传证治要诀及类方·诸气门·蛊胀》

女劳之家,纵欲伤精,泄其肾肝温气,水寒木枯,脾败湿作……久而腹如水状,鼓胀不消,则水木为贼,而中气崩溃,不可治也。

《金匮悬解·黄疸》

**按语:** 张仲景认识到黄疸病后期可发展为鼓胀病。气血亏虚,浊瘀阻滞可致女劳疸,属虚劳发黄。醉饱房劳,肾精亏虚,水不涵木,脾失温煦或肾阴亏虚,阴虚内热,热耗阴血,血不循经,血蓄下焦,致使胆汁输泄失常,泛溢肌肤,则发黄疸,严重者气滞、血瘀、水停于腹中,则发鼓胀,症见身黄、胁下积块、腹如水状、大便色黑。巢元方继承了《金匮要略》对女劳疸后期发展为腹水的思想,认识到他病迁延是鼓胀的重要病因。恣食厚腻,中焦酿生湿热,壅阻气机,精微失布,或下溢膀胱,或泛溢肌肤,或湿浊内聚,遂成鼓胀。他病损伤肝脾、迁延失治,积虚劳损,气滞血结,脉络壅塞,气滞血瘀、水湿停留可导致鼓胀。

## 【诊法析要】

肾肝并沉为石水,并浮为风水,并虚为死,并小弦欲惊。

《素问·大奇论》

其脉大坚以涩者,胀也。……何以知脏腑之胀也……阴为脏,阳为腑。

《灵枢·胀论》

病若大腹而泄者,脉当微细而涩;反紧大而滑者,死也。

《难经·十七难》

病心腹胀满,痛不止,脉坚大洪者死。

病肠中有积聚,脉虚弱者死。

病水气,脉微而小者死。

病水胀如鼓,脉虚小涩者死。

《中藏经·论诊杂病必死候》

水病,胀闭,其脉浮大软者,生;沉细虚小者,死。

水病,腹大如鼓,脉实者,生;虚者死。

卒中恶,腹大,四肢满,脉大而缓者,生;紧大而浮者,死;紧细而微者,亦生。

诊人心腹积聚,其脉坚强急者,生;虚弱者,死。又实强者,生;沉者,死。其脉大,腹大胀,四肢逆冷,其人脉形长者,死。

《脉经·诊百病生死决》

关前一分,人命之主。左为人迎,右为气口。

《脉经·两手六脉所主五脏六腑阴阳逆顺》

凡臌胀脉弦紧易治,沉细难痊。

《扁鹊心书·臌胀》

烦躁漱水,迷忘惊狂,痛闷呕恶,虚汗厥逆,小便多,大便黑,妇人尤多见之。

身体有热,胀满而咽干……吐不下食,胀满而自利……腹中常胀,外坚内痛,按之不陷……时胀时减,虚气留滞,按之则濡。

《仁斋直指方论·胀满》

五疸、水气、脚气及妇人血臌,令人胀满。若论其脉,脉浮者可治,脉虚小者为难治。

《严氏济生方·胀满论治》

胀满脉弦,脾制于肝;洪数热胀,迟弱阴寒;浮为虚胀,紧则中实;浮大者生,虚小危急。

《万病回春·鼓胀》

水病,腹大如鼓,脉实者生,虚者死,洪大者生,微细者死。腹胀便血,脉大时绝,剧;脉小疾者,死。中恶,腹大四肢肿,脉大而缓者生,浮而紧者死。紧而荣卫俱绝,面浮肿者死。唇肿齿焦者死。卒唇肿、面苍黑者死。掌肿无纹者死。脐肿凸出者死。缺盆平者死。阴囊茎俱肿者死。脉绝口张足肿者死。足跌肿、膝如斗者死。

《医学正传·肿胀》

鼓,脉必浮革,蛊,脉必牢实。

《医碥·肿胀》

**按语:**《灵枢》指出胀病的总体脉象为大坚而涩,用脉象之阴阳以定病位在脏或腑。关于疾病的预后方面,"大则病进",邪气盛,结聚而不散为大脉,邪实阻遏气血运行,提示疾病预后不佳。《难经》中言脉证相符,虚证脉见微细而涩,虽正气内亏,但邪气未盛,病重未绝,虚证但见实脉则预后不佳。《中藏经》言盛实之象,心腹满痛,脉见洪大,则邪盛正亏,或脉虚小而涩象,二者皆提示正虚邪实,预后不佳。《脉经》讨论鼓胀的脉象时,尤重阳气。水邪困阻,阳气郁遏,若脉浮大软,提示阳气尚能敷布津液;若见脉沉细而虚弱者,提示阳气亏损于内,鼓动无力,水邪难化,二者预后迥异,生死可见。鼓胀本为邪气结聚,气血郁滞,正气内亏,其脉象可实可虚,脉证相符,病虽重亦无害;脉症相逆,则预后不佳。

## 【辨证论治】

### 1. 平治权衡

平治于权衡,去宛陈莝,微动四极,温衣,缪刺其处,以复其形。开鬼门,洁净府,精以时服,五阳已布,疏涤五脏。

《素问·汤液醪醴论》

有病心腹满,旦食则不能暮食……名为鼓胀……治之以鸡矢醴。

《素问·腹中论》

刺虚则实之者,针下热也……菀陈则除之者,出恶血也。

《素问·针解》

中满者,泻之于内。

《素问·阴阳应象大论》

诸有水者,腰以下肿,当利小便;腰以上肿,当发汗乃愈。

《金匮要略·水气病脉证并治》

**按语:**《内经》提出发汗、利小便、攻逐水饮三大利水渗湿大法,长期指导着临床实践。治疗时当平调阴阳,纠正盛衰,补偏救弊,驱邪外出,让邪有去路。鼓胀的病理产物有水蓄、瘀血等，除祛湿利水的法则外，破血逐瘀、泻满除胀亦属平治权衡范畴。

### 2. 疏利补益

鼓胀又名单鼓。宜大补中气、行湿，此乃脾虚之甚。须必远音乐、断厚味。

《丹溪心法·鼓胀》

肥人腹胀，必用利湿苍术、茯苓、滑石、海金砂之类。色白人腹胀，必是气虚，用人参、白术、白茯苓之类。瘦人腹胀是热，必用黄连、黄芩、栀子、厚朴之类。如因有故蓄血而腹胀者，用桃仁、红花，甚者用抵当汤丸之类。如因食积而腹胀者，保和丸加木香、槟榔、阿魏之类。有热郁而胀者，木香槟榔丸之类下之。有寒积郁结而胀者，局方丁香脾积丸、东垣三棱消积丸之类……如因多怒郁气而胀者，宜用苍术、抚芎、香附、青皮、芍药、柴胡，及龙荟丸之类。

《医学正传·肿胀》

肚腹肿胀，若朝宽暮急属阴虚，暮宽朝急属阳虚，朝暮皆急，阴阳俱虚也。阳虚者，朝用六君子汤，夕用加减肾气丸。阴虚者，朝用四物汤加参、术，夕用加减肾气丸。真阳虚者，朝用八味地黄丸，夕用补中益气汤。

《证治准绳·杂病》

补中六君子汤去甘草，加大腹皮、浓朴为君；佐以泽泻利湿；黄芩、麦门冬制肝。朝宽暮急为血虚，去参合四物汤；朝急暮宽为气虚，倍参、术；朝暮皆急，血气俱虚，合八物汤。肥人多湿，合平胃散；瘦人多火，加香附、黄连。寒，加附子、厚朴；热，加黄。食胀，加砂仁、神曲；痰胀，倍半夏，加槟榔、猪苓。瘀血，加桃仁、五灵脂；积聚坚硬，加三棱、莪术。大怒，加芦荟、山栀；气胀及虫积，加木香、槟榔；气下陷，加升麻、柴胡。

《医学入门·杂病分类·外感》

故治胀满者，先宜温补下元，使火气盛而温气蒸发，胃中温暖，谷食易化，则满可宽矣。夫清气既升，则浊气自降，浊气降则为小便也，小便利，胀有不消乎。

《杂病广要·胀满》

腹胀脾胃气血俱虚者，宜半补而半消也。

腹胀元气脾胃两虚者，宜补多而消少也。

热胀腹有积聚者，宜分消也。

《万病回春·鼓胀》

脾虚鼓胀，手足倦怠，短气溏泄者，此调治胀满王道之药。

《寿世保元·鼓胀》

盖脾土非命门火不能生，虚则补母之义。

其证腹大脐肿腰痛，两足先肿，小水短涩，喘嗽有痰，不得卧，甚至头面皆肿，或面赤口渴，但其人饮食知味，大便反燥……上积于肺而嗽，甚则为喘呼不能卧，散聚于阴络而为胕肿，随五脏之虚者，入而聚之，为五脏之胀，皆相火泛滥其水而生病也，以六味地黄加门冬五味大剂服之。

《医贯·先天要论·气虚中满论》

凡此虽皆胀病，而治之之要，则全在察其虚实。大都阳证多热，热证多实，阴证多寒，寒证多虚。先滞于内，而后及于外者多实；先肿于表，而渐及于内，或外虽胀而内不胀者多虚。小便红赤,大便秘结者多实;小便清白,大便稀溏者多虚。脉滑有力者多实,弦浮微细者多虚。形色红黄,气息粗长者多实;形容憔悴,声音短促者多虚。年青少壮,气道壅滞者多实;中衰积劳,神疲气怯者多虚。虚实之治,反如冰炭,若误用之,必致害矣。

《景岳全书·杂证谟·肿胀》

惟理脾一法,虽五脏见不治之证,而能治者尚多……则有培养一法,补益元气是也。则有招纳一法,升举阳气是也。则有解散一法,开鬼门洁净府是也。

《寓意草·面议何茂倩令媛病单腹胀脾虚将绝之候》

腹中至阴之处,而可不从阴独治之乎?阴气包裹阴血,阴气不散,阴血且不露,可驱其血乎?舍雄入九军单刀取胜之附子,更有何药可散其阴气、破其坚垒乎!

《医门法律·胀病论》

若不急治,水流四肢,不得从膀胱而出,则为死症矣,方用决流汤。

黑丑 甘遂(各贰钱) 肉桂(叁分) 车前(壹两)

一剂水流斗余,二剂全愈,断勿与三剂也,与三剂反杀之矣,盖二丑甘遂,最善利水,又加肉桂车前子,引水以入膀胱,利水而不走气,不使牛遂之过猛也,二剂之后,须改五苓散,调理二剂,再用六君子汤补脾可也,忌食盐,犯之则不救矣。

《傅青主男科·臌证门》

胀不必兼肿,而肿则必兼胀……有湿在下者,用分利。有湿在上中下者,用分消。有湿而着里者,用五苓散通达膀胱。有湿郁热兼者,用半夏泻心法,苦辛通降。有湿热气郁积者,用鸡金散加减,消利并行。有气血郁积,夹湿热之邪,久留而不散者,用小温中丸,清理相火,健运中州。有湿热与水寒之气交横,气喘溺少,通身肿胀者,用禹余粮丸,崇土制水,暖下泄浊。有寒湿在乎气分,则用姜附。有寒湿入于血分,则用桂附。有湿上甚为热,则用麻杏膏苡等味,清肃上焦之气。有湿下着为痹,则用加味活络等剂,宣通下焦之郁……若有胃阳虚者,参苓必进。脾阳衰者,术附必投。更有伤及乎肾者,则又需加减八味济生等丸矣。

《临证指南医案·肿胀》

**按语:**鼓胀病机特点为本虚标实,虚实并见,宜谨据病机,治以攻补兼施,实证为主则着重祛邪疏利,合理选用行气、化瘀、健脾利水之剂,若腹水严重,也可酌情暂行攻逐,同时辅以补虚;虚证为主则侧重扶正补虚,视证候之异,分别施以健脾温肾,滋养肝肾等法,同时兼以祛邪。还应注意"至虚有盛候,大实有赢状"的特点,切实做到补虚不忘泻实,泻实不忘补虚,切忌一味攻伐,导致正气不支,邪恋不去,出现危象。

### 3. 针灸敷贴

足太阴之别,名曰公孙……虚则鼓胀,取之所别也。

《灵枢·经脉》

肤胀、鼓胀……先泻其胀之血络,后调其经,刺去其血络也。

《灵枢·水胀》

针脐下二寸,入数分令水出,孔合须腹减乃止。

《肘后备急方·治卒大腹水病方》

水肿,人中尽满,唇反者死,水沟主之。水肿,大脐平,灸脐中,无理不治。水肿,水气行皮中,阴交主之。水肿腹大,水胀,水气行皮中,石门主之。石水,痛引胁下胀,头眩痛,身尽热,关元主之。振寒,大腹石水,四满主之。石水,刺气冲,石水、章门及然谷主之。石水,天泉主之。腹中气盛,腹胀逆(《千金》作水胀逆),不得卧,阴陵泉主之。

《针灸甲乙经·水肤胀鼓胀肠覃石瘕》

先灸命关百壮,固住脾气,灸至五十壮,便觉小便长,气下降。再灸关元三百壮,以保肾气。

《扁鹊心书·臌胀》

腹紧硬如石,或阴囊肿大。先用甘草煎汤一钟。热服之后,即用此药敷之。大戟芫花甘遂海藻(各等分),上为末,醋糊和药涂肿胀处。

《寿世保元·水肿》

先泻其胀之血络,谓无论虚实,凡有血络之外见者,必先泻之,而后因虚实以调其经也。刺去其血络,即重明先泻之义。

《医经原旨·鼓胀》

**按语:**鼓胀针灸治疗多选用足太阴脾经、足少阴肾经本经及其经别,针刺手法多选用泻法,具体穴位尤重阴陵泉、血海、三阴交、肝俞、脾俞、章门等。"实则清利","虚则补益"。灸法多选用补益之穴,如命关、关元、百会、脾俞等,补益强壮,顾护正气,助脾肾行气化水。"汤药不足尽病……用膏药贴之,闭塞其气,使药性从毛孔而入其腠理,通经活络,或提而出之,或攻而散之,较服药尤为有力"。敷贴可使药物透过皮毛腠理由表入里,贯通经络,和调营卫,祛邪拔毒,扶正安脏,故使邪气内清。

### 4. 外治法

徒疢,先取环谷下三寸,以铍针针之,已刺而筩之,而内之,入而复出,以尽其疢,必坚束之。来缓则烦悗,来急则安静,间日一刺之,疢尽乃止。饮闭药,方刺之时徒饮之,方饮无食,方食无饮,无食他食,百三十五日。

《灵枢·四时气》

凡水病,忌腹上出水,出水者一月死,大忌之。

《备急千金要方·消渴淋闭尿血水肿》

**按语:**外治法是治疗腹水的重要治法。放腹水能暂时解除患者腹大胀急之苦,但需掌握其适应证和禁忌证,临床主要用于疾病后期药物调理效果不佳时,首次放腹水的量不宜过量,避免腹压下降太快,液体再次增多。放腹水的速度不能过快,避免诱发晕厥、休克等。放腹水容易导致电解质紊乱及低蛋白血症,诱发肝昏迷,注意及时纠正电解质紊乱及补充白蛋白。

### 5. 调护正气

鼓胀……其时有复发者,何也?岐伯曰:此饮食不节,故时有病也。虽然其病月已时,故当病,气聚于腹也。

《素问·腹中论》

勿食盐,常食小豆饭,饮小豆汁,鳢鱼佳也。

瘥后,食牛羊肉自补,稍稍饮之。

老年鼓胀 | 207

服如小豆大一枚,以水下为度,勿饮酒,佳。

《肘后备急方·治卒大腹水病方》

服至小便清利,及腹胀减为度,后服中治药末治药调养药。

《素问病机气宜保命集·肿胀论》

大补中气行湿。此乃脾虚之甚,必须远音乐,断浓味……用大剂人参、白术,佐以陈皮、苍术、茯苓之类。有血虚者,四物行血,随证加减。凡补气,必带浓朴宽满。腹胀必少佐浓朴者,盖浓朴味辛,以气聚于上焦故也。气不运,加木香。气若陷下,用升麻、柴胡以提其气。水肿当补脾为主,白术、茯苓、陈皮佐之。

《医学纲目·脾胃门·小腹胀》

虽缘愈后调摄不善,而其先病且已时,固当病气聚于腹中,旧根未绝,是以一伤即发也。

《素问悬解·病能论》

反瞳守归元,念四字诀,定后斡旋,推入大肠曲行,提回抱守,能清鼓胀。气胀加推散四肢,时吐浊吸清,饮食宜少,降气安心,而食自然加。或病酒过用汤水而成,宜通其二便,摩脐轮肾轮二穴,吹嘘其气,或开腠理,以泄微汗,其胀自效。血胀,加运血海效。

《杂病源流犀烛·肿胀源流》

凡治胀病,而用耗气散气,泻肺、泻膀胱诸药者,杀人之事也。

《医门法律·胀病论》

**按语:** 调护正气重在调理脾胃、顾护后天,"宜大补中气行湿"。食疗多选用温补之品(如羊肉汤、姜汤)温养胃气,佐白粥、小豆饭清养脾胃,戒酒少盐,共奏补益脾胃、行气祛湿之功。此疾顽固,亦安神定志,调畅情志,多好自养,断妄想、忌耗散。日常可配合导引功法,静定闭息,降气安心,适当锻炼,养生保健。

## 【名方临用】

### 中满分消丸

**1. 文献出处**

中满治法,当开鬼门,洁净府。开鬼门者,谓发汗也;洁净府者,利小便也。中满者,泻之于内,谓脾胃有病,当令上下分消其湿。下焦如渎,气血自然分化……或伤酒湿面及味厚之物,膏粱之人,或食已便卧,使湿热之气不得施化,致令腹胀满,此胀亦是热胀。治热胀,分消丸主之。

中满分消丸　治中满热胀,鼓胀,气胀,水胀,此非寒胀类。

白术　人参　炙甘草　猪苓(去黑皮)　姜黄(各一钱)　白茯苓(去皮)　干生姜　砂仁(各二钱)　泽泻　橘皮(各三钱)　知母(炒四钱)　黄芩(去腐,炒,夏用一两二钱)　黄连(净炒)　半夏(汤洗七次)　枳实(炒,已上各五钱)　厚朴(姜制,一两)

上除茯苓、泽泻、生姜外,共为极细末,入上三味和匀,汤浸蒸饼为丸,如梧桐子大,每服一百丸,焙热,白汤下,食远服,量病患大小加减。

《兰室秘藏·中满腹胀门·诸胀腹大皆属于热论》

**2. 方解**

中满分消丸具有健脾和胃,清热利湿,消胀除满之功效。主治中满热胀,鼓胀,气胀,水胀。李东垣提倡上下分消,主张调水在肺、制水在脾、主水在肾。《丹溪心法》认为本病是脾土受伤,不能运化,清浊相混,隧道壅塞,湿热相生而成。本方宣肺,通调上焦水道,发汗除湿;利尿通利下焦,从肾除湿,方中茯苓、猪苓、泽泻等利水渗湿,通利小便,本证为湿热蕴结证,不宜用发汗之法,寒证治以中满分消汤,麻黄发汗与泽泻利水并用。黄芩、黄连、知母清热除湿;茯苓、猪苓、泽泻淡渗利尿;厚朴、枳壳、半夏、陈皮、砂仁理气燥湿。配伍融入了四苓散利水、半夏泻心汤消痞散结、枳术丸行气化滞、四君子汤健脾扶中等重要立法思想。干姜与黄芩、黄连、半夏同用,辛开苦降,除中满,祛湿热;少佐人参、白术、甘草健脾益气,补虚护脾,使水去热清而不伤正。本方的另一重要贡献是认识到鼓胀发病过程中瘀血的存在,故使用了活血化瘀之姜黄,具有重要意义。

**3. 临床应用**

本方适用于脘腹痞满胀痛、脘腹绷急,外坚内胀,拒按,烦热口苦,渴不欲饮,小便赤涩,大便秘结或溏垢,或有面目肌肤发黄,舌边尖红,苔黄腻或灰黑而润,脉弦数。若脾胃湿热,熏蒸肝胆,症见面目皮肤发黄者,去人参、生姜,加茵陈、栀子、大黄以清利湿热。若湿热下注,小便赤涩不利者,加滑石、萹蓄、瞿麦以利尿通窍。若热壅气滞水阻而血瘀,症见腹大皮苍,络脉暴露,舌紫脉涩者,加三棱、莪术、丹参、牛膝、桃仁、红花以活血化瘀。现代临床对肝硬化腹水、传染性黄疸性肝炎、泌尿系感染、腹腔内肿瘤、结核性腹膜炎、肾小球肾炎等属湿热壅盛,气机阻滞者,可用本方加减治疗。

## 调营饮

**1. 文献出处**

调荣饮　治瘀血留滞,血化为水,四肢浮肿,皮肉赤纹,名血分。

蓬术　川芎　当归　延胡索　白芷　槟榔　陈皮　赤芍药　桑白皮(炒)　大腹皮　赤茯苓　葶苈(炒)　瞿麦(各一钱)　大黄(一钱半)　细辛　官桂　甘草(炙,各五分)

上作一服,煎服法同前。

《证治准绳·类方》

**2. 方解**

调营饮具有活血化瘀、行气利水的功效。方中当归、川芎、赤芍共为君药,当归甘、辛,性温,活血补血,祛瘀不伤正;川芎味辛,性温,活血行气,祛风止痛,行血中瘀滞;赤芍味苦性微寒,清热凉血,散瘀止痛,三者活血化瘀,行气通络止痛。莪术性味辛烈,善行气破血,消积止痛;延胡索能行气化瘀止痛;大黄性寒,凉血行气,利胆退黄,化血瘀、止疼痛;上三味加强君药行气活血之功,共为臣药。槟榔、陈皮、大腹皮行气利水消胀;白芷祛风燥湿;葶苈子、桑白皮、瞿麦、茯苓利水消肿;官桂、细辛温经通阳以行气利水,以上诸药共为佐药;甘草调和诸药。

**3. 临床应用**

本方主治黄疸、积证等迁延失治,损伤肝脾,脾失健运,肝气郁滞,久则肝脾肾俱损,气郁与痰血凝聚而成,久则损伤愈重,凝聚愈深,终致气滞、血瘀、水停腹中所致鼓胀。若大便色黑可加参三七、侧柏叶;积块甚者加穿山甲、水蛭;瘀痰互结者,加白芥子、半夏等；水停过多，胀满过甚者，可用十枣汤以攻逐水饮。此方现代多用于瘀血水停证的肝硬化腹水治疗，包括肝炎后肝硬化、血吸虫肝硬化、胆汁性肝硬化及中毒性肝硬化的腹水期。

## 【医案医话】

张承应，年几五十，腹如孕妇，面黄食减，欲作水气。或令服黄芪建中汤及温补之剂，小溲涸闭，从戴人疗焉。戴人曰：建中汤，攻表之药也。古方用之攻里，已误也，今更以此取积，两重误也。先以涌剂吐之，置火于其旁，大汗之；次与猪肾散四钱，以舟车丸引之，下六缶，殊不困；续下两次，约三十余行，腹平软，健啖如昔。常仲明曰：向闻人言，泻五六缶，人岂能任？及闻张承应，渠云诚然。乃知养生与攻痾，本自不同。今人以补剂疗病，宜乎不效。

《儒门事亲·内积形·腹胀水气》

渔庄沈（霖记）　木克土化胀，两跗皆肿，脉沉弦，便泻不爽，气逆溺少，非轻藐之症。（七月初三日）

大腹皮（三钱）　鸡内金（三钱）　新会皮（钱半）　川朴（一钱）　车前（三钱）　沉香（五分，冲）　枳壳（钱半）　炒米仁（四钱）　通草（钱半）　省头草（三钱）　杜赤豆（四钱）

清煎三帖。

又　浮肿已退，脉虚细，腰痛，胃纳尚和。宜《金匮》肾气丸加减治之。

生地（四钱）　陈萸肉（钱半）　淮牛膝（三钱）　草（三钱）　茯苓（四钱）　丹皮（一钱）　炒车前（三钱）　炒杜仲（三钱）　怀药（三钱）　泽泻（三钱）　五加皮（三钱）

清煎五帖。

又　诸款悉减，脉虚，夜不安寐，临晚跗浮，嘈杂已瘥，仍遵前法加减为妥。（九月二十二日）

当归（钱半）　夜交藤（三钱）　仙半夏（钱半）　谷芽（四钱）　炒川连（六分）　茯神（四钱）　新会皮（钱半）　海桐皮（三钱）　柏子仁（三钱）　枣仁（三钱）　草（三钱）

清煎四帖。

又　诸款悉瘥，脉虚细，临晚跗浮酸楚。宜分消为妥。（九月二十七日）

生牡蛎（四钱）　杜赤豆（三钱）　海桐皮（三钱）　大腹皮（三钱）　泽泻（三钱）　茯苓（四钱）　冬瓜子（三钱）　通草（钱半）　防己（钱半）　草（三钱）　柏子仁（三钱）

清煎四帖。

又　两跗犹肿，脉涩滞，面浮。宜分消，防化胀。（十月初三日）

生牡蛎（四钱）　冬瓜子（三钱）　新会皮（钱半）　草（三钱）　泽泻（三钱）　赤苓（四钱）　猪苓（钱半）　五加皮（三钱）　防己（钱半）　商陆（钱半切忌甜）　大腹皮（三钱）

清煎四帖。

《邵兰荪医案·肿胀》

**按语：**木克土化胀即鼓胀。鼓胀诊治需明辨内外、上下、虚实。本案例情志失畅，以致清气不转，肝木侮脾，湿热停滞化胀。首方以健脾运气消积，渗湿之品顾护后天之本，补而不滞；次之固肾以留存阴液，利而不伐，思虑周全；后安神定志，佐以渗湿，步骤井然，疗效显著。

富昨汪氏妇，对河程门女也，年仅三八，经不行者半载，腹大如斗，坚如石，时或作痛。里医尽技以治月余，弗瘳。乃举歙友为翼，又治月余，腹转胀急，小水涓滴不通，乃仿予治孙仲暗法，而用温补下元之剂，则胀急欲裂，自经求尽。文学南瀛怜之，荐予，诊其脉两关洪滑鼓指，按之不下，乃有余之候也，症虽重，机可生。询其致病之源，由乃姑治家严而过俭，其母极事姑息，常令女童袖熟鸡、牛舌之类私授之。因食冷物，积而渐成鼓胀。前任事者并不察病源，不审脉候，误作气虚中满治之，因胀而欲裂，宜其然也。乃用积块丸，三下之而胀消积去，后以丹溪保和丸调养一月而愈。

《孙文垣医案·汪氏妇腹胀如斗》

**按语：**鼓胀多属本虚标实之证，治疗首先应当辨别虚实主次，实以行气利水以消积，虚则明辨阴虚与阳虚。本例患者因久食生冷，积滞耗伤脾胃，治疗上重在祛实，避免补益则积滞更甚。以积块丸，消胀去积，后以保和丸健运脾胃，标本兼治。

## 【食治备要】

此病之源，与水肿同，皆因脾气虚衰而致，或因他病攻损胃气致难运化，而肿大如鼓也。病本易治，皆由方书多用利药，病患又喜于速效，以致轻者变重，重者变危，甚至害人。

黄帝正法：先灸命关百壮，固住脾气，灸至五十壮，便觉小便长，气下降。再灸关元三百壮，以保肾气，五日内便安。服金液丹、草神丹，减后，只许吃白粥，或羊肉汁泡蒸饼食之。

《扁鹊心书·臌胀》

**按语：**老年鼓胀的治疗中，除重点调畅周身气机，以行气、化湿、祛瘀外，可以灸命门、关元保脾肾，以丹药疗痼疾，顾护正气。食疗注重以清淡易消化的白粥减轻胃肠负担，或易消化的蒸饼面食，配合羊肉汤升发阳气行水湿以消肿。

## 【养生保健】

夫酒者，祭天享地，顺世和人，行气和血，乃可陶性情，世入能饮者固不可缺。凡遇天寒冒露，或入病家，则饮三五盏，壮精神，避疫疠。饮者不过量力而已，过则耗伤血气也。古云饮酒无量不及乱，此言信矣，饮者未尝得于和气血，抑且有伤脾胃，伤于形，乱于性，颠倒是非，皆此物也，早酒伤胃，宿酒伤脾，为呕吐痰沫，醉后入房，以竭其精，令人死亦不知，虽知者亦迷而不戒。养活高人，当寡然而养精神，节饮食以介眉寿，此先圣之格言，实后人之龟鉴也。本草云，酒性大热有毒，大能助火，一饮下咽，肺先受之，肺为五脏之华盖，属金本燥，酒性喜升，气必随之，痰郁于上，溺涩于下，肺受贼邪不生肾水，水不能制心火，诸病生焉。其始也病浅，或呕吐或自汗，或疮疥，或鼻齄，或泄利，或心脾痛，尚可散而出也。其久也病深，或为消渴，为内疽，为肺痿，为痔漏，为鼓胀，为黄疸，为失明，为哮喘，为劳嗽，为血衄，为癫痫，为难状之病，倘非高明，未易处治，凡嗜酒者，可不慎乎！

《寿世保元·嗜酒丧身》

**按语：** 嗜酒可损伤脾胃，耗伤气血，乱性伤形，诸病骤生，亦可致黄疸、鼓胀等病，与西医学酒精中毒性肝硬化颇近似。脾胃后天之本，养生须重视顾护脾胃，有所节制，使脾气健运，气血充盛，避免损及肝肾，水湿不化，酿生鼓胀。

坐定擦手足心极热，用大指节仍擦摩迎香二穴，以畅肺气，静定闭息，存神半晌，次擦手心，摩运脐轮，按四时吐故纳新，从玄雍窍转下至丹田，扪气面，撮谷道，紧尾闾，提升泥丸，下降宫，复气海，周天一度，如此七七，身心放下半灶香许，如久病难坐，用得力人扶背，慎勿早睡，恐气脉凝滞，神魂参错，效难应期，手足可令人摩擦，患轻者，一七能取大效，重则二七、三七，五脏尽消，屡屡取验，妙入神也。

《杂病源流犀烛·卷五·肿胀源流》

**按语：** 鼓胀的基本病机为气滞水停血结，传统保健功法中有关于消鼓的记载。摩擦手足温蕴，取迎香穴调动肺气，配合气海、神阙、丹田等穴位疏畅周身正气，配合四时吐纳，调畅气息，气行则血行，气脉通畅，则鼓胀自消。

# 老年眩晕

　　眩晕是以头晕眼花为主要临床表现的病证。老年人好发此病，表现轻重不一，轻者闭目即止，重者如坐舟车，旋转不定，不能站立，或伴有恶心、呕吐、汗出、面色苍白等症状。西医学中的良性位置性眩晕、后循环缺血、梅尼埃病、高血压等以眩晕为主症者，可参照本病辨证论治。

　　《内经》称之为"掉眩""眩""眩冒"，《素问·至真要大论》曰"诸风掉眩，皆属于肝"，强调本病病位在脑，与肝的关系密切，《灵枢·卫气》曰"上虚则眩"，《灵枢·海论》曰"髓海不足，则脑转耳鸣，胫酸眩冒"。张仲景在《伤寒杂病论》中有"眩""目眩""头眩""振振欲擗地"等描述，认为邪郁少阳、阳虚水泛、痰饮上逆可致眩晕，采用小柴胡汤、真武汤、苓桂术甘汤、泽泻汤、小半夏加茯苓汤等治疗。宋代严用和《重订严氏济生方》指出，"所谓眩晕者，眼花屋转，起则眩倒是也，由此观之，六淫外感，七情内伤，皆能导致"，首次提出外感六淫和内伤七情可致眩晕。元代朱丹溪在《丹溪心法》中强调"无痰不作眩"，并指出湿痰、火痰之不同治法。明代张景岳《景岳全书》强调"无虚不作眩，当以治虚为主，而酌兼其标"。虞抟《医学正传》提出"眩晕者，中风之渐也"，认识到本病与中风之间有一定内在联系，并认识到"外有因坠损而眩晕者，胸中有死血迷闭心窍而然"，正式提出"血瘀致眩"学说。清代叶天士《临证指南医案》指出高年眩晕，是由上实下虚，肾气衰，不能摄纳，肝风动，清窍渐蒙所致，"是根本虚在下，热化内风在上"，治疗主张清上滋下，对临床颇具指导价值。

## 【病名钩玄】

　　诸风掉眩，皆属于肝。

《素问·至真要大论》

　　凡候此者，下虚则厥，下盛则热；上虚则眩，上盛则热痛。故石者，绝而止之，虚者，引而起之。

《灵枢·卫气》

　　上气不足，脑为之不满，耳为之苦鸣，头为之苦倾，目为之眩。

《灵枢·口问》

　　髓海不足，则脑转耳鸣，胫酸眩冒。

《灵枢·海论》

　　掉，摇也。眩，昏乱旋运也。

《素问玄机原病式·五运主病》

　　眩，悬也。目视动乱，如悬物，摇摇然不定也。眩言其黑，运言其转，冒言其昏。眩运之与冒眩，其义一也。或问眩与晕之异。曰：眩者玄也，谓忽然眼见黑花昏乱，少顷方

213

定。晕者运也,谓头目若坐舟车而旋转也,甚有至于卒倒而不知者。

《杂病广要·眩晕》

眩者,言其黑运旋转。其状目闭眼暗,身转耳聋,如立舟车之上,起则欲倒。

《万病回春·眩晕》

头眩之状,谓目眩旋转,不能俯仰,头重不能举,目不能开,闭则不能视物。史氏《指南方》云:观物如反,或如浮水。或身如在车船上,是谓徇蒙招尤,目瞑耳聋。

《全生指迷方·眩晕》

眩,惑乱也,从目从玄。玄,黑暗也,谓眼见黑暗也。虚人久蹲陡起,眼多黑暗是也。晕与运同,旋转也,所见之物皆旋转如飞,世谓之头旋是也。

《医碥·眩晕》

**按语:** 眩晕又称"眩冒",是指头晕目眩伴有恶心、呕吐、汗出、震颤、耳鸣耳聋,甚至昏倒的病证。一般来说,眩是指眼花或眼前发黑;晕指头晕或者感觉自身、外界景物旋转;冒指头觉昏蒙,神识不清,甚至昏厥,即"眩言其黑,运言其转,冒言其昏"。本病首见于《内经》,有"眩""目眩""眩仆""眩冒""掉眩""眩转""眴"等不同称谓记载。历代医家对于本病的描述基本一致,囊括了机体的空间感觉和定位觉的变形和扭曲,其症状包括头重脚轻、站立不稳、眩晕、晕厥前状态等。老年人眩晕往往持续时间较长,伴随着一系列的症状,包括抑郁、焦虑、功能障碍、跌倒、昏厥等。

## 【病因病机】

### 1. 外感论

故邪中于项,因逢其身之虚……目眩以转矣。

《灵枢·大惑论》

大凡头风眩晕,手足麻痹,胃脘发痛,心酸满闷,按之有声,皆因风,风寒湿三气杂至,合而为痹也。

《儒门事亲·治杂病论·风论》

如中伤风寒暑湿在三阳经,皆能眩人,头重项强,但风则有汗,寒则掣痛,暑则热闷,湿则重着,吐逆眩倒,属外所因。

《三因极一病证方论·眩晕证治》

凡眩晕一时暴发者,必因风暑寒热郁于肌表,触发内之痰气,致脉络满而经络虚,使外有余而内不足,上脉溢而下脉空,所以头重足轻,一时眩晕,若气血冲和者,候风寒、暑气、痰热清散即愈。

《杂病广要·眩运》

**按语:** 外感所致眩晕在《灵枢·大惑论》中有详细记载。《诸病源候论》解释为"血气与脉并于上系,上属于脑,后出于项中,逢身之虚,则为风邪所伤,入脑则脑转而目系急,目系急故成眩也"。头为诸阳之会,清阳之府,目为清空之窍,风木肝之主之也。外感六淫及疠气病毒,上犯颠顶,邪气稽留,阻遏清阳,清窍被扰,发为眩晕。风、寒、暑、湿、燥、火及疠气毒邪,均可侵袭机体而成眩晕。风为百病之长,其性轻扬,最易上犯，易袭人体。老人素体虚弱，外受风邪，上犯颠顶，令人头眩。或风夹寒为患，寒中头角则为风寒眩晕，或夹热上犯风府，令人掉眩是为风热眩晕；若外邪由表入于半表半里，循少阳经上扰于两目则成少阳眩晕。暑为炎夏主气，易夹热夹湿为患。天之热气下降，地之湿气上升，暑湿上蒙，脑窍失聪，变发暑湿眩晕。总之，外感所致眩晕，以风邪为首，多夹时气而发病。

**2. 肝木论**

诸风掉眩，皆属于肝。

《素问·至真要大论》

风主动故也。所谓风气甚，而头目眩运者，由风木旺，必是金衰不能制木，而木复生火。风火皆属阳，多为兼化，阳主乎动，两动相搏，则为之旋转。故火本动也，焰得风则自然旋转。

《素问玄机原病式·五运主病》

眩……此风火上冲使然。经以掉眩属风木，风即火气之飘忽者，风从火生，火借风煽，观焰得风而旋转可见矣（外风、内风、热风、冷风，皆能煽火）。《经》言五脏六腑之精气，皆上注于目，然则目之能视者，乃脏腑之精气灵明为之也。此上注之精气，必安静不摇，而后烛物有定，若为风火所煽而旋转，则所见之物亦旋转矣。此乃目之精气为病，非目睛之转动也。然经谓目系属于脑，出项中，邪（邪指风邪言）中项入深，随目系入脑则脑转，脑转则引目系急，目系急则目转眩。赵以德谓顺静宁谧者水之化，动扰挠乱者火之用。头以脑为主，脑者髓之海，目之瞳子亦肾之精，二者皆属肾。水喜宁静而恶动扰。宁静则清明内持，动扰则散乱昏惑，故目眩脑转云云。则风火煽动，故有脑转系急，而目转眩者乎。六淫七情，饮食痰水诸邪，皆能动火生风，风火盛极即然，虽壮实人亦有之，不必虚弱也，但虚者多耳。昧者定归之虚，试观醉人眼花，与虚何涉哉。刘宗厚以为上实，经以为上虚，非相悖也。盖虚者血与气也，实者风火与痰涎也，正自虚而邪自实也。痰涎随风火上壅，浊阴干于清阳也，故头风眩晕者多痰涎。

《医碥·眩晕》

盖风非外来之风，指厥阴风木而言，与少阳相火同居。厥阴气逆，则风生而火发，故河间以火风立论也。风生必夹木势而克土，土病而聚液而成痰，故仲景以痰饮立论，丹溪以痰火立论也。究之肾为肝母，肾主藏精，精虚则脑海空而头重，故《内经》以肾虚及髓海不足立论也。其言虚者，言其病根；其言实者，言其病象，理本一贯。

《医学从众录·眩晕》

头为诸阳之会，烦劳伤阳，阳升风动，上扰巅顶；耳目乃清空之窍，风阳旋沸，斯眩晕作焉。良由肝胆乃风木之脏，相火内寄，其性主动主升。或由身心过动，或由情志郁勃，或由地气上腾，或由冬藏不密；或由高年肾液已衰，水不涵木；或由病后精神未复，阴不吸阳，以至目晕耳鸣，震眩不定。甚则心悸舌辣，肢麻筋惕，寤不成寐。

《类证治裁·眩晕论治》

暴眩为风火与痰，渐眩为上虚气陷。

《医学实在易·问证诗》

**按语：**肝藏血，以气为用，其脉连目系，与督脉会于颠顶。肝木病而眩晕者临证颇多，历代医家所载主要有实证、虚证和虚实夹杂证。如肝气不疏、肝火上扰,肝气郁滞、肝阳偏亢,胆气不舒、肝风内动,肝脾不和、痰浊内生,肝血虚,肝阴虚,此皆为肝病作眩之常见病机。言风之属于肝者,主要指内风,以其出现如风木那样有动摇的症状而得名。因肝在五行属木,肝病每易出现动摇之症,所以内风又称为肝风。内风之症状主要表现为"掉"与"眩"。"掉",包括抽搐、震颤、手足蠕动及肌肉蠕动等。"眩"即眩晕,眩晕之属肝者,历代医家主要从以下几个方面论述。

(1)肝气上逆:《素问·举痛论》曰"怒则气上",《素问·生气通天论》亦曰"大怒则形气绝,而血菀于上,使人薄厥"。肝为将军之官,其性刚强。怒为肝志,过怒则伤肝,使肝气上逆,上扰清窍。轻则眩晕欲仆、天地旋转,重则突然昏仆、不省人事,气复返生,不复则死。

(2)肝火上扰:肝郁化火,火性炎上,则气火上逆,扰动清窍而为眩晕。《灵枢·五乱》云"气……乱于头,则为厥逆,头重眩仆",《素问·玉机真脏论》亦云"春脉……太过则令人善忘,忽忽眩冒而巅疾",即指此也。老人多兼有头痛、面红目赤、口干便秘、尿赤,或有胁部灼痛,脉见弦或弦数等症。

(3)阴虚阳亢:肝木性条达,恶抑郁,易升动。肝肾同居下焦,肝肾同源。肾气赖肾水以化生,肝木赖肾水以滋荣。《临证指南医案》:"水亏不能涵木,厥阴化风鼓动,烦劳阳升,病斯发矣。"肾阴亏虚,水不涵木,肝失濡养,以致肝阴不足,肝阳上亢,扰乱清窍发为眩晕。故症见眩晕、头重脚轻、如坐舟车之状、步履不正,伴脑热、目胀、耳鸣,或有肢体震颤、头摇、语言謇涩、手足麻木,口苦,失眠多梦,遇烦劳郁怒而加重,甚则仆倒,颜面潮红,急躁易怒,肢麻震颤。舌红苔黄,脉弦或数,皆"风胜则动"之象。

(4)肝风夹痰:既有肝风内动,又痰浊壅滞,肝风夹痰上扰清窍导致眩晕。此时在肝气太过的基础上,或因劳倦太过、过食肥甘,致使损伤脾胃,健运失司,痰浊内生。肝气夹痰,上扰清窍,发为眩晕,症见目黑头旋、胸闷恶心、耳鸣作响、纳呆少食,苔腻,脉弦滑。

### 3. 痰浊论

夫风眩之病起于心气不定,胸上蓄实,故有高风面热之所为也。痰热相感而动风,风心相乱则闷瞀,故谓之风眩。

《备急千金要方·小肠腑》

七情所感,遂使脏气不平,郁而生涎,结而为饮,随气上逆,令人眩晕。

《严氏济生方·眩晕论治》

夫妇人头风眩运,登车乘船亦眩运眼涩,手麻发退,健忘喜怒,皆胸中有宿痰使然也。

《儒门事亲·头风眩运》

无痰不作眩。

《丹溪心法·头眩》

《内经》曰:诸风掉眩,皆属肝木。又曰:岁木太过,风气流行,脾土受邪,民病飧泄食减,甚则忽忽善怒,眩冒巅疾。虽为气化之所使然,未必不由气体之虚衰耳。其为气虚肥白之人,湿痰滞于上,阴火起于下,是以痰夹虚火,上冲头目,正气不能胜敌,故忽然眼黑生花,若坐舟车而旋运也,甚而至于卒倒无所知者有之,丹溪所谓无痰不能作眩者,正谓此也。若夫黑瘦之人,躯体薄弱,真水亏欠,或劳役过度,相火上炎,亦有时时眩运,何湿痰之有哉。

《医学正传·眩运》

大凡头眩者,痰也。

《万病回春·眩晕》

**按语:** 脾为生痰之源,肾为生痰之本。痰浊作眩,与五脏的功能失调密切相关,其中与脾、肾两脏最为密切。眩晕发病,多属风、火、瘀、虚与痰相兼而发,眩在病机上多离不开一个"痰"字,在治痰的基础上根据兼加不同,常以风痰、湿痰、痰火、痰瘀、虚痰为病,现分述之。

(1)风痰致眩:风痰作眩,风痰致眩,既有从外风阐发,亦有从内风立论者。从外风者,认为外风中络,营卫不和,津液运行不畅,津聚为痰,如《灵枢·厥病》云"风痹淫泺,病不可已者……眩已汗出,久则目眩"。《成方便读》云"夫风之中于经也,留而不去,则与络中之气血津液,混合不分,由是卫气失于常道","络中之津液即结而为痰";从内风者,或土虚木横,津失输布,或肝风内动,痰气内生或因痰化热生风,使风与痰化热搏结而成风痰。如《医门法律》云"风生必夹木势侮其脾土,故脾气不行,聚液为痰";朱丹溪也认为"多是湿土生痰,痰生热,热生风也"。由此可见,风痰致眩,或情志不遂,肝气郁结,气滞津停,聚而生痰,肝郁化火,煎灼津液为痰,或肝气横逆克伐脾土,脾失健运,水湿停聚为痰,痰一旦生成则随肝经之气升降出入而致眩。后世在此基础上,认为无论外风、内风,至若风痰即成,上壅清窍,可致眩晕。

(2)湿痰作眩:李东垣从脾虚湿痰立论眩晕之为病。"夫饮食失节,寒温不适,脾胃乃伤……脾胃一伤,五乱互作,其始病遍身壮热,头痛目眩,肢体沉重"。李东垣认为脾胃气虚,运化失司,痰湿内生,浊痰上犯清阳之位,可致眩晕。《兰室秘藏》亦记载:"恶心呕吐,不食,痰唾稠粘,眼黑头眩,目不能开……"此为脾胃气虚,浊痰上逆之眩晕。《症因脉治》云:"饮食不节……脾弱不能运化,停留中脘,有火者则煅炼成痰,无火者则凝结为饮,中州积聚,清明之气,窒塞不伸,而为恶心眩晕之症也。"从脾虚生湿痰的角度来看,脾虚运化失司,精微物质输布障碍,久则痰浊内聚,经脉壅塞,可致眩晕。

(3)痰火作眩:素体多痰,外感火热之邪,或情志郁怒,肝气郁而化火生风,风木旺,火盛侮金,金衰不能制火,火邪上炎,炼液为痰,加之肺虚痰停,终致痰火相互搏结,并走于上,壅遏清阳,故见眩晕、头胀、目赤、口苦、心烦、呕吐痰涎、苔黄腻、脉弦滑等症。如刘完素《素问玄机原病式》中所载:"风火皆属阳,多为兼化,阳主乎动,两阳相搏,则为之旋转。"由此可知,素体、外感或七情等诱因导致痰湿内生,郁久化热,痰热上扰而致眩晕。

(4)痰瘀作眩:痰瘀之间可以互相转化,痰饮即成,有可能化为瘀血。血不循经,留于脉外而成瘀血,瘀血又有可能化为痰饮。对此,古代医家早有论述,如《血证论》云"血多气少,气不胜血故不散,或纯是血质,或血中裹水,或血积既久,亦能化为痰水"。所谓痰久必夹瘀,瘀久必夹痰。但痰瘀互结有"先痰后瘀"或"先瘀后痰"之说,换句话说，辨别痰瘀作眩要分清痰、瘀的主次。对此，《医述》论述为"或问痰挟瘀血，何以验之？予曰：子知有痰挟瘀血，不知有瘀血挟痰。如先因伤血，血逆则气滞，气滞则生痰，与血相聚名曰瘀血挟痰……若素有郁痰，后因血滞，与痰相聚，名曰痰挟瘀血"。

（5）虚痰作眩：虚痰者，元气亏虚所致之痰证也。《景岳全书》云："或以形羸气弱，年及中衰者……或以劳倦，或以忧思酒色，致成劳损……时呕恶泄泻，气短声喑等症，但察其形气病气本无有余者，皆虚痰也。"张景岳强调五脏病后生痰，其有主次之别，首重脾肾，曰"然无不由乎脾肾，盖脾主湿，湿动则为痰，肾主水，水泛亦为痰，故痰之化无不在脾，而痰之本无不在肾。所以凡是痰证，非此则彼，必与二脏有涉"。由此辨之，虚痰之本在于脾肾虚衰。由此可知，脾失健运，聚湿生痰，痰浊中阻，脾不能升清降浊即可产生眩晕等症。肾之生痰，为肾阳不足或命门火衰，气化无权，或水湿上泛，聚而为痰；久病伤及肾阴，肾阴不足，虚火内炽，炼津为痰。

**4. 虚损论**

上气不足，脑为之不满，耳为之苦鸣，头为之苦倾，目为之眩。

《灵枢·口问》

髓海不足，则脑转耳鸣，胫酸眩冒，目无所见，懈怠安卧。

《灵枢·海论》

（心）虚则多惊悸……喜悲，时眩仆……诊其脉，左右寸口两虚而微者，是也。

《中藏经·论心脏虚实寒热生死逆顺脉证之法》

风头眩者，由血气虚，风邪入脑，而引目系故也。五脏六腑之精气，皆上注于目，血气与脉并于上系，上属于脑，后出于项中。逢身之虚，则为风邪所伤，入脑则脑转而目系急，目系急故成眩也。

《诸病源候论·风病诸候·风病诸候》

由肝虚血弱，则风邪乃生，盖风气通于肝……谓之风眩。

《全生指迷方·眩晕》

淫欲过度，肾家不能纳气归元，使诸气逆奔而上，此眩运之出于气虚也……吐衄漏崩，肝家不能收摄营气，使诸血失道妄行，此眩运之生于血虚也。

《仁斋直指方论·眩运》

眩晕一证，虚者居其八九，而兼火兼痰者，不过十中一二耳……故在丹溪则曰：无痰不能作眩，当以治痰为主，而兼用他药。余则曰：无虚不能作眩，当以治虚为主，而酌兼其标，孰是孰非，余不能必，姑引经义，以表其大意如此。

《景岳全书·杂证谟·眩运》

《内经》云：诸风掉眩，皆属于肝。掉，摇也。眩，昏乱旋转也。皆由金衰不能制木，木旺生风，风动火炽。风火皆属阳而主动，相搏则为旋转。《内经》又云：上虚则眩，是正气虚而木邪干之也。又云：肾虚则头重高摇，髓海不足，则脑转耳鸣，皆言不足为病。仲景论眩以痰饮为先，丹溪宗河间之说，亦谓无痰不眩，无火不晕，皆言有余为病。前圣后贤，何其相反如是。余少读景岳之书，专主补虚一说，遵之不效。再搜古训，然后知景岳于虚实二字，认得死煞，即于风火二字，不能洞悉其所以然也。盖风非外来之风，指厥阴风木而言，与少阳相火同居，厥阴气逆，则风生而火发，故河间以火风立论也。风生必挟木势而克土，土病则聚液而成痰，故仲景以痰饮立论，丹溪以痰火立论也。究之肾为肝母，肾主藏精，精虚则脑海空而头重，故《内经》以肾虚及髓海不足立论也。其言虚者，言其病根，其言实者，言其病象。理本一贯，但河间诸公，一于清火驱风豁痰，犹未知风火痰之所由作也。

《医学从众录·眩晕》

脑贫血者，其脑中血液不足，与脑充血之病正相反也。其人常觉头重目眩，精神昏愦，或面黄唇白，或呼吸短气，或心中怔忡，其头与目或间有作疼之时，然不若脑充血者之胀疼，似因有收缩之感觉而作疼。其剧者亦可猝然昏仆，肢体颓废或偏枯。其脉象微弱，或至数兼迟。西人但谓脑中血少，不能荣养脑筋，以致脑失其司知觉、司运动之机能。然此证但用补血之品，必不能愈。《内经》则谓："上气不足，脑为之不满。"此二语实能发明脑贫血之原因，并已发明脑贫血之治法。盖血生于心，上输于脑。然血不能自输于脑也。《内经》之论宗气也，谓宗气积于胸中，以贯心脉，而行呼吸，由此知胸中宗气，不但为呼吸之中枢，而由心输脑之血脉管亦以之为中枢。今合《内经》两处之文参之，知所谓上气者，即宗气上升之气也，所谓上气不足脑为之不满者，即宗气不能贯心脉以助之上升，则脑中气血皆不足也。然血有形而气无形，西人论病皆从实验而得，故言血而不言气也。

《医学衷中参西录·论脑贫血治法》

**按语：**虚证眩晕的主要症状为目眩、头晕，除此之外可伴有耳鸣、头重、心烦易怒、健忘等症状。不同证型的虚证眩晕在兼症上区别明显，其主要病机择要分列如下：

（1）脾胃虚弱，清阳不升：头为"诸阳之会""清阳之府"，目乃清空之窍，清窍有赖清气之灌注，气血的滋养，以发挥正常的功能活动。《脾胃论》云："上气不足，脑为之不满，耳为之苦鸣，头为之苦倾，目为之瞑，皆由脾胃先虚，而气不上行之所致也。"若脾胃虚弱，气血生化无源，清阳不升，清窍失养；或脾失健运，痰浊中阻，清阳不升，浊阴不降，蒙蔽清窍。临床常见眩晕时作，动则加重，少气懒言，面色无华，声低气怯，神疲乏力，腹胀纳差，大便溏薄或久泻不止。临床症见舌质淡，苔薄，脉细弱无力。

（2）肾精不足，脑失所养：肾为先天之本，藏精生髓，髓充于骨，会于脑，以为神明之用。若先天不足而后天又失于调摄；或老年肾亏，精虚髓减；或体虚多疾损伤肾气；或纵欲过度，肾精亏耗，或阴虚火旺，扰动精室，遗精频繁；或肾气亏虚，精关不固，滑泄无度，肾精亏耗，不能生髓，脑失所养则发为眩晕。临床常见眩晕日久不愈，精神萎靡，腰酸膝软，少寐多梦，健忘，两目干涩，视力减退；或遗精滑泄，耳鸣齿摇；或颧红咽干，五心烦热；或面色㿠白，形寒肢冷。视其舌质淡嫩，苔白，脉弱尺甚。

（3）气血亏虚，脑失所养：气血同源，上气不足，无以生血，已生之血无以推动，脑窍失养则加重眩晕。若久病迁延耗伤气血；或失血过多，气随血耗造成气血亏虚，气虚则清阳不振。《症因脉治》中提及"焦心劳思，忧愁郁结，心脾伤而不能生血而眩晕者也"。肝血不足，血失濡养，血虚生风，风扰清窍，乃发眩晕。临床症状多为眩晕，劳累即发，面色㿠白，倦怠懒言，唇甲不华，毛发不泽，心悸少寐，舌淡苔薄白，脉细弱。

有脉……浮而散者为眩仆。

《素问·脉要精微论》

诊其脉，洪大而长者，风眩。又得阳维浮者，暂起目眩也。风眩久不瘥，则变为癫疾。

《诸病源候论·风病诸候》

《素问》云：诸风掉眩，皆属于肝。则知肝风上攻，必致眩晕。所谓眩晕者，眼花屋转，起则眩倒是也。由此观之，六淫外感，七情内伤，皆能所致。当以外证与脉别之。风则脉浮，有汗，项强不仁；寒则脉紧，无汗，筋挛掣痛；暑则脉虚，烦闷；湿则脉细，沉重，吐逆。及其七情所感，遂使脏气不平，郁而生涎，结而为饮，随气上逆，令人眩晕，眉棱骨痛，眼不可开，寸脉多沉，有此为异耳。与夫疲劳过度，下虚上实，金疮吐衄便利，及妇人崩中去血，皆令人眩晕，随其所因治之，乃活法也。

《严氏济生方·眩晕门·眩晕论治》

左手脉数，热多；脉涩而芤，有死血。右手脉实，有痰积；脉虚大，必是久病。左手人迎脉，缓而浮大者，属风。

《医学原理·眩晕门·眩晕脉法》

脉：风寒暑湿，气郁生涎；下虚上实，皆头晕眩。风浮寒紧，湿细暑虚，痰弦而滑，瘀芤而涩，数大火邪，虚大久极。先理气痰，次随症脉。

《万病回春·眩晕》

脉必征于左者，以左心主血，肝藏血，肾主液，为血之源耳。头以法天，诸阳之首。又云清阳出上窍，而目在其中。清阳者气也，气不足则不能上达，以致头目空虚，而眩晕时时作矣。其脉右手必大而无力，散漫空松之象也，谓之气虚眩晕亦可。脉必征于右者，以右肺主气，脾生气，命门火为气之根耳。

《医灯续焰·眩晕脉证》

**按语**：眩晕的脉象，有关书籍中有弦而有力、细弱无力、弦滑或濡滑等论述。而左关脉沉弱，似有似无，如人在云雾山中遥望远处的山峰，随着雾气的漂浮，时隐时现的脉象，书中从无记载。其脉虽沉弱无力，但临床应与细脉、濡脉、微脉、弱脉相鉴别：细脉者，《诊家正眼》载"细之为义，小也状如线也"。切脉时，"举按探取，应指往来，细小如线，而形体显然"，而此脉非沉取不可得，形体非细之如线，只是软而无力，若有若无而矣。濡脉，《脉经》载"软（作濡）脉极软而浮细"，滑伯仁说："濡无力也，虚软无力，应手散细，如棉絮之浮水中，轻手乍来，重手即去"，而此脉非浮非细。微脉，《脉经》载"极细而软，或欲绝，若有若无"，张璐说"微脉者，似有似无，欲绝非绝，而按之稍有模糊之状，不似弱脉之小弱分明，细脉之纤细有力也"。弱脉，《脉经》载"脉极软而沉细，按之欲绝指下"，滑伯仁说"不盛也，极沉细而软，快快不前，按之欲绝未绝，举之既无"。微、弱脉与眩晕之左关脉沉弱脉在形体、部位上似有相同之处，但所主证候不同，前者主气血两虚，阳气衰微诸证，后者则见于气郁湿盛患者。再者微、弱二脉三部皆然，而后者仅见于左关部。因为左关候肝，肝主疏泄，喜条达，肝气舒则气血正常运行。肝失疏泄，气血运行不畅，阻滞脉络，血行不利，故左关脉弱，似有似无；其病在脏而脉沉。肝之疏泄，不仅影响气血的运行，而且关系到脾的运化功能。脾失健运则水湿内停，临床表现为倦怠、头重如裹、胸腹胀闷等。

## 【辨证论治】

### 1. 泻实

夫妇人头风眩运……皆胸中有宿痰使然也。可用瓜蒂散吐之；吐讫，可用长流水煎五苓散、大人参半夏丸，兼常服愈风饼子则愈矣。

《儒门事亲·头风眩运》

大凡头风眩晕……在上谓之停饮，可用独圣散吐之，吐讫后，服清上辛凉之药，通圣散加半夏之辛。仲景云：此痰结胸中而致也。

《儒门事亲·治杂病论·风论》

头眩，痰夹气虚并火。治痰为主，夹补药及降火药。无痰则不作眩。痰因火动，又有湿痰者，有火痰者。湿痰者多宜二陈汤，火者加酒芩，夹气虚者相火也，治痰为先，夹气药降火，如东垣半夏白术天麻汤之类。眩晕不可当者，以大黄酒炒为末，茶汤调下；火动其痰，用二陈加黄芩、苍术、羌活，散风行湿。左手脉数热多，脉涩有死血；右手脉实有痰积，脉大是久病（久，一作虚）。久病之人，气血俱虚而脉大，痰浊不降也。

《丹溪心法·头眩》

大抵人肥白而作眩者，治宜清痰降火为先，而兼补气之药。人黑瘦而作眩者，治宜滋阴降火为要，而兼抑肝之剂。抑考《内经》有曰：风胜则地动。风木太过之岁，亦有因其气化而为外感风邪而眩者，治法宜祛风顺气，伐肝降火，为良策焉。外有因呕血而眩冒者，胸中有死血迷闭心窍而然，是宜行血清心自安。医者宜各类推而治之，无有不瘥者也。

《医学正传·眩运》

经云：诸风掉眩，皆属于肝。头为六阳之首，耳目口鼻，皆系清空之窍。所患眩晕者，非外来之邪，乃肝胆之风阳上冒耳，甚至有昏厥跌仆之虞。其症有夹痰、夹火、中虚、下虚，治胆、治胃、治肝之分。火盛者，先生用羚羊、山栀、连翘、花粉、元参、鲜生地、丹皮、桑叶，以清泄上焦窍络之热，此先从胆治也。痰多者，必理阳明，消痰如竹沥、姜汁、菖蒲、橘红、二陈汤之类。中虚则兼用人参，《外台》茯苓饮是也。下虚者，必从肝治，补肾滋肝，育阴潜阳，镇摄之治是也。至于天麻、钩藤、菊花之属，皆系熄风之品，可随症加入。此症之原，本之肝风，当与肝风、中风、头风门合而参之。

《临证指南医案·眩晕》

**按语：** 眩晕首先需分清其证候虚实，实证以风、火、痰、瘀扰乱清窍所致。《素问·至真要大论》认为"诸风掉眩，皆属于肝"，明确眩晕与肝关系密切。《丹溪心法》提出"无痰不作眩，痰因火动，又有湿痰者，有火痰者"，认为眩晕实证与痰、火相关。实证病程短，眩晕明显，视物旋转，多因肝阳、痰浊所致。本病多属本虚标实，其标实为风、火、痰、瘀，临证可选用息风潜阳、清火化痰、活血化瘀等治疗方剂，如天麻钩藤饮、龙胆泻肝汤、半夏白术天麻汤、通窍活血汤之类，以达其标。

### 2. 补虚

头眩虽属上虚，然不能无涉于下。盖上虚者，阳中之阳虚也；下虚者，阴中之阳虚也。阳中之阳虚者，宜治其气，如四君子汤、五君子煎、归脾汤、补中益气汤，如兼呕吐者，宜圣术煎大加人参之类是也；阴中之阳虚者，宜补其精，如五福饮、七福饮、左归饮、右归饮、四物汤之类是也。然伐下者必枯其上，滋苗者必灌其根，所以，凡治上虚者，犹当以兼补气血为最，如大补元煎、十全大补汤，及诸补阴补阳等剂，俱当酌宜用之。

盖所谓虚者，血与气也；所谓实者，痰涎风火也。原病之由，有气虚者，乃清气不能上升，或汗多亡阳而致，当升阳补气；有血虚者，乃因亡血过多，阳无所附而然，当益阴补血，此皆不足之证也。

《景岳全书·杂证谟·眩晕》

眩晕者，中风之渐也。肥白人，四君子汤多加蜜黄芪，加陈皮、半夏，少加川芎、荆芥以清头目；黑瘦人，二陈汤合四物汤加黄芩、薄荷，入竹沥、姜汁、童便。又曰，凡眩晕语乱，汗多下利，时时自冒者难治。

《杂病源流犀烛·头痛源流·眩晕》

眩，谓眼黑；晕者，头旋也。古称头旋眼花是也。其中有肝火内动者，经云：诸风掉眩，皆属肝木是也，逍遥散主之。有湿痰壅遏者，书云：头旋眼花，非天麻、半夏不除是也，半夏白术天麻汤主之。有气虚挟痰者，书曰：清阳不升，浊阴不降，则上重下轻也，六君子汤主之。亦有肾水不足，虚火上炎者，六味汤。亦有命门火衰，真阳上泛者，八味汤。此治眩晕之大法也。予尝治大虚之人，眩晕自汗，气短脉微，其间有用参数斤而愈者，有用参十数斤而愈者，有用附子二、三斤者，有用芪、术熬膏近半石者，其所用方，总不离十全、八味、六君子等。惟时破格投剂，见者皆惊，坚守不移，闻者尽骇。及至事定功成，甫知非此不可。想因天时薄弱，人禀渐虚，至于如此。摄生者，可不知所慎欤！

《医学心悟·眩晕》

**按语：**《灵枢》云"髓海不足，则脑转耳鸣，胫酸眩冒，目无所见，懈怠安卧"，眩晕虚证以气血亏虚、肝肾阴虚较为多见，此乃致病之本，脾胃虚弱，气血不足，髓海失养可致虚，肾精亏虚，清窍失养可致虚，实证日久，耗气伤阴，亦可由实致虚。虚证病程长，反复发作，持续不解，头晕目眩，伴有全身虚弱等症状。《景岳全书》曰"余则曰无虚不能作眩，当以治虚为主，而酌兼其标"，认为虚证眩晕应当补虚为本，兼顾其标。《临证指南医案·眩晕》指出"其症有夹痰，夹火，中虚，下虚，治胆、治胃、治肝之分"，治疗应该针对眩晕虚证证候之不同，选用滋补肝肾、补益气血、填精生髓等治疗方法，如归脾汤、左归丸之类，以治其本。

### 3. 调和阴阳

此经所谓诸风掉眩，皆属于肝也。顾内风肆横，虚阳上升，非发散可解，非沉寒可清，与治六气风火大异。法宜辛甘化风，或甘酸化阴。

《类证治裁·眩晕论治》

治老人风热上攻，头旋运闷、喜卧、怔悸，起即欲倒，背急身强，旋复花散。旋复花（半两）、前胡（一两）、麦门冬（一两，去心）、蔓荆子（半两）、枳壳（二分）、白术（二分）、枳壳（二分，去瓤麸炒）、甘菊花（三分）、半夏（半两，姜汁煮）、防风（半两）、大黄（虚人者，用石膏）、独活（半两）、甘草（半两）。

《养老奉亲书·四时通用男女妇人方》

治法：先理痰气，次随症治。外邪和解清痰火，内虚本固标自移。

用药：外邪痰火，主以二陈汤加天麻、蔓荆等，挟风，加荆、防；挟寒，加藁本、细辛；夹暑，加香薷、藿香；挟湿，加苍术、厚朴；挟火，加山栀、黄芩。气虚，主以四君子汤；气陷，主以补中益气汤；血虚，主以人参养荣汤；肾虚，主以鹿茸肾气丸。阳气久虚，遇寒必冒者，桂附八味丸；相火妄动，遇劳必眩者，加减逍遥散。

丹药禁用：世有所谓气不归源，而用丹药镇坠；沉香降气，误人极矣。盖金石助火，香窜散气，多致飞越之祸，岂能镇其不归之气耶？

《证治汇补·上窍门·眩晕》

因此知脑贫血治法固当滋补其血，尤当峻补其胸中宗气，以助其血上行。持此以论古方，则补血汤重用黄芪以补气，少用当归以补血者，可为治脑贫血之的方矣。今录其方于下，并详论其随证宜加之药品。

生箭芪一两、当归三钱。呼吸短气者，加柴胡、桔梗各二钱。不受温补者，加生地、玄参各四钱。素畏寒凉者，加熟地六钱、干姜三钱。胸有寒饮者，加干姜三钱、广陈皮二钱。

《医学衷中参西录·论脑贫血治法》

精液有亏，肝阴不足，血燥生热，热则风阳上升，窍络阻塞，头目不清，眩晕跌仆。治宜缓肝之急以熄风，滋肾之液以驱热。如虎潜丸、侯氏黑散、地黄饮子、滋肾丸、复脉饮汤等方。介以潜之，酸以收之，浓味以填之，或清上实下之法。风木过动，必犯阳明，呕吐不食，法当泄肝安胃，或填补阳明。又法辛甘化阴，清金平木，治痰须健中，熄风可缓晕。

《医学妙谛·头眩章》

**按语：**《景岳全书》云"头眩虽属上虚，然不能无涉于下。盖上虚者，阳中之阳虚也；下虚者，阴中之阳虚也"，从阴阳互根论述了治疗眩晕的理论依据。眩晕病机多端，但阴阳失调、气血失和是根本。《古今医统大全》认为："肥人眩运，气虚有痰；瘦人眩运，血虚有火；伤寒吐下后，必是阳虚。"眩晕的发病过程中，各种病因病机可以相互影响，相互转化，虚实夹杂；或阴损及阳，阴阳两虚。因此在临床辨证施治的过程中，应该辨其虚实，调和阴阳，畅达气机，则阴阳调和，血脉通利，眩晕可解。

## 【名方临用】

### 半夏白术天麻汤

**1. 文献出处**

半夏（一钱五分）　天麻　茯苓　橘红（各一钱）　白术（三钱）　甘草（五分）
生姜一片，大枣二枚，水煎服。

《医学心悟·眩晕》

黄柏（二分）　干姜（三分）　天麻　苍术　白茯苓　黄芪　泽泻　人参（以上各五分）
白术　炒曲（以上各一钱）　半夏（汤洗七次）　大麦蘖面　橘皮（以上各一钱五分）

上件㕮咀,每服半两,水二盏,煎至一盏,去渣,食前带热服。

《脾胃论·半夏白术天麻汤》

### 2. 方解

半夏白术天麻汤见于《医学心悟》与《脾胃论》,但二书载方有所不同。前者组成有半夏、天麻、茯苓、橘红、白术、甘草、生姜、大枣,功效健脾除湿,化痰息风。主治风痰上逆,眩晕,头痛,头重如蒙,胸闷呕恶,痰多,舌苔白腻,脉象弦滑。本方以二陈汤为基础,利气调中,燥湿化痰;方中半夏辛温而燥,化痰降逆;配以天麻息风,共为君药;配白术健脾除湿,脾运健则湿痰去,湿痰去则眩晕除,再加茯苓健脾渗湿,共为臣药;橘红理气化痰,为佐药;甘草调和诸药,配以大枣、生姜调和脾胃,对于风痰眩晕、头痛等证,可以获效。后者组成有黄柏、干姜、天麻、苍术、白茯苓、黄芪、泽泻、人参、白术、炒神曲、半夏、大麦糵、橘皮,功效补脾胃,化痰湿,定虚风。主治头痛如裂,目眩头晕,胸脘烦闷,恶心呕吐,痰唾稠黏,气短懒言,四肢厥冷,不得安卧。方中人参、黄芪、白术补脾胃;干姜、苍术、半夏、白茯苓、泽泻祛寒湿,化痰饮;天麻定虚风,止眩晕;炒神曲、大麦糵、橘皮理脾胃,助消化;黄柏以制苍术。两者均可健脾祛痰,前者以化痰息风为主,后者以补气健脾燥湿为主。

### 3. 临床应用

《医学心悟》中的半夏白术天麻汤主治风痰上扰之眩晕、头痛,症见眩晕头痛,胸膈痞闷,恶心呕吐,舌苔白腻,脉弦滑。现用于耳源性眩晕、高血压、神经性眩晕、癫痫、面神经瘫痪等属风痰上扰者。

《脾胃论》中的半夏白术天麻汤主治气虚痰厥头痛,症见眩晕头痛,咳痰稠黏,头眩烦闷,恶心吐逆,身重肢冷,不得安卧,舌苔白腻,脉弦滑。现用于梅尼埃病见有上述症状者。

## 【医案医话】

参政杨公七旬有二,有风疾。于至元戊辰春,忽病头眩眼黑,目不见物,心神烦乱,兀兀欲吐,复不吐,心中如懊憹之状,头偏痛微肿,面赤色,腮颊亦赤色,足胻冷,命予治之。余料之,此少壮之时,喜饮酒,久积湿热于内,风痰内作,上热下寒,是阴阳不得交通,否之象也。经云:治热以寒。虽良工不敢废其绳墨,而更其道也。然而病有远近,治有轻重。参政今年高气弱,上焦虽盛,岂敢用寒凉之剂,损其脾胃。经云:热则疾之。又云:高巅之上射而取之。予以三棱针约二十处刺之,其血紫黑如露珠之状,少顷,头目便觉清利,诸证悉减。遂处方云:眼黑头旋,虚风内作,非天麻不能除。天麻苗为之定风草,此草独不为风所摇,故以为君。头偏痛者,乃少阳也,非柴胡、黄芩酒制不能治。黄连苦寒,酒炒以治上热,又为因用,故以为臣。橘皮苦辛温,炙甘草甘温,补中益气为佐。生姜、半夏辛温,能治风痰,茯苓甘平利小便,导湿热引而下行,故以为使。服之数服,邪气平,生气复而安矣。天麻半夏汤治风痰内作,胸膈不利,头旋眼黑,兀兀欲吐,上热下寒,不得安卧。天麻、半夏(各一钱),橘皮(去白)、柴胡(各七分),黄芩(酒炒浸)、甘草(炙)、白茯苓(去皮)、前胡(各五分),黄连(三分,去须)。

上九味,哎咀,都为一服,水二盏,生姜三片,煎至一盏,去滓,食后温服,忌酒、面、生冷物。

《罗谦甫治验案·卷上》

**按语:** 本案例为古稀老人,少壮之时喜饮酒,体内湿热积聚成痰,脾不能升清,胃不能降浊,上热下寒,又因肝肾阴虚,虚风内动,症见头眩眼黑。治疗仍应紧扣病因病机治以化痰利湿,镇肝息风,泻实补虚,无须拘泥"热则寒之"。

原任黄州太守潘公,庚戌岁以补官入京,常头目眩晕,步履不稳。诊两手脉俱大无力,关脉多滑。公曰:吾老年体虚,但以十全大补汤为主。予曰:公常用乎?曰:然。曰:然则服后眩晕减乎?曰:否。但觉体健而已。予曰:脉大无力,虽属血虚,然关脉多滑,滑则多痰。眩晕者,痰证也。无痰不作眩晕也,徒补而不清痰,此眩晕所以不去也。眩晕不去,步履何由而安?且熟地滞膈生痰之药,肉桂助火邪之品,皆用之不善也。问:用何药?曰:公体虚痰,必补中兼清。用六君子汤加菊花、川芎、酒炒黄芩,如此服一二十剂,前证悉减。再照上方,加当归、白芍药修合作丸,调养而愈,补任瑞州。

《程原仲医案·医按》

**按语:** 本案患者年老体虚,前医脉诊只重视脉大无力之征,忽略关脉多滑之实,选用十全大补汤收效甚微。根据症状及脉象可知,患者系气血亏虚兼痰湿证,治疗上应以气血双补、燥湿化痰为主。本案亦提示在老年眩晕的治疗中,应当注意虚实夹杂证候,详审病情,细析误源。

李(左),头晕而四肢厥逆,欲吐不吐,欲泻不泻,半月之中,连发两次。厥逆既回,而头晕汗出不定。此由肝风上旋,与时行之病不同。拟熄肝风和阳。炒枣仁、煅龙骨、茯神、白芍、地骨皮(桂枝二分同炒)、黑豆衣、白蒺藜、煅牡蛎、菊花、淮小麦。

《张聿青医案·肝风》

**按语:** 在临床上因肝肾阴虚,肝阳上亢而致的眩晕最为常见。本案中患者肝阳暴亢,阳亢化风出现头晕、四肢厥逆等症,治以平肝息风,调和阴阳。在患者出现眩晕时应警惕"眩晕乃中风之渐"。

## 【食治备要】

### 延年薯蓣酒

主头风眩,不能食,补益气力方。

薯蓣 白术 五味子(碎) 丹参(各八两) 防风(十两) 山茱萸(二升碎) 人参(三两) 生姜(屑六两)

上八味,切,以绢袋盛,酒二斗五升,浸五日,温服三合,日二,稍加。忌桃李、雀肉等。

《外台秘要·风头眩方九首》

**按语:** 老年人常见脾胃虚寒、运化无力,易引起消化不良、不能食、眩晕等症,故老年眩晕患者平时养生应注意补益脾气。方中人参、薯蓣、白术均有补益功能。

### 驴头羹

治中风头眩,手足无力,筋骨烦痛,言语塞涩。

乌驴头（一枚，洗净）　胡椒（二钱）　草果（二钱）

上件，煮令烂熟，入豆豉汁中，五味调和，空腹食之。

《饮膳正要·食疗诸病》

**按语：** 老年眩晕患者肝肾阴虚，风阳上扰，食疗应以补益肝肾为主。饮食不当会使病情加重或者延长病程。眩晕患者应注意饮食的选择，尽量选用清淡且富有营养的食品。

## 鸡子索饼方

治老人虚损羸瘦，令人肥白光泽。

白面（四两）　鸡子（四两）　白羊肉（四两，炒作臛）

上件，以鸡子清搜面作索饼，于豉汁中煮令熟，入五味和臛，空腹食之。

《养老奉亲书·食治老人虚损羸瘦诸方》

**按语：** 本方适用于老年人虚损羸瘦，脏腑虚损，气血虚弱。临床常有头晕、食少、失眠、乏力、舌质淡、脉细弱等表现。治宜补益气血、健脾益肾为法。本方能健脾益气养血。方中羊肉、鸡子为血肉有情之品，鸡子补阴养血，羊肉温中补虚，辅以白面、索饼健脾益气。合方补气养血，治五脏虚弱。

## 雀儿粥方

治老人脏腑虚损，羸瘦，阳气乏弱。

雀儿（五只，治如食法，细切）　粟米（一合）　葱白（三茎，切）

上先将雀儿炒肉，次入酒一合煮。少时入水二大盏半，下米煮作粥，欲熟，下葱白五味等候熟，空心服之。

《养老奉亲书·食治老人虚损羸瘦诸方》

**按语：** 老年人肾阳亏损，火不暖土，水谷不化，气血不布，不能充养肌肤，致虚损羸瘦。临床常出现头晕、腰膝酸软、健忘、阳痿、尿频、手足肢冷、舌质淡、脉沉细等。治以补肾精、温肾阳为法。本方能温补肾阳，健体增肌。方中麻雀味甘性温，入心、肾、膀胱诸经，能壮阳益精、暖腰膝、缩小便，对肾阳虚的虚损、腰膝酸软、尿频有良效；加葱白水酒以增通阳之力。作肉粥食之兼补脾胃，缓助药力。

## 枸杞粥方

《圣惠方》治五劳七伤，庶事衰弱，枸杞粥方。

枸杞菜（半斤，切）　粳米（二合）

上件，以豉汁相和，煮作粥。以五味葱白等，调和食之。

《养老奉亲书·食治老人五劳七伤诸方》

**按语：** 老年人五劳七伤，气血皆虚，肾阴失于滋养，虚热内生。常见头晕目涩、心悸气短、精神不振、五心烦热、口干咽燥、舌质红、脉细弱等症。治宜滋肾阴。本方有益精清热之效。方中枸杞菜味苦、甘，性凉，补虚益精，清热止渴。《食疗本草》谓其可"坚筋耐老……能益人，祛虚劳"。《日华子本草》云其可"除烦益志，补五劳七伤，壮心气"。故作粥加豉汁、五味葱白调和食服，味佳疗效亦佳。

## 鸡头实粥

食治老人益精气，强意志，聪利耳目。

鸡头实（三合）

上煮令熟,去壳,研如膏。入粳米一合,煮粥,空腹食。

《养老奉亲书·食治老人眼目方》

**按语:** 老年人常因肾气衰弱,元精不能上荣导致头目昏眩,视物模糊,听力下降。同时中气不足,阴火上乘,也可引起九窍不利。治宜脾肾双补、聪利耳目。鸡头实又名芡实,味淡渗,性平,固肾涩精,补脾止泻。本品不润不燥,不凉不温,久服不仅元精中气充足,耳目聪明,亦可延年益寿。

### 乌鸡肝粥方

食治老人肝脏气虚,眼暗。

乌鸡肝(一具,细切)

上以豉中,和米,作羹粥食之。

《养老奉亲书·食治老人眼目方》

**按语:** 肝主目,体阴而用阳。老年人肾精先衰,肝之阴常虚,阴不制阳则阳亢生风,风阳上扰则见视物不清、头晕目眩之症。治宜疏风清肝、明目退翳。乌鸡肝入肝、肾两经,补肝体、滋肾阴,以水涵木,使肝气疏泄得当,肝气通达、肝阴濡养于目。粥食之法护脾胃,使气血津液生化有源,而全调养脏腑之功。

## 【养生保健】

喜怒伤气,寒暑伤形。沂阳生曰:慎喜戒怒,气调矣;御寒避暑,形固矣。心主之也。苟虽喜忘喜,不累于喜;虽怒忘怒,不累于怒;虽寒忘寒,不累于寒;虽暑忘暑,不累于暑。形气豫全,何伤之有?非至人曷足语此!

《医先·十二》

**按语:** 忧郁恼怒太过,肝失条达,肝气郁结,气郁化火,肝阴耗伤,风阳易动,上扰头目,发为眩晕。调畅情志,避免七情过激,就能预防和治疗情志治病。本案提倡外适四时之寒温,内戒七情之过度,则可以不伤于气,不损于形,斯为养生之重要法则。老年眩晕患者更应注意情志的调畅。

# 老年头痛

　　头痛是以头部疼痛为特征的病症，头痛既可单独出现，亦可伴见于多种疾病中。老年人肝肾不足，气血亏虚，络脉瘀阻，易出现内伤所致头痛。西医学中的偏头痛、紧张性头痛、丛集性头痛及外伤性头痛后遗慢性头痛等，可参照本病辨证论治。《内经》称为"首风""脑风"，对头痛的病因病机、临床特点等方面均进行了详细论述，奠定了头痛论治的理论基础。汉代张仲景《伤寒论》创立头痛六经辨证。隋代巢元方《诸病源候论》首次提出风痰头痛。金元时期，严用和《严氏济生方》指出风、寒、热、暑、湿、痰、血气亏虚等均可导致头痛，得到了后世众多医家的肯定。李东垣《兰室秘藏》首次将头痛分为外感和内伤两类，并补充了太阴、少阴头痛，主张分经用药。朱丹溪《丹溪心法》将头痛病机分为痰厥、气滞，提出头痛加用引经药。李中梓在《医宗必读》中基于"高巅之上，惟风可到"，阐述了头痛用风药之机制与依据。明代张景岳《景岳全书》对头痛的辨证要点进行归纳总结，认为头痛当分"暂""久""虚""实""表""里"。清代王清任《医林改错》创通窍活血汤、血府逐瘀汤治疗瘀血头痛和难治性头痛，从而使头痛的辨治日趋丰富和完善。

## 【病名钩玄】

　　风气循风府而上，则为脑风。
　　新沐中风，则为首风。

《素问·风论》

　　真头痛，头痛甚，脑尽痛，手足寒至节，死不治。

《灵枢·厥病》

　　手三阳之脉受风寒，伏留而不去者，则名厥头痛；入连在脑者，名真头痛。

《难经·六十难》

　　头面风者，是体虚，诸阳经脉为风所乘也。诸阳经脉，上走于头面。运动劳役，阳气发泄，腠理开面受风，谓之首风。

《诸病源候论·风病诸候下·头面风候》

　　新沐之人，皮腠既疏，肤发濡渍，不慎于风，风邪得以乘之，故客于首而为病，其证头面多汗，恶风头痛。

《圣济总录·诸风门·首风》

　　论曰：偏头痛之状，由风邪客于阳经，其经偏虚者，邪气凑于一边，痛连额角，故谓之偏头痛也。

《圣济总录·诸风门·偏头痛》

风气循风府而上,则为脑风,项背怯寒,脑户极冷,以此为病。

《黄帝素问宣明论方·诸证门·脑风证》

浅而近者名头痛,其痛卒然而至,易于解散速安也。深而远者为头风,其痛作止不常,愈后遇触复发也。

真头痛,天门真痛,上引泥丸,夕发旦死,旦发夕死。脑为髓海,真气之所聚,卒不受邪,受邪则死,不可治。

《证治准绳·杂病·诸痛门·头痛》

首风,风伤于卫病也,盖沐则腠理皆开……邪遂袭而入,则卫受之,故成首风。其症头面多汗,必恶风。

《杂病源流犀烛·头痛源流》

雷头风者,头痛而起核块,或头中如雷之鸣。盖为邪风所客,风动则有声也。

《金匮翼·头痛统论》

**按语:** 头痛病名首载于《内经》,均不是单独描述,多冠以"风"字出现。随着临床实践不断深入,逐步认识了其发作部位、伴随症状、病程、轻重程度、病机等。头居于人体最高位置,颠顶之上,唯风可到,故风邪是引起头痛的重要病因,而"头"可以取"脑""首"等同义词,故古代医籍可见首风、脑风、头风等病名。头痛病名根据疼痛部位、性质、病机有所不同,常见的如偏头痛、雷头风、雷头痛、厥头痛等。

## 【病因病机】

### 1. 外感论

风气循风府而上,则为脑风。

新沐中风,则为首风。

首风之状,头面多汗恶风。

《素问·风论》

当有所犯大寒,内至骨髓,髓者以脑为主,脑逆,故令头痛,齿亦痛,病名曰厥逆。

《素问·奇病论》

风从外入,令人振寒,汗出头痛,身重恶寒。

《素问·骨空论》

岁木太过,风气流行……眩冒巅疾。

《素问·气交变大论》

岁太阴在泉,草乃早荣,湿淫所胜……病冲头痛……

《素问·至真要大论》

手三阳之脉,受风寒伏留而不去,则名厥头痛。

《难经·六十难》

太阳之为病,脉浮,头项强痛而恶寒。

伤寒脉弦细,头痛发热者,属少阳。

《伤寒论·辨少阳病脉证并治》

外感头痛,自有表证可察,盖其身必寒热,脉必紧数,或多清涕,或兼咳嗽,或兼脊背酸痛,或兼项强不可以左右顾,是皆寒邪在经而然,散去寒邪,其痛自止。

《景岳全书·杂证谟·头痛》

六淫外邪,惟风寒湿三者最能郁遏阳气。火暑燥三者皆属热,受其热则汗泄,非有风寒湿袭之,不为患也。然热甚亦气壅脉满,而为痛矣。

《医碥·头痛》

**按语：**风、寒、暑、湿、燥、火六者为天地正常运化之气,万物赖之以生长化收藏,人居于天地之间,亦顺六气而长养。若六气运化失常,太过不及、亢承失制,或是失于调养、起居不慎、腠理不密,六气则成为六淫之气而侵犯人体致病。风邪属阳,其性轻扬,易袭阳位,上扰头窍,使其气血运行失常,经脉失和挛急而发为头痛。四时皆有风,风邪为百病之长,故外感邪气以风邪为主,而随时之气兼夹寒、湿、热等邪气。寒邪属阴,易伤阳气,卫阳伤则失于温煦、推动,机体功能减退,气血循行之动力不足,加之寒邪主收引,经脉收缩,最后气滞血凝,不通则痛。火热邪气属阳,更易与风邪兼夹为病,耗气伤津,其性炎上,上冲于脑部,扰乱气血循行而为病。湿邪秽浊,黏滞不爽,携风上犯,清窍被蒙,头脑如被裹之感,气血运行不畅,亦可导致头痛。总言之,外感六淫上袭清窍,卫阳被郁、气血失和,发为头痛。

## 2. 肝木论

肝病者,两胁下痛引少腹,令人善怒……气逆,则头痛……

《素问·脏气法时论》

故春气者,病在头;夏气者,病在脏;秋气者,病在肩背;冬气者,病在四肢。

《素问·金匮真言论》

气上不下,头痛巅疾,求阳不得,求阴不审,五部隔无征,若居旷野,若伏空室,绵绵乎属不满日。

《素问·方盛衰论》

其气通则头痛,耳聋,颊赤。

《中藏经·论肝脏虚实寒热生死逆顺脉证之法》

足厥阴与少阳气逆,则头目痛,耳聋不聪,颊肿,取血者。

《脉经·肝足厥阴经病证》

夫头者……诸阳脉皆上至头耳,则知头面皆属阳部也。且平居之人,阳顺于上而不逆,则无头痛之患,阳逆于上而不顺,冲壅于头,故头痛也。

《严氏济生方·头面门·头病论治》

厥阴经头痛,其症兼项痛,或吐痰沫冷厥,其脉必浮缓,或肝风虚动头痛,而兼目眩耳聋,或怒气伤肝而亦头痛。

《杂病源流犀烛·头痛源流》

肝厥头痛者,肝火厥逆,上攻头脑也。其痛必在巅顶,以肝之脉与督脉会于巅故也。虽太阳之脉,亦上额交巅,然太阳头痛,必恶风寒,而厥阴头痛,必多眩晕,或厥逆抽掣也。

《金匮翼·头痛统论》

**按语：**肝为刚脏，主疏泄，藏血，能调畅全身气机，推动血和津液运行。肝经之经脉上行达于颠顶，头之气血运行有赖于肝气之调畅和肝血之荣养，故头之病变亦与肝密切相关。

（1）肝气郁结：诸如压力过大、紧张与焦虑、欲望得不到满足、情志刺激（过怒过悲）等因素均可导致肝不能正常发挥调畅气机的功能，头部气血得不到正常的疏泄而至气机运行不畅，郁结不行，阻滞脑窍，导致头痛。

（2）肝阳上亢：肝为将军之官而性刚，若肝木不舒而郁久化火，或突然情志刺激过怒，或禀赋素体阳亢，肝阴不能制约肝阳，阴不敛阳，肝阳冲逆于上，气血不得下行，蕴结于脑窍，加之阳为热邪熏灼经脉，故发为头痛。

（3）肝血不足：肝藏血，血具有濡养作用，若肝血不足则不能濡养头部，故发头痛。此类头痛常常病程长，反复发作，疼痛亦不剧烈。

### 3. 瘀血论

盖头像天，三阳六腑清阳之气皆会于此，三阴五脏精华之血亦皆注于此。于是天气所发，六淫之邪，人气所变，五贼之逆，皆能相害。或蔽覆其清明，或瘀塞其经络，因与其气相搏，郁而成热则脉满，满则痛。

《证治准绳·杂病·诸痛门·头痛》

**按语：**头为精明之府，脑为元神之府，脑中髓海需要气血的滋养。血濡养五脏六腑、形体官窍，血随气至，无所不达。老年人多虚多瘀，因虚致瘀，气虚则血不行，血不行则凝滞，凝滞则为瘀血，从而阻滞头部经脉便可发为头痛。病初在气分，久则渐入血分。头痛迁延不愈，由气分渐渐深入血分，或是跌仆摔倒、脑部受伤，血溢出脉外，均可导致瘀血这一病理产物的生成。瘀血阻滞脑窍，不通则痛，故发为头痛。瘀血阻滞经脉进一步加重气血受阻程度，头痛则迁延难愈而成顽疾。清代王清任创立通窍活血汤治疗头痛顽症，别具一格。

### 4. 痰浊论

头痛耳鸣，九窍不利，肠胃之所生也。

《素问·通评虚实论》

膈痰者，谓痰水在于胸膈之上，又犯大寒，使阳气不行，令痰水结聚不散，而阴气逆上，上与风痰相结，上冲于头，即令头痛。或数岁不已，久连脑痛，故云膈痰风厥头痛，若手足寒冷，至节即死。

《诸病源候论·痰饮病诸候·膈痰风厥头痛候》

头痛多主于痰。

《丹溪心法·头痛》

痰厥头痛者，病从脾而之胃也。夫脾主为胃行其津液者也，脾病则胃中津液不得宣行，积而为痰，随阳明之经上攻头脑而作痛也。其证头重闷乱，眩晕不休，兀兀欲吐者是也。

《金匮翼·头痛统论》

**按语：**痰浊为阴邪，乃水液代谢异常所形成的病理产物。老年人多有宿疾，脏腑亏虚为其体质共性特点。正常水液代谢有赖于肺、脾、肾三脏的协同作用。老年人不同程度地存在肺、脾、肾三脏不足，肺的宣发肃降、脾的游溢精气、肝的调畅气机以及肾的蒸腾气化均有不利,随气机升降出入而无所不到,聚集于脑窍则其清阳蒙蔽而气机运行受阻发为头痛。顽固不愈的头痛作为一种反复发作性疾病,病情缠绵,不易速效,其病程较长的临床特点正与痰邪黏滞之性相符合。

### 5. 火热论

久头痛病,略感风寒便发。寒月须重绵厚帕包裹者,此属郁热,本热而标寒。世人不识,率用辛温解散之药,暂时得效,误认为寒,殊不知因其本有郁热,毛窍常疏,故风寒易入,外寒束其内热,闭逆而为痛。

《明医杂著·头痛》

头痛多主于痰,痛甚者火多。

《丹溪心法·头痛》

火头痛,寸口脉洪而大,症兼口干目赤等火症者,上焦实火也。

《医学六要·头痛》

故头痛一症,皆由清阳不升,火风乘虚上入所致。

《临证指南医案·头痛》

**按语:** 老年人虚瘀互见,很难见到单纯的火邪为患,但在特定的病因及条件下可以见到兼夹火热之邪,且多为内生。火热邪气属阳邪,具有冲逆炎上之性,上犯头窍,灼伤气血经脉,导致头痛暴作。火热邪气多责之厥阴之肝和阳明之胃。肝之经脉可上达颠顶,内寄相火,具有风雷之性,相火炽盛,冲逆犯脑,则头痛剧烈;胃乃水谷之海,主腐熟水谷以荣周身,犹如釜底之薪火,若胃火过盛则肠胃实而大便难,腑气不通,胃火反冲于头而致头痛。

### 6. 虚损论

是以头痛巅疾,下虚上实,过在足少阴、巨阳,甚则入肾。

《素问·五脏生成》

头面风者,是体虚,诸阳经脉为风所乘也。诸阳经脉,上走于头面,运动劳役,阳气发泄,腠理开而受风,谓之首风。病状,头面多汗,恶风,病甚则头痛。又,新沐中风,则为首风。又,新沐头未干,不可以卧,使头重身热,反得风则烦闷。……饱食仰卧,久成气病头风。又云:饱食沐发,作头风。

《诸病源候论·风病诸候·头面风候》

如人病头痛者,人以为风在头,不知非风也,亦肾水不足,而邪火冲入于脑,终朝头晕,似头痛而非头痛也。

《石室秘录·偏治法》

**按语:** 老年人处在生命周期的生、长、壮、老的老年阶段,受外感六淫、饮食不节、情志内伤的损害,痰、瘀血等病理产物积聚,最终导致脏腑亏虚,气血阴阳虚衰,且夹杂痰瘀的基本病机状态。老年头痛亦是如此。老年脾胃虚弱,生化乏源,或因老年肾精亏损,皆可导致气血亏虚、肾精不足,以致头窍失养不荣,发为头痛。

(1)气血亏虚:气为阳,主推动,血为阴,主濡养,二者协同作用良好才能发挥好濡养清窍的作用,头窍的正常生理活动才能得以发挥。若是气血亏虚,不能上荣脑窍;或瘀血、痰浊阻滞,脑失所养,则发为头痛。气血主要由脾胃消化水谷精微化生,脾胃亏虚,则气血生化乏源,同时升清降浊功能紊乱,清阳不升,不能上达于头窍而发为头痛。

(2)肾精不足:头窍为髓海之府,肾藏精生髓,肾精足而后化生脑髓,脑髓充足则头窍得以发挥神明之用。若先天肾精不足、房劳伤精无度、老年肾精亏损则脑髓生化乏源,脑窍失养,不荣则痛,发为头痛。

## 【诊法析要】

首风之状,头面多汗,恶风。

《素问·风论》

寸口之脉中手短者,曰头痛。

《素问·平人气象论》

病人……语声啾啾然细而长者,头中病。

《金匮要略·脏腑经络先后病脉证治》

脉紧,头痛风寒,腹中有宿食不化也。

《金匮要略·腹满寒疝宿食病脉证治》

伤寒头痛,脉洪大者可治,实牢者生,沉细者死。

《察病指南·审诸病生死脉法·伤寒类》

太阳头痛,脉浮紧,恶风寒。少阳头痛,脉弦细,有寒热。阳明头痛,脉浮缓长,自汗。太阴头痛,脉沉缓,必有痰。厥阴头痛,脉浮缓,为冷厥。少阴头痛,脉沉细,为寒厥。左属风,右属痰。

《脉因证治·头目痛》

属痰者多,有热,有风,有血虚。在左属风……属血虚……在右属痰。

《丹溪心法·头风》

凡诊头痛者,当先审久暂,次辨表里。盖暂痛者,必因邪气;久病者,必兼元气……凡外感头痛,当察三阳、厥阴……太阳在后,阳明在前,少阳在侧,此又各有所主,亦外感之所当辨也。至若内伤头痛,则不得以三阳为拘矣。

《景岳全书·杂证谟·头痛》

头痛多弦。浮风紧寒,热洪湿细,缓滑厥痰。气虚弦软,血虚微涩,肾厥弦坚,真痛短涩。甚则入肾而为真头痛也……其脉短涩者,短则阳脱于上,涩则阴衰于下。

弦为阴脉,敛直而无抑扬之势,乃阳虚不能张大,或致外邪所乘。况头乃六阳所乘,邪束于外,阳郁于中,安得不痛? 故头痛者多弦。

《医灯续焰·头痛脉证》

头痛阳弦,浮风紧寒,风热洪数,湿细而坚,气虚头痛,虽弦必涩,痰厥则滑,肾厥坚实。

《杂病源流犀烛·头痛源流》

**按语:**关于头痛的诊法,除以望、闻、问、切四者为主外,必要时仍需借鉴现代仪器设备检查。头痛是患者的一种自觉症状,医者须通过详细问诊才能准确、全面地把握病情。首先,需要问清楚患者症状,头痛为新发抑或迁延。新发头痛多为外感六淫所致，需进一步询问有无恶寒、发热、口渴等症状；迁延头痛多为内伤所致，需询问平素饮食、情绪以及加重缓解因素等。同时，需问清疼痛性质、程度，如其疼痛十分剧烈，则多属危急重症。其次，需要注意询问患者头痛部位，是遍头疼痛，或是一侧疼痛，或是局部疼痛。局部之枕部连项属太阳经，头侧连耳属少阳经，前额眉棱属阳明经，头之颠顶连目属厥阴经。再结合辨外感内伤，外感则可用六经辨证，内伤则可采用脏腑辨证。问诊需要患者配合，带有一定的思想主观性和语言模糊性，故问诊所得需要医者以脉诊与望诊进行佐证与校正。脉学受到历代医家的重视，相关论述颇丰。风寒头痛其脉多浮紧；风热头痛其脉多浮数；痰湿头痛其脉多濡滑；瘀血头痛其脉多细涩；阳亢火热头痛其脉多弦数；虚证头痛其脉多无力。故提高脉诊水平有助于对头痛做出准确判断，对其转归预后也可了然于胸。望诊可以通过面部与人体各部相应的位置、色泽、形态的变化而辨别疼痛之所在或发于何经。

## 【辨证论治】

### 1. 辨外感内伤

黄帝问曰：余闻风者百病之始也，以针治之，奈何？岐伯对曰：风从外入，令人振寒，汗出头痛，身重恶寒。治在风府，调其阴阳，不足则补，有余则泻。

《素问·骨空论》

太阳病，头痛发热，身疼腰痛，骨节疼痛，恶风，无汗而喘者，麻黄汤主之。

《伤寒论·辨太阳病脉证并治》

伤寒，脉弦细，头痛发热者，属少阳。

《伤寒论·辨少阳病脉证并治》

寸口脉浮，中风，发热，头痛。宜服桂枝汤、葛根汤，针风池、风府，向火灸身，摩治风膏，覆令汗出。

《脉经·平三关病候并治宜》

久头痛病，略感风寒便发。寒月须重绵厚帕包裹者，此属郁热，本热而标寒，世人不识，率用辛温解散之药，暂时得效，误认为寒，殊不知其本有郁热，毛窍常疏，故风寒易入，外寒束其内，热闭逆而为痛……唯当泻火凉血为主，而佐以辛温散表之剂，以从治法治之，则病可愈而根可除也。

《丹溪心法附余·头痛》

如人病头痛者，人以为风在头，不知非风也，亦肾水不足而邪火冲于脑，终朝头晕，似头痛而非头痛也。若只治风，则痛更甚。法当大补肾水，而头痛头晕自除。

《石室秘录·偏治法》

头苦痛如裂，身重如山，四肢厥冷，不得安卧……而痰厥头痛作矣。制半夏白术天麻汤主之而愈……此头痛苦甚，谓之足太阴痰厥头痛，非半夏不能疗，眼黑头旋，风虚内作，非天麻不能除。其苗为定风草，独不为风所动也。

《脾胃论·调理脾胃治验治法用药若不明升降浮沉差互反损论》

**按语**：论治头痛首当辨明外感与内伤。外感者，其病机为感受风、寒、湿、热之邪，邪气上犯头部,清阳不升,气血不畅,经脉绌急发为头痛。内伤者,与肝、脾、肾等脏腑关系密切。病因病机各异,施治亦不同。头痛属外感者,起病急骤,病程多在数天之内,多兼有较为明显的表证,不难诊断。病之初起,正气尚足或虽有不足亦可与邪气抗争,以实证为主,当以祛除邪气为要,故其治疗原则以辛散祛风止痛为主,根据兼夹之寒、热、湿等邪气,或辛温散寒,或辛凉清热,或辛香化湿,灵活选方用药,如风寒可用麻黄汤加减,风热可用芎芷石膏汤加减,风湿者可用羌活胜湿汤加减等。头痛属内伤者,病情多反复迁延不愈,时轻时重而病程可达数月数年之久,表证不明显而多兼夹脏腑不适之征。病之迁延日久,正气多有耗损,各个脏腑皆可受其累,加之气血津液代谢失常而内生滞气、浊痰以及瘀血,各种病理产物胶着为害,故需细察详究其脉症,知其在何脏何腑、虚实几分,随证治之。如辨为肝阳头痛者,治以平肝潜阳、息风止痛,可用天麻钩藤饮加减;属于痰浊头痛者,治以燥湿健脾、降逆化痰,可用半夏白术汤加味。李东垣所制半夏白术天麻汤,专于内伤痰厥头痛,方中半夏化痰;天麻息风;黄芪泻火补元气;人参泻火补中益气;二术除湿补中益气;泽、苓利小便导湿;橘皮益气调中升阳;神曲消食,荡胃中滞气;大麦面宽中助胃气;干姜涤中寒;黄柏泻少火。现在临床常用的半夏白术天麻汤则出自《医学心悟》,用于清阳不升,浊阴不降,痰浊上扰所致的头痛头晕,在东垣方基础上加减而成。

**2. 辨正邪虚实**

干呕,吐涎沫,头痛者,吴茱萸汤主之。

《伤寒论·辨厥阴病脉证并治》

夫病赤目,经年不愈者,是头风所加之,令人头痛。可用独圣散、八正散之类。

《儒门事亲·病目经年四十》

如肥人头痛是湿痰,宜半夏、苍术……如气虚头痛,宜黄芪、酒洗生地黄、南星、秘藏安神汤……如形瘦苍黑之人头痛,乃是血虚,宜当归、川芎、酒黄芩。

《丹溪心法·头痛》

脑逆故令头痛,齿亦痛,乃厥逆头痛也。邪气逆上阳经而痛,甚则发厥,头痛齿亦痛。宜白附子散。

《本事方·头痛》

痰厥头痛,宜上清白附子丸,定风饼子芎辛导痰汤。

《世医得效方·头痛》

脉动作,头重痛,热气潮者,属胃。宜调胃承气汤下之即愈。

《医学纲目·肝胆部·头风痛》

太阳头痛必有痰,体重腹痛,为痰癖,其脉沉缓,苍术半夏南星为多。少阴头痛,三阳三阴,经不流行,两足寒,气逆为寒厥,其脉沉细,麻黄附子细辛为多。厥阴头痛项痛,或痰吐涎沫厥冷,其脉浮缓,吴茱萸汤主之,诸血虚头痛,当归川芎为多。诸气虚头痛,人参黄芪为多。为多者主治实药也,兼见何证以佐使药治之,此立方大法也。

《奇效良方·头痛头风大头风》

伤寒杂病,头晕痛者,风寒也。血家晕痛,则多是痰火,误用发散药,鲜不增剧。痰气上攻,头目沉重昏花,兀兀欲吐,首如裹物,右手脉实,阴雨增痛,是痰候也。二陈汤加防风、川芎、黄芩、薄荷、细辛、石膏治之。病重者，消化丹治之。火逆晕痛者，烦渴引饮，见火增剧，掉头更痛，口苦嗌干，溺赤便闭，左手脉数，是火症也，大柴胡汤治之，当归芦荟丸亦治之；轻则小柴胡汤加菊花……又曰，头晕痛虽是两病，失血之人，往往兼见二证。由于血虚，则风动而弦，火动而晕。吾谓不分晕痛，亦不分治肝治肾，总以四物汤加元参、枸杞、肉苁蓉、玉竹、天麻、细辛、知母、黄柏、山茱萸、牛膝。

《血证论·晕痛》

查患头疼者，无表证，无里证，无气虚，痰饮等证，忽犯忽好，百方不效，用此方（血府逐瘀汤）一剂而愈。

《医林改错·头痛》

头痛有虚有实之分，实痛易除而虚痛难愈。实痛如刀劈箭伤而不可忍。……头痛有阳虚阴虚之分，阳虚者脾胃之气虚，阴虚者肝肾之气虚也……补中益气汤加蔓荆子一钱、半夏三钱一剂。

《辨证玉函·头痛》

**按语：**治病需明虚实，虚者补之，实则泻之。治疗头痛尤当注意辨虚实，虚者头窍经络失养，治当以补益为主；实者头窍经气郁滞，治当以疏泄为主。老年头痛，病久之迁延，邪气虽不盛而正气多耗损，各个脏腑皆可受其累，加之气血津液代谢失常而内生滞气、浊痰以及瘀血，各种病理产物胶着为害，或虚，或实，或三分虚七分实，或七分虚三分实，需细察详究其脉诊，知其在何脏何腑、虚实几分，随证治之。辨证属瘀血头痛者，治以活血化瘀止痛之法，方用通窍活血汤加减；辨为虚证头痛者，随气虚、血虚、精亏，可选用四君子汤、四物汤、大补元煎加减；虚实夹杂者，随其几分虚几分实，补其虚泻其实，合而用之。久病入络，内伤头痛的治疗还应重动物类药的运用，在辨证施治的基础上选用僵蚕、全蝎、蜈蚣、地龙、乌梢蛇等搜风通络之品，有助于改善病情。

### 3. 分六经用药

太阳头痛，恶风脉浮紧，川芎、独活、羌活、麻黄之类为主；少阳经头痛，脉弦细，往来寒热，柴胡为主；阳明头痛，自汗，发热，恶寒，脉浮缓长实者，升麻、葛根、石膏、白芷为主；太阴头痛，必有痰……苍术、半夏、南星为主；少阴头痛，三阴三阳经不流行，而足寒气逆，为寒厥，其脉沉细，麻黄、附子、细辛为主；厥阴头项痛，或吐痰沫，厥冷，其脉浮缓，吴茱萸汤主之。

《兰室秘藏·头痛门》

三阳头痛，羌活、防风、荆芥、升麻、葛根、白芷、柴胡、川芎、芍药、细辛、葱白连须，分两旋加。若阴证头痛，只用温中药足矣，乃理中姜附之类也。大病后气虚头痛，四桂散，加茶一撮煮服。

《东垣十书·内外伤辨惑论》

头痛需用川芎，如不愈，各加引经药。太阳川芎，阳明白芷，少阳柴胡，太阴苍术，少阴细辛，厥阴吴茱萸。

《丹溪心法·头痛》

头痛属太阳者，自脑后上至巅顶，其痛连项；属阳明者，上连目珠，痛在额前；属少阳者,上至两角,痛在头角。以太阳经行身之后,阳明经行身之前,少阳经行身之侧。厥阴之脉会于巅顶,故头痛在巅顶。太阴、少阴二经虽不上头,然痰与气逆壅于膈,头上气不得畅而亦痛。

《冷庐医话·头痛》

太阳痛在脑后,必连项强,宜九味羌活汤,加葱白三根。阳明痛在额前,必连目眶,宜升麻葛根汤。少阳痛在侧,必兼两胁痛多呕,宜逍遥散去白术,加半夏、黄芩、川芎。太阴无头痛,然湿土动而生痰,亦为头痛,宜二陈汤加制南星、苍术、川芎。少阴头痛,脉细,俱欲寐,宜五积散加细辛、附子。厥阴头痛如破,干呕,吐涎沫,宜吴茱萸二钱、人参一钱五分、生姜四钱、大枣四枚,水煎服,名吴茱萸汤。

《时方妙用·头痛》

**按语:**在外感内伤、正邪虚实辨证的基础上,还可以结合历代医家总结的分经用药(引经药)智慧,如两侧头痛者加用柴胡、川芎,前额头痛者加用白芷,眉棱骨痛者加用蔓荆子,颠顶头痛者加用吴茱萸,全头痛者加用苍术、半夏、天南星,连及项背头痛者加用葛根。《丹溪心法》使得头痛引经药理论趋于成熟。

### 4. 辨特殊头痛

真头痛,头痛甚,脑尽痛,手足寒至节,死不治。

《灵枢·厥病》

真头痛,天门真痛,上引泥丸,夕发旦死,旦发夕死。为脑为髓海,真气之所聚,卒不受邪,受邪则死,不可治。

《证治准绳·杂病·诸痛门·头痛》

**按语:**需要特别指出的是,类似于西医学脑出血、高血压危象的真头痛,发病急、病情重、预后差,需立即抢救治疗以免延误病情。除药物治疗以外,还可以根据病情,配合针灸、推拿、外治等疗法,疗效更佳。

雷头风者,头痛而起核块也。

《万病回春·头痛》

雷头风证,头面疙瘩肿痛,憎寒发热,状如伤寒。病在三阳,不可过用寒药重剂,诛伐无过。一人病此,诸药不效。

《本草单方·头风》

**按语:**临床上"雷头风"一症较为少见,因其初起时恶寒壮热,继而头面起核块,或肿痛红赤,可与一般头痛相鉴别。此病由湿毒郁结于上所致,起发甚快,老年人往往是久病气血两虚,肝阳上扰,病久郁而痰湿生,瘀又阻脉络所致,治宜以"扶正祛邪并重,标本同治"为原则。

论曰:偏头痛之状。由风邪客于阳经。其经偏虚者。邪气凑于一边。痛连额角。故谓之偏头痛也。

《圣济总录·诸风门·偏头痛》

偏头痛。旧分右属热与痰,以阳明胃府居右,多热多痰也。分左属风属血虚,以肝木主风居左,又左属血也。

《医碥·头痛》

（川芎茶调散）治诸风上攻，正偏头痛，恶风有汗，憎寒壮热，鼻塞痰盛，头晕目眩。

《成方切用·川芎茶调散》

**按语：**治偏头痛需依据头痛部位之左右辨明热、痰、风、血虚，而后根据病因辨证选方，热加黄芩，痰加半夏、苍术，风加荆芥、薄荷，血虚加川芎、当归、菊花。

## 【名方临用】

### 川芎茶调散

**1. 文献出处**

治丈夫、妇人诸风上攻，头目昏重，偏正头疼，鼻塞声重；伤风壮热，肢体烦疼，肌肉蠕动，膈热痰盛；妇人血风攻注，太阳穴疼。但是感风气，悉皆治之。

薄荷叶（不见火，八两） 川芎 荆芥（去梗，各四两） 香附子（炒，八两） 防风（去芦，一两半，别本作细辛去芦一两） 白芷 羌活 甘草（爁，各二两）

上件为细末。每服二钱，食后，茶清调下。常服清头目。

《太平惠民和剂局方·治伤寒》

**2. 方解**

川芎茶调散专为外感伤风而设。风邪上袭颠顶，头目经络经气不利，故而头痛。治当祛风止痛。方中川芎为君，辛温香窜，行血中之气，祛血中之风，上行脑目，活血行气，祛风止痛，善治少阳、厥阴经头痛，为头痛要药。羌活善治太阳经头痛，白芷善治阳明经头痛，细辛善治少阴经头痛，三药俱能祛散风邪，又能止痛，共为臣药，助君药祛风止痛。荆芥、防风、薄荷辛散上行，疏风解表，方中大量风药，有温燥之弊，又风为阳邪，易化热化燥，故重用辛凉之薄荷以制温燥。甘草和中益气，调和诸药。本方需以清茶调服，取茶苦寒之性，清上降下，既可上清头目，又能制约风药过于升散温燥之弊。诸药合用，相得益彰，共奏疏风止痛之功。本方集大队疏风止痛药于一体，力专效宏，又分经论治，诸经兼顾。

**3. 临床应用**

川芎茶调散主治外感风邪头痛，临证应用需抓住头痛、鼻塞、脉浮等辨证要点。辨证属风寒者可酌加紫苏叶疏风散寒；属风热者可去辛热之细辛、羌活，加菊花、蔓荆子等疏散风热；若头痛病久不愈，可加虫类药搜风剔络。此方可治疗感冒头痛、血管神经性头痛、眩晕、三叉神经痛、带状疱疹、经行头痛等辨证属外感风邪者。现代药理学研究认为其具有解热镇痛、抗炎、抗氧化等作用。

### 天麻钩藤饮

**1. 文献出处**

治高血压头痛，晕眩，失眠。

天麻 钩藤 生决明 山栀 黄芩 川牛膝 杜仲 益母草 桑寄生 夜交藤 朱茯神

制煎剂服。

《中医内科杂病证治新义·头痛》

**2. 方解**

天麻钩藤饮为平肝降逆之剂,主治肝风内动,肝阳上扰之头痛、眩晕。肝肾阴虚,肝阳偏亢,肝风上扰清窍,导致头痛、眩晕。阳亢化风为病之标,肝肾阴虚为病之本,标急则治标,故治疗当以平肝潜阳为主,兼以补益肝肾。方中天麻善于息风平肝,"乃定风草,故为治风之神药"(《本草纲目》);钩藤味甘性寒,长于清热平肝止痛,二者共为君药,平肝息风止痛之力倍增。石决明咸寒,入肝经,清热潜阳;川牛膝可引血下行,平抑上亢之阳气,二药共用为臣。辅以清降之栀子、黄芩清肝泻火;桑寄生、杜仲滋肝肾以平肝之逆;再加首乌藤、朱茯神以安神助眠。方中益母草配伍川牛膝,有活血利水之功,契合"治风先治血,血行风自灭"(《医宗必读》)之论,故为治疗肝厥头痛之良方。

**3. 临床应用**

本方出自现代中医内科专著《中医内科杂病证治新义》,为治疗高血压头痛(肝厥头痛)所设,为编者胡光慈临床经验总结。此方临证效果显著,今已成为临床常用方剂。主要用于治疗肝阳偏亢,肝风上扰证。症见头痛耳鸣,眩晕眼花,烦躁不安,失眠多梦,舌红苔黄,脉弦或数等。本方标本兼顾,辨病与辨证相结合,疗效颇丰。现代药理学研究表明,本方中黄芩、杜仲、益母草、桑寄生等均有扩张血管、降低血压的作用,是以疗效显著。

## 【医案医话】

人有头疼不十分重,遇劳、遇寒、遇热皆发,倘加色欲,则头岑岑而欲卧矣。此乃少年之时,不慎酒色,又加气恼而得之者也。人皆以头痛之药治之而不愈者,何也? 盖此病得之肾劳,无肾水以润肝,则肝木之气燥,木中龙雷之火,时时冲击一身,而上升于巅顶,故头痛而且晕也。治法宜大补其肾中之水,而少益以补火之品,使水足以制火,而火可归源,自然下引而入于肾宫。火有水养,则龙雷之火安然居肾,不再上升而为头痛也。方用八味地黄汤加减用之。

熟地(一两) 山茱萸(五钱) 山药(五钱) 茯苓 丹皮 泽泻(各三钱) 川芎(一两) 肉桂(一钱)

水煎服,二剂而头轻,十剂而痊愈。然后去川芎而加白芍、当归各五钱,再服二十剂,永不再发矣。

《辨证录·头痛门》

**按语:** 本方六味为补精之圣药,肉桂引火归经,川芎治头痛,合用奏功如响。头痛在上焦,火在下焦,补肾中之水,何以治下而上愈? 川芎为阳药,然能补血而走于巅顶。况加肉桂,以助命门之火。同气相合,故能同群共济,而肾中水火,又复既济。

《内经》云:肾主骨,生髓,髓通于脑。肾精不足,脑髓空虚,风邪入中,故为肾虚头痛。正所谓"正气存内,邪不可干""邪之所凑,其气必虚"。立法以养正为主,养正即所以祛邪。陈氏所论,辨证精详,用药丝丝入扣,充分体现了"急则治其标,缓则治其本"的原则。

章衡阳铨部患热病,病在阳明,头痛,壮热,渴甚且呕,鼻干燥,不得眠,诊其脉洪大而实。仲淳故问医师。医师曰:阳明证也。曰:然。问所投药? 曰:葛根汤。仲淳曰:非也。曰:葛根汤非阳明药乎?曰:阳明之药,表剂有二,一为葛根汤,一为白虎汤。不呕吐而解表,用葛根汤;今吐甚,是阳明之气逆升也,葛根升散,故用之不宜。白虎汤加麦门冬、竹叶,名竹叶石膏汤。石膏辛能解肌,镇坠能下胃家痰热;肌解热散则不呕,而烦躁壮热皆解矣。遂用大剂竹叶石膏汤疏方与之,且戒其仲君曰:虏荆非六十万人不可,李信二十万则足矣。临别去,嘱曰:斯时投药,五鼓瘥;天明投药,朝餐瘥。已而果然。或谓:呕甚,不用半夏,何也?仲淳曰:半夏有三禁,渴家、汗家、血家是也。病人渴甚而呕,是阳明热邪炽甚,劫其津液,故渴;火邪上升,故呕。半夏辛苦温而燥,有毒,定非所宜。又疑其不用甘草何也?曰:呕家忌甘,仲景法也。

《先醒斋医学广笔记·春温夏热病大法》

**按语:**本证以壮热、脉洪大而实为主症,以头痛、渴甚且呕、鼻干燥、不得眠为伴随症状,方用竹叶石膏汤。葛根汤、白虎汤同是治阳明病的方剂,但功效相差很大,葛根汤可鼓舞阳气,用于正气相对虚弱者以鼓邪外出。白虎汤为清散之方药,用于正盛邪实之证以散邪外出。

## 【食治备要】

### 葱豉茶方

治伤寒头痛壮热,葱豉茶方。

葱白(三茎去须)  豉(半两)  荆芥(一分)  薄荷(三十叶)  栀子仁(五枚)  石膏(三两,捣碎)  茶末(三钱,紫笋茶上)

上以水二大盏,煎取一大盏,去滓,下茶末,更煎四五沸,分二度服。

《太平圣惠方·药茶诸方》

**按语:**药茶为我国古代药剂之一,是以质地轻薄,或具有芳香挥发性成分的药材为原料,加茶而成,经沸开水冲泡,温浸而成的一种药剂。像喝茶那样,频频引用,不宜煎煮。本方治外感风寒之头痛发热效佳。

### 莱菔汁

王荆公患偏头痛,捣莱菔汁,仰卧,左痛注右鼻,右痛注左鼻,或两鼻齐注,数十年之患,二注而愈。

《本草备要》

**按语:**将食物赋以药用,药借食力,食助药威,二者相辅相成,相得益彰,既具有较高的营养价值,又可防病治病、保健强身、延年益寿。本方用白萝卜汁滴鼻对外感风寒引起的偏头痛效果较好。

### 竹叶粥方

食治老人膈上风热,头目赤痛,目视𥉁𥉁。

竹叶(五十片,净洗)  石膏(三两)  沙糖(一两)  折粳米(三合)

上以水三大盏,煎石膏等二味,取二盏。去滓,澄清用,煮粥熟。入沙糖食之。

《养老奉亲书·食治老人眼目方》

**按语:**老年人膈上风热,属于时行疾病。风热外犯皮毛、血脉,内袭心、肺两脏。目之白睛属肺,内眦属心,心、肺受邪则经脉不畅,气血滞涩,影响于目,使赤脉传睛,白睛红赤,视物不明,并常兼恶风发热、头痛鼻塞、苔白或黄、脉浮而数等症,治宜风热并治。本方以竹叶为君,辛淡甘寒,入心、肺两经,善清上焦风热,尤能解渴除烦。生石膏为臣,辛甘而寒入肺、胃、三焦,清热降火、解肌生津。佐以砂糖、粳米顾护胃气,使邪去而不伤正。四药同用,寓竹叶石膏汤意,若风重于热及风热并重,方中可加入适量荆芥、薄荷。

## 栀子仁粥方

食治老人热发,眼赤涩痛。

栀子仁(一两)

上为末,分为四服。每服用米三合煮粥,临熟时下栀子末一分,搅令匀食之。

《养老奉亲书·食治老人眼目方》

**按语:** 老年人恣嗜辛热膏粱厚味,酿成三焦实热,内热发动,心火上炎,则血脉逆行,经络壅阻,郁于眦部及白睛,则见赤脉侵睛、目睛涩痛、头痛烦热、舌红口干、脉数有力等症。治宜清泻心肺三焦郁火。栀子仁苦寒,清热泻火、凉血解毒,属降火明目消肿之佳品。实热目赤用之,药少功专。

## 【养生保健】

治风头痛,百医不瘥,枕头方。

食茱萸叶

上件药,细锉,洒酒拌匀,以绢囊盛之,于甑上蒸热。

乘热分两包子,更换枕之,取瘥为度。

《太平圣惠方·治风头痛诸方》

**按语:** 药枕疗法属中医外治法范畴,将具有疏通经络、调畅气血、芳香开窍、益智醒脑、强壮保健等作用的药物经过炮制后装入枕芯,制成药枕。通过枕中药物,辛凉芳香,促使其有效成分经口、鼻、黏膜诸窍吸入肺内,肺朝百脉,输布全身,上行于脑,则脑络舒通,气血流畅,热散风疏,神清目明,窍通通止。药枕种类繁多,基于辨证类型,可有磁石枕、菊花枕、明目枕等诸多类型。本方治疗厥阴头痛效果较佳。

伤寒一日,遍身发热,头疼脑痛,人事昏沉,胡言乱语。

推三关,六腑,打马过天河,水底捞明月,分阴阳,运八卦,五指尖,运斗肘。无汗掐心经,内劳宫,肩井。

伤寒二日,结胸腹胀,减食沉迷,内热外寒,遍体骨节疼痛。

推三关,六腑,心经,分阴阳,运八卦。开胸膈疼,加肺经。饮食不进,加脾土,曲池,阳池。

伤寒三日,遍身骨节疼痛,大小便不通,肚腹作胀。

推三关,肺经,和阴阳,运八卦,开胸,运斗肘,天门入虎口,四横纹,水底捞明月,赤凤摇头,揉太阳,揉五指节。攒竹,曲池,肩井。

《小儿推拿广义·伤寒门》

**按语：**穴位按摩是以经络穴位按摩为主，其手法渗透力强，可以放松肌肉、解除疲劳、调节人体功能，具有提高人体免疫能力、疏通经络、平衡阴阳、延年益寿之功效。头为诸阳之会，脑为髓海，如因先天禀赋不足、后天失调、情志刺激、气候剧变等因素导致脏腑功能失调，气血运行失常，经络不通，则可致头痛。拇指揉法、指梳法、指尖叩法、穴位点揉、掌揉等按摩手法可行气活血、通畅经络，改善头皮局部组织代谢，从而缓解头痛及其伴随症状。本法用于伤寒传变，逐日传经，由浅入深，治疗外感风寒发热头痛效果较好。

# 老年中风

中风是以突然昏仆，不省人事为主症，或伴有半身不遂、口舌㖞斜、言语不利表现的病证，一般分为中经络和中脏腑。前者病情较轻，可无昏仆而仅见口舌㖞斜、半身不遂等症；后者必有昏仆、不省人事等症。中风起病突然，变化多端，与风之善行数变的特性相似，故取名为"中风"，又名"卒中"。基于老年人的脏腑亏损，且处于气滞血瘀痰阻的易生状态，本病发病率随年龄的增长而增高。西医学中急性缺血性脑卒中和出血性脑卒中等疾病，可参照本病辨证论治。

春秋战国时期，本病常被称为"仆击""偏枯""薄厥""大厥"，认为与虚邪外袭、膏粱饮食、七情恼怒等有关。《素问·风论》云："饮酒中风，则为漏风。入房汗出中风，则为内风。新沐中风，则为首风。"皆以外感风邪立论。而《灵枢·邪气脏腑病形》云"阴阳俱感，邪乃得往"，指出脏腑不足可致中风。汉代张仲景《金匮要略》初步建立了中络、中经、中脏、中腑的辨证体系。隋代巢元方《诸病源候论》认为"体虚受风"，"风客于半身"。唐代孙思邈《备急千金要方》认为"凡大汗，勿偏脱衣，喜得偏风，半身不遂"，说明中风乃由体虚邪中所致。唐宋以前多以"内虚邪中"立论，唐宋以后多以"内风"立论。刘完素《素问玄机原病式》力主本病因"心火暴甚"。李东垣《医学发明》认为"正气自虚"可致本病。朱丹溪《丹溪心法》主张"湿痰生热"而中风。王履《医经溯回集》根据是否受外感风邪，率先指出以外受风邪为"直中"，内虚生风为"类中"。明清时期，张景岳提出"中风非风"观点，认为中风乃"内伤积损"所致。李中梓《医宗必读》将中风重证分为闭证和脱证。清代叶天士指出"水不涵木"可导致中风，沈金鳌提出"因痰而中"的观点，尤怡指出"肝风内动"可导致中风，王清任提出"气虚血瘀"的中风病因病机及其治法方药。近代医家张伯龙、张山雷、张锡纯进一步认识到本病的发生是因为肝阳化风，气血并逆，直冲犯脑。年长之人，真气内弱，气血五脏俱虚，易内生风邪；气血津液运行失调，易多痰多瘀，复感外风，亦发为卒中之症。

## 【病名钩玄】

风之伤人也，或为寒热，或为热中，或为寒中，或为疠风[1]，或为偏枯，或为风也，其病各异，其名不同。

《素问·风论》

有病身热解㑊，汗出如浴，恶风少气，此为何病？岐伯曰：病名曰酒风[2]。

《素问·病能论》

太阳病，发热，汗出，恶风，脉缓者，名为中风。

《伤寒论·辨太阳病脉证并治法》

夫风之为病，当半身不遂，或但臂不遂者，此为痹。脉微而数，中风使然。

《金匮要略·中风历节病脉证治》

非风一证，即时人所谓中风证也。……而古今相传，咸以中风名之，其误甚矣。故余欲易去中风二字，而拟名类风，又欲拟名属风。然类风、属风，仍与风字相近，恐后人不解，仍尔模糊，故单用河间、东垣之意，竟以非风名之。

《景岳全书·杂证谟·非风》

夫中风之证，有真似二者，真中风者，外感之表证也，似中风者，内伤之里症也。二者不明，未免误人。其外感者，经曰：风为百病之长，静则肉腠闭拒，虽有大风苛毒，勿之能害。否则天有八风乘虚感袭，自有表证可以疏散，但有中经、中脏、寒热、虚实之分。中经者，邪在三阳，其病尚浅；中脏者，邪入三阴，其病则深；在经不治，则渐入脏，由浅而深也。因寒者，则拘急挛痛，而脉浮紧，因热者，则弛缓不收，而脉浮洪。又若正胜邪者，乃可直攻其邪；正不胜邪者，则必先顾其本，或攻补交施，此虚实之谓也。

《罗氏会约医镜·杂证·论真中风似中风》

中风之名各不同，其卒然仆倒者，经称为击仆，世又称为卒中，乃初中风时如此也。其口眼㖞斜，半身不遂者，经称为偏枯，世又称为左瘫右痪，及腲腿风，乃中倒后之证，邪之浅者如此也。其舌强不言，唇吻不收者，经称为痱病，世称又为风懿[3]风气，亦中倒后之症，邪之深者如也……凡病偏枯，必先仆倒，故《内经》连名称为击仆偏枯也。

《医学纲目·肝胆病·中风》

脑充血即《内经》之所谓厥证，亦即后世之误称中风证。

《医学衷中参西录·脑充血门》

注释：

[1] 疠风：风寒克瘀脉不去，名曰疠风。

[2] 酒风：饮酒汗出得风，名曰酒风。

[3] 风懿：又名风癔，中风证候之一。指猝然昏倒，舌强不能言，喉中有阻塞感和痰鸣音。

**按语：** 中风相关名称的记载广泛见于《素问》与《灵枢》中，如"偏枯""偏风""薄厥""大厥""煎厥""癫疾""仆击""喑痱"等，与现代论述的中风症状相同，多属于广义"中风"范畴。这些名词术语反映了风邪侵犯人体可引起多种疾病，从而奠定了"风者，百病之长也"的理论基础。《难经》云"伤寒有五，有中风，有伤寒，有湿温，有热病，有温病，其所苦各不同"，将中风放在广义伤寒之下，与后世的狭义中风含义有所不同。汉代张仲景《金匮要略》提出的中风之名是狭义中风的最早出处，与现代意义的中风一致，不仅论述了中风的临床表现，还将其病情按轻重分为中络、中经、中腑、中脏，成为后世中风病分型论治的基础。东晋时期的《肘后备急方》《小品方》两书，根据中风病程进展的快慢，有诸如"中暴风""中缓风""卒中风瘫""急中风""中柔风""瘫缓风"等病名。隋代巢元方《诸病源候论》未提到中风病名，文中用"风懿""风痉""风痱"代替。南宋陈无择首次提出中风作为独立的病证名称，元代的王履从病因学角度归类，提出"真中""类中"的概念，于是中风病又有了其他名称，如"非风""内风"等，意义较大。目前中风病的含义非常明确，特指脑血管意外所引起的内科疾病，又称卒中为内中风。

## 【病因病机】

### 1. 外风论

风气藏于皮肤之间,内不得通,外不得泄。风者善行而数变,腠理开则洒然寒,闭则热而闷;其寒也则衰食饮,其热也则消肌肉,故使人怢栗而不能食,名曰寒热。

《素问·风论》

邪气者,虚风之贼伤人也,其中人也深,不能自去。

虚邪偏客于身半,其入深,内居荣卫,荣卫稍衰,则真气去,邪气独留,发为偏枯。

《灵枢·刺节真邪》

浮者血虚,络脉空虚;贼邪不泻,或左或右;邪气反缓,正气即急,正气引邪,喝僻不遂。

《金匮要略·中风历节病脉证并治》

或行立艰难,或言语謇涩,或半身不遂,或四肢拳缩,或口眼偏邪,或手足敧侧,或能行步而不能言语,或能言语而不能行步,或左偏枯,或右壅滞……种种诸证,皆出于痹也。痹者,风寒暑湿之气中于人,则使之然也。

《中藏经·论痹》

风之厥,皆由于四时不从之气,故为病焉,有瘾疹者,有偏枯者,有失音者……皆起于风也。

《中藏经·风中有五生死论》

风邪入于足阳明、手太阳之经,遇寒则筋急引颊,故使口喝僻,言语不正,而目不能平视。

《诸病源候论·风病诸候·风口喝候》

风邪客于肌肤,虚痒成风疹瘙疮;风邪入深,寒热相搏则肉枯;邪客半身入深,真气去则偏枯。

夫眼睑动,口唇动偏喝,皆风入脉。

《备急千金要方·诸风》

夫风为天地浩荡之气,正顺则能生长万物,偏邪则伤害品类。人或中邪风,鲜有不致毙者。……盖风性紧暴,善行数变,其中人也卒,其眩人也晕,激人涎浮,昏人神乱,故推为百病长。

《三因极一病证方论·叙中风论》

**按语:**对中风病病因病机的阐述最早是从外风的角度开始的。《内经》最早提出了"外风"导致中风的理论,《内经》认为"风为百病之长",病因为风邪直接入侵,如"风之伤人也","虚邪偏客于身半"即为"内虚邪中"。认为"外风"乃是中风病的病因,其依据是中风患者多发病急骤,令人猝不及防,如风性善行而数变,加之中风后患者多伴恶寒、发热、营卫不和等表现,"中风"病名由此而来。唐宋以前医家对中风病病因的阐述主要强调外感风邪,认为是风邪入侵机体,导致机体经脉痹阻不通,气血不能濡养肢体,从而发生偏枯等中风症状。汉代张仲景虽然提出正气亏虚与中风关系密切,但其理论仍偏重于外感虚邪贼风,导致脏腑功能紊乱而病,他首先提出中经络、中脏腑的证候分类，以区别不同程度风邪入中的情况。隋代巢元方《诸病源候论》指出中风是由正气不足，复感风邪所致。宋代陈直《养老奉亲书》认为"人至老年，气血渐衰，真阳气少"，"神气浮弱，返同小儿"；"五脏衰弱，肠胃虚薄，肾水衰而心火盛……肌肉皮怯，腠理开疏"，"若风伤腠中，便成大患"。除了正气不足，复感外邪，还提出老年人水不制火，心肾不交，易复感外风之隐患。总之，外风论在唐宋以前成为中风病病因病机认识的主流思想。

## 2. 内风论

此八风皆从其虚之乡来，乃能病人。三虚相搏，则为暴病卒死。两实一虚，病则为淋露寒热。犯其雨湿之地，则为痿。故圣人避风，如避矢石焉。其有三虚而偏中于邪风，则为击仆偏枯矣。

《灵枢·九宫八风》

阳气者，烦劳则张。

《素问·生气通天论》

肥甘太过，酿痰蕴湿，积热生风，致为暴仆偏枯，猝然而变，如有物击之使仆者，故曰仆击，而特著其病源，名以膏粱之疾。

《中风斠诠·论昏瞀猝仆之中风·无一非内因之风》

木郁之发……甚则耳鸣眩转，目不识人，善暴僵仆。

《素问·六元正纪大论》

凡治消瘅、仆击，偏枯、痿厥、气满发逆，肥贵人则高粱之疾也。

《素问·通评虚实论》

所以中风瘫痪者，非谓肝木之风实甚，而卒中之也。亦非外中于风尔，由于将息失宜而心火暴甚，肾水虚衰不能制之，则阴虚阳实，而热气怫郁，心神昏冒，筋骨不用，而卒倒无所知也。多因喜、怒、思、悲、恐之五志，有所过极，而卒中者，由五志过极，皆为热甚故也。

人卒中则气血不通，而偏枯也。

《素问玄机原病式·六气为病》

论曰：人之生也，负阴而抱阳。人居一气，道在其中矣。外有八邪之相满，内有喜怒之交侵，真气内弱，风邪袭之。风之伤人，或为寒热，或为疼痛，或为偏枯，或为拘挛，其候不一。风者，善行而数变。此乃风者，百病之始，万病之长也。盖内不得道，外不得泄，此谓之病生于变乱也。或失音而昏冒，或口目而㖞斜，可用三圣散吐之；或不知人事者，或牙关紧急者，粥不能下，不能咽者，煎三圣散，鼻内灌之，吐出涎沫，口自开也；次服无忧散，通解丸，通圣、凉膈、人参半夏丸，桂苓甘露散，消风散热，除湿润养液之寒药，排而用之。切忌鸡、猪、鱼、兔、油腻、酒醋、荞面动风之物及引痰之食。

《儒门事亲·风论》

中风大率主血虚有痰。治痰为先，次养血行血。或属虚，挟火与湿，又须分气虚血虚。

西北气寒，为风所中，诚有之矣，东南气温而地多湿，有风病者非风也，皆湿土生痰，痰生热，热生风也

《丹溪心法·中风》

中风口噤,是体虚受风,风入颔颊夹口之筋也。手三阳之筋,结入于颔颊;足阳明之筋,上夹于口。而风挟冷,乘虚而入其筋,则筋挛,故引牙关急而口噤。

《诸病源候论·妇人杂病诸候·中风口噤候》

贼风偏枯,是体偏受风,风客于半身也。人有劳伤血气,半身偏虚者,风乘虚入客,为偏风也。其风邪入深,真气去,邪气独留,则为偏枯。此由血气衰损,为风所客,令血气不相周荣于肌肉,故令偏枯也。

《诸病源候论·妇人杂病诸候·贼风偏枯候》

半身不遂者,脾胃气弱,血气偏虚,为风邪所乘故也。

《诸病源候论·风病诸候·风半身不遂候》

因于风者,真中风也;因于火、因于气、因于湿者,类中风,而非中风也。

《医经溯洄集·中风辨》

偏枯痿易,四支不举。

《素问·阴阳别论》

风偏枯者,由血气偏虚,则腠理开,受于风湿,风湿客于半身,在分腠之间,使血气凝涩,不能润养,久不瘥,真气去,邪气独留,则成偏枯。

《诸病源候论·风病诸候·风偏枯候》

人体有偏虚者,风邪乘虚而伤之,故为偏风也。

《诸病源候论·风病诸候·偏风候》

若血浊气滞,则凝聚而为痰。痰乃津液之变,如天之露也。故云痰遍身上下无处不到,盖即津液之在周身者。津液生于脾胃,水谷所乘,浊则为痰,故痰生于脾土也。所以古人论中风偏枯、麻木、酸痛、不举诸症,以血虚、死血、痰饮为言,是论其致病之根源。

《明医杂著·风症》

故中风者,非外来风邪,乃本气病也。凡人年逾四旬,气衰者多有此疾,壮岁之际无有也。

《医学发明·中风有三》

可见此等证候,原非外感风邪,总由内伤血气也。

《景岳全书·杂证谟·诸风》

人于中年之后多有此证,其衰可知。经云:人年四十而阴气自半,正以阴虚为言也。夫人生于阳而根于阴,根本衰则人必病,根本败则人必危矣。所谓根本者,即真阴也。人知阴虚惟一,而不知阴虚有二。如阴中之水虚,则多热多燥,而病在精血。阴中之火虚,则多寒多滞,而病在神气。若水火俱伤,则形神俱毙,难为力矣。

《景岳全书·杂证谟·非风诸证治法》

此即内虚暗风,确系阴阳两虚,而阴虚者为多,与外来风邪迥别。

《先醒斋医学广笔记·中风》

而彦修以阴虚立论,亦发前人所未发。惜乎以气血湿痰为主,而不及真阴,不能无遗弊于后世焉。

《医贯·主客辨疑》

何等风,何等中法,则令人半身不遂?半身不遂,若果是风,风之中人,必由皮肤入经络，亦必有由表入里之证可查。尝治此症，初得时，并无发热恶寒，头痛身痛，目痛鼻干，寒热往来之表症。既无表症，则知半身不遂非风邪所中。

若元气一亏，经络自然空虚，有空虚之隙，难免其气向一边归并，如右半身二成半，归并于左，则右半身无气；左半身二成半，归并于右，则左半身无气，无气则不能动，不能动，名曰半身不遂。

《医林改错·半身不遂论叙》

元气既虚，必不能达于血管，血管无气，必停留而瘀。

《医林改错·论抽风不是风》

偏枯在左，血虚不荣筋骨，内风袭络。……阳气不藏，内风动越。……阳气有升无降，内风无时不动。

《临证指南医案·中风》

盖人自无内风不招外风，无内火不起内风，风由于火，火又生风，风火交煽，风为标而火为本，苟得内火之降则内风熄，苟得内风之定则外风除。然则欲去风于外者，安得不先去火于内耶。缪仲醇曰休治风，休治澡，治得火时风燥了，知其要矣。

《世补斋医书·其中风论》

以余视之，房劳致虚者固众，而沉湎致虚者尤多，盖常历治中风之人，强半系善饮者，亦大明验也。

《叶选医衡·酒人多中风说》

内风昏仆，谓是阴虚阳扰，水不涵木，木旺生风，而气升、火升、痰升，冲激脑经所致。

《雪雅堂医案·内中秘旨》

**按语：**唐宋以后，医家除了考虑外风致病外，亦认识到内伤致风。《素问·生气通天论》云"阳气者，大怒则形气绝，而血菀于上，使人薄厥"，为内风学说提供了理论基础。中风内因是脏腑气血功能紊乱，人体阴阳失衡。金元时期的医家对中风病各有认识。刘完素以其"六气皆从火化"理论首创"火热中风"理论；朱丹溪《丹溪心法》云"多是湿土生痰，痰生热，热生风也"，从痰湿立论；李东垣则认为该病与"正气自虚"有关，从正虚立论；张从正指出病因是"真气内弱，风邪侵之"。王履综合三家提出了"真中风"与"类中风"的概念。至明清时期，"内风"学说日趋成熟与完备。叶天士《临证指南医案》进一步阐述"精血衰耗，水不涵木……肝阳偏亢，内风时起"。王清任《医林改错》指出"元气既虚，必不能达于血管，血管必停留而瘀"，首创气虚血瘀的理论。内风学说的发展逐渐成熟，极大地丰富了中风病的病因病机。

（1）内火暴甚：前人谓"盖人自无内风不招外风，无内火不起内风，风由于火，火又生风，风火交煽，风为标而火为本，苟得内火之降则内风熄，苟得内风之定则外风除"，认为内火消除则风自灭。同样刘完素也认为情志内伤、心火暴甚化热，加之肾水不足，无以制火，火热上炎，而发为中风，即火热内生化而为风。

（2）气血亏虚：《灵枢·刺节真邪》所云"虚邪偏客于身半，其入深，内居荣卫，荣卫稍衰，则真气去，邪气独留，发为偏枯"，即从"内虚邪中"立论。王孟英《潜斋医话》中提到"虚风病"，指老年血虚出现肢体麻木或手颤的中风先兆，此类患者多为有血管硬化、高血压病史的老年患者。张从正认为中风为老年常见病，"真气内弱，风邪侵之"

是其主要病因。但这里所谓之风邪包括范围很广，不能单以中风来理解，因此后世医家的"中风非风"论等，均是对此而言。李东垣认为元气不足是本病的关键，元气亏损，气血不能滋养经脉，故而为病，纵有形体充盛，亦为形盛气衰。故有"中风者，非外来风邪，乃本气病也，凡人年逾四旬，气衰之际，或因忧喜忿怒伤其气者，多有此疾"。张锡纯受西医"脑贫血"的启发，认为"因上气不足，血之随气而注于脑必少，而脑为之不满，其脑中贫血而知。且因上气不足，不能斡旋其神经，血之注于脑少，无以养神经，于是耳鸣、头倾、目眩，其人可忽至昏仆可知"，亦指出气血不足可导致中风的发生。

（3）痰热内生：朱丹溪指出"有风病者非风也，皆湿土生痰，痰生热，热生风也"，认为嗜食肥甘厚味，或善饮酒者，均可导致痰湿内生，经脉阻滞不通，更有痰湿内盛，郁而化热，火热上炎，发为此病。

（4）肝肾亏虚：肝藏血，体阴而用阳，肝血不足，阴不制其阳，肝阳上亢，发为中风。张山雷说"木火内动，肝风上扬，以致气血并走于上"，"皆是肝阳上升，气血奔涌，冲激入脑"，遂提出育阴养血的治法。

（5）瘀血阻滞：唐容川《血证论》云"世谓血块为瘀，清血非瘀……此论不确。盖血处离经，清血也，鲜血也，然既是离经之血，虽清血、鲜血，亦是瘀血"，而脑为元神之府，离经之瘀血阻塞清窍，元神不明，故出现中风昏迷。瘀血阻滞经络，又可以出现口眼㖞斜、舌不能语、半身不遂等症状。

## 【诊法析要】

夫风之为病，当半身不遂，或但臂不遂者，此为痹，脉微而数，中风使然。

寸口脉浮而紧，紧则为寒，浮则为虚，寒虚相抟，邪在皮肤。浮者血虚，络脉空虚，贼邪不泻，或左或右，邪气反缓，正气即急，正气引邪，㖞僻不遂。邪在于络，肌肤不仁；邪在于经，即重不胜；邪入于腑，即不识人；邪入于脏，舌即难言，口吐涎。

《金匮要略·中风历节病脉证并治》

风邪入于足阳明、手太阳之经，遇寒则筋急引颊，故使口㖞僻，言语不正，而目不能平视。诊其脉，浮而迟者可治。

《诸病源候论·风病诸候·风口㖞候》

风痹之状，身体无痛，四肢不收，神智不乱，一臂不遂者，风痹也。

《诸病源候论·风病诸候·风痹候》

人有卒暴僵仆，或偏枯，或四肢不举，或不知人，或死，或不死者，世以中风呼之，而方书亦以中风治之。……殊不知因于风者，真中风也；因于火，因于气，因于湿者，类中风，而非中风也。

《医经溯洄集·中风辨》

偏枯者，半身不随，肌肉偏不用而痛，言不变，智不乱……风痱者，身无痛，四肢不收，智乱不甚。

《备急千金要方·诸风》

卒中风之人……卒致仆倒闷乱,语言謇涩,痰涎壅塞,不识人事者,此其证也。

《圣济总录·卒中风》

虚邪偏客于身半,其入深,内居营卫,营卫稍衰,则真气去,邪气独留,发为偏枯。

《灵枢·刺节真邪》

凡人有手足渐觉不遂,或臂膊及髀股指节麻痹不仁,或口眼歪斜,或胸膈迷闷,吐痰相续,或六脉弦滑而虚软无力。虽未至倒仆,其中风晕厥之候,可指日而决矣。

《医贯·主客辨疑·中风论》

心脾俱中风,则舌强不能言也。肝肾俱中风,则手足不遂也。

《中藏经·风中有五生死论》

偏枯在左,血虚不荣筋骨,内风袭络,脉左缓大。

《临证指南医案·中风》

**按语:** 中风之人或有征兆之人,临床多有体虚不足,其人或气虚,或血虚,或阳虚,或阴虚,总体脉管充盈不足,或气血运行乏力,故脉象多为弱、迟、缓等不足之脉。年逾四旬,五脏虚损,肝肾阴虚,肝阳偏亢;或久病伤正,损伤五脏气阴,复因将息失宜,致使阴虚阳亢,气血上逆,上蒙神窍,突发中风。《金匮要略》中指出脉微、脉浮等均为气血虚弱、不足的表现,即"血虚""络脉空虚"的脉象表现,反映了脏腑气虚,气血运行不足。临床中气虚血瘀证可见脉沉细、细缓或细弦;肝肾阴虚可见脉沉细弱,又可见滑脉等脉象,常与内生痰湿、火热之邪有关,临床不可误认为正气充盛。如肝阳暴亢,风火上扰证可见弦滑脉;风痰瘀血,闭阻脉络证可见沉、缓、滑脉;痰热腑实,风痰上扰证可见弦滑脉或偏瘫侧脉弦滑而大。

## 【辨证论治】

### 1. 急证辨证

中血脉则歪口眼,中腑则肢节废,中脏则性命危。

《证治汇补·提纲门·中风》

盖中脏者病在里,多滞九窍……中腑者病在表,多着四肢,其症半身不遂,手足不随,痰涎壅盛,气喘如雷,然目犹能视,口犹能言,二便不秘,邪之中犹浅。

《杂病源流犀烛·中风源流》

中风乃急暴之症,其为实邪无疑,天下未有行动如常忽然大虚而昏仆者,岂可不以实邪治之哉?其中或有属阴虚,阳虚,感实,感寒之别,则于治风方中,随所现之症加减之。汉唐诸法具在,可取而观也。故凡中风之类,苟无中脏之绝症,未有不可治者,余友人患此症者,遵余治法,病一二十年而今尚无恙者甚多,惟服热补者,无一存者矣。

《医学源流论·病》

**按语:** 中风首先要辨中经络、中脏腑。关于中风中经络、中脏腑的分类,最早可追溯至东汉,《金匮要略》采用脏腑经络辨证,依据病情轻重程度,将中风分为中经、中络、中脏、中腑四大类,指出中经络者病情为轻,中脏腑者神识不清,病情为重。至金元时期,李东垣《医学发明》中将本病分为中血脉、中腑、中脏三端。明代李中梓进一步将中脏腑细分为闭、脱二证。徐灵胎《医学源流论》提出反对温补，直攻其邪，"惟服热补者，无一存者矣"。清代沈金鳌《杂病源流犀烛》详尽地叙述了中经络、中脏腑的病位深浅和临床表现，根据病变部位深浅和病情轻重划分中风证候，对把握病情、采用特殊治疗对策、判断预后都具有重要价值。

**2. 中经络**

（1）祛风化痰

夫诸急卒病多是风，初得轻微，人所不悟，宜速与续命汤。

《备急千金要方·诸风》

祛风丸　有人味喜咸酸，饮酒过多，色欲无戒，添作成痰饮，聚于胸膈，满则呕逆、恶心、涎流，一臂麻木，升则头目昏眩，降则腰脚疼痛，深则左瘫右痪，浅则蹶然倒地。此药宽中祛痰，搜风理气，和血驻颜，延年益寿。

半夏　姜汁（作饼，阴干）　荆芥（各四两）　槐角子（麸炒黄）　白矾（生用）　陈皮（去白）　硃砂（各一两）　一半为衣。

右六味为末，生姜汁打糊为丸，桐子大，每服三十丸，生姜、皂角子仁汤送下，日二服，早辰临卧服。

《卫生宝鉴·治风八方》

小续命汤　治卒中风欲死，身体缓急，口目不正，舌强不能语，奄奄忽忽，神情闷乱。诸风服之皆验，不令人虚方。

麻黄　防己（崔氏、《外台》不用防己）　人参　黄芩　桂心　甘草　芍药　芎䓖　杏仁（各一两）　附子（一枚）　防风（一两半）　生姜（五两）

上十二味吹咀，以水一斗二升，先煮麻黄三沸去沫，纳诸药，煮取三升，分三服甚良。不瘥，更合三四剂，必佳。

大八风汤　主毒风顽痹䐴曳，手脚不遂，身体偏枯，或毒弱不任，或风入五脏，恍恍惚惚，多语善忘，有时恐怖。或肢节疼痛，头眩烦闷。或腰脊强直不得俯仰，腹满不食，咳嗽。或始遇病时卒倒闷绝，即不能语，使失喑，半身不随，不仁沉重，皆由体虚，恃少不避风冷所致，治之方。

当归（一两半）　升麻　五味子（各一两半）　乌头　黄芩　芍药　远志　独活　防风　芎䓖　麻黄　秦艽　石斛　人参　茯苓　石膏　黄芪　紫菀（各一两）　杏仁（四十枚）　甘草　桂心　干姜（各二两）　大豆（一升，《翼》云二合）

上二十三味吹咀，以水一斗三升、酒二升合煮取四升，强人分四服，羸人分六服。

已既得之，当进三味竹沥饮，少似有胜于常，更进汤也。竹沥饮子，患热风者，必先用此制其热毒。

《备急千金要方·诸风》

治风客阳经，邪伤腠理，腰脊强直，口眼㖞斜，体热恶寒，痰厥头痛，肉瞤筋惕，辛颏[1]鼻渊，及酒饮过多，呕吐涎沫，头目眩晕，如坐车船，常服解五邪伤寒，辟雾露瘴气，爽神志，诸风不生。定风饼子。

天麻　川乌（去皮尖）　南星　半夏　川姜[2]　川芎　白茯苓　甘草（各等分，并生）

右细末，生姜汁为丸，如龙眼大，作饼子，生朱为衣，每服一饼，细嚼，热生姜汤下，不拘时候,熙丰间王丞相常服,预防风疾,神验。

《普济本事方·中风肝胆筋骨诸风》

注释:

[1] 辛颓:鼻颓部(两目眦中央)有辛酸感。

[2] 川姜:《杂病源流犀烛》方作僵蚕。

**按语:** 老年中风,风为标,火为本,老年中风之证,有主火、主痰、主气之不同说法。陆九芝《世补斋医书》认为主痰、主气实皆主火,痰、气皆因火郁、痰郁。气郁又可化火,老年人阴虚津燥火盛,无内火不起内风,风由于火,火又生风,风火交煽,风为标,火为本。治疗时降其内火则可息其内风,推崇缪希雍"休治风,休治燥,治得火时风燥了"的观点。中风一病,老年人患之较多,定风饼子一方以祛风化痰为主,兼有平肝、通络、活血、利湿等功效,用于预防中风,亦可用于中风后遗症的治疗。唐宋以前由于多数医家主张"内虚邪中"的外风论,因此在治疗上以扶正祛邪为原则,将祛风法作为主要治疗方法,方药运用以麻黄、细辛等疏风散邪药物并配以人参、白术等补益药物组成的续命汤等祛风方剂成为该时期治疗中风病的常用方。化痰法适用于痰证,主要是指下痰、消痰,孙思邈最为强调化痰法的应用。化痰常用竹沥、天南星、橘红、半夏、竹茹等药物。临床表现为半身不遂,口角㖞斜,言语不利,肢体麻木,苔白腻,脉弦滑。

（2）化痰祛瘀

治风之法,初得之即当顺气。及其久也,即当活血。此万古不易之理。久患风疾,四物汤络丹愈者,正是此义。若先不顾气,遽用乌附,又不活血,徒用防风、天麻、羌活辈,吾未见能治也。

《秘传证治要诀及类方·诸中门·中风》

一切初中风、中气,昏倒不知人事,牙关紧急,涎潮壅塞,口眼㖞斜,半身不遂,精神恍惚,仓卒之际,急以手大指掐刻人中,即醒。或急令人将病者两手两足,从上而下,频频赶出四肢,痰气即散,免致攻心,即醒。或急以三棱针刺手中指甲角,十井穴,将去恶血,就以气针刺合谷二穴,人中一穴,皆是良法。如或未效,用通关散通鼻,即提起头顶法,候有嚏可治,无嚏不可治。如口噤不开,破棺散擦之,口即开,即多灌香油,或少加麝香一二分,或用汁亦可,或太白散,化风丹,摄生饮之类,当随证选而用之。如风痰顽结,诸药不效者,夺命散一服即愈。

《古今医鉴·中风》

凡觉中风,必先审六经之候,慎勿用大热药乌附之类。故阳剂刚胜,积火燎原,为消狂疮肿之属。则天癸竭而荣卫涸,是以中风有此诫。故经所谓邪风之至,疾如风雨。易曰:挠万物者,莫疾乎风。若感之浅者留于肌肤,感之深者达于骨髓。盖祸患之机,藏于细微,非常人之豫见,及其至也,虽智者不能善其后。是以圣人之教下,皆谓之虚邪贼风,避之有时。故中风者,俱有先兆之证,凡人如觉大拇指及次指麻木不仁,或手足不用,或肌肉蠕动者,三年内必有大风之至。《经》曰:肌肉蠕动,名曰微风,宜先服八风散、愈风汤、天麻丸,各一料为效。辛凉之药,治内外之邪,故手大指次指手太阴阳明经,风多着此经也。先服祛风清热之剂,是以圣人治未病,不治已病。又曰:善治者治皮毛,是止于萌芽也。故初成获愈,固久者伐形。是治病之先也。

《素问病机气宜保命集·中风论》

愈风润燥汤　治半身不遂,手足欠利,言语费力,呵欠喷嚏,口眼歪斜,头晕目眩,痰火炽盛,筋骨时痛,头痛心悸并治。

川芎　当归(各一钱二分)　天麻　南星　半夏(同南星生姜制)　茯苓　白芍(炒)白术(炒,各一钱)　陈皮　酸枣仁(炒)　黄芩(酒炒)　牛膝(去芦)　生地黄姜汁(炒)熟地黄(姜汁,炒各八分)　桂枝　甘草　黄柏　红花(各四分)

锉一剂,生姜三片,入竹沥一小杯、姜汁一二匙,食远服。

《明医选要济世奇方·中风门》

活命金丹　治中风不语,半身不遂,肢节顽麻,痰涎上潮,咽嗌不利,饮食不下,牙关紧急噤,及解一切药毒、酒毒,发热腹胀,大小便不利,胸膈痞满,上实下虚,气闭面赤,汗后余热不退,劳病诸药不治。无问老、幼、男子、妇人,俱宜服之。

贯仲　甘草　板兰根　甜硝　干葛(各一两)　龙脑(研)　麝香(研)　青黛(各三钱)牛黄(研)　牛犀　珠子末　薄荷(各半两)　大黄(一两半)　辰砂(四钱,另研,一半入药,一半为衣)　桂心(三两)

上为细末,与研药和匀,炼蜜同水浸蒸饼为剂,每两作十丸,以朱砂为衣,就湿用真金箔四十片为衣。腊月修合,瓷器收贮,多年不坏。

《卫生宝鉴·风中脏诸方》

**按语:**朱丹溪从"湿土生痰,痰生热,热生风"出发,阐述"中风大率主血虚有痰,治痰为先,次养血行血;或属虚挟痰与湿,又须分气虚、血虚"。龚信《古今医鉴》中已经意识到痰瘀同治,又说"治风之法,初得之即当顺气,及日久即当活血,此万古不易之理"。古有以四物汤,吞活络丹愈者,正是采用化痰祛瘀之法。痰、瘀这两种病理产物存在于中风的全过程,化痰散瘀在中风的治疗中应占有相当重要的地位。临床表现为喎僻不遂,舌淡紫或有瘀斑,苔白腻,脉弦涩,治疗上以息风化痰、活血通络为基本原则。半夏白术天麻汤出自程国彭的《医学心悟》,是息风化痰的常用方;桃红四物汤出自《医宗金鉴》,是活血化瘀的代表方。现代多数医家认识到痰浊瘀血是中风病发病的重要病理因素,并经过实验及临床验证了活血化瘀、化痰通络法的可行性及有效性。

(3)培补肝肾

人于中年之后多有此证,其衰可知。经云:人年四十而阴气自半,正以阴虚为言也。夫人生于阳而根于阴,根本衰则人必病,根本败则人必危矣。所谓根本者,真阴也。人知阴虚惟一,而不知阴虚有二。如阴中之水虚,则多热多燥,而病在精血。阴中之火虚,则多寒多滞,而病在神气。若水火俱伤,则形神俱毙,难为力矣。火虚者宜大补元煎、右归饮、右归丸、八味地黄丸之类主之,庶可以益火之源;水虚者宜左归饮、左归丸、六味地黄丸之类主之,庶可以壮水之主。若气血俱虚,速宜以大补元煎之类,悉力挽回,庶可疗也。

《景岳全书·杂证谟·非风》

故凡治类风者,专宜培补真阴,以救根本,使阴气复则风燥自除矣。

《类经·疾病论》

益肝养血,治虚风而理瘫痪,滋肾润燥,填髓脑而坚筋骨,补中益气,变白还黑,长肌肉,明耳目,止心惊,利大肠、润养五脏,入谷之中,惟此最良。

《顾松园医镜·谷部·胡麻》

仙传蟠桃丹　治诸虚百损,明目轻身,黑须发,助精神,壮阳佐气,百病消除;或中年阳痿不起,不能立子,并左瘫右痪,行步艰难之症。

棉花子(四两,泡酒透蒸,用黄酒水平对煮一炷香)　山茱萸(四两,酒泡)　红枣(黄酒煮净,一斤)　归身(四两,酒泡)　川牛膝(四两,酒泡)　故纸(四两,盐水炒)　菟丝子(酒蒸成饼,四两)　巴戟(五两,酒洗)　肉苁蓉(四两,酒洗)　熟地(四两,酒煮如饴)　白鱼膘(四两,麸炒成泡)　白茯苓(四两,奶拌炒)　枸杞子(四两,酒泡)

共为细末,炼蜜成丸,每丸重三钱,早晚洒水任意下。

《良朋汇集·中风》

世人皆以风治,多致偾事。苟不治风,而惟治气血之虚,断不至变生不测者。或谓补虚,则风自出,用十全大补之汤,而能愈中风者是也。谁知类中风之病,绝无风也,非必补虚而风始出耳。

《辨证录·中风》

**按语:** 从明代医家开始,中风病的治疗注重肝肾的调养。肾藏精,主骨生髓,精足髓充,脑络畅行则脑神旺盛,脏腑阴阳平和。若肾中精气亏虚则元气生成不足,气化不利,升降失常,导致其他各脏阴阳失调。肝体阴而用阳,若肾精不足,肝之阴气不足,则肝失滋养,水不涵木,肝阳偏亢,气血上逆则生风。或可见肝风内动,导致中风。补益肝肾是此阶段中风病治疗的根本大法。无论在中风病初期还是后期治疗均应注重肝肾的调养补益。肝肾阴虚者宜左归饮、左归丸、六味地黄丸之类;肾阳虚者宜大补元煎、右归饮、右归丸、八味地黄丸之类。常用药物如桑寄生、山茱萸、杜仲、枸杞子、熟地黄、牛膝、何首乌等。

### 3. 中脏腑

中风之人,如小便不利,不可以药利之。既得自汗,则津液外亡,小便自少。若利之,使荣卫枯竭,无以制火,烦热愈甚。当候热退汗止,小便自行也,兼此证乃阳明,大忌利小便。须当识此。

若风中腑者,先以加减续命汤,随证发其表,若忽中脏者,则大便多秘涩,宜以三化汤通其滞,表里证已定,别无它变,故以大药和治之,大抵中腑者,多着四肢,中脏者,多滞九窍,虽中腑者多兼中脏之证。至于舌强失音久服大药,能自愈也。

附方:

小续命汤

麻黄(去节)　人参　黄芩　芍药　防己　桂枝　川芎　甘草(各一两)　防风(一两半)　附子(半两)杏仁(一两)　上除附子、杏仁外,捣为粗末,后入二味令匀,每服五七钱,水一盏半,生姜五片,煎至一盏,去渣稍热服,食前。

愈风汤　扩中风证内邪已除,外邪已尽,当服此药,以行导诸经,久服大风悉去,纵有微邪,只从此药加减治之。然治病之法,不可失其通塞,或一气之微汗,或一旬之通利,如此为常治之法也。久则清浊自分,荣卫自和,如初觉风动,服此不致倒仆。

羌活　甘草　防风　蔓荆子　川芎　细辛　枳壳　人参　麻黄　甘菊　薄荷　枸杞子　当归　知母　地骨皮　黄芪　独活　杜仲　白芷　秦艽　柴胡　半夏　前胡　厚朴　熟地黄　防己(各二两)　茯苓　黄芪(各三两)　石膏(四两)　芍药(三两)　生地黄　苍术(各四两)　桂枝(一两)

以上三十三味通七十四两上,每服一两,水二盏,煎至一盏,去渣温服。

《素问病机气宜保命集·中风论》

卒然口噤目张,两手握固,痰壅气塞,无门下药,此为闭证。闭则宜开,不开则死。搐鼻、揩齿、探吐,皆开法也。

猝然之候,但见目合、口开、遗尿、自汗者,无论有邪无邪,总属脱证。脱则宜固,急在元气也。元气固,然后可以图邪气。参附汤。

《金匮翼·中风通论·卒中八法》

中风最宜辨闭脱二证。闭证口噤目张,两手握固,痰气壅塞,语言謇涩,宜用开窍通络、清火豁痰之剂,如稀涎散、至宝丹之类。

脱证口张目合,手撒遗尿,身僵神昏,宜用大补之剂,如参附汤、地黄饮子之类。

《冷庐医话·中风》

凡中风忽然昏倒,不省人事,须先顺气,然后治风。用竹沥、姜汁调苏合丸。如口噤,撬开灌之,如撬不开,急用牙皂、生半夏、细辛为末,吹入鼻内,有嚏可治,无嚏则死。最要分别闭与脱二证。如牙关紧闭,两手握固,即是闭证,用苏合香丸(药店有买)或三生饮(沫、剂理惟脉)。

《验方新编·中风症》

凡中风昏倒,若口开心绝,手撒脾绝,眼合肝绝,遗尿肾绝,声如鼾肺绝者,即是脱证。更有吐沫、直视、肉脱、筋骨痛、发直、摇头上窜、面赤如妆、汗出如珠,皆脱绝之证。脱者宜固,急固其元气也,用参附汤。

《医宗必读·真中风》

气虚卒倒,参补之。气虚有痰,浓参汤合竹沥、姜汁。

《金匮钩玄·中风》

论气虚,故凡治卒倒昏沉等证,若无痰气阻塞,必须以大剂参附峻补元气。

《景岳全书·杂证谟·非风》

**按语:** 唐宋时期,应用芳香药物治疗中风病闭证的开窍法较为盛行,该法主要适用于中风病急性期。《太平惠民和剂局方》记载了苏合香丸、至宝丹等方剂,开窍的常用药物有苏合香、沉香、龙脑、麝香、牛黄等芳香走窍之品。根据闭证阴阳属性不同采用相应的治疗方法方药。《素问·调经论》云"血之与气,并走于上,则为大厥,厥则暴死,气复反则生,不反则死",明确指出中风大厥的基础为血随气逆,气机上逆,脑中瘀热。机体气机逆乱,升降失调则阳明通降之责失司,积滞内停,燥屎内结,腑热上蒸,致痰热腑实,临床常见窍闭神昏,头痛面赤,半身不遂,语言謇涩,大便秘结,口气臭秽,舌苔黄厚腻,应采用下法,通腑泻热,可用承气汤。若以痰热闭窍为主,首先灌服(或鼻饲)至宝丹辛凉开窍,并用羚角钩藤汤平肝息风。若痰湿蒙窍,患者突然昏倒,牙关紧闭,不省人事,用苏合香丸。金元时期,固脱法应用逐渐增多。中风脱证由于脏腑经气衰竭，阳浮于上，阴竭于下，阴阳离绝，正气将脱，心肾颓败，故见突然昏仆，不省人事，目合口张，手撒，舌痿，二便失禁；气息微弱，面色苍白，汗多肢冷，脉微欲绝为阳气暴脱。治则回阳救逆，益气固脱，参附汤、独参汤、三生饮是常用方剂，用药如人参、附子等温补药。参附汤为回阳救逆之要剂。阴阳亡脱，独用人参犹恐不及，合雄烈之附子，两药共奏救逆固脱之效。三生饮亦用于脱证的治疗，方中人参、附子仍然是固脱要药。

### 4. 中风后遗症

此方治半身不遂，口眼歪斜，语言謇涩……常服可保病不加重……不吃，恐将来得气厥之症。

《医林改错·瘫痿论》

心脾经受风，言语謇涩，舌强不转，涎唾溢盛，及疗淫邪搏阴，神内郁塞，心脉闭滞，暴不能言……治中风内虚，脚弱语謇，防风汤。

《妇人大全良方·妇人中风不语方论》

资寿解语汤　治中风脾缓[1]，舌强不语，半身不遂。

防风　附子（炮）　天麻　酸枣仁（各一钱）　羚羊角（镑）[2]　官桂（各八分）　羌活　甘草（各五分）

上水二盏，煎八分，入竹沥二匙，姜汁二滴，食远服。

昌按：此方乃治风入脾脏，舌强不语之证。至于少阴，脉萦舌本，肾虚风入，舌不能言，吃紧之候，古今从无一方及之。昌每用此方去羌、防，加熟地、何首乌、枸杞子、甘菊花、胡麻仁、天门冬，治之获效。

《医门法律·中风门方》

注释：

[1] 中风脾缓：指脾中风而弛缓，功能衰退，如出现体倦怠情、四肢不能自收持，舌强语言不利等。

[2] 镑：将坚硬的药材，用特制工具镑刀将其刨成薄片。

**按语：** 中风病经过急性期、恢复期的治疗后，部分患者不同程度地留有后遗症，如半身不遂、言语不利，仍要抓紧时机积极治疗，同时配合针灸、推拿按摩、肢体功能锻炼，以提高疗效。

（1）半身不遂：常用益气活血法，"治风先治血，血行风自灭"，说明治血在中风病的治疗中具有重要作用。《神农本草经》中提到丹参为著名的活血化瘀药，古有"丹参一味，功同四物"之称，尤宜于老年人有虚、瘀表现的中风后遗症。朱丹溪、刘完素等医家注重活血药物的运用，清代医家王清任还专门创补阳还五汤以补气活血，治疗中风半身不遂、肢体麻木等后遗症，伴少气懒言、自汗，舌淡紫或紫暗或有瘀斑，苔薄白，脉细无力。原方组成：黄芪四两，当归二钱，赤芍钱半，地龙一钱，川芎一钱，桃仁一钱，红花一钱。在中风病后遗症期补气活血是关键，方中以黄芪为主，行益气活血之功效，血气旺盛则助经络通达。当归、赤芍既补血又活血，是气血药中之佳品。桃仁、红花、川芎皆可活血祛瘀，地龙可祛风止痛，周行全身。但是活血药物的运用必须权衡病情轻重，审时度势，在后遗症期使用时应注意补益肝肾药物的应用。

（2）语言不利：常用祛风化痰法，临床表现有言语不利，舌强，伴口舌㖞斜，口角流涎，舌暗，苔腻，脉滑。治宜祛风化痰，宣窍通络。处方用神仙解语丹。神仙解语丹首见于陈自明《妇人大全良方》，具有祛风通络、行气化痰、醒脑开窍的作用，主要用于痰迷心窍，语言不利。在程国彭《医学心悟》中用于中风属痰迷心窍或风痰聚于脾经所致不语等病证，扩大了其应用范围。

## 【名方临用】

### 镇肝熄风汤

#### 1. 文献出处

治内中风证（亦名类中风，即西人所谓脑充血证），其脉弦长有力（即西医所谓血压过高），或上盛下虚，头目时常眩晕，或脑中时常作疼发热，或目胀耳鸣，或心中烦热，或时常噫气，或肢体渐觉不利，或口眼渐形歪斜，或面色如醉，甚或眩晕，至于颠仆，昏不知人，移时始醒，或醒后不能复原，精神短少，或肢体痿废，或成偏枯。

怀牛膝（一两）　生赭石（一两，轧细）　生龙骨（五钱，捣碎）　生牡蛎（五钱，捣碎）　生龟板（五钱，捣碎）　生杭芍（五钱）　玄参（五钱）　天冬（五钱）　川楝子（二钱，捣碎）　生麦芽（二钱）　茵陈（二钱）　甘草（钱半）

心中热甚者，加生石膏一两。痰多者，加胆星二钱。尺脉重按虚者，加熟地黄八钱、净萸肉五钱。大便不实者，去龟板、赭石，加赤石脂（喻嘉言谓石脂可代赭石）一两。

《医学衷中参西录·治内外中风方》

#### 2. 方解

镇肝熄风汤具有镇肝息风、滋阴潜阳之功效。主治类中风，头目眩晕，目胀耳鸣，脑部热痛，心中烦热，面色如醉，或时常噫气，或肢体渐觉不利，口角渐形歪斜；甚或眩晕颠仆，昏不知人，移时苏醒；或醒后不能复原，脉弦长有力者。

本方所治之类中风，张氏称之为内中风。其病机为肝肾阴虚，肝阳化风。肝为风木之脏，体阴而用阳，肝肾阴虚，肝阳偏亢，阳亢化风，风阳上扰，故见头目眩晕、目胀耳鸣、脑部热痛、面红如醉；肾水不能上济心火，心肝火盛，则心中烦热；肝阳偏亢，气血随之逆乱，遂致卒中。轻则风中经络，肢体渐觉不利，口角渐形㖞斜；重则风中脏腑，眩晕颠仆，不知人事等，即《素问·调经论》所谓"血之与气，并走于上，则为大厥，厥则暴死，气复反则生，不反则死"。本证以肝肾阴虚为本，肝阳上亢，气血逆乱为标，但以标实为主。治宜镇肝息风，佐以滋养肝肾。方中怀牛膝归肝、肾经，入血分，性善下行，并有补益肝肾之效，故重用以引血下行，为君药。生赭石之质重沉降，镇肝降逆，合怀牛膝以引气血下行，急治其标；生龙骨、生牡蛎、生龟甲、杭白芍益阴潜阳，镇肝息风，共为臣药。玄参、天冬下走肾经，滋阴清热，合生龟甲、杭白芍滋水以涵木，滋阴以柔肝；肝为刚脏，性喜条达而恶抑郁，过用重镇之品，势必影响其条达之性，故又以茵陈、川楝子、生麦芽清泄肝热，疏肝理气，以遂其性，以上俱为佐药。甘草调和诸药，合生麦芽能和胃安中，以防金石、介类药物碍胃，为使。

### 3．临床应用

本方常用于阴亏阳亢，肝风内动者，为治疗类中风的常用方剂。无论中风前后，如辨证为阴亏阳亢，肝风内动者，均可应用。以头目眩晕，脑部胀痛，面色如醉，心中烦热，脉弦长有力为证治要点。若心中热甚者，加生石膏以清热；痰多者，加胆南星以清热化痰；尺脉重按虚者，加熟地黄、山茱萸以补益肝肾。用镇肝熄风汤治疗阴虚阳亢型中风疗效确切。临床实践表明，高血压、血管性头痛、冠心病心绞痛、遗传性痉挛性截瘫、更年期综合征、神经衰弱、弥漫性甲状腺肿等，属肝肾阴亏、肝阳上亢者，均可加减应用，只要辨证准确，无有不效者。

## 补阳还五汤

### 1．文献出处

此方治半身不遂，口眼歪斜，语言謇涩，口角流涎，大便干燥，小便频数，遗尿不禁。

黄芪（四两生）　归尾（二钱）　赤芍（钱半）　地龙（一钱去土）　川芎（一钱）　桃仁（一钱）　红花（一钱）

水煎服。

初得半身不遂，依本方加防风一钱，服四五剂后去之。如患者先有入耳之言，畏惧黄芪，只得迁就人情，用一二两，以后，渐加至四两，至微效时，日服两剂，岂不是八两。两剂服五六日，每日仍服一剂。如已病三两个月，前医遵古方用寒凉药过多，加附子四五钱；如用散风药过多，加党参四五钱；若未服则不必加。此法虽良善之方，然病久气太亏，肩膀脱落二三指缝，胳膊曲而搬不直，脚孤拐骨向外倒，哑不能言一字，皆不能愈之症；虽不能愈，常服可保病不加重。若服此方愈后，药不可断，或隔三五日吃一付，或七八日吃一付；不吃，恐将来得气厥之症。方内黄芪不论何处所产，药力总是一样，皆可用。

《医林改错·瘫痿论》

### 2．方解

补阳还五汤是补气活血通络的经典代表方剂，方药由黄芪、赤芍、川芎、当归尾、地龙、桃仁、红花组成。主治中风及中风后遗症。半身不遂，口眼㖞斜，语言謇涩，口角流涎，小便频数或遗尿不禁，舌暗淡，苔白，脉缓。本方所治证候半身不遂，系由气虚血瘀所致。肝主风又主藏血，喜畅达而行疏泄，"邪之所凑，其气必虚"，气为血之帅，本证中风半身不遂，一属中气不足则邪气中之，二属肝血瘀滞经络不畅，气虚血瘀发为半身不遂。治宜补气活血为法。气虚属脾，故方中重用生黄芪以补气。其与活血化瘀药配伍，功在益气活血，主治气虚血瘀之中风。方中重用生黄芪以大补元气，使气旺血行，瘀去络通，为君药；当归尾长于活血，兼能养血，化瘀而不伤血，为臣药；再配以赤芍、川芎、红花、桃仁助当归尾活血祛瘀，使瘀祛而不伤正；地龙长于通行经络。诸药合用，共奏补气活血通络之功。本方是治疗气虚血瘀所致偏瘫的常用方。

### 3．临床应用

本方常用于中风后遗症的治疗，以半身不遂、口眼㖞斜、苔白脉缓或脉细无力为证治要点。常用于脑血管意外后遗症（脑出血、脑血栓形成、脑栓塞等）属气虚血瘀者。初得半身不遂，依本方加防风3g，服四五剂后去之；如已病2～3个月，前医遵古方用寒凉药过多，加附子 12～15g；如用散风药过多，加党参 10～15g。本方为治疗气虚血瘀所致半身不遂的方剂，生黄芪补气为主药，以补为主，补活结合，有扶正祛邪之功，凡属由气虚导致血瘀发为半身不遂者，用本方较为贴切。如属血瘀实证，本方不宜使用。若脾胃虚弱，可加入党参、白术；痰多者，加入法半夏、天竺黄；下肢瘫痪者，加入杜仲、牛膝；言语不利者，加石菖蒲、远志。现代加减常应运用于治疗小儿麻痹后遗症，以及其他原因引起的半身不遂、截瘫、单瘫而属气虚血瘀者。

## 【医案医话】

沈（四九）脉细而数，细为脏阴之亏，数为营液之耗。上年夏秋病伤，更因冬暖失藏，入春地气升，肝木风动，遂令右肢偏瘫。舌本络强，言謇，都因根蒂有亏之症。庸俗泄气降痰，发散攻风，再劫真阴，渐渐神愦如寐。倘加昏厥，将何疗治，议用仲景复脉法。（液虚风动）复脉汤去姜桂。

又操持经营，神耗精损，遂令阴不上朝。内风动跃，为痱中之象。治痰攻劫温补，阴愈损伤，枯槁日甚，幸以育阴熄风小安。今夏热益加发泄，真气更虚，日饵生津益气勿怠，大暑不加变动，再商调理，固本丸去熟地加北味。

天冬　生地　人参　麦冬　五味。

《临证指南医案·中风》

**按语：**本例分析病机转化精辟，治以滋阴息风之品，亦符合治疗此类病证之大旨，二诊虚劳再生风，导致津气不能上承，久而伤及阴液，故加用养阴生津之天冬、生地黄、人参、麦冬。

陈（右），年近古稀，气血亏损，虚风暗动，心胸牵及咽喉热辣，环口作麻，四肢运用不便。脉象虚弦，舌光无苔。为类中根源。惟有培养气血，作保守之计。

阿胶珠（二钱）　归身（二钱）　炒杞子（三钱）　黑豆衣（三钱）天麻（一钱，煨）　大生地（四钱）　白芍（炒，一钱五分）　大麦冬（三钱）　女贞子（酒蒸，三钱）

陈（右）高年精血亏损，肝风鸱张，头晕心中震痉，脉细弦尺涩。为类中之渐，图治非易。

大生地　肉苁蓉　归身　菊花　木瓜皮　黑豆衣　枸杞子　白芍　杜仲

二诊右足弛强不仁，头晕心中震痉，神烦不寐。舌色润而自觉干燥无津。良由精血亏耗，厥少二阴之火上炎，前法参以育阴降火。

阿胶珠（三钱）　川雅连（鸡子黄拌炒，三分）　煅龙齿（三钱）　甘杞子（三钱）　厚杜仲（三钱）　大生地（四钱）　炒枣仁（三钱）　干苁蓉（二钱）　朱获神（三钱）　炒萸肉（一钱五分）

《张聿青医案·中风》

**按语：**本例强调年老体衰，"气血亏损，虚风暗动"，或"精血亏损，肝风鸱张"，与叶氏《临证指南医案》所称"中年后，精血内虚，虚风自动"及"肾液虚耗，肝风鸱张"，显系一脉相承。治宜补精血、益肝肾，佐以平肝潜镇之法，与病机亦甚合拍，所称"图治非易"及"保守之计"，提示本病难求速功，宜长期防治，精心培补调养。

丹溪治一妇人，年六十余，手足左瘫，不言而健，有痰。以麻黄、羌活、荆、防、南星、全蝎、乳香、没药、木通、茯苓、桔、朴、甘草、红花为末，酒下，未效。时春脉伏而微，又以淡盐汤入韭汁，每早一碗，吐之。至五日，仍以茯苓、白术、陈皮、甘草、厚朴、菖蒲，日进二服。又以川芎、豆豉、山栀、瓜蒂、韭汁、盐汤，吐甚快，后以四君子汤服之。

另以川归、酒芩、红花、木通、浓朴、粘子、苍术、南星、牛膝、茯苓为末，酒糊丸服，十日后，微汗，手足微动而言。

《古今医案按·中风》

**按语：** 此案例中患者左瘫不言，健又有痰，然脉伏而微，当症脉合参，明析病机，应辨为中风闭证。肥人中风，手足麻废，左右俱作痰治，丹溪治以瓜蒌、贝母、天南星、橘皮、半夏、二术、黄芩、黄连、黄柏、荆芥、防风、羌活、桂枝、威灵仙、甘草、天花粉等。更加酒行经，此大法也。中风后，常气虚血瘀兼夹风邪，故以四君、六君，或合四物，或再加黄连、黄柏、防风、天麻、僵蚕、竹沥等，或合风药，更有加全蝎、地龙者搜风通络。

赵以德治陈学士敬初，因醮事跪拜间，就倒仆，汗如雨，诊之脉大而空虚。年当五十，新娶少妇，今又从拜跪之劳役，故阳气暴散。急煎独参汤，连饮半日。汗止。神气稍定，手足俱纵，喑而无声，遂于独参汤中加竹沥，开上涌之痰。次早悲哭，一日不已，以言慰之，遂笑。复笑，五七日无已时。此哭笑者，为阴虚而劳，火动其精神魂魄之藏，气相并故耳。正《内经》所谓五精相并者。心火并于肺则喜，肺火并于肝则悲是也。稍加连、柏之属泻其火更增荆沥开其闭。八日笑止手动，一月能步矣。

《古今医案按·中风》

**按语：** 本例辨为中风脱证。患者脉大空虚，治以补气固脱，用大补元气之人参，亦符合治疗此类病证之大旨，虚致气血津液运行不畅，痰浊阻滞，故加化痰之品。瘀而化火，故伍用清中、下焦火之品，渐愈。

## 【食治备要】

### 乌鸡臛方

食治老人中风烦热，言语涩闷，手足热。

乌鸡（半斤，细切） 麻子汁（五合） 葱白（一把）

上煮作臛，次下麻汁、五味、姜、椒，令熟。空心食之。补益。

《养老奉亲书·食治老人诸风方》

**按语：** 乌骨鸡肉，味甘、咸，气平，入肝、肾、心、肺诸脏，功专养阴补血，平肝祛风，除烦退热，匡扶虚弱；辅以麻子汁，益血和营，除五脏风；葱白宣通表里。使阴液得生，肝木不亢，营卫调和，内外畅达，筋脉受濡，则内风可息。陈氏采取乌骨鸡肉养阴息风以治此病，可谓对中风治法的一大发展。

### 大豆酒方

食治老人卒中风，口噤，身体反张，不语。

大豆（二升，熬之） 清酒（二升）

上熬豆令绝,即下酒投之,煮一二沸,去滓。顿服之。覆卧,汗,瘥。口噤,拗灌之。

《养老奉亲书·食治老人诸风方》

**按语:** 老人卒中风邪,邪伤太阳、阳明筋脉,筋脉收引,故令口噤、角弓反张。邪入心脾之络,则致舌难言或不语。治用黑大豆活血祛风,入酒中以增其通行血脉之力。陈藏器《本草拾遗》谓黑大豆"及热投酒中,主风痹、瘫痪、口噤、产后诸风",说明本方治疗诸风确有一定效果。

## 巨胜酒方

治老人风虚痹弱,四肢无力,腰膝疼痛。

巨胜(二斤,熬) 薏苡仁(二升) 干地黄(半斤,切)

上以绢袋贮,无灰酒,一斗渍之,勿令泄气。满五六日,任性空心温服一二盏尤益。

《养老奉亲书·食治老人诸风方》

**按语:** 老年人风虚痹弱,治当补益肝肾,填精益髓。方中巨胜子(即黑芝麻)味甘气平,具有补益肝肾、填精益髓、润养五脏、养血舒筋、逐风湿气之功效,配伍薏苡仁健脾利湿,干地黄滋补肾阴,无灰酒辛行血气,引导药物直达病所,使气血得生,肝肾受荫,风邪散尽,经络通畅,则诸症自除。

## 雁脂酒方

食治老人风筋挛拘急,偏枯,不通利。

雁脂(五两,消之,令散)

上,每日空心,温酒一盏,下脂半合许,调,顿服之常益。

《养老奉亲书·食治老人诸风方》

**按语:** 老年人中风筋挛拘急,治当祛风通络。雁脂,又名雁肪、雁羔,系鸭科动物白额雁等的脂肪,气味甘平无毒,有润养五脏、活血祛风之功效,可治疗中风所致的筋脉肢体疾病,辅以温酒可增强活血通脉之力,可使风邪去、气血行、挛急舒缓。

## 葛粉索饼方

食治老人中风,言语謇涩,精神昏愦,手足不仁,缓弱不遂方。

葛粉(五两) 荆芥(一握) 豉(五合)

上以搜葛粉,如常作之,煎二味取汁煮之,下葱椒五味臛头,空心食之,一二服将息为效。忌猪肉、荞面。

《养老奉亲书·食治老人诸风方》

**按语:** 老年人中风,风邪袭入心脾之络,形成"风痹"一病。治当祛风通络止痉。方中葛粉为君,味甘而性凉,功效升阳散风,清热生津,解肌止痉,通经活络,配伍荆芥可增强其祛风散邪之力,香豉能清热除烦。诸药协同,可使风邪得驱、郁热得清,而风痹获愈。

## 荆芥粥方

食治老人中风,口面㖞偏,大小便秘涩,烦热,荆芥粥方。

荆芥(一把,切) 青粱米(四合,淘) 薄荷叶(半握,切) 豉(五合,绵裹)

上以水煮取荆芥汁,下米及诸味,煮作粥,入少盐醋,空心食之,常服佳。

《养老奉亲书·食治老人诸风方》

**按语**：荆芥粥食之可治老人中风风痱。其中荆芥味辛性微温，功效解表祛风，尚可理血止血。薄荷叶味辛性凉，辛以发散，凉以清热，是辛凉解表药中最能宣散表邪之风药，长于散风平肝。青粱米味甘性微寒，长于健脾益气、除烦止渴，主治烦热、热中消渴。豆豉味苦、辛，性凉，长于除烦解表、宣发郁热，主治伤寒热病，烦躁满闷，胸中懊恼。诸药相伍，能获疏风散热、平肝止痉、宣郁除烦、益气扶正之功效。

## 牛蒡馎饦方

食治老人中风，口目瞤动，烦闷不安，牛蒡馎饦方。

牛蒡根（一升，切去皮，暴干，杵为面）　白米（四合，净淘研）

上以牛蒡粉和面作之，向豉汁中煮，加葱椒、五味、腥头，空心食之，恒服极效。

《养老奉亲书·食治老人诸风方》

**按语**：老年人面部中风治当疏风散热，疏调经筋。方中牛蒡根苦寒，长于散风热、消肿毒，主诸风，走上焦，作馎饦服之，令上焦风热得清，则诸症悉能减缓或获愈。

## 乌驴头方

食治老人中风，头旋目眩，身体厥强，筋骨疼痛，手足烦热，心神不安，乌驴头方。

乌驴头（一枚，炮，去毛净治）

上，以水煮令烂熟，细切。空心，以姜醋五味食之，渐进为佳。极除风热，其汁如酽酒，亦医前患尤效。

《养老奉亲书·食治老人诸风方》

**按语**：老年人中风阴虚阳亢，治当平肝息风、育阴潜阳。治用乌驴头养阴息风，其功类似阿胶，故服食之对中风之阴虚阳亢者，有缓解症状之效。

## 中风将发预防之方

黄芪（蜜炙，五钱）　防风（一钱五分）　人参（一钱五分）　橘红（一钱）　归身（酒洗，二钱五分）　木通（二钱五分）　山栀（一钱）　甘草（五分）　红花（三分）

脾胃虚弱，语言无力，再加人参三钱，干山药一钱五分，薏仁二钱，白术一钱。内热加山栀二钱，仍多痰雪梨妙。渴加麦门冬二钱五分，五味子五分。眩晕加明天麻一钱，痰多而晕，更加旋覆花五分。脚膝麻痹无力，加杜仲（姜汁炒去丝）、牛膝（酒浸）、石斛（酒浸）各一钱五分。夜卧不安，或多惊恐，心神不宁，加炒酸枣仁、茯神各一钱二分。上用水两种，煎至一钟，入竹沥一杯、梨汁一匙，温服无时。

《灵兰要览·中风》

**按语**：老年人肝肾阴虚，阴血不足，筋脉失养，易发中风，出现半身不遂、舌强不语等症。中风是中老年人多发疾病，应积极预防。上述方药补气生血，滋养肝肾，可以达到预防作用。

## 【养生保健】

虎戏者，四肢距地，前三掷，却三掷，长引腰，侧脚，仰天，即返距行，前却各七过也。鹿戏者，四肢距地，引项反顾，左三右二，伸左右脚，伸缩亦三亦二也。熊戏者，正仰，以两手抱膝下，举头，左僻地七，右亦七，蹲地，以手左右托地。猿戏者，攀物自悬，伸缩身体,上下一七,以脚拘物倒悬,左右七,手钩脚五,按头各七。鸟戏者,双立手,翘一足,伸两臂,扬眉用力,各二七,坐伸脚,手挽足距各上,缩伸二臂各七也。夫五禽戏法,任力为之,以汗出为度,有汗以粉涂身,消谷气,气力益,除百病,能存行之者,必得延年。

《养生导引秘笈·养性延命录》

**按语:** 中风为脏腑失调、气血逆乱、阴阳偏盛偏衰所致。五禽是一种外动内静、动中求静、刚柔相济、内外兼练的中医养生功法。尤其对于中风后遗症患者,时常选择五禽戏锻炼,可以使肢体僵痛得到缓解,促进肢体运动功能恢复,增强患者日常活动能力,提高生活质量。

# 老年水肿

水肿是体内水液潴留,泛溢肌肤,以头面、眼睑、四肢、腹背,甚至全身浮肿为特征的病证。严重者可伴有胸腔积液、腹水等。老年人肺、脾、肾虚损,营卫不调,寒温失摄,损伤阳气,更易导致水液代谢失常,出现头面、下肢等浮肿。西医学中的急性或慢性肾小球肾炎、肾病综合征、继发性肾小球疾病等,可参照本病辨证论治。

《内经》称之为"水""水气",对其病因病机、症状、发病脏腑、类证鉴别、治法等有所阐述。汉代张仲景《金匮要略》将其分为风水、皮水、正水、石水、黄汗,此外对五脏水的辨证做了专条叙述。隋代巢元方《诸病源候论》提出十水说,即青水、赤水、黄水、白水、黑水、悬水、风水、石水、暴水、气水。唐代孙思邈《备急千金要方》首次提出水肿忌盐,并指出水肿有五不治。宋代严用和《严氏济生方》指出水肿分阴水和阳水。元代朱丹溪亦将水肿分为阴水和阳水。明代李梴《医学入门》提出疮毒致水肿的病因学说。明代张景岳《景岳全书》认为水肿病乃肺、脾、肾三脏功能失调所致。明代秦景明《症因脉治》认为外感有寒湿身肿、风寒身肿、燥火身肿、湿热身肿、黄汗身肿等,内伤有肺虚身肿、脾虚身肿、肝肾虚肿、肺热身肿、脾热身肿,进而倡导外感内伤分类的原则。

## 【病名钩玄】

颈脉动喘疾咳,曰水。目裹微肿如卧蚕起之状,曰水。……面肿曰风。足胫肿曰水。

《素问·平人气象论》

上下溢于皮肤,故为胕肿。胕肿者,聚水而生病也。

水病,下为胕肿大腹,上为喘呼不得卧者,标本俱病。故肺为喘呼,肾为水肿,肺为逆,不得卧,分为相输。俱受者,水气之所留也。

《素问·水热穴论》

肤胀者,寒气客于皮肤之间,鼕鼕然不坚,腹大,身尽肿,皮厚,按其腹窅而不起,腹色不变,此其候也。

《灵枢·水胀》

水肿者,通身浮肿,皮薄而光,手按成窟,举手即满者,是水肿也。

《万病回春·水肿》

**按语:**水肿是指体内水湿内停,泛溢肌肤,留滞四肢百骸,以局部或全身浮肿为临床表现的一种病证。早在先秦两汉时期,就有许多关于水肿的病名,如"脏""皮张"等,马王堆汉墓出土的医书中则有"水""病肿"等相关病名,张家山汉简《脉书》中有"庐张"及"水"的记载。而"水肿"一词首见于《内经》,有"水""水气""水病""涌水""石水""蹞肿""水胀""肤胀""肾风"等称谓。《神农本草经》中有"主水张""下十二水""大腹水肿"等病名。《诸病源候论》中有"青水、赤水、黄水"等以颜色命名者。《仁斋直指方论》中则有水肿、风肿、气肿、血肿等对于水肿病的记载。历代医籍中,可见水肿或言水、水病,或言肿、虚肿等,但总不离水、肿二字。水既是病理产物,又是致病因素。肿多为症状。《内经》中,凡病理产物为水者,称之为水病;而以肿为名者,则多强调其有膨胀粗大的症状。

## 【病因病机】

**1. 外感论**

湿胜则濡泄,甚则水闭胕肿。

《素问·六元正纪大论》

勇而劳甚则肾汗出,肾汗出逢于风,内不得入于脏腑,外不得越于皮肤,客于玄府,行于皮里,传为胕肿,本之于肾,名曰风水。

《素问·水热穴论》

凡外感毒风,邪留肌腠,则亦能忽然浮肿。

大人小儿素无脾虚泄泻等证,而忽尔通身浮肿,或小便不利者,多以饮食失节,或湿热所致。

《景岳全书·杂证谟·肿胀》

阳水,多外因涉水冒雨,或兼风寒、暑气,而见阳症;阴水,多内因饮水及茶酒过多,或饥饱、劳役、房欲,而见阴症。

《医学入门·杂病分类》

皮水,外无表证,内有水湿也。

《医宗金鉴·水气病脉证》

**按语:** 水肿病生于外者,多为风、寒、暑、湿之邪所致。风为六淫之首,每夹寒夹热,风寒或风热之邪,侵袭肺卫,肺失通调,风水相搏,发为水肿;久居潮湿之地,或冒雨涉水后,水湿之邪内侵,困遏脾阳,升降失职,土不制水,发为水肿;剧烈运动后,大汗出,腠理开,若此时风邪侵袭,则毛孔闭塞,邪气客于肌肤腠理,而发为水肿。

**2. 内伤论**

(1)肺失通调水道

肺主于皮毛,肾主于水。肾虚则水妄行,流溢于皮肤,故令身体面目悉肿,按之没指,而无汗也。腹如故而不满,亦不渴,四肢重而不恶风是也。脉浮者,名曰皮水也。今此毛水者,乃肺家停积之水,流溢于外。肺主皮毛,故余经未伤,皮毛先肿,因名毛水也。

《诸病源候论·水肿病诸候》

(2)脾失运化水液

诸湿肿满,皆属于脾。

《素问·至真要大论》

夫水之病,皆生于腑脏……寻其病根,皆由荣卫不调,经脉痞涩,脾胃虚弱,使水气流溢,盈散皮肤,故令遍体肿满,喘息上气,目裹浮肿,颈脉急动,不得眠卧,股间冷,小便不通,是其候也。

《诸病源候论·水肿病诸候》

此证由脾胃素弱,为饮食冷物所伤,或因病服攻克凉药,损伤脾气,致不能通行水道,故流入四肢百骸,令人遍身浮肿,小便反涩,大便反泄,此病最重,世医皆用利水消肿之药,乃速其毙也。

《扁鹊心书·水肿》

湿热变化总属脾;人身真水真火,消化万物以养生。脾病水流为湿,火炎为热,久则湿热郁滞,经络尽皆浊腐之气,津液与血并化为水。

《医学入门·杂病分类·外感》

水肿之症,皆由脾虚湿热,凝闭渗道,不得流通,故邪水随气流入经络中,故一身浮肿,皮肤光,手按成窟,举手即满。

《罗太无口授三法·水肿》

（3）肾失气化

肾者至阴也,至阴者盛水也。肺者太阴也,少阴者冬脉也。故其本在肾,其末在肺,皆积水也。

《素问·水热穴论》

肾者阴气,主于水而又主腰脚。肾虚则腰脚血气不足,水之流溢,先从虚而入,故腰脚先肿也。

水分者,言肾气虚弱,不能制水,令水气分散,流布四肢,故云水分。但四肢皮肤虚肿,聂聂而动者,名水分也。

肾主水,肾虚则水气妄行,不依经络,停聚结在脐间,小腹肿大,硬如石,故云石水。

夫水之病,皆由肾虚所为,肾虚则水流散经络,始溢皮毛。

《诸病源候论·水肿病诸候》

（4）三焦水道不利

阴阳气道不通,四海闭塞,三焦不泻,津液不化,水谷并行肠胃之中,别于回肠,留于下焦,不得渗膀胱,则下焦胀,水溢则为水胀。

《灵枢·五癃津液别》

三焦者,上、中、下三焦之气也。焦者,热也,满腔中热气布护,能通调水道也。为心包络之腑,属火。上焦不治,则水泛高源。中焦不治,则水留中脘。下焦不治,则水乱二便。三焦气治,则脉络通而水道利,故曰决渎之官。

《医学三字经·脏腑·三焦说》

（5）肺、脾、肾、三焦皆不利

肾者主水,脾胃俱主土,土性克水,脾与胃合,相为表里。胃为水谷之海,今胃虚不能传化水气,使水气渗溢,经络浸渍腑脏,脾得水湿之气,加之则病,脾病则不能制水,故水气独归于肾。三焦不泻,经脉闭塞,故水气溢于皮肤,而令肿也。

水病者,由肾脾俱虚故也。肾虚不能宣通水气,脾虚又不能制水,故水气盈溢,渗液皮肤,流遍四肢,所以通身肿也。

风水病者,由脾肾气虚弱所为也,肾劳则虚,虚则汗出,汗出逢风,风气内入,还客于肾,脾虚又不能制水,故水散溢皮肤,又与风湿相搏,故云风水也。令人身浮肿,如里水之状,颈脉动,时咳,按肿上凹而不起也,骨节疼痛而恶风是也。脉浮大者,名曰风水也。

《诸病源候论·水肿病诸候》

人借水谷以生,谷赖脾土以化。若脾土虚,则不能制水,故传化失常,肾水泛溢反得以渍脾土,于是三焦停滞,经络壅塞,渗于皮肤,注于肌肉而发浮肿。

《明医指掌·水肿》

凡水肿等证,乃脾、肺、肾三脏相干之病。盖水为至阴,故其本在肾;水化于气,故其标在肺;水惟畏土,故其制在脾。今肺虚则气不化精而化水,脾虚则土不制水而反克,肾虚则水无所主而妄行,水不归经则逆而上泛,故传入于脾而肌肉浮肿,传入于肺则气息喘急。虽分而言之,而三脏各有所主,然合而言之,则总由阴胜之害,而病本皆归于肾。

《景岳全书·杂证谟·肿胀》

夫心与肾能生脾肺,今心肾气亏,不能滋养脾肺,故土不能制水,水渍妄行,三焦不泻,气脉闭塞,枢机不通,喘息奔急,水气盈溢,渗漏经络,皮肤溢满,目窠微肿如卧蚕之状,此其候也。

《奇效良方·水肿门附论》

**按语:**水肿病生于内者,多为脏腑内伤,其本在肾,其末在肺。《中藏经》记载了水肿的多种病因,如"有因嗽而发者,有因劳而生者……有因虚乏而成者,有因五脏而出者,有因六腑而来者,类目多种,而状各不同"。《诸病源候论》云"水肿者,或因大病之后,或积虚劳损,或新热食竟",说明水肿病因较多。《中藏经》云"水者,肾之制也;肾者,人之本也。……又三焦壅塞,荣卫闭格,血气不从,虚实交变,水随气流,故为水病",指出水肿的根本病机是肾虚,与三焦、营卫、气血及正气虚实密切相关。《诸病源候论》认为肾主水,脾主土,土克水;肺主通调水道,宣散水气;三焦为水液运行的通道。若肾病气化无权,土不制水,脾失转输,肺失通调,三焦壅塞,气化失常,则水液泛溢皮肤而发为水肿。由此来看,水肿病的发生与肾、肺、脾胃、三焦密切相关。其内伤因素亦是种类繁多,如劳倦损伤、饮食不节、禀赋不足等。

(1)脏阳不足:《素问·汤液醪醴论》云"其有不从毫毛而生……津液充郭,其魄独居",《黄帝内经太素》云"五脏伤竭",五脏阳气不足,气化失司,津液不化,而致水肿。上述说明五脏阳气遏阻,津液不化是水肿产生的病机之一。

(2)其本在肾:肾者主水,内寓人体之元阳,为水液代谢的原动力。肾阳充盛,水液蒸腾于上,则为汗,膀胱气化于下,则为溺。又肾司二便,如《素问·水热穴论》指出"肾者,胃之关也,关门不利,故聚水而从其类也。上下溢于皮肤,故为胕肿。胕肿者,聚水而生病也"。肾虚不能制水,故水妄行,不依经络,流布于四肢,浸溢于皮肤,而致遍身浮肿。另肾阳不足,膀胱气化无权,水液潴留而致水肿。

(3)其末在肺:肺者主气,水液运行依赖肺气宣散,肺通调水道,下输膀胱。肺失宣散,通调水道功能失司,治节不行,则水气不能布散,津液不能下输膀胱而发为水肿。

(4)其制在脾:《内经》指出凡浮肿、胀满之有关湿邪停滞的疾病,当归之于脾的功能失常。一方面,脾居中焦,运化水液,脾失健运,水湿内停,则聚水为肿满之病。

张景岳云:"水惟畏土,其制在脾。"《素问·阴阳别论》云:"三阴结谓之水。"沈氏曰:"太阴为六经之主,三阴邪结,则坤土不能运精,如是而二阴肾独主里而气更盛,反来侮土。"另一方面,胃是水出入的机关,"饮入于胃",胃为五脏六腑之根本,胃气不足则不能"游溢精气",故水湿泛于周身而肿。因此,脾胃亏虚是水肿发病的根源之一。故治疗水肿须兼顾补益脾胃,临床尤为重要。

(5)通在三焦:《难经》云"三焦者,水谷之道",《素问·灵兰秘典论》云"三焦者,决渎之官,水道出焉",均说明三焦为水液运行的通道,其能够通调水道,以协助肺、脾、肾运行水液。若上焦不通,则水泛高源;若中焦不通,则水留中脘;若下焦不通,则水乱二便。故注重三焦亦是治疗水肿需要考虑的。

## 【诊法析要】

水始起也,目窠上微肿,如新卧起之状,其颈脉动,时咳,阴股间寒,足胫肿,腹乃大,其水已成矣。以手按其腹,随手而起,如裹水之状,此其候也。

《灵枢·水胀》

肾脉……微大为石水,起脐已下至小腹腄腄然,上至胃脘,死不治。

《灵枢·邪气脏腑病形》

师曰:病有风水、有皮水、有正水、有石水、有黄汗。风水,其脉自浮,外证骨节疼痛,恶风;皮水,其脉亦浮,外证胕肿,按之没指,不恶风,其腹如鼓,不渴,当发其汗;正水,其脉沉迟,外证自喘;石水,其脉自沉,外证腹满不喘;黄汗,其脉沉迟,身发热,胸满,四肢头面肿,久不愈,必致痈脓。

脉浮而洪,浮则为风,洪则为气。风气相搏……气强则为水,难以俯仰。风气相击,身体洪肿,汗出乃愈。恶风则虚,此为风水;不恶风者,小便通利,上焦有寒,其口多涎,此为黄汗。

寸口脉沉滑者,中有水气,面目肿大,有热,名曰风水。

太阳病,脉浮而紧,法当骨节疼痛,反不疼,身体反重而酸,其人不渴,汗出则愈,此为风水。

里水者,一身面目黄肿,其脉沉,小便不利,故令病水。

趺阳脉当伏,今反数,本自有热,消谷,小便数,今反不利,此欲作水。

寸口脉浮而迟,浮脉则热,迟脉则潜,热潜相搏,名曰沉。趺阳脉浮而数,浮脉即热,数脉即止,热止相搏,名曰伏。沉伏相搏,名曰水。沉则脉络虚,伏则小便难,虚难相搏,水走皮肤,即为水矣。

少阴脉紧而沉,紧则为痛,沉则为水,小便即难。脉得诸沉,当责有水,身体肿重。水病脉出者死。

夫水病人,目下有卧蚕,面目鲜泽,脉伏。其人消渴。病水腹大,小便不利;其脉沉绝者,有水,可下之。

寸口脉沉而迟,沉则为水,迟则为寒,寒水相搏,趺阳脉伏,水谷不化,脾气衰则鹜溏,胃气衰则身肿。少阳脉卑,少阴脉细,男子则小便不利,妇人则经水不通,经为血,血不利则为水,名曰血分。

寸口沉而紧,沉为水,紧为寒,沉紧相搏,结在关元。

水之为病,其脉沉小,属少阴,浮者为风。

《金匮要略·水气病脉证并治》

脉沉者水也。脉洪大者可治,微细者死。

脉沉者,名曰石水。尺脉微大,亦为石水。

《诸病源候论·水肿病诸候》

水肿之证,有阴有阳,察脉观色,问证须详。阴脉沉迟,其色青白,不渴而泻,小便清涩。脉或沉数,色赤而黄,燥粪赤溺,兼渴为阳。沉细必死,浮大无妨。

《明医指掌·水肿》

**按语:** 水肿的脉象,据相关书籍的记载,其主脉为沉脉,如尤怡云"水为阴,阴盛故令脉沉。又水行皮肤,荣卫被遏,亦令脉沉"。水为阴邪,其性下沉,故水肿病的主要脉象为沉脉。由于病邪不一,临床还有迟、浮、微、弦、伏等脉象。如"风水"之脉多浮或浮洪或浮紧或沉滑。风为阳邪,风邪致病伤及卫分,故脉为浮,若夹寒则浮紧,若夹热则沉滑;"皮水"之脉多浮;"正水""黄汗"之脉多沉迟;"石水"之脉多沉。《伤寒论》和《金匮要略》多以"寸口脉""趺阳脉""少阴脉"来描述水肿病脉象。如"趺阳脉当伏,今反数,本自有热,消谷,小便数,今反不利,此欲作水",为水热合邪之水肿病。又"寸口脉沉而迟,沉则为水,迟则为寒,寒水相搏","寸口沉而紧,沉为水,紧为寒,沉紧相搏",为寒湿合邪之水肿病等。临证时,脉象变化多端,要仔细揣摩患者脉象。

## 【辨证论治】

### 1. 发汗、利尿

诸有水者,腰以下肿,当利小便;腰以上肿,当发汗乃愈。

《金匮要略·水气病脉证并治》

太阳病,发汗后,大汗出,胃中干,烦躁不得眠,欲得饮水者,少少与饮之,令胃气和则愈。若脉浮,小便不利,微热,消渴者,五苓散主之。

猪苓(十八铢,去皮) 泽泻(一两六铢) 白术(十八铢) 茯苓(十八铢) 桂枝(半两)

上五味,捣为散,以白饮和服方寸匕,日三服。多饮暖水,汗出愈,如法将息。

《伤寒论·辨太阳病脉证并治》

风水,恶风,一身悉肿,脉浮,不渴,续自汗出,无大热,越婢汤主之。

越婢汤方

麻黄(六两) 石膏(半斤) 生姜(三两) 大枣(十五枚) 甘草(二两)

上五味,以水六升,先煮麻黄,去上沫,内诸药,煮取三升,分温三服。恶风者加附子一枚,炮。风水加术四两。

风湿,脉浮身重,汗出恶风者,防己黄芪汤主之。

防己(一两) 甘草(半两,炒) 白术(七钱半) 黄芪(一两一分,去芦)

上锉麻豆大,每抄五钱匕,生姜四片,大枣一枚,水盏半,煎八分,去滓温服,良久再服。

皮水为病,四肢肿,水气在皮肤中,四肢聂聂动者,防己茯苓汤主之。

防己茯苓汤方

防己(三两) 黄芪(三两) 桂枝(三两) 茯苓(六两) 甘草(二两)

上五味,以水六升,煮取二升,分温三服。

水之为病,其脉沉小,属少阴。浮者为风。无水,虚胀者为气。水,发其汗即已,脉沉者,宜麻黄附子汤,浮者,宜杏子汤。

麻黄附子汤方

麻黄(三两) 甘草(二两) 附子(一枚,炮)

上三味,以水七升,先煮麻黄,去上沫,内诸药,煮取二升半,温服八分,日三服。

杏子汤方(未见,恐即是麻黄杏仁甘草石膏汤)。

《金匮要略方论·水气病脉证并治》

徐王煮散 治水肿,服辄利小便方。

防己 羌活 人参 丹参 牛膝 牛角鳃 升麻 防风 秦艽 谷皮 紫菀 杏仁 生姜(屑) 附子 石斛(各三两) 桑白皮(六两) 橘皮 白术 泽泻 茯苓 猪苓 黄连 郁李仁(各一两)

上二十三味,治下筛,为粗散,以水一升五合,煮三寸匕,取一升,顿服,日再。不能者,但一服,二三月以前可服,主利多而小便涩者,用之大验。

《备急千金要方·消渴淋闭尿血水肿》

九味羌活汤 水病,腰以上肿者,此方微汗之,即愈。

羌活 防风 苍术 细辛 川芎 白芷 生地(酒炒) 黄芩 甘草

《医方考·水肿门》

身有热者,可汗;身无热者,可利;肌肤痛者,可汗;溺赤涩者,可利;腰上肿者,可汗;腰下肿者,可利,所谓开鬼门,洁净府,上下分消之也。

《证治汇补·外体门·水肿》

外水,腰以下肿,当利小便。腰以上肿,当发汗。喘急不得卧者,苏子、葶苈等分,枣肉丸。四肢肿,宜五皮饮。感湿者,腰以下肿尤甚,五苓散(见伤湿),吞木瓜丸(见中风)。

《医碥·杂症》

**按语:**发汗利尿之法始于《内经》"开鬼门""洁净府",历代医家对此争议颇多。王冰认为玄府毛孔为"鬼门",而膀胱为"净府",解释为发汗利小便,而后一直沿用,并根据此法创制大量临床治疗方剂,如越婢加术汤、防己黄芪汤、九味羌活汤、五苓散等。但至现代,百家争鸣,观点各异。李氏等将"鬼门"当作"魄门",因肺为清净之府,故索性认为其为"净府","开鬼门""洁净府"的含义便为泻水通便与宣畅肺气;高氏又认为"开鬼门""洁净府"的含义为暖肾温阳,洁净三焦;华氏则认为"开鬼门""洁净府"是指使水邪从二便而去,泻下逐水与通利小便并举。虽然各医家观点不同,但总地来看,不外乎发汗、利小便、宣通腠理、通利二便,使得水湿之邪自孔窍排出体外。

**2. 利下逐水**

大病差后,从腰以下有水气者,牡蛎泽泻散主之。

牡蛎（熬）　泽泻　蜀漆（暖水洗，去腥）　葶苈子（熬）　商陆根（熬）　海藻（洗，去咸）栝楼根（各等分）

上七味等分，异捣，下筛为散，更于臼中治之，白饮和服方寸匕，日三服，小便利，止后服。

《伤寒论·辨阴阳易差后劳复病脉证并治》

里水者，一身面目黄肿，其脉沉，小便不利，故令病水。假如小便自利，此亡津液，故令渴也，越婢加术汤主之。

《金匮要略方论·水气病脉证并治》

若遍身肿，烦渴，小便赤涩，大便闭，此属阳水，先以五皮散或四磨饮，添磨生枳壳，重则疏凿饮。若遍身肿，不烦渴，大便溏，小便少，不涩赤，此属阴水，宜实脾饮，或木香流气饮。

《丹溪心法·水肿》

阳水肿，身热便结，大承气汤加丑牛、芫花。或五皮饮加硝、黄、石膏。
阴水肿，身冷便溏，附子理中加茯苓一两。或左归饮加参、术、桂、附。

《医学集成·水肿》

医者又须审别阴阳，随加寒热之品，乃能奏效。审其口渴溺赤，喜凉脉数者，为阳水，则知、柏、芩、连、山栀、石膏、天冬、麦冬，可加入。审其口和溺清，喜热脉濡，为阴水，则桂、附、干姜、吴萸、细辛，可加入。失血家阳水居多，阴水最少，医者须临时细审。

《血证论·肿胀》

阳水，宜辛寒散结行气，苦寒泻火燥湿；阴水，宜苦温燥脾胜湿，辛热导气扶阳。

《证治汇补·外体门·水肿》

**按语：**关于利下逐水的治疗方法，早在《神农本草经》就有记载，如泽漆主"大腹，水气，四肢面目浮肿"，甘遂主"腹满，面目浮肿"，大戟、芫花下"十二水"，巴豆主"留饮，大腹水张"等。后世医家在此基础上又有"五皮散""四磨饮子""疏凿饮子"等利下逐水的治疗方剂，且明确指出阳水和阴水的不同治疗方法。阳水者，"宜辛寒散结行气，苦寒泻火燥湿"，故在治疗水肿的基础上可加入知母、黄柏、黄芩、栀子、石膏、天冬、麦冬等；阴水者，"宜苦温燥脾胜湿，辛热导气扶阳"，故在"实脾散""木香流气饮"等治疗水肿的基础方之上可加入附子、干姜、吴茱萸、细辛等。虽然利下逐水法常运用于水肿重症，但临床使用应中病即止，以防损伤人体正气，而又加重病情，正如《古今医鉴》记载："然证虽可下，又当度其轻重，不可过用大戟、芫花、甘遂等利水猛烈之剂，一发不收，峻决者易，固闭者难，水气复来，而无可治之也。"

### 3. 清热除湿

湿热作肿胀滑泄者，宜清热除湿利水也。

葶苈木香散　治湿热内外甚，水肿腹胀、小便赤涩、大便滑泄，此药下水湿、消肿胀、止泻、利小便之圣药也。

猪苓（一钱半）　泽泻（五分）　白术（二钱半）　茯苓（二钱半）　官桂（二钱半）　葶苈（二钱半）　木通（五钱）　木香（五钱）　滑石（三两）　甘草（五钱）

上为细末，每服三钱，白汤调下，食前服。若小便不得通利而反泄看，此乃湿热痞闷深而攻之不开是反为注泄,乃正气已衰,多难救也。

《黄帝素问宣明论方·水湿门》

肿在下者因湿起,急宜利水可安然,外法贴脐如神妙,内服沈香琥珀丸。

注:下身肿者,腰脐至两足皆肿也,病因脾经湿热所成,急用利水之法,经所谓洁净府是也,外用贴脐法,内服沈香琥珀丸。

(贴脐法)巴豆四钱去油,水碾粉二钱,硫黄一钱。共研匀成饼,先用新棉一片,包药布脐上,外用帛缚时许,自然泻下恶水,待下三五次,去药以粥补佳。

沈香琥珀丸 苦葶苈子(一两五钱) 郁李仁(一两五钱,去皮) 防己(七钱五分) 沈香(一两五钱) 陈皮(七钱五分) 琥珀(五钱) 杏仁(五钱,去皮尖) 炒苏子(五钱) 赤苓(五钱) 泽泻(五钱)

以上共为细末,炼蜜为丸,如梧桐子大,以麝香为衣,每服一钱,量儿大小与之,用滚白水下。

《医宗金鉴·水肿门·湿水肿》

**按语:**湿热致水肿者,多由饮食不节,嗜食肥甘厚味,脾胃运化失常而湿热内生,治疗当清热除湿、利水消肿,代表方为葶苈木香散。方中猪苓、滑石清热利湿、消肿,泽泻利水渗湿,白术、茯苓健脾利水,官桂、木香化气利水,葶苈、木通泻水通利,甘草调和诸药,顾护脾胃。全方共奏分消湿热,利水消肿之功效。临床在治疗由湿热引起的水肿病时,除葶苈木香散外,也常用疏凿饮子,且常根据患者的不同病情而随证加减。

**4. 调和脏腑**

**(1)健脾利水**

水肿,因脾虚不能制水,水渍妄行,当以参、术补脾,使脾气得实,则自健运,自能升降。运动其枢机,则水自行,非五苓神佑之行水也。宜补中、行湿、利小便,切不可下。用二陈汤加白术、人参、苍术为主,佐以黄芩、麦门冬、炒栀子制肝木。若腹胀,少佐以厚朴;气不运,加木香、木通;气若陷下,加升麻、柴胡提之,随病加减。必须补中行湿。二陈治湿,加升提之药,能使大便润而小便长。产后必须大补血气为主,少佐苍术、茯苓,使水自降,用大剂白术补脾。若壅满,用半夏、陈皮、香附监之;有热当清肺金,麦门冬、黄芩之属。一方用山栀子,去皮取仁,炒,捶碎,米汤送下一抄;若胃热病在上者,带皮用。

《丹溪心法·水肿》

通身皮肤光肿如泡,手按成窟,举手即满者,是因脾虚不能制水,水渍妄行故也。法当补脾,使脾气得实,则自健运,切不可下,忌食羊肉。

《古今医鉴·水肿》

大凡水肿者,宜健脾去湿利水也。

实脾饮 治水肿。

苍术(米泔制) 白术(土炒) 厚朴(姜汁炒) 茯苓(连皮用) 猪苓 泽泻 香附 砂仁 枳壳(麸炒) 陈皮 大腹皮 木香(各等分)

上锉一剂,灯芯一团,水煎,磨木香调服。气急加苏子、葶苈、桑白皮,去白术;发热,加炒山栀、黄连,去香附;泻,加炒芍药,去枳壳;小水不通,加木通、滑石,去白术;饮食停滞加山楂、神曲,去白术;恶寒手足厥冷、脉沉细,加官桂少许;腰上肿,加藿香,腰以下加牛膝、黄柏,去香附;胸腹肿胀饱闷加萝卜子,去白术。

加减胃苓汤　治水肿。

苍术(米泔制,一钱半)　陈皮(去白,一钱)　厚朴(姜制,八分)　猪苓(去皮)　赤茯苓(去皮)　泽泻　白术(去芦,各一钱)　大腹皮(六分)　神曲(炒,八分)　甘草(炙,三分)　山楂(去核,七分)　香附(姜炒,六分)　木瓜(一钱)　槟榔(八分)　砂仁(七分)

上锉一剂,水二钟、生姜三片、灯芯一团,煎至一钟,食远温服,渣再煎服。

《万病回春·水肿》

实脾散　治阴水,先实脾土。

厚朴(去皮,姜制,炒)　白术　木瓜(去瓤)　木香(不见火)　草果仁　大腹子　附子(炮,去皮脐)　白茯苓(去皮)　干姜(炮,各一两)　甘草(炙,半两)　生姜(五片)　枣子(一枚)

《严氏济生方·水肿门·水肿论治》

脾虚肿,归脾汤加炮姜。或补中汤去橘、草,加砂、半、苓、桂、槟、蔻。

《医学集成·水肿》

**按语:**《内经》云"诸湿肿满,皆属于脾",水肿病的治疗多以健脾利水为主。脾土居于中焦,为气机升降的枢纽,又土克水,若脾土健运,则土能制水,水肿自消矣。代表方为实脾饮。方中白术、茯苓、陈皮健脾利水,苍术、厚朴、砂仁、枳壳、香附、木香行气化水,猪苓、泽泻利水渗湿,大腹皮利水消肿。全方共奏健脾行气、利水消肿之功,使脾土得健,运化以复,而能制水。

(2) 温肾行水

少阴病,二三日不已,至四五日,腹痛,小便不利,四肢沉重疼痛,自下利者,此为有水气,其人或咳,或小便利,或下利,或呕者,真武汤主之。

《伤寒论·辨少阴病脉证并治》

复元丹　治水肿。夫心肾真火,能生脾肺真土,今真火气亏,不能滋养真土,故土不制水,水液妄行,三焦不泻,气脉闭塞,枢机不通,喘息奔急,水气盈溢,渗透经络,皮肤溢满,足胫尤甚,两目下肿,腿股间冷,口苦舌干,心腹坚胀,不得正偃,偃则咳嗽,小便不通,梦中虚惊,不能安卧。

附子(炮,二两)　南木香(煨)　茴香(炒)　川椒(炒出汗)　独活　厚朴(去皮,锉,姜制炒)　白术(略炒)　陈橘皮　吴茱萸(炒)　桂心(各一两)　泽泻(一两半)　肉豆蔻(煨)　槟榔(各半两)

上一十三味为末,糊丸,梧子大。每服五十丸,紫苏汤下,不以时。

《三因极一病证方论·水肿证治脉例》

求古治法,惟薛立斋先生加减《金匮》肾气汤,诚对证之方也,余屡用之,无不见效,此虽壮水之剂,而实即脾肺肾三脏之正治也。何也?盖肾为先天生气之源,若先天元气亏于下,则后天胃气失其本,而由脾及肺,治节所以不行,是以水积于下,则气壅于上,而喘胀由生,但宜峻补命门,使气复元,则三脏必皆安矣。今论其方:如所用桂附,以化阴中之阳也,熟地、山药、牛膝,以养阴中之水也,茯苓、泽泻、车前子,以利阴中之滞也;此能使气化于精,即所以治肺也,补火生土,即所以治脾也,壮水通窍,即所以治肾也。此方补而不治,利而不伐,凡病水肿于中年之后,及气体本弱者,但能随证加减用之,其应如响,诚诸方之第一,更无出其右者。

《景岳全书·杂证谟·肿胀》

肾虚肿,金匮肾气丸。或右归饮加苓、泽。

脾肾虚肿,理脾涤饮加故纸、益智、茯苓。或桂附理中加归、地、苓、泽。

《医学集成·水肿》

**按语:** 肾主水,内藏真火,肾阳为水液运行的原动力,肾虚则气化失司,水液代谢失常,潴留体内则为水肿。故肾阳不足之水肿,治宜温补肾阳,化气行水,方用真武汤。方中附子为阳中之阳,辛甘大热,以补命门衰败之火;茯苓、白术健脾利湿;芍药通利小便,去除水气;生姜发汗消肿。全方共奏温补肾阳、化气行水之功。此外,金匮肾气汤、复元丹亦为治疗肾虚水肿的常用有效方剂,临床上亦多用之。

(3) 宣肺行水

治水气肿满,肺气喘急,咳嗽胀闷,坐卧不得,喉中作声,心胸痞滞。防己丸方。

防己 白前 五味子 紫菀(去苗土,各半两) 桑根白皮(锉) 马兜铃 麻黄(去根节) 桔梗(炒) 柴胡(去苗) 大腹皮(锉,各三分) 赤茯苓(去黑皮) 陈橘皮(汤浸去白,焙各一两) 甘草(炙,锉一分) 杏仁(五十粒,汤浸去皮尖、双仁,炒)

上一十四味,捣碎为细末,炼蜜和丸如梧桐子大。每服十五丸至二十丸,温生姜汤下,不拘时。

治水病喘急上气。消肿满。十圣丸方。

大戟(炒) 桑根白皮(锉,炒) 甘遂(炒) 甜葶苈(纸上炒) 巴豆(去皮、心、膜)炒椰(锉各一分) 杏仁(去皮尖、双仁,炒,研三分) 牵牛子(炒二两取末三分)

上十一味,为细末,炼蜜丸如鸡头大。每服一丸,生姜汤化下,更量病势加减。

治水肿,胸满气急。甘遂汤方。

甘遂(炒一两半) 赤茯苓(去黑皮) 郁李仁(汤浸去皮尖,研) 黄芩(去黑心) 杏仁(去皮尖、双仁,炒,研各二两) 泽泻叶 泽漆(微炙) 陈橘皮(汤浸去白,炒干各一两半)

上八味,粗捣筛。每服五钱匕,水三盏,煎至一盏半,去滓,分温二服。

治水肿胸满气急。郁李仁汤方。

郁李仁(汤浸去皮尖,炒) 桑根白皮(炙,锉) 赤小豆(炒各三两) 陈橘皮(汤浸去白,炒二两) 紫苏(一两半) 茅根(切四两)

上六味,粗捣筛。每服五钱匕,水三盏。煎至一盏,去滓温服。

治十种水气,喘急,坐卧不得,小便淋涩。葶苈散方。

苦葶苈(纸上炒一两半) 牵牛子(炒一两二钱) 猪苓(去黑皮) 泽泻(各一两)椒目(炒)

上五味,捣罗为细散。每用葱白三茎切,浆水一盏,煎至半盏,去滓,调药二钱匕,空心临卧服,以大小便利为度。

治水肿胸中气满喘急。茯苓汤方。

赤茯苓（去黑皮）　杏仁（去皮尖、双仁，炒各四两）　陈橘皮（汤浸去白，炒二两）

上三味，粗捣筛。每服五钱匕，水三盏。煎至一盏，去滓温服，日再，病随小便下，饮尽更作。

治水气腿股肿满，喘促咳嗽，坐卧不得。泽泻丸方。

泽泻　芫花（醋炒）　郁李仁（汤浸去皮尖，炒）　牵牛子（炒）　防己　苦葶苈（纸上炒各一分）　滑石（研）　大戟（锉，炒各三分）　海蛤（研）　甘遂（炒）　瞿麦穗　槟榔（锉各半两）

上一十二味，捣罗为细末，炼蜜和丸如梧桐子大。每服二十丸，食前煎陈橘皮汤下。

《圣济总录·水肿门·水肿胸满气急》

**按语：** 肺主治节，为水之上源，治节不行，通调水道功能失司，宣散功能失常，皆可引起水液代谢失常而发为水肿，此为肺自病者。若水肿已成，水湿之邪上泛壅塞于肺，从而引起肺功能失调，则进一步加重水肿。水湿之邪上干于肺，则引起喘急、胀满、坐卧不得等症状，此是由于"肾虚既成聚水之病，上攻于肺，肺布叶举在于胸背，背者，胸中之府也"。《证治汇补》记载了肺先病或后病的不同治法，如"先喘后肿，此肺不化气，水流为肿，治在肺；先肿后喘者，乃脾不运化，水泛为喘，治在脾。治肺宜清金降气，而行水次之；治脾宜实脾理湿，而降气兼之。"治以防己丸方宣肺行水。方中防己行十二经，能开太阳膀胱经，通膝利窍，为治疗风水之要药。桑白皮、杏仁、麻黄、桔梗、陈橘皮宣肺行水，白前、五味子、紫菀降肺止嗽，马兜铃清肺降气，而借柴胡上升之气以助肺宣散行水，大腹皮、赤茯苓利水消肿，甘草调和诸药。诸药配伍，共奏清金降气、宣散行水之功。全方有升有降，以除水湿之邪。

### （4）温阳化气

加味苓桂术甘汤　治水肿小便不利，其脉沉迟无力，自觉寒凉者。

于术（三钱）　桂枝尖（二钱）　茯苓片（二钱）　甘草（一钱）　干姜（三钱）　人参（三钱）　乌附子（二钱）　威灵仙（一钱五分）

肿满之证，忌用甘草，以其性近壅滞也。惟与茯苓同用，转能泻湿满，故方中未将甘草减去。若肿胀甚剧，恐其壅滞者，去之亦可。

服药数剂后，小便微利；其脉沉迟如故者，用此汤送服生硫黄末四五厘。若不觉温暖，体验渐渐加多，以服后移时觉微温为度。

人之水饮，非阳气不能宣通。上焦阳虚者，水饮停于膈上。中焦阳虚者，水饮停于脾胃。下焦阳虚者，水饮停于膀胱。水饮停蓄既久，遂渐渍于周身，而头面肢体皆肿，甚或腹如抱瓮，而膨胀成矣。此方用苓桂术甘汤，以助上焦之阳。即用甘草协同人参、干姜，以助中焦之阳。又人参同附子，名参附汤（能固下焦元阳将脱）。协同桂枝，更能助下焦之阳（桂枝上达胸膈，下通膀胱故肾气丸用桂枝不用肉桂）。三焦阳气宣通，水饮亦随之宣通，而不复停滞为患矣。至灵仙与人参并用，治气虚小便不利甚效（此由实验而知，故前所载宣阳汤并用之）。而其通利之性，又能运化术、草之补力，俾胀满者服之，毫无滞碍，故加之以为佐使也。若药服数剂后，脉仍如故，病虽见愈，实无大效，此真火衰微太甚，恐非草木之品所能成功。故又用生硫黄少许，以补助相火。

《医学衷中参西录·治癃闭方》

**按语：** 水肿病追本溯源，乃气化不行，正如张氏所言"人之水饮，非阳气不能宣通"，故当温阳化气，使气化恢复正常。具体治疗当温肺、健脾、温肾，或温通三焦。肺气宣散，通调水道，脾气健运，胃气能"游溢精气"，肾阳充足，三焦阳气宣通，使得水液代谢正常，则水肿自除。历代医家积累前人经验，再结合自身实践，由此创制出大量温阳化气利水的方剂，如茯苓桂枝甘草大枣汤、茯苓桂枝白术甘草汤等。

（5）育阴利水

阳明病，脉浮，发热，渴欲饮水，小便不利者，猪苓汤主之。

《伤寒论·辨阳明病脉证并治》

少阴病，下利六七日，咳而呕渴，心烦不得眠者，猪苓汤主之。

《伤寒论·辨少阴病脉证并治》

如热在下焦阴消，使气不得化者，当益阴，则阳气自化，黄柏黄连是也。

《证治准绳·杂病》

**按语：** 若热与水结在下焦，伤于阴分，使气不得化而致水肿者，则当益阴而化气利水，代表方为猪苓汤。方中猪苓、滑石清热利湿，以清下焦之湿热，茯苓健脾渗湿，泽泻利水消肿，阿胶养血育阴。全方共奏育阴利水之功效。

水肿的治疗，《内经》提出"平治于权衡""去菀陈莝""开鬼门""洁净府"。《金匮要略》指出"腰以下肿，当利小便；腰以上肿，当发汗乃愈"。《备急千金要方》补充了大量的治疗方剂，如麻子汤、槟榔丸、苦瓠丸、石胆丸等方药，至今仍为临床采用。《太平圣惠方》中的白术散、猪苓散、海蛤丸，《博济方》中的逐气饮，《严氏济生方》中的三仁丸、涂脐膏，《太平惠民和剂局方》中的参苓白术散，《医学入门》中的五皮散、赤小豆汤、三和汤，《三因极一病证方论》中的禹余粮丸、葶苈大丸等，已是治疗水肿的常用方剂。明代张景岳在《内经》治疗水肿的基础上，指出水肿证多属虚败之证，故治疗上宜温脾补肾，强调补脾益肾的重要性，对于临床上虚证水肿的治疗，有重要的指导意义。清代李用粹总结治疗经验，主张本病的治疗宜调中健脾，使脾气健运，升降运行，则水湿自除；并列举分治六法，即治分阴阳、治分汗渗、湿热宜清、寒湿宜温、阴虚宜补、邪实当攻，长期指导水肿的治疗。外治法亦是治疗水肿的重要手段之一，《灵枢·四时气》记载了放腹水的疗法，"徒水先取环谷下三寸，以铍针针之，已刺而筒之，而内之，入而复之，以尽其水，必坚。来缓则烦悗，来急则安静，间日一刺之，水尽乃止"。《内经》中记载了"缪刺其处"，首次提出针灸治疗水肿的法则，且较为详细地记载了具体治法。除了针法外，也常放血泻实。《灵枢·水胀》提到肤胀、鼓胀，先泻其胀之血络，后调其经，再刺去其血络。《备急千金要方》中的摩膏、针灸、推拿等方法亦可治疗水肿，如"灸太冲百壮，又灸肾俞"。其提出可用"酒"来退肿，如"蒲黄酒"，又如可用楮皮枝叶一大束，煮取汁随多少酿酒，以饮醉为佳，肿可退。历代医家亦通过养生调摄的方法来预防和治疗水肿，《食疗本草》中就有"鲤鱼白煮食之，疗水肿脚满，下气"和"黄雌鸡，主腹中水癖水肿，以一只和赤小豆一升同煮，候豆烂即出食之"的记载。

## 越婢加术汤

### 1. 文献出处

里水者,一身面目黄肿,其脉沉,小便不利,故令病水。假如小便自利,此亡津液,故令渴也,越婢加术汤主之。

越婢汤方

麻黄(六两) 石膏(半斤) 生姜(三两) 大枣(十五枚) 甘草(二两)

上五味,以水六升,先煮麻黄,去上沫,内诸药,煮取三升,分温三服。恶风者加附子一枚,炮。风水加术四两。

《金匮要略·水气病脉证并治》

### 2. 方解

越婢加术汤主治一身面目黄肿,脉沉,小便自利而渴。原方组成为麻黄、石膏、生姜、大枣、甘草;若为风水者,加白术;若恶风,加附子。

风邪侵犯人体,首先犯肺,肺为华盖,主宣散,通调水道,肺受外邪,通调水道功能失调,不能宣散水气,风水相搏,水液潴留于体内。其表现为眼睑头面浮肿,甚则全身水肿。治宜宣肺解表,发散水气,方用越婢加术汤。方中麻黄、生姜发汗解表,借用石膏寒凉之性以泻热,白术健脾利水,甘草、大枣培补中土。

### 3. 临床应用

本方广泛应用于各种疾病导致的水肿病,如急性或慢性肾炎、慢性肾小球肾炎、肾病综合征等,由风水犯肺引起,其中医证型和越婢加术汤证相符者。此外,本方还可用于呼吸系统疾病引起的肺水肿、湿热闭阻引起的类风湿关节炎。

## 真武汤

### 1. 文献出处

少阴病,二三日不已,至四五日,腹痛,小便不利,四肢沉重疼痛,自下利者,此为有水气,其人或咳,或小便利,或下利,或呕者,真武汤主之。

茯苓(三两) 芍药(三两) 白术(二两) 生姜(三两,切) 附子(一枚,炮,去皮,破八片)

上五味,以水八升,煮取三升,去滓,温服七合,日三服。

《伤寒论·辨少阴病脉证并治》

### 2. 方解

真武汤由茯苓、芍药、生姜、白术、附子组成,用于阳虚水泛证,主治腹痛、小便不利、四肢沉重疼痛等。肾阳亏虚,温煦化气功能失司,脾失运化,水湿停聚,潴留体内,犯溢肌肤,发为水肿,治宜温肾化气,利水消肿,方用真武汤。方中茯苓、白术培土以制水,生姜、附子温中以散寒,芍药敛少阴浮越之气,使少阴水气得以归位。

### 3. 临床应用

真武汤主治脾肾阳虚之水肿病,现代常用于治疗由脾肾阳虚引起的心力衰竭、慢性结肠炎、黏液性水肿、糖尿病肾病、慢性肾炎、肾病综合征等。此外,还可用于肝硬化顽固性腹水的治疗,以及慢性肾衰竭的预防等,临床随证加减。

## 【医案医话】

洪氏六十八岁,孀居三十余年,体厚,忧郁太多,肝经郁勃久矣,又因暴怒重忧,致成厥阴太阴两经腹胀并发,水不得行,肿从跗起,先与腰以下肿,当利小便例之五苓散法,但阴气太重,六脉沉细如丝,断非轻剂所能了。

桂枝(五钱) 生苍术(五钱) 猪苓(五钱) 泽泻(五钱) 茯苓皮(六钱) 肉桂(四钱) 广皮(五钱) 浓朴(四钱)

前方服三五帖不效,亦无坏处,小便总不见长,肉桂加至二三两,桂枝加至四五两,他药称是,每剂近一斤之多,作五六碗,服五七帖后,六脉丝毫不起,肿不消,便亦不长。所以然之故,肉桂不佳,阴气太重,忧郁多年,暴怒伤肝,必有陈菀。仍用原方加鸡矢醴熬净烟六钱,又加附子八钱,服之小便稍通,一连七帖,肿渐消,饮食渐进,形色渐喜。于是渐减前方分量,服至十四帖,肿胀全消。后以补脾阳,疏肝郁收功。

《吴鞠通医案·肿胀》

**按语:**本例患者是典型的由肝郁不舒引起的水肿。肝主疏泄,能够调节水液的运行,所谓"气行则水行,气滞则水停",若肝气郁结,水液代谢失调,水停于体内则发为水肿。此外,《素问》云"土疏泄,苍气达",即肝气的畅达有助于土气的疏通,按五行生克理论,木克土,因此无论是肝升发太过,抑或是肝疏泄不及,皆能引起脾土的功能异常,脾失运化,水液代谢失常停积于体内亦发为水肿。老年患者,本就脾胃多虚,若再受情志不遂等因素的影响,则脾胃更难以运化。因此针对老年患者,在日常生活和治病过程中,都应该注重情绪因素的影响。

一宦者,年已近耄,因劳倦伤脾,脾虚病疟,疟愈而脾胃之虚日益,旋病肿,此时饮食尚进,起居亦不甚衰,正宜补中益气汤,随症加减,以调脾胃元气。后用《金匮》肾气丸,补肾行水,使肿自消,始为至治。乃日以泽泻、猪苓、柴胡、葛根、浓朴、陈皮等药,朝饵暮餐,咸不知返。两月后真气克削无余,肿胀弥剧,喘息不得眠者六昼夜。更一医,犹以为肺病,而用苏子、芥子、二母、二冬之类,卒至汤饮俱废而死。王宇泰曰:手足浮肿,未必成水也。服耗气利水之药而不已,则水病成矣。赵养葵曰:肾虚不能纳气归元而作喘,徒从事于肺者,执流而忘源也。惜哉!

《续名医类案·肿胀》

**按语:**本例患者因年事已高,脾肾本虚,又因劳倦伤脾,脾胃更虚,脾虚失其运化水液功能,水湿不化聚于体内则发为水肿,故用补中益气汤、肾气丸调补脾肾,使得脾能运化,肾能行水,则肿自消矣。老年患者见水肿病以虚居多。

钟耀辉,年逾花甲,在都(指京都)患肿,起自肾囊。气逆便溏,诸治不效。急买车返杭,托所亲谢金堂邀孟英治之。切其脉:微且弱;询其溺,清且长。因问曰:都中所服,其五苓(散)、八正(散)耶?抑肾气(汤)、五皮(饮)也?钟云:诚如君言,遍尝之矣,而病反日剧者何?孟英曰:此土虚不制水也。通利无功,滋阴亦谬,补土胜湿,与大剂:(人)参

（白）术,果即向安,越八载,以他疾终。

《回春录·水肿》

**按语：** 本例患者是由土虚不制水所致。脾胃虚弱,运化失司,水湿聚集泛溢肌肤,治宜安土制水,遂用人参、白术等补气健脾之药,脾胃得健,水湿得以运化,则水肿可消。

## 【食治备要】

### 鲤鱼臛方

食治老人水气病,身体肿,闷满气急,不能食,皮肤欲裂,四肢常疼,不可屈伸。

鲤鱼肉（十两）　葱白（一握）　麻子（一升,熬,细研）

上以水滤麻子汁,和煮作臛,下五味、椒、姜调和,空心时渐食之,常服尤佳。

《养老奉亲书·食治老人水气诸方》

**按语：** 本方能补益肺脾,利水消肿。适用于水肿脾肾亏虚证,症见满闷气急、食少纳差、皮肤干燥、四肢疼痛不可屈伸等。肾主水,脾主运化水液,老年人脾肾两虚,肾虚不能主水,脾虚不能制水,且肾为胃之关,肾虚致胃关门不利,聚水成肿,故见水肿。治宜扶正祛邪,益脾肾,利水道。方中鲤鱼味甘平性温,入脾肾肺经,能利水消肿,发汗定喘；麻子（火麻仁）补中益气,复血脉,利二便；葱白宣通表里之气,助鲤鱼发汗。诸药相和制羹内服。

### 水牛肉方

食治老人水气病,四肢肿闷沉重,喘息不安。

水牛肉（一斤,鲜肥者）

上蒸令极熟,空心,切,以五味姜醋渐食之,任性为益。

《养老奉亲书·食治老人水气诸方》

**按语：** 本方能健脾利水,适用于脘闷腹胀、纳少便溏、面色萎黄、舌质淡、苔白滑、脉沉缓等。脾主运化水液且主四肢,老年人脾气虚弱则不能制水,故水气泛溢成肿,四肢肿闷沉重；肺朝百脉,通调水道,脾虚不能制水,水气上犯于肺,故喘息不安。方中水牛肉补脾胃,益气血,利水消肿；生姜制水牛肉甘凉之性；食醋以增水牛肉和血之力,药性平和,于老人有益。

### 麻子粥方

食治老人水气肿满,身体疼痛,不能食。

冬麻子（一升,熬,研滤取汁）　鲤鱼肉（一两,切）

上取麻子汁,下米四合,和鱼煮作粥,以五味葱椒,空心食,日一服。频作皆愈。

《养老奉亲书·食治老人水气诸方》

**按语：** 肾主水,脾主运化水液,老年人脾肾两虚,肾虚不能主水,脾虚不能制水,且肾为胃之关,肾虚致胃关门不利,聚水成肿,故见水肿。临床常见患者一身悉肿,周身疼痛。麻子粥方的组成和主治症,与鲤鱼臛方基本相同。唯麻仁的用量较大,调制法亦做了改动。考虑麻仁之功效,除补气利二便之外,尤长于通血脉。故用作主药,制作粥服,取其流通之性,以除水气阻滞经络所致之身体疼痛,确有疗效。

# 赤豆方

食治老人水气胀闷,手足浮肿,气急烦满。

赤小豆(三升,淘净) 樟柳根(白者,切一斤)

上和豆煮烂熟,空心常食豆,渴即饮汁,勿别杂食,服三二服立效。

《养老奉亲书·食治老人水气诸方》

**按语:**老年人外感水湿,内蕴湿热,湿邪重浊,易阻滞气机,致中焦之清浊升降失职,湿郁化热,影响三焦运行水液之职。水热互结,气化不行,形成实证肿满。本方适用于老年人水肿症见四肢浮肿、气急烦满之症,兼小便短赤,大便干结,舌苔黄腻,脉象沉数或滑数。本方能清利湿热,行水消肿。方中赤小豆味甘、酸,性微寒,为治水病之良药,能消水通气,和血解毒,健脾胃,利小便,长于治疗瘀热在里,大腹水肿;樟柳根味辛性寒,能助赤豆行水通肠,使湿去热清,脾胃恢复健运之职,则脾满自除。值得注意的是,方中樟柳根又名广东商陆,为有毒之品,故患者"勿别杂食",且"三二服立效",勿"久服"。虽然如此,其用量为一斤,仍嫌太多,宜作一两为宜。若服后出现头晕、呕吐、剧烈下泻等中毒现象,可用甘草10g,咀吞原汁或水煎服以解救之。

# 郁李仁粥方

食治老人水气,面肿腹胀,喘乏不安,转动不得,手足不仁,身体重困或疼痛。

郁李仁(两,研,以水滤取汁) 薏苡仁(五合,淘)

上以煎汁作粥,空心食之。日二服,常服极效。

《养老奉亲书·食治老人水气诸方》

**按语:**三焦运行水液,老人素体阳气不足,易感水湿阴邪,水邪泛溢三焦,浸渍脏腑,阻遏经气之流畅,故见实证肿满,临床症见面肿腹胀、喘乏不安、转动不得、身体困重或疼痛、手足不仁等,甚者可因水热互结而致大便不通。治宜清化湿热,通畅二便。方中郁李仁辛、苦、微酸而平,功能破血下气,利水消肿,润燥通便;薏苡仁甘以健脾,淡以渗湿,又能利水消肿,舒筋止痛。全方利水通便,行气活血,而不伤正气,堪称治疗老人实证轻型水肿平安之剂。薏苡仁尚有治疗干湿脚气的作用,故本方对脚气水肿,亦可投之取效。

# 桑白皮饮

食治老人水气,面目虚肿,足跗胀满风急。

桑白皮(四两,切) 青粱米(四合,研)

上以桑汁煮作饮,空心渐食,常服尤佳。

《养老奉亲书·食治老人水气诸方》

**按语:**肺主治节,能通调水道,老年人外感风邪,侵袭肺卫,肺失通调,宣发肃降失司,临床常见面目浮肿,气急,甚者手足腹部皆胀,脉象多浮,舌苔白薄,或咳嗽。治宜泻肺行水,止咳平喘。方中桑白皮味辛、微苦,性寒,功专泻肺行水,止咳平喘,善于通调肺气,对上焦闭塞、面目浮肿喘咳皆作者,有良好效果;青粱米补肺益气,使桑白皮泻而不伤其正。全方立方构思周密,亦属较好的食疗方剂。

# 大豆方

食治老人水气肿满,手足俱胀,心烦,满闷,无力。

大豆（二升）　白术（二两）　鲤鱼肉（一斤）

上以水和煮，令豆烂熟，空心常食之，鱼豆饮其汁，尤佳。

《养老奉亲书·食治老人水气诸方》

**按语：**脾主运化水液，老人脾阳不足，水不化气，致水液泛滥，浸渍肌肤内脏，而成肿满之证，临床症见心烦满闷，周身无力，四肢肿胀，舌淡，苔白滑，脉沉缓无力者居多。治宜健脾温阳利水。方中大豆甘平入脾，健脾宽中，润燥消肿；白术、鲤鱼可增强其上述作用，使得脾阳得扶，土能制水，则肿胀自除。

### 白煮鲤鱼方

食治老人水气疾，心腹胀满，四肢烦疼，无力。

鲤鱼（一头，重二斤，如常法）　橘皮（二两）

上和煮令烂熟，空心，以二味少着盐食之，常服并饮少许汁，将理为验。

《养老奉亲书·食治老人水气诸方》

**按语：**脾主升清，主运化，老年人气机不畅，使脾气升清及运化水液功能失司，致使脾胃气滞，水液泛滥，临床可见水肿，心腹胀满，四肢烦疼无力。治宜宽中理气，利水消肿。治用鲤鱼下气利水，佐橘皮增其和胃气、畅气机之功，则水消气行，肿胀自愈。

### 水牛皮方

食治老人水气，身体虚肿，面目虚胀。

水牛皮（二斤，刮去毛，净洗）　橘皮（一两）

上相和，煮令烂熟，切，以生姜、醋、五味渐食之，常作尤益。

《养老奉亲书·食治老人水气诸方》

**按语：**本方理肺和中，利水消肿，适用于身体虚肿，面目虚胀等症。方用水牛皮理肺气，利水道；橘皮理气和脾胃，全方宣通上焦，水气畅行，肿胀自消。

公猪后腿净瘦肉三斤，去皮油肥肉，切薄片，将锅用灰擦洗极净，烧红，放肉和酒炒干，加酒再炒，如此七次，候用。先将老米炒黄煎汤送肉食之，小便即通，肿亦随消，神效之至。

《验方新编·小便不通遍身水肿欲死》

**按语：**猪肉，味甘、咸，性平无毒，入脾、胃、肾经。《随息居饮食谱》中记载，猪肉可以利二便，然猪肉乃肥甘厚味之平，多食则助湿生痰，故本食疗方只取其净瘦肉，并加酒炒七次，去其滋腻之性，留其利水功能。

粟米、绿豆各一抄，猪肝一叶，切碎，三味煮作粥食之。至重者不过五次，其肿自消。切忌气恼生冷之物。

《鲁府禁方·水肿》

**按语：**《名医别录》中记载："粟米，味咸，微寒，无毒。主养肾气，去胃脾中热，益气。陈者，味苦，主治胃热、消渴、利小便。"绿豆消肿下气，猪肝补气健脾，助脾运湿。因此，对于轻微水肿的患者，可食用以消除水肿。另外，健康人也可食之以预防水肿。

滁州公使酒库攒同陈通，患此一病垂死，已不下药，偶一妇人传此方云，是道人所授，服之，病自小便而下几数桶，遂愈。乙巳年事，余时宰清流云。

大蒜一个烂研，以蛤粉和，无分两，可丸即止，如梧桐子大，每服十丸，白汤下。若气不升降,即以大蒜一头,每瓣切开,逐瓣内入茴香七粒,用湿纸裹煨香熟,烂嚼,白汤送下,不以多少;若脏腑不止,即以丁香如茴香法煨服,每瓣用三粒。

《是斋百一选方·治气虚水肿浮胀》

**按语:**《本草备药》记载:"大蒜辛温,开胃健脾,通五脏,达诸窍,去寒湿,治关格不通。敷脐能达下焦,消水利大小便。"《玉楸药解》中记载,蛤粉能"利水泻湿,治水胀溺癃"。因此,对于已不能用药的水肿病危重患者,可尝试此法。

猪肾一枚,分为七脔,甘遂一分,末筛为散,以粉肾,微火炙令熟,食之,至三、四脔,乃可止,当觉腹中鸣,转攻两胁下,小便利,去水即愈。若三、四脔不觉,可食七脔令尽。

《集验方·治诸水肿方》

**按语:** 猪肾主入肾经,可主治一切肾虚之症。此处用猪肾功效有二:一为引经药,二可补肾,并防止甘遂峻下利水而伤正。

### 鲫鱼熟脍方

治老人脾胃气弱,食饮不下,虚劣羸瘦,及气力衰微,行履不得。鲫鱼肉半斤,细切脍。上投豉汁中,煮令熟,下胡椒、时萝,并姜、橘皮等末,及五味,空腹食,常服尤佳。

《养老奉亲书·食治老人脾胃气弱方》

**按语:** 老人年老阳气虚衰,脾胃虚冷,饮食呆滞,虚损羸瘦,气力衰微,行履不得,甚则下肢浮肿,胃脘冷痛。治宜温中健脾和胃。方中鲫鱼肉性味甘平偏温,为脾胃大肠经之专药,能温中下气,健脾利湿,主治脾胃虚弱,纳少无力等,对虚羸,胃弱不食者尤佳。本品入豉汁作脍,加辛温逐寒暖胃之胡椒、时萝、橘皮、姜等,当可增强疗效。

## 【养生保健】

《养生方》云:十一月勿食经夏自死肉脯,内动于肾,喜成水病。其汤熨针石,别有正方,补养宣导,今附于后。

《养生方导引法》云:虾蟆行气正坐,动摇两臂,不息十二通,以治五劳水肿之病。又云:人卧勿以脚悬蹋高处,不久遂致成肾水也。

《巢氏病源补养宣导法·水肿候》

**按语:** 肾主水,主气化,内藏元阳,故平时在饮食和生活习惯方面要注意对肾的保养。动则阳气发散,如按中医的养生导引之法,在动的同时打通人体的周身经脉,使气流得畅,阳气以运行全身,则水液以气化。

# 老年淋证

淋证是以小便频数短涩，滴沥刺痛，欲出未尽，小腹拘急，或痛引腰腹为主要临床表现的病证。老年人体弱，若饮食不慎、劳伤过度、房事不节、外感湿热，均易引起本病发生，出现小便淋沥涩痛等症。西医学中的泌尿系急性或慢性感染、急性或慢性前列腺炎、前列腺肥大、泌尿系结石、乳糜尿以及尿道综合征等疾病，可参照本病辨证论治。

《内经》最早提出淋证的病名，称之为"淋"，指出其病因主要是湿邪和热邪。汉代张仲景《金匮要略》将其病机归为"热在下焦"，并描述了本病的症状，提出"淋家不可发汗"的治疗禁忌。华佗《中藏经》将淋证分为冷淋、热淋、气淋、劳淋、膏淋、砂淋、虚淋、实淋八种，奠定了临床分类的雏形。隋代巢元方《诸病源候论》对淋证病机进行高度概括，提出了"肾虚膀胱热"的理论，将淋证分为石淋、劳淋、气淋、血淋、膏淋、寒淋、热淋七种。唐代孙思邈则将淋证简化为"石、气、膏、劳、热"五淋。宋金元时期，百家争鸣，陈无择认为"三因"皆可致淋，指出其病机以"气"为本，其病因为"心肾气郁""寒湿热邪"，打破了前代认识。严用和在《严氏济生方》中丰富了淋证病因，补充了"房劳过度、误用药石、温病余热"等因素。杨士瀛《仁斋直指方论》指出淋证"忌补"，认为"气补胀、血补涩、热补盛"。朱丹溪肯定了前人"淋皆属于热"的观点。明代张景岳《景岳全书》进一步完善淋证的治疗原则，提到"热者宜清，涩者宜利，下陷者宜升提，虚者宜补，阳气不固者宜温补命门"。清代尤怡认为淋证可相互转化，或同时并存；并且强调石淋、膏淋要"开郁行气，破血滋阴"，对临床确有指导意义。

## 【病名钩玄】

初之气，地气迁……其病中热胀，面目浮肿，善眠，衄，嚏欠呕，小便黄赤，甚则淋。二之气，阳气布，风乃行……其病淋，目瞑，目赤，气郁于上而热。

《素问·六元正纪大论》

淋，古谓之癃，名称不同也。癃者，罢也；淋者，滴也。今名虽俗，于义为得。

《三因极一病证方论·淋闭叙论》

五淋者，石淋、气淋、膏淋、劳淋、热淋也。

《集验方·治诸淋方》

淋闭，古方为癃。癃者，罢也。不通为癃，不约为遗。小便滴沥涩痛者谓之淋，小便急满不通者谓之闭。

《丹溪心法·淋》

气淋者，小便涩，常有余沥也。沙淋者，茎中痛，努力如沙石也。血淋者，尿血结热，茎痛也。膏淋者，尿出似膏也。劳淋者，劳倦即发也。五淋者，皆膀胱蓄热也。

《万病回春·淋证》

淋闭之为病种凡有五,气、石、血、膏、劳是也……又论:夫淋利两证,医经曰:膀胱不利为癃,不约为遗尿。

《重订严氏济生方·小便门》

**按语:** 古代医家将淋证称为"淋溲""淋闭""淋沥"等,临床以尿频、尿急、尿痛为主要表现。汉以前"癃""淋"不分,多将"癃"作为为癃、淋、闭的总称,是对小便异常为主要表现的疾病的统称。自汉代起,将癃改为淋,如张仲景《伤寒论》中云:"淋家不可发汗,发汗必便血。"直到明代,淋与癃才分开论述。

清代李用粹《证治汇补》专设"淋病"篇,推崇"肾虚膀胱热",将淋证分为五淋。清代张锡纯《医学衷中参西录》首次提出"花柳毒淋"的病名,重用山药治疗淋证。

## 【病因病机】

**1. 湿热论**

诸转反戾,水液浑浊,皆属于热。

《素问·至真要大论》

热在上焦者,因咳为肺痿;热在中焦者,则为坚;热在下焦者,则尿血,亦令淋秘不通。

《金匮要略·五脏风寒积聚病脉证并治》

淋有五,皆属乎热。解热利小便,山栀子之类。山栀子去皮一合,白汤送下。淋者,小便淋沥,欲去不去,不去又来,皆属于热也。

《丹溪心法·淋》

凡肥甘酒醴,辛热炙煿之物,用之过当,皆能致浊。此湿热之由内生者也。又有炎热湿蒸,主客时令之气,侵及脏腑者,亦能至浊,此湿热之由外入者也。

《景岳全书·杂证谟·淋浊》

初起之热邪不一,其因皆得传于膀胱而成淋。若不先治其所起之本,止从末流胞中之热施治,未为善也。予尝思之,淋病必由热甚生湿,湿生则水液浑,凝结而为淋。

《证治准绳·杂病》

人有感湿气而成淋者,其症下体重,溺管不痛,所流者清水而非白浊,人以为气虚成淋,谁知是湿重成淋乎。

《辨证录·淋证门》

淋者,小便频数,不得流通,溺已而痛是也。大抵由膀胱经湿热所致。

《医学心悟·热淋》

热结中焦则为坚,热结下焦则为溺血,令人淋闭不通。此多是虚损人服大散,下焦客热所为。亦有自然下焦热者,但自少可善候之。

《备急千金要方·消渴淋闭尿血水肿》

原其为病之由,皆膏粱之味,湿热之物,或烧酒炙肉之类,郁遏成痰,以致脾土受害乏力,不能运化精微,清浊相混,故使肺金无助,而水道不清,渐成淋闭之候。

《医学正传·淋闭》

**按语:** 湿热是淋证重要的病理因素,外感、内伤均可引起。明代孙一奎《赤水玄珠》

从肝及妇人体质论治，提出"气郁化火"论，治疗淋证应开郁火、滋阴血兼以利气窍。明代王肯堂《证治准绳》总结前人经验，提出"淋病因湿与热""肾虚而膀胱热"两大观点。

（1）热邪致淋：外热之邪犯表，循经结于膀胱，移热于肾或热邪直中肾府与州都之官；或因嗜食辛辣，服用热药等产生内热，热邪传至肾与膀胱。

（2）湿邪致淋：《素问·本病论》云"湿令不去……失溺小便数"，提到淋证与湿邪密切相关。久居湿地或冒雨涉水而致外湿，或因过食辛辣醇酒肥甘厚味，损伤脾胃，湿邪内生，下注膀胱，发为淋证。

（3）湿热互结：无论"因热生湿"，还是"湿郁化热"，湿邪与热邪相互搏结，下注膀胱，使淋证病情缠绵难愈。

**2．肾虚膀胱热论**

诸淋者，由肾虚膀胱热故也。膀胱与肾为表里，俱主水。水入小肠，下于胞，行于阴，为溲便也。肾气通于阴，阴，津液下流之道也。若饮食不节，喜怒不时，虚实不调，则腑脏不和，致肾虚而膀胱热也。膀胱，津液之府。热则津液内溢而流于睾，水道不通，水不上不下，停积于胞。肾虚则小便数，膀胱热则水下涩。

《诸病源候论·淋病诸候》

膀胱者，州都之官，津液藏焉，气化则能出矣，位处下焦，与肾为表里，分别清浊，主出而不内，若腑脏气虚，寒热不调，使气不化而水道不宣，故为淋之病矣。诸淋之证，大体缘肾气虚，膀胱有热。

《圣济总录·诸淋门·诸淋统论》

人之有生，将理失宜，役用过度，劳伤肾经，肾藏有热，热留膀胱，流入胕脏，遂成淋病。

《重订严氏济生方·小便门》

淋之为病，尝观《病源候论》谓由肾虚而膀胱热也。膀胱与肾为表里，俱主水，水入小肠与胞，行于阴为溲便也。若饮食不节，喜怒不时，虚实不调，脏腑不和，致肾虚而膀胱热，肾虚则小便数，膀胱热则水下涩，数而且涩，则淋沥不宣，故谓之淋。

《证治准绳·杂病》

**按语：**膀胱与肾互为表里，肾虚失约，是淋病发生的内因所在。先天禀赋不足或后天房劳不节，劳役过度等均可致使肾亏。肾虚受邪，波及膀胱，膀胱气化失职，小便不利而发淋证。巢元方言："诸淋者，由肾虚而膀胱热故也。"唐代王焘《外台秘要》也提出"肾虚膀胱热"的观点，至今多数医家仍沿用此观点。

**3．气血火论**

诸淋与小便不利者，五脏不通，六腑不和，三焦痞涩，荣卫耗失，冒热饮酒，过醉入房，竭散精神，劳伤气血……则有冷、热、气、劳、膏、砂、虚、实之八种耳。

《中藏经·论诸淋及小便不利》

淋证当分在气在血而治之，以渴与不渴为辨。如渴而小便不利，热在上焦气分，肺金主之……不渴而小便不利者，热在下焦血分，肾与膀胱主之。

《景岳全书·杂证谟·淋浊》

气血冲和，万病不生，一有怫郁，诸病生焉。故人身诸病，多生于郁。苍术、抚芎，总解诸郁，随证加入诸药。

《丹溪心法·六郁》

气淋者，肺主气，气化不及州都，胞中气胀，少腹满坚，溺有余沥。

《医宗必读·淋证》

肝为风木，主疏泄水道，土湿木遏，升气不达，则疏泄失政，故泾溲不利。

《灵枢悬解·本神》

**按语：**淋证的发生，除了与肾、膀胱密切相关，也与肺、肝、三焦等脏腑功能有关。肺为水之上源，《素问》曰"三焦者，决渎之官，水道出焉"，指出三焦是水液运行的通路，肝主疏泄，调畅气机，若这些脏腑功能失调，气机不畅，可导致淋证的发生。

（1）肺气失司：主气司呼吸，为水之上源，若肺气虚或气闭，宣降失职，三焦之气机不畅，州都之官无以气化，膀胱开合不利，从而出现小便不利。李中梓《医宗必读》也言及气淋是因肺气郁闭，膀胱气化不行所致。

（2）肝郁化火：肝主疏泄，调畅气机，若肝气郁结，气郁化火，热犯膀胱，发为淋证。《医学入门》也有"肝郁气滞化火致淋"的记载，并论及其治法。

（3）气血不畅：气机不畅，血行瘀滞也可致淋。清代尤怡《金匮翼》认为气滞血瘀可导致石淋与膏淋，提出"开郁行气"。

## 【诊法析要】

凡人候鼻头色黄，法小便难也。

《备急千金要方·消渴淋闭尿血水肿》

左手尺内脉浮，膀胱受风，热主小便赤涩……左手尺内脉滑，肾与膀胱俱热，主小便结涩淋沥，茎中痛，尿色赤……左手尺内脉实，主小腹满痛，小便涩，实而滑。主淋沥，茎中痛，尿色赤。

《察病指南·辨七表八里九道七死脉》

淋病之脉，细数何妨；少阴微者，气闭膀胱……大实易愈，虚涩其亡。

《万病回春·淋证》

脉盛大而实者生。虚细而涩者死。

《寿世保元·诸淋》

少阴脉数，妇人则阴中生疮，男子则气淋。盛大而实者生，虚小而涩者死。下焦气血干者死。鼻头色黄者，小便难。

《证治准绳·杂病·大小腑门·淋》

石淋之为病，小便茎中痛，尿不得卒出，时自出，痛引少腹，膀胱里急。气淋之为病，小便难，常有余沥。膏淋之为病，尿似膏白出，少腹膀胱里急。劳淋之为病，倦即发，痛引气冲，小便不利。热淋之为病，热即发，其尿血后如豆汁状，蓄作有时。

《集验方·治诸淋方》

**按语：** 淋证的脉象，有关书籍中认为淋证以膀胱热、肾虚损为主，故脉象多以浮数、实滑、沉濡为主。《寿世保元》以脉象判断淋证预后，分为"脉盛""脉虚"两类，前者为实，可治愈，后者正气虚，预后欠佳。此法值得借鉴。

## 【辨证论治】

### 1. 泻实

热蓄膀胱，溺赤热甚，而或痛或涩者必当专去其火，宜先用抽薪饮、大分清饮、七正散之类主之。若小水不利而烦热难解者，惟绿豆饮为最妙。若兼大便燥结者，宜八正散主之。若微热不甚，或热势稍退者，宜加减一阴煎，或导赤散、火府丹、清心莲子饮之类主之。若小水不利者，宜清肺饮子主之。溺白证，凡如泔如浆者，亦多属膀胱水道之热，宜导赤散、徙薪饮之类以清之。

《景岳全书·杂证谟·淋浊》

论曰：三焦者水谷之道路也，三焦壅盛，移热于膀胱，流传胞内，热气并结，故水道不利而成淋也，其状溲便赤涩，或如血汁，故谓之热淋……治热淋小便赤涩疼痛，滑石散方……治热淋结涩不通，车前子散方。

《圣济总录·诸淋门》

沉香散治气淋，多因五内郁结，气不舒行，阴滞于阳而致壅滞，小腹胀满，便溺不通，大便分泄，小便方利。

《丹溪心法·淋》

夫大人小儿病沙石淋，及五种淋沥闭癃，并脐腹痛，益元散主之，以长流水调下。八正散、石苇散，依方服用，此三药皆可加减服之。

《儒门事亲·五种淋沥》

有淋病，下诸通便剂愈。不通，用木香流气饮，或别用通气香剂才愈者，此乃气淋，出于冷热淋之外。

《秘传证治要诀及类方·大小腑门·淋闭》

沙石淋，乃是膀胱蓄热而成，正如汤瓶久在火中，底结白碱而不能去，理宜清彻积热，使水道通则沙石出而可愈。

《证治准绳·杂病》

然淋有六种，一曰石淋，下如砂石，有似汤瓶久在火中，底结白碱也，益元散加琥珀末主之。二曰膏淋，滴下浊液，如脂膏也，萆薢饮主之。三曰气淋，气滞不通，水道阻塞，脐下妨闷胀痛是也，假苏散主之。四曰血淋，瘀血停蓄，茎中割痛难忍是也，生地四物汤加红花、桃仁、花蕊石主之，或兼服代抵当丸。

《医学心悟·热淋》

淋有五淋之名……数者当察气分与血分，精道及水道，确从何来。大凡秘结宜通。滑脱当补……若因心阳亢而下注者，利其火腑，湿热甚而不宣者，彻其泉源。气陷用升阳之法……实者宣通水道，虚者调养中州。

《临证指南医案·淋浊》

初则热淋、血淋，久则煎熬水液，稠浊如膏、如沙、如石也。夫散热利小便，只能治热淋、血淋而已，其膏、石、沙淋，必须开郁行气，破血滋阴方可也。古方用郁金、琥珀，开郁也。青皮、木香，行气也。蒲黄、牛膝，破血也。黄柏、生地黄，滋阴也。东垣治小腹痛，用青皮、黄柏，夫青皮疏肝，黄柏滋肾，盖小腹乃肝肾部位也。

《金匮翼·诸淋》

石淋宜大分清饮合益元散加琥珀；膏淋宜五苓汤合萆薢分清饮；劳淋宜五淋汤合补中益气汤；气淋宜五淋汤加香附、木香、生麦芽、荆芥之类；血淋宜八正散加玉金、木通、生地或小蓟饮子。又有冷淋者，其证恶寒喜饮热汤，以金匮肾气丸主之，盐汤送下。

《王修善临证笔记·淋浊二证》

**按语：** 膀胱通过尿道与外界相通，易感湿热邪气，引起淋证。淋证有多种证型，《诸病源候论》将淋证分为七类："石淋者，淋而出石也。气淋者，肾虚膀胱热，气胀所为也。膏淋者，淋而有肥，状似膏，故谓之膏淋，亦曰肉淋。劳淋者，谓劳伤肾气，而生热成淋也。热淋者，三焦有热，气搏于肾，流入于胞而成淋也。血淋者，是热淋之甚者，则尿血，谓之血淋。寒淋者，其病状，先寒战，然后尿是也。"现在临床常见为前六种淋证，即石、气、膏、劳、热、血淋。各种淋证具有不同的病因病机和临床表现，其演变规律和治法也不尽相同。淋证治疗宜分清标本缓急、虚实，在此基础上辨证论治，实则祛邪，如热淋，石淋，血淋等，多用清热利湿、通利、凉血等法。诸多淋证共性病机为湿热蕴结下焦、肾与膀胱气化不利，因此，清热利湿需贯穿始终。《丹溪心法》提到"有淋病下诸通利药不能通者，或用木香流气饮，或别用通气香剂才愈者，此乃气淋，出于冷热淋之外"。气淋临床多见于女性，常因忧思郁怒等情志因素诱发，与肝经密切相关，治法以疏肝理气，调畅气机为主。

### 2. 补虚

浊在精分者，必因相火妄动，或逆精而然，以致精并至……及其稍久，痛涩俱去，而惟精浊不止者，当用宁心固肾等剂，宜秘元煎、菟丝煎，或人参丸、定志丸、心虚白浊歌之类主之。命门虚寒，阳气不固，则精浊时见，而久不能愈者，但当培补命门，宜右归丸、益志汤、石刻安肾丸、八味地黄丸之类主之……治淋之法，大都与治浊相同，凡热者宜清，涩者宜利，下陷者宜升提，虚者宜补，阳气不固者宜温补命门。

《景岳全书·杂证谟·淋浊》

肾亏恶证精败竭；肾虚淋沥，茎中涩痛者，加减八味丸以补阴。小便频而黄者，四物汤加参、术、麦门冬、五味子以滋肺肾；小便短而黄者，补中益气汤加麦门冬、五味子、山药以补脾肾……中虚总难利膀胱；中气既弱，不能运通水道，下输膀胱者，补中益气汤。凡汗多亡津，泻久胃干，诸疮失血，俱宜滋补，不可过利小便。

《医学入门·杂病分类·外感》

有小便艰涩如淋，不痛而痒者，虚证也，宜八味丸、生料鹿茸丸之类。若因思虑过度致淋，宜归脾汤，或辰砂妙香散、吞威喜丸，或妙香散和五苓散……然有虚劳汗多而赤涩者，却是五内枯燥，滋腴既去，不能生津，故溺涩而赤，不宜过用通小便之剂竭其肾水，唯当温养润肺。十全大补汤、养荣汤之类，自足选用。汗者心液，心主血，血荣则心得所养，汗止津全，不待通而溺自清矣。诸失精血及患痈毒人，或有小便赤涩之证，此亦是枯竭不润之故,并宜前法。

《证治准绳·杂病》

五曰劳淋,劳力辛苦而发,此为气虚,以至气化不及州都,补中益气汤主之。六曰冷淋,寒气坚闭,水道不行,其证四肢厥冷,口鼻气冷,喜饮热汤是也,金匮肾气丸主之。

《医学心悟·热淋》

气淋之证,少腹常常下坠作疼,小便频数,淋涩疼痛。因其人下焦本虚,素蕴内热,而上焦之气化又复下陷,郁而生热,则虚热与湿热,互相结于太阳之腑,滞其升降流通之机而气淋之证成矣。故以升补气化之药为主,而以滋阴利便流通气化之药佐之。

劳淋之证,因劳而成。其人或劳力过度、或劳心过度、或房劳过度,皆能暗生内热,耗散真阴。阴亏热炽,薰蒸膀胱,久而成淋,小便不能少忍,便后仍复欲便,常常作疼。故用滋补真阴之药为主,而少以补气之药佐之,又少加利小便之药作向导。

《医学衷中参西录·治淋浊方》

膀胱之虚,肾气不化也。脉左尺必细沉。其症为小便不禁,为劳淋,为老淋。小便不禁者,气虚不能统摄也,十补汤主之。劳淋者,劳力辛苦,气虚不化也,补中益气汤主之。老淋者,老人思色,精不出而内败,大小便牵痛如淋,宜萆薢分清饮,去黄柏,加菟丝、远志以去其精,再服六味地黄丸。

《笔花医镜·脏腑证治》

**按语:**淋证之初多为实证,若反复发作,日久伤及正气,多为虚证。临床可见小便淋沥涩痛,疲倦乏力,少气懒言,或腰膝酸软、手脚心热、盗汗等症。淋证虚证需用补法或补虚祛邪并用。老年人因年高肾气亏虚,若色欲过度,精气耗竭致淋,是为老淋,治法则应标本兼顾,如《笔花医镜》提到的先以萆薢分清饮清利湿热以祛邪,后以六味地黄丸滋补肾精以治本。

### 3. 忌汗、忌补

淋家不可发汗,发汗必便血。

《伤寒论·辨太阳病脉证并治》

诸淋所发,皆肾虚而膀胱生热也。水火不交,心肾气郁,遂使阴阳乖舛,清浊相干,蓄在下焦,故膀胱里急,膏血砂石,从小便道出焉。于是有欲出不出,淋沥不断之状,甚者窒塞其间,则令人闷绝矣。大凡小肠有气则小便胀,小肠有血则小便涩,小肠有热则小便痛。痛者为血淋,不痛者为尿血,败精结者为沙,精结散者为膏,金石结者为石,小便涩常有余沥者为气。揣木揉原,各从其类也。执剂之法,并用流行滞气,疏利小便,清解邪热。其于调平心火,又三者之纲领为。心清则小便自利,心平则血不妄行。最不可用补气之药,气得补而愈胀,血得补而愈涩,热得补而愈盛,水窦不行,加之谷道闭遏,未见其有能生者也。

《丹溪心法·淋》

**按语:**淋证有"忌汗""忌补"的说法,应该是基于淋证病因病机中"肾虚"与"膀胱热"而言。《伤寒论》中即提到"汗家不可发汗",因淋家本就阴液不足,若再以辛温之药物,恐进一步耗伤阴液,而使热邪更甚,即便合并外感,也不可轻易使用发汗之法。朱丹溪也提出"气补而愈胀,血得补而愈涩,热得补而愈盛"的观点,是指治疗淋证时，勿滥用补气药物，而并非不能使用，需辨证施治，如淋证中气淋、劳淋等，辨证予以补法或扶正祛邪并用。

## 【名方临用】

### 八正散

#### 1．文献出处

治大人小儿心经邪热，一切蕴毒，咽干口燥，大渴引饮，心忡面热，烦躁不宁，目赤睛疼，唇焦鼻衄，口舌生疮，咽喉肿痛。又治小便赤涩，或癃闭不通，及热淋、血淋，并宜服之。

车前子　瞿麦　萹蓄（亦名地萹竹）　滑石　山栀子仁　甘草（炙）　木通　大黄（面裹煨，去面，切，焙，各一斤）

上为散，每服二钱，水一盏，入灯心，煎至七分，去滓温服，食后、临卧。小儿量力少少与之。

《太平惠民和剂局方·治积热》

#### 2．方解

八正散为治疗湿热下注膀胱所致小便淋沥涩痛的常用方，由瞿麦、滑石、木通、萹蓄、车前子、栀子、大黄、炙甘草八味药组成，原文在煎服法中提到以灯心草煎汤送服。方中瞿麦、滑石、木通、萹蓄、车前子清热除湿、利尿通淋，对下焦湿热所致淋证，通过泻火通淋的作用，既可消除致病之因，又可治疗淋沥涩痛等淋证主要症状。该组药物利尿作用较强，但对热盛所致淋证，清热力量又显不足，故配以栀子、大黄导泻三焦肝胆膀胱之热，增强泻火解毒之功效。其中，大黄还有活血、止血作用，若热迫血溢而出现尿中带血，大黄既可活血化瘀，还可宁血。炙甘草甘缓止痛，又可防止诸药苦寒败胃，加灯心草煎服，以导热下行。本方适用于湿热淋证所致尿频、尿急、溺时涩痛、淋沥不畅、尿色浑赤，甚则癃闭不通、小腹急满、口燥咽干、舌苔黄腻、脉滑数等。从君、臣、佐、使来看，方中木通苦寒，滑石甘寒，两者均善清热利水通淋，为君药；瞿麦、萹蓄、车前子利水通淋，清利湿热，为臣药；佐以栀子清利三焦湿热；大黄荡涤邪热，使之从大便而去；使以炙甘草和药缓急。

#### 3．临床应用

八正散对湿热蕴结下焦，小便热淋涩痛有良好效果。现代临床用本方治疗泌尿系感染、泌尿系结石、急性肾炎、急性肾衰竭、尿潴留等疾病中湿热下注者。临床病证复杂，可将本方加减进行治疗。若热毒较盛，出现高热、寒战，加柴胡、金银花、紫花地丁、野菊花等清热解毒；出现血尿可加小蓟、大蓟、白茅根等凉血止血；若脾胃虚弱者，可加炒白术、炒麦芽等健运脾胃。

### 石韦散

#### 1．文献出处

砂淋，用石韦散。

石韦　冬葵子　瞿麦　滑石　车前子

《证治汇补·下窍门》

**2. 方解**

石韦散是治疗石淋、砂淋的常用方剂。本方出自唐代王焘《外台秘要》，原名"瞿麦散"，后由宋代王怀隐《太平圣惠方》收录并加甘草后更名为石韦散。方中石韦通淋、涤小肠之热，瞿麦清心通淋，滑石通窍化石，车前子清热利水，冬葵子可滑利窍道，有助于排除结石。《医方考》言："砂淋者，溺出砂石也，此以火灼膀胱，浊阴凝结，乃煮海为盐之象也。"故用石韦散清热利尿，通淋排石。

**3. 临床应用**

石韦散主治石淋，尿中夹有砂石，小便难，色黄赤而混浊，或突然阻塞，尿来中断，或小便刺痛，窘迫难忍，或觉腰痛，小腹痛难忍，或尿中带血，舌色正常，脉数。尿中杂质结为砂石，小者如砂，即称砂淋，大者如石，即称石淋。现在临床可用于泌尿系结石等疾病，根据结石存在部位可有不同见症：在肾，则腰痛；在输尿管下段，则小腹疼痛难忍；在膀胱，或阻塞膀胱出口，则尿来中断，阻塞尿道，则刺痛难忍。

### 小蓟饮子

**1. 文献出处**

治下焦结热血淋。

生地黄（洗，四两）　小蓟根　滑石　通草　蒲黄（炒）　淡竹叶　藕节　当归（去芦，酒浸）　山栀子仁　甘草（炙，各半两）

右㕮咀，每服四钱，水一盏半，煎至八分，去滓，温服，空心食前。

《重订严氏济生方·小便门》

**2. 方解**

小蓟饮子是严用和据钱乙撰写的《小儿药证直诀》中"导赤散"加味而成。此方可泻火通淋，凉血止血，用于治疗下焦结热的血淋。本方体现了凉血与泻火通淋合用的组合形式，对尿血有较好疗效。方中小蓟甘、苦、凉，归心、肝经，善入血分，一能清下焦血分热，二能止血，三能化瘀利尿，可达到止血不留瘀、祛瘀不伤血之效，为本方君药；臣以生地黄、藕节、蒲黄凉血止血；佐以当归活血祛瘀，使凉血止血而无瘀滞之弊；通草、滑石、甘草泻火通淋，配以清心的淡竹叶、清肝的栀子，则泻火通淋功效为之增强。从方剂结构分析，其配伍形式是以凉血止血为主，泻火通淋为辅。

**3. 临床应用**

小蓟饮子主治热结下焦，口渴心烦，小便淋涩不利，尿血，兼尿道热痛，舌尖红，苔薄黄，脉数有力，其中小便淋涩不利、尿血是本方主症。本方临床可用于肾盂肾炎，血尿明显者，或与八正散合用，增强泻火通淋功效。

## 【医案医话】

辛卯三月二十日，满，六十七岁。血淋多年不愈，起于惊闪。现在痛甚，有妨于溺。溺则痛更甚，且有紫血条，显系瘀血之故，法当宣络。再久病在络，又定痛亦须络药，盖定痛之药，无不走络，走络之药无不定痛，但有大络、别络、腑络、脏络之分，此症治在阴络。左脉沉弦而细，所谓沉弦内痛是也。

杜牛膝（三钱）　桃仁（三钱）　归横须（三钱）　降香末（三钱）　琥珀（同研细冲，三分）　两头尖（三钱）　丹皮炭（五钱）　口麝（网研细冲，五厘）

煮成三小茶杯，分三次食远服。

二十一日，照前方服一帖。

二十二日，于前方内加小茴香炭五钱　杜牛膝加二钱成五钱　琥珀加二分成五分。

口麝加二厘成七厘再服二帖。

二十四日，血淋之后膏淋，显有秽浊之物下出不畅，以故效而未愈。再用前法而进之，大抵以浊攻浊。

杜牛膝（五钱）　归须（三钱）　两头尖（三钱）　小茴香（五钱）　琥珀（八分）　川椒炭（二钱）　降香末（三钱）　韭白汁（每杯点三小匙）　口麝（同研细冲，八厘）　丹皮炭（三钱）

煮三杯，分三次服。

二十六日，病减者减其制，照原方服半帖。

二十七日，脉数身热，风温所致。如今晚仍然大热，明日服此方。温病宜辛凉，最忌发表。且有下焦病，以纯走上焦勿犯中下二焦为要。

连翘（三钱）　苦桔梗（三钱）　甘草（二钱）　银花（三钱）　香豆豉（三钱）　芦根（三钱）　薄荷（八分）　荆芥穗（一钱）

煮三小杯，分三次服。

二十八日，照原方再服一帖。

二十九日，风温解后，服温药治他病太急，微有喉痛之意，且与清上焦，开提肺气，无任温病余邪滋长，其下焦温药，初一日晚再服未迟。

桔梗（三钱）　僵蚕（二钱）　甘草（一钱）　连翘（三钱）　蝉退（去头足，一钱）　芦根（三钱）　银花（一钱）

煮二杯，分二次服。

三十日，照前方服一帖。

四月初一日，以病退八九，故未服药。

初二日，风温已解无余，膏淋亦清至九分，惟溺后微痛，微有丝毫浊滞未清。议用前通络泄浊法五分之一，以清余邪，俟十分清楚，再商善后。

茯苓（连皮，三钱）　杜牛膝（一钱）　丹皮（二钱）　琥珀（二分）　小茴香（二钱）　归须（八分）　两头尖（一钱）　口麝（同研细冲，二厘）

煮一大茶杯，分二次服，以浊滞净尽为度。

初三日，照前方服一帖。

初四日，大痛之后，胃气受伤，食少而阳气不振，再九窍不和，皆属胃病。拟通补胃阳，冀开胃健食，谷气以生宗气。

云苓块（五钱）　益智仁（二钱）　高丽参（二钱）　麦冬（不去心，三钱）　生姜（三片）　橘皮炭（四钱）　姜半夏（三钱）　炙甘草（二钱）　大枣（去核，二枚）

煮三杯，分三次服。

初五日，仍服前方。

初六日，前方仍再服。

《吴鞠通医案·淋浊》

**按语：**本例为六十余岁老人，年老体弱，血淋多年，曾受惊闪，气滞血瘀，久病入络，瘀血停蓄，不通则痛，故溺则痛，当以活血化瘀通络为法，兼以行气。按此法治疗，气行血亦行，络通而痛止，疗效显著。本案提到的治络之法可堪借鉴，老年人患病，常病势反复难愈，邪气缠绵难去，或因误治，邪气入于络脉，故在治疗上宜用慢缓搜刮之法。

丹溪治一老人，因疝疼二十年，多服苍术、乌、附等药，疝稍愈。又患淋十余年，其间服硝、黄诸淋药，不效。忽项右边发一大疽，连及缺盆，不能食，淋痛愈甚，叫号困惫，时当六月，脉短涩，左微似弦，皆前乌、附积毒所致。凝积滞血，蓄满膀胱，脉涩为败血，短为血耗，忍痛伤血，叫号伤气，知其溺后有如败脓者。询之，果然。遂先治淋，令多取土牛膝根、茎、叶，浓煎汤，并四物汤大剂与之，三日，痛与败脓渐减；五七日，淋止，疮势亦定，盖四物能生血也。但食少，疮未收敛，用四物加参、芪、白术熬膏，以陈皮、半夏、砂仁、木香煎取清汁，调膏与之，遂渐能食，一月疮安。

《古今医案按·五淋》

**按语：**本案在选药、组方上各有妙处，土牛膝能疏通血滞，善治血淋，用土牛膝浓煎配以四物汤，祛邪与扶正并施，标本兼顾，给治疗老年淋病带来启发。老年人病情复杂多样，常虚实夹杂，恰当运用扶正祛邪之法，在老年疾病治疗中有重要意义。

薛立斋治一妇人，患小便淋沥，内热体倦，以为肝火血少，脾气虚弱，用八珍、逍遥二散，兼服月余，而小便利，又用八珍汤而气血复。

《续名医类案·淋浊》

**按语：**本案患者为一妇人，妇人体质多素体阴虚，以血为本，因经、产失血耗气、劳伤过度、情绪刺激等原因易造成脏气损伤，伤及营血。若劳倦伤脾，易致脾经血虚，阴虚内热则煎熬津液而熏灼膀胱，灼伤尿道而见小便淋漓。因此治则治法为健脾益气，理气柔肝，方选八珍、逍遥二散。此外，脾为后天之本，是气血生化之源，所以用八珍汤健运脾胃，复其气血。

## 【食治备要】

治热淋小便出血疼痛，车前子叶作羹方。
车前子叶（一斤）　葱白（一握）　粳米（二合）
上切车前子叶，和豉汁中，煮作羹，空腹食之。

《太平圣惠方·食治五淋诸方》

车前子，味甘、咸，寒，无毒。主气癃，止痛，利水道小便，除湿痹。男子伤中，女子淋沥，不欲食，养肺，强阴，益精，令人有子，明目疗赤痛。久服轻身耐老。

《新修本草·草部上品》

**按语：**车前子具有利水通淋、清热明目等功效。《名医别录》载车前子"强阴、益精"，《新修本草》中也提及本品具有此等功效，还补充车前子"久服轻身耐老"，有一定养生之效。老年人身体衰竭，肾失精气，服用车前子补肾益精，肾精充足则水液运行得通。

## 青豆方

食治老人淋，烦热，小便茎中痛，涩少不快利。

青豆（二升）　橘皮（二两）　麻子汁（一升）

上煮豆临熟，即下麻子汁。空心，渐食之，并服其汁，皆验。

《养老奉亲书·食治老人诸淋方》

**按语：** 老年人下焦湿热之气入侵，水热互结，阻滞于膀胱，气血运行不畅，症见溲频而急，尿色黄赤等热淋证候。热盛灼伤血络，上循心经，故见烦热。青豆甘寒无毒，清热解毒，除烦利尿，是为君药。麻子（火麻仁）补中益气，通淋活血，除下焦湿热，是为臣药；佐以橘皮顺气，则湿热得清，热淋自愈。老年人多虚，气血不足，青豆、橘皮类药性缓和，配以火麻仁补中益气，共奏下浊之效。

## 小麦汤方

食治老人五淋久不止，身壮热，小便满闷。

小麦（一升）　通草（二两）

上以水煮，取三升，去滓。渐渐食之，须臾即瘥。

《养老奉亲书·食治老人诸淋方》

**按语：** 老年人淋证不止，日久肾气受损，伤及正气，阴血亏耗体热，肾虚膀胱失约，则小便不利。甚者正气亏虚，遇劳则发，而成劳淋。膀胱外连足太阳经，劳淋以正虚为本，日久不愈，腑病及于经络，则卫外之藩篱受损，邪正交争于经络皮部之间，亦可出现憎寒壮热。治用小麦补虚益肾宁心，除热止渴，辅以通草泻肺气以清水源，利小便而通淋闭。两药配伍，湿热清而扶正，久淋可瘥。

## 酥蜜煎方

食治老人淋病，小便长涩不利，痛闷极。

藕汁（五合）　白蜜（五合）　生地黄汁（一升）

上相和，微火煎之，令如饧。空心含半匙，渐渐下汁，食了亦服。忌热食炙肉。

《养老奉亲书·食治老人诸淋方》

**按语：** 本方适用于老年人阴虚火旺，下焦热盛，热迫血行所致小便淋沥、尿血如条、疼痛闷极或见大便秘结等症。方用生地黄汁与藕汁配伍，益阴补肾，利水通淋，凉血止血，散瘀清热。佐以白蜜扶正解毒，润燥通秘。诸药配合，使热清血止，二便畅利，淋症悉除。

## 苏粥方

食治老人五淋燥痛，小便不多，秘涩不通。

土苏（二两）　青粱米（四合，淘净）　浆水（二升）

上煮作粥，临熟下苏搅之。空心食之，日一服尤佳。

《养老奉亲书·食治老人诸淋方》

**按语：** 本方适用于老年人热淋，症见小便不通，大肠传导失司则大便秘结难行，伴有排尿时少腹作痛、心腹胀满、烦躁不安等。方中土苏润肺下气，通利大小肠；佐以青粱米、浆水调中和胃，除烦利尿。全方共奏扶正祛邪之效。

## 麻子粥方

食治老人五淋,小便涩痛,常频不利,烦热。

麻子(五合,熬研,水滤取汁)　青粱米(四合,淘)

上以麻子汁煮作粥,空心渐食之,一日二服,常益佳。

《养老奉亲书·食治老人诸淋方》

**按语:** 麻子,即火麻仁,性味甘平,有小毒,体含油脂,功能滑利下行,通淋活血,润燥滑肠,益气补阴,具有治热淋而不伤正气之妙。故本条用以治疗五淋涩痛,小便不利,配合青粱米益气除烦,可谓治淋证平妥有效之剂。

## 榆皮索饼方

食治老人淋病,小便不通利,秘涩少痛。

榆皮(二两,切,用水三升,煮取一升半汁)　白面(六两)

上溲面作之,于榆汁拌煮,下五味葱椒,空心食之。常三五服,极利水道。

《养老奉亲书·食治老人诸淋方》

**按语:** 老年人湿热蕴结下焦,膀胱气化不利而成热淋,宜清湿热利窍。榆皮性滑利下,专治小便不通,五淋肿满,喘嗽不眠,经脉、胎产诸证。本方取榆白皮制索饼,既甘甜适口,又善通淋闭。

## 浆水饮

食治老人五淋病,身体烦热,小便痛,不利。

浆水(三升,酸美者)　青粱米(三合,研)

上煮作饮,空心渐饮之,日二三服,亦宣利效。

《养老奉亲书·食治老人诸淋方》

**按语:** 五淋之邪热蕴结于内,膀胱气化不行,小便不利,热扰心神则见烦热。方中浆水甘酸而凉,功能利小便,化滞气,和腑除烦。加青粱米煮饮扶其胃气,共奏扶正祛邪、清热利尿之效。鉴于本方通淋之力较弱,故仅适用于轻证。

## 葵菜羹方

食治老人淋,小便秘涩,烦热燥痛,四肢寒栗。

葵菜(四两,切)　青粱米(三合,研)　葱白(一握)

上煮作羹,下五味椒酱,空心食之。极治小便不通。

《养老奉亲书·食治老人诸淋方》

**按语:** 老年人淋证,湿热郁闭于内,故见胸中烦热,阳气不能外达,四肢寒栗。方中葵菜甘淡寒滑,利窍通淋,清热解毒,主治五脏六腑寒热、羸瘦、五淋诸疾。佐葱白通达表里之阳,青粱米扶其正气,使热清淋通。

## 蒲桃浆方

食治老人五淋秘涩,小便禁痛,膈闷不利。

蒲桃汁(一升)　白蜜(三合)　藕汁(一升)

上相和,微火温三沸即止。空心服五合,食后服五合。常以服之,殊效。

《养老奉亲书·食治老人诸淋方》

**按语:** 老年人肾阴虚而膀胱有热,膀胱气化不利则见小便秘涩,涩痛难忍,虚热自下焦熏蒸胸膈，故膈闷不利。治宜清虚热凉血，扶正祛邪。方中蒲桃汁益气强志，清热生津，利小便，调中通淋，藕汁凉血散血，止闷除烦，佐以白蜜止痛解毒，通三焦，调脾胃。诸药合和，使虚热得清，气机通调，血归其道。

## 白蒺藜茅根粥方

食治老人热淋、石淋，尿急、尿频，少腹疼痛，小便粘稠有结块，或时下砂粒，舌苔白滑，脉沉弦者。

白蒺藜（一两，包煎）　鲜茅根（二两）　粳米（壹两，净淘）

上三味，先煎白蒺藜、鲜茅根，以水两碗熬取一碗半汁，过滤去滓，下粳米煮粥一碗，空心顿服之。日服二次，至病愈为度。

《养老奉亲书·食治老人诸淋方》

**按语：** 本方适用于老年人热淋、石淋等证，症见尿频、尿急、少腹疼痛，小便黏稠，甚则结块成石，时下砂粒，舌苔白滑，脉沉弦。治宜清利湿热通淋。方中蒺藜味辛、苦，性微温，有小毒，归肝经，具有平肝解郁、活血利窍、畅通气机之功；鲜茅根味甘性寒，归肺、胃、膀胱经，能凉血止血、清热利尿；粳米和中补益胃气。诸药合用共奏清利之功。

## 【养生保健】

《原病式》曰：淋，小便涩痛也，热客膀胱，郁结不能渗泄故也。严氏曰：气淋者，小便涩，常有余沥；石淋者，茎中痛，尿不得卒出；膏淋，尿似膏出；劳淋者，劳倦即发，痛引气冲；血淋，过热即发，甚则溺血。刘氏曰：大抵是膀胱畜热而成，灸法，炒盐不拘多少，热填满病人脐中，却用箸头大艾炷七壮，或灸三阴交。

《针灸聚英·玉机微意针灸证治》

**按语：** 人至高年，应当心欲淡泊，调摄饮食，若劳欲不节，肾阳受损，命门火衰不能蒸化，或饮食不节，湿热蕴于下焦，则易出现五淋。淋证分多种，其中气淋、劳淋以病因命名，石淋、膏淋、血淋以尿液外观变化命名。对于有小便淋沥涩痛的老年人可以隔盐灸脐（亦称神阙灸）或灸三阴交，灸法可通过温热刺激达到治疗及保健的作用，操作简单，适用于老年人。本法用于治疗慢性前列腺炎等泌尿生殖系统常见疾病。

# 老年癃闭

　　癃闭是以小便量少,排尿困难,甚则小便闭塞不通为主要临床表现的病证。其中小便不畅,点滴而短少,病势较缓者称为癃;小便闭塞,点滴不通,病势较急者称为闭,合称癃闭。老年人年老体弱或久病体虚,可致肾阳不足,命门火衰,致膀胱气化无权,而溺不得生;或因久病、热病,耗损津液,导致肾阴不足,乃至水府枯竭无尿。西医学中的尿潴留及无尿症,如神经性尿闭、膀胱括约肌痉挛、尿道结石、尿路肿瘤、尿道损伤、尿道狭窄、前列腺增生症等疾病出现尿潴留以及各种肾功能不全引起的少尿、无尿症,可参照本病辨证论治。

　　癃闭病名首见于《内经》,该书又称之为"闭癃",并对其病因病机、脏腑病位有较详细的论述。汉代张仲景《伤寒论》与《金匮要略》认为其病因病机为膀胱气化不利、水湿互结、瘀血夹热及脾肾两虚,并创制治疗方剂。隋代巢元方《诸病源候论》认为小便不通和小便难乃肾与膀胱有热所致。唐代孙思邈《备急千金要方》详细描述了导尿术的适应证和具体操作方法,是世界上最早关于导尿术的记载。王焘《外台秘要》总结小便不利的分类及常用方剂,并记载常用艾灸选穴。元代朱丹溪将小便不通的病机分为"气虚""血虚""痰""风闭""实热"五类,并运用探吐法治疗小便不通。明代张景岳将癃闭与淋证分开论治,将癃闭的病因病机归纳为热结膀胱、热闭气化、热居肝肾,败精槁血、阻塞尿道,真阳下竭、气虚不化,肝强气逆、气实而闭四个方面,并对气虚不化及阴虚不能化阳所致癃闭的治法有独到的见解。清代李用粹《证治汇补》提出滋肾涤热为正治,清金润燥为隔二之治,燥脾健胃为隔三之治,并强调辨别虚实寒热论治。程国彭《医学心悟》明确指出尿痛的有无是癃闭和淋证的鉴别要点。汪必昌《医阶辨证》注重鉴别小便不通利相关类证,根据有无吐逆区分癃闭和关格。

## 【病名钩玄】

　　胞痹者,少腹膀胱按之内痛,若沃以汤,涩于小便,上为清涕。

《素问·痹论》

　　淋,古谓之癃,名称不同也。癃者,罢也;淋者,滴也。

《三因极一病证方论·淋闭叙论》

　　夫脬转者,是脬屈辟,小便不通,名为脬转。其病状脐下急通,小便不通是也。

《太平圣惠方·诸淋论》

　　癃者,小便闭而不通也。

《儒门事亲·火类门》

　　有癃闭、遗溺二证,与淋不同,《内经·宣明五气篇》曰:膀胱不利为癃,不约为遗溺。盖癃者,乃内脏气虚受热,壅滞宣化不行,非涩非痛,但闭不通,腹肚紧满。

《活幼心书·五淋》

闭与癃,两证也。新病为溺闭,盖滴点难通也;久病为溺癃,盖屡出而短少也。

《医宗必读·小便闭癃》

遗尿者,溺出不自知觉也。闭癃者,溺闭不通而淋沥滴点也。惟肝与督脉、三焦、膀胱主之。

《医学纲目·肝胆部·闭癃遗溺·闭癃分二病》

癃,少腹满,小便闭而不通;淋,小便淋沥茎中痛。

《医阶辩证·癃淋辨》

癃闭者,小便点滴不通,胀闭欲死是也。

《医学摘粹·杂证要法·里证类·五淋癃闭》

闭者,小便不通。癃者,小便不利……闭为暴病,癃为久病。闭则点滴难通……癃为滴沥不爽。

《类证治裁·闭癃遗溺论治》

癃闭与淋证不同,淋则便数而茎痛,癃闭则小便点滴而难通。

《医学心悟·小便不通》

**按语:**《内经》关于本病病名的记载有"癃""闭""水闭""癃闭""胞痹""不得小便""小便闭"等。自秦汉时期开始,"癃"与"淋"的概念一直混淆不清,其中还牵涉"小便不利",直至明清时期才将其各自作为独立的疾病进行辨治。古籍一般将"癃闭"与"淋证"归属于"小便不利"类别中。其中"小便不利"范围最广,各种原因导致小便排解不通畅或排尿感异常均可归属于此类;"癃闭"多指小便排解困难,甚则闭塞不通,其小便总量较正常明显减少,且无排尿感的异常(主要指尿痛);"淋证"是指小便频数短涩、淋沥刺痛、小腹拘急隐痛,其小便总量正常,主要表现为排尿感的异常。"癃闭"与"淋证"鉴别点在于有无尿痛及每日排尿量是否正常。

## 【病因病机】

### 1. 膀胱病论

五气所病……膀胱不利为癃。

《素问·宣明五气》

胞移热于膀胱,则癃,溺血。

《素问·气厥论》

膀胱病,小便闭。

《素问·标本病传论》

膀胱病者,小腹偏肿而痛,以手按之,即欲小便而不得。

《灵枢·邪气脏腑病形》

小便不通,由膀胱与肾俱有热故也。肾主水,膀胱为津液之腑,此二经为表里,而水行于小肠,入胞者为小便。肾与膀胱既热,热入于胞,热气大盛,故结涩,令小便不通,小腹胀满气急。

《诸病源候论·小便病诸候》

有热结下焦,壅塞胞内,而气道涩滞者。有肺中伏热,不能生水而气化不施者。

《证治汇补·下窍门·癃闭》

有因火邪结聚小肠膀胱者,此以水泉干涸,而气门热闭不通也。

《景岳全书·杂证谟·癃闭》

人有小便不通,眼睛突出,面红耳热,口渴引饮,烦躁不宁,人以为上焦之火盛也,谁知是膀胱之火旺乎?夫膀胱与肾为表里,膀胱必肾气相通,而后能化水,是膀胱之火,即肾中命门之火也。膀胱无火不能化水,何火盛反闭结乎?不知膀胱得正火,则水易分消,得邪火而水难通利。

《辨证录·小便不通门》

**按语:**《素问·气厥论》指出"胞移热……为癃",认为热邪影响膀胱气化功能,对后世医家影响颇大,大多宗此学说。由此可见,"癃闭"的发病与"膀胱病"密切相关。明清时期张景岳、薛生白指出相火妄动,胞热移于膀胱,热结气分,逆而不通致癃。由此得出,"癃闭"的基本病机为肾与膀胱气化失司,尿液的生成或排泄障碍。不论病性的虚实寒热,只要膀胱气化功能失调,均可导致癃闭。

### 2. 三焦病论

三焦者,决渎之官,水道出焉。

《素问·灵兰秘典论》

三焦者,足太阳少阴之所将,太阳之别也,上踝五寸,别入贯腨肠,出于委阳,并太阳之正,入络膀胱,约下焦,实则闭癃,虚则遗溺。

《灵枢·本输》

三焦病者,腹气满,小腹尤坚,不得小便,窘急,溢则水,留即为胀。

《灵枢·邪气脏腑病形》

三焦者,决渎之官,水道出焉,故三焦实则闭癃。

《证治汇补·下窍门·癃闭》

盖水为至阴,故其本在肾;水化于气,故其标在肺;水惟畏土,故其制在脾。

《景岳全书·杂证谟·肿胀》

小水不通,是为癃闭,此最危最急证也。水道不通,则上侵脾胃而为胀,外侵肌肉而为肿,泛及中焦则为呕,再及上焦则为喘,数日不通,则奔迫难堪,必致危殆。

《景岳全书·杂证谟·癃闭》

三焦入络太阳宫,虚或淋漓实闭癃,病在膀胱宜善治,阴阳两化始成功。

《医学摘粹·杂病证方歌括·里证类》

人之水饮,非阳气不能宣通。上焦阳虚者,水饮停于膈上。中焦阳虚者,水饮停于脾胃。下焦阳虚者,水饮停于膀胱。

《医学衷中参西录·治癃闭方》

人之水饮,由三焦而达膀胱。三焦者,身内脂膜也。曾即物类验之,其脂膜上皆有微丝血管,状若红绒毛,即行水之处。此管热则膨涨,凉则凝滞,皆能闭塞水道。若便浊兼受凉者,更凝结稠粘堵塞溺管,滴沥不通。

《医学衷中参西录·治癃闭方》

**按语：**三焦是人体津液运行的通道，三焦之气则是水液运行的原动力。《素问·经络别论》关于津液代谢的论述表明，膀胱气化排尿的过程，是尿窍开放，水液下行排出体外的过程。这个过程的完成，需要肺气的宣发以开放尿窍，肺气的肃降以助尿液排出体外。《灵枢·口问》指出："中气不足，溲便为之变。"中焦为人体气机升降之枢纽，中焦功能正常发挥，可使水液入上焦以宣发肃降，入下焦而泌别清浊，形成尿液。此外，肾阳的蒸腾气化功能发挥了重要作用，可激励脾阳升清，亦可助膀胱气化，使水液下行而排出。因此，三焦气机不利，水液代谢失常，导致膀胱气化无力，发为癃闭。

### 3. 邪热论

小便难者，此是肾与膀胱热故也。此二经为表里，俱主水。水行于小肠，入胞为小便。热气在于脏腑，水气则涩，其热势微，故但小便难也。

《诸病源候论·小便病诸候》

胞囊者，肾膀胱候也，贮津液并尿。若脏中热病者，胞涩，小便不通，尿黄赤。

《备急千金要方·膀胱腑脉论》

《难经》云：病有关有格，关则不得小便。又云：关无出之谓，皆邪热为病也。分在气在血而治之，以渴与不渴而辨之……如不渴而小便不通者，热在下焦血分，故不渴而大燥，小便不通也，热闭于下焦者，肾也，膀胱也，乃阴中之阴，阴受热邪，闭塞其流。

《兰室秘藏·小便淋闭门·小便淋闭论》

盖癃者，乃内脏气虚受热，壅滞宣化不行，非涩非痛，但闭不通……阳闭者，因暴热所逼，涩而不通，名为阳闭。

《活幼心书·五淋》

肾主水，膀胱为之府，诸水于膀胱而泄，于小肠实相通也……其热甚者，小便闭而绝无；其热微者，小便难而仅有。

《普济方·小便淋秘门》

有热结下焦，壅塞胞内，而气道涩滞者，有肺中伏热，不能生水，而气化不施者。

《证治汇补·下窍门·癃闭》

东垣大法，小便不通，皆邪热为病，分在气在血而治之。以渴与不渴而辨之。如渴而不利者，热在上焦肺分故也。夫小便者，是足太阳膀胱经所主也。肺合生水，若肺热不能生水，是绝其水之源。

《证治准绳·杂病·大小腑门·小便不通》

人有小便不通，点滴不能出，急闷欲死，心烦意躁，口渴索饮，饮而愈急，人以为小肠之热极也，谁知是心火之亢极乎。夫心与小肠为表里，小肠热极而癃闭，乃热在心而癃闭也。盖小肠之能开合者，全责于心肾之气相通也。今心火亢热，则清气不交于小肠。惟烈火之相迫，小肠有阳无阴，何能传化乎。小肠既不能传化，膀胱何肯代小肠以传化耶。

《辨证录·小便不通门》

**按语：**《素问·六元正纪大论》提出"热至则身热……淋闭之病生矣"的观点，奠定了"热致癃闭"的理论基础。吴谦《医宗金鉴》指出"膀胱热结，轻者为癃，重者为闭"，认为"癃闭"的基本病机为邪热移结于膀胱，而"癃"与"闭"的区别在于热邪的轻重程度。张志聪亦指出"热则水道燥涸无小便而闭癃"。由此可见，无论是外感或内生热邪侵犯膀胱，还是热结下焦，肾移热于膀胱，阻滞气机，均可导致膀胱气化不利，则形成癃闭。

### 4. 虚损论

中气不足，溲便为之变。

《灵枢·口问》

脾足太阴之脉……是主脾所生病者……溏、瘕、泄，水闭，黄疸。

《灵枢·经脉》

虚劳腰痛，少腹拘急，小便不利者，八味肾气丸主之。

《金匮要略·血痹虚劳病脉证并治》

大下之后，复发汗，小便不利者，亡津液故也。

《伤寒论·辨太阳病脉证并治》

肾主水。劳伤之人，肾气虚弱，不能藏水，胞内虚冷，故小便后水液不止，而有余沥及脉微细者，小便余沥也。

《诸病源候论·虚劳病诸候》

肾与膀胱俱虚，客热乘之，故不能制水，水挟热而行涩，为是以数起而溺有余沥；肾与膀胱俱冷，内气不充，故胞中自滑，所出多而色白，为是以遇夜阴盛愈多矣。

《丹溪心法·小便不通》

今凡病气虚而闭者，必以真阳下竭，元海无根，水火不交，阴阳痞隔，所以气自气，而气不化水，水自水，而水蓄不行。气不化水，则水腑枯竭者有之，水蓄不行，则浸渍腐败者有之。

凡气虚而小便闭者，必以素多斫丧，或年衰气竭者，方有此证，正以气有不化，最为危候，不易治也。然凡病此者，必其有渐，但觉小便短少，或便时费力，便当留心速治，若待其剧，恐无及也。

《景岳全书·杂证谟·癃闭》

气虚小便不利之因或元气素虚，或汗下太过，或病久气弱，或劳形气伤，或起居如惊，三焦气乱，皆小便不利之症也。

《症因脉治·小便不利论》

命门火旺，而膀胱之水通；命门火衰，而膀胱之水闭矣……人有小便不出，中满作胀，口中甚渴，投以利水之药不应，人以为膀胱之火旺也，谁知是肺气之干燥乎？……人有饮食失节，伤其胃气，遂至小便不通，人以为肺气之虚也，谁知是胃气下陷于下焦，不能升举之故乎？……气衰则清气不升，而浊气不降矣……所以胃气一虚，各经众气多不能举。故脾胃虚而九窍皆为之不通，岂独前阴之闭水哉！

人有小便不通，目睛突出，腹胀如鼓，膝以上坚硬，皮肤欲裂，饮食不下，独口不渴，服甘淡渗泄之药皆无功效。人以为阳盛之极也，谁知是阴亏之至乎？夫阴阳不可离也。

《辨证录·小便不通门》

**按语：**虚证癃闭的主要症状为小便量少或全无，除此之外可出现神疲乏力、腰膝酸软、畏寒肢冷、烦躁不安等伴症。不同证型的虚证癃闭不仅在兼症上区别明显，其主要病机亦有不同。

（1）脾胃虚弱，清阳不升：《素问·玉机真脏论》认为此为中气不足所致，指出"脾为孤脏，中央以灌四傍，其太过与不及……太过则令人四支不举，其不及，则令人九窍不通"，强调中气对于小便产生、输布及排泄的重要性。脾居中焦，为水液升降之枢纽。脾胃虚弱，化物无源，津液生成不足，或脾失健运，水液代谢失职，影响气津布散，水液不能下注膀胱，则发为癃闭。

（2）肾气虚衰，气化无力：肾居下焦，与膀胱相表里，主气化，共司小便。隋代巢元方《诸病源候论》云"肾气虚弱……小便余沥也"，认为小便不利的基本病机为肾气亏损。明代张景岳亦遵此说。本病发病多见于老年男性。《素问·上古天真论》指出男子"五八，肾气衰……"，年老体弱，肾气不足，或久病体虚，日久及肾，肾阳不足，命门无火，则膀胱失于气化，泌浊不能，终致溺不得出；或因热蕴下焦，病势缠绵，日久阴津耗损，导致肾阴不足，膀胱气化无源，则为癃闭。

**5. 尿路阻塞论**

或以败精，或以槁血，阻塞水道而不通也。

《景岳全书·杂证谟·癃闭》

**按语：** 癃闭可因积块、砂石、瘀血、败精阻塞尿道，导致小便不能排出而发病。

## 【诊法析要】

脾脉……滑甚为㿗癃……滑者阳气盛，微有热……肾脉……滑甚为癃。

《灵枢·邪气脏腑病形》

左手关上阴绝者，无肝脉也。苦癃，遗溺，难言。

《脉经·平人迎神门气口前后脉》

右手尺中神门以后脉阳实者，足太阳经也。病苦转胞，不得小便，头眩痛，烦满，脊背强。

《脉经·平人迎神门气口前后脉》

尺中实，即小便难，少腹牢痛；虚，即闭涩。

《脉经·上阳跷阴跷带脉》

尺脉缓，脚弱下肿，小便难……尺脉濡，苦小便难。

《脉经·平三关病候并治宜》

脉浮紧且滑者……不得大小便。

尺脉浮，可见小便困难。尺脉濡，苦小便难。尺脉缓……小便难，有余沥也。

《诸病源候论·小便病诸候》

同淋浊门相参看，大抵小便不通，脉多涩数。

《古今医统大全·便癃证》

脉紧而滑直者，不得小便也。又尺脉或浮或涩或缓，皆小便难，溺有余沥也。右寸关滑实者，痰滞上焦；细微者，中气不运；左尺脉洪数者，热结下焦；虚浮者，肾气不足。

《证治汇补·下窍门》

热结小便不利之脉：右寸洪数，肺经有热。寸数连尺，大肠之热。寸数连关，肺胃皆热。左寸细数，心经之火。左寸大数，小肠之热。左尺细数，肾火之诊。左尺大数，膀胱结热。

气虚小便不利之脉：右寸脉弱。肺气不足，右关脉弱。中气不足，右尺脉细。膀胱气弱，左寸脉细，小肠气弱。

阳虚小便不利之脉：左关沉迟，肝阳不足。两尺沉迟，肾阳不足。六脉沉迟，诸阳亏。

阴虚小便不利之脉：脉多细数。右脉细数，肺阴不足。左脉细数，肝肾阴虚。

《症因脉治·小便不利论》

癃闭合而言之一病也，分而言之有暴久之殊，盖闭者暴病为溺病闭，点滴不出，俗名小便不通是也，癃者久病，为溺癃淋沥点滴而出，一日数十次或百次。

《医学纲目·肝胆部·闭癃遗溺·闭癃分二病》

**按语：**根据癃闭病情轻重缓急，一般分为"癃"与"闭"。发病急、小便点滴不通、病情重者为闭；发病缓、小便量少不畅、病情较轻者为癃，两者小便量均少于正常。关于癃闭病脉的部位，大多数医家认为主要在尺部。究其原因，癃闭的病变部位主要在肾和膀胱，其反映到脉的部位为尺部。癃闭脉象《内经》认为是脾、肾脉滑，根据《灵枢》原文"滑者阳气盛，微有热"来看，滑脉提示癃闭的病机当为阳盛有热。晋代王叔和首次提出肝脉与癃闭辨治之间的关系，肝气急导致的癃闭脉象为肝脉浮取沉取皆急，肝阴绝的脉象是左手关上阴绝。明代楼英明确指出"癃病脉细不治"。后世医籍所载癃闭的病脉，主要有数、浮、散等。数、浮脉病机多遵"邪热论"，散脉则为"虚损论"。

## 【辨证论治】

### 1. 清泻实热法

三焦者……并太阳之正，入络膀胱，约下焦，实则闭癃，虚则遗溺，遗溺则补之，闭癃则泻之。

《灵枢·本输》

夫大人小儿病沙石淋，及五种淋沥闭癃，并脐腹痛，益元散主之，以长流水调下。

《儒门事亲·五种淋沥》

夫小儿大小便不通利者，《内经》曰：三焦约也。约者，不行也。可用长流水煎八正散，时时灌之，候大小便利即止也。

《儒门事亲·大小便不利》

《经》曰：膀胱不利为癃。癃者，小便闭而不通也。如八正散加木香取效更捷。

《经》曰：膀胱气化则能出焉。然后服五苓散，三五服则愈矣。

《儒门事亲·火类门》

通关丸　治不渴而小便闭，热在下焦血分也。

黄柏（去皮，锉，酒洗，焙）　知母（锉，酒洗，焙干，以上各一两）　肉桂（五分）

上为细末，熟水为丸，如梧桐子大，每服一百丸，空心，白汤下。顿两足，令药易下行故也。如小便利，前阴中如刀刺痛，当有恶物下为验。

清肺饮子　治渴而小便闭涩不利,邪热在上焦气分。

灯心(一分)　通草(二分)　泽泻　瞿麦　琥珀(以上各五分)　萹蓄　木通(以上各七分)　车前子(炒,一钱)　茯苓(去皮,二钱)　猪苓(去皮,三钱)

治小便闭塞不通,乃血涩致气不通而窍涩也。

上为粗末,每服五钱,水一盏半,煎至一盏,稍热,食远服。

《兰室秘藏·小便淋闭门·小便淋闭论》

热结小便不利之症:喘咳面肿,气逆胸满,此肺与肠胃有热而小便不利,烦热闷躁,赤便闭,此心与小肠有热而小便不利。腰痛骨蒸,两足心热,此肾与膀胱有热而小便不利。

热结小便不利之治:肺经有热者,清肺饮、黄芩泻白散。大肠有热,黄连枳壳汤。

《症因脉治·小便不利论》

火在下焦,而膀胱热闭不通者,必有火证火脉,及溺管疼痛等证,宜大厘清饮、抽薪饮、益元散、玉泉散,及绿豆饮之类以利之。若肝肾实火不清,或遗浊,或见血者,大都清去其火,水必自通,前法俱可通用。

《景岳全书·杂证谟·癃闭》

若热搏下焦津液,则热湿而不行,二也,必渗泄则愈。

丹溪大法,小便不通,有热有湿有气结于下,宜清、宜燥、宜升。有隔二隔三之治。如因肺燥不能生水则清金,此隔二;如不因肺燥,但膀胱有热,则宜泻膀胱,此正治也;如因脾湿不运而精不升,故肺不能生水,则当燥脾健胃,此隔三,车前子、茯苓清肺也,黄柏、知母泻膀胱也,苍术、白术健胃燥脾也……东垣大法,小便不通,皆邪热为病,分在气在血而治之。

《证治准绳·杂病·大小腑门》

况心肾之气,既不入于小肠,亦何能入于膀胱,以传化夫水哉!治法泻心中之火,兼利其膀胱,则心肾气通,小便亦通矣。方用凉心利水汤。

麦冬(一两)　茯神(五钱)　莲子心(一钱)　车前子(三钱)

水煎服,二剂水出如注,四剂全愈。

热结于膀胱,乃邪将散之时也。邪既将散,宜火随溺而泄矣,何反成闭结之症?盖因邪将出境,惟恐截杀去路,故作威示强,屯住于膀胱耳。治法不必泄肾火,但利膀胱,则邪去如扫。方用导水散。

王不留行(五钱)　泽泻(三钱)　白术(三钱)

水煎服,一剂通达如故,不必二剂。

《辨证录·小便不通门》

寒通汤　治下焦蕴蓄实热,膀胱肿胀,溺管闭塞,小便滴沥不通。

滑石(一两)　生杭芍(一两)　知母(八钱)　黄柏(八钱)

《医学衷中参西录·治癃闭方》

**按语:**癃闭主要辨虚实,实证多为热邪侵袭下焦,膀胱气化不利,病位在肾与膀胱。治疗上需遵循"热者寒之""实则泻之""塞则通之",以清泻实热,通利小便为基本治则,切忌过分通利小便。同时,"腑病以通为用",调畅三焦气机亦不容忽视。

## 2. 探吐法

小便不通，有气虚、血虚、有痰、风闭、实热。气虚，用参、芪、升麻等，先服后吐，或参、芪药中探吐之；血虚，四物汤先服后吐，或芎归汤中探吐亦可；痰多，二陈汤先服后吐，以上皆用探吐。若痰气闭塞，二陈汤加木通一作木香、香附探吐之，以提其气，气升则水自降下，盖气承载其水也。

《丹溪心法·小便不通》

肺为上焦，而膀胱为下焦，上焦闭则下焦塞，譬如滴水之器，必上窍通，而后下窍之水出焉。乃以法大吐之，吐已病如失。

《丹溪心法·丹溪翁传》

若气陷于下，药力不能骤及者，当即以此药多服，探吐以提其气，使气升则水自降也。有痰气逆滞不通者，即以二陈汤、六安煎之类探吐之。有热闭气逆者，及以大厘清饮探吐之。有气实血虚而闭者，用四物汤探吐之。凡气实等证，无如吐之妙者，譬之滴水之器，闭其上窍，则下窍不通，开其上窍，则下窍必利。盖有升则有降，无升则无降，此理势之使然也。

《景岳全书·杂证谟·癃闭》

**按语：**"探吐法"治疗癃闭来源于取类比象"提壶揭盖"，为朱丹溪所首创。《金匮钩玄》中明确提出了气升水降的理论："吐之以提其气，气升则水自下之，盖气承载其水也。"丹溪据此提出了开上窍以启下闭的方法治疗癃闭。细究原文，探吐法需在辨证论治的基础上使用，仅作为一种辅助治法，不可妄用。后世谢映庐亦提出搐鼻法作为"气升水降"的一种方法，以急通小便来治疗癃闭之急症。

## 3. 滋补法

虚劳腰痛，少腹拘急，小便不利者，八味肾气丸主之。

《金匮要略·血痹虚劳病脉证并治》

小便不利者，有水气，其人苦渴，用栝蒌瞿麦丸主之。

《金匮要略·消渴小便不利淋病脉证并治》

气虚小便不利之症：气怯神离，面色萎黄，言语轻微，里无热候，唇不焦，口不渴，欲便而不能，此气虚小便不利之症也。

气虚小便不利之治：肺气不足者，生脉散。中气不足者，补中益气汤。膀胱气弱，不及州都者，人参车前汤。

阴虚小便不利之症：内热神衰，肌肉黑瘦，下午咳嗽，小水不通，此阴虚小便不利之症也。

阴虚小便不利之治：肺阴不足，生脉散、人参固本丸。肝阴不足，海藏四物汤。肾阴不足，知柏天地煎，加玄武胶。肝肾俱虚，肝肾丸。

阳虚小便不利之症：憎寒喜暖，手足逆冷，小腹如冰，心胃无热，此真阳不足而小便不利之症也。

阳虚小便不利之治：乙癸同源，肝肾同治，以金匮肾气丸、八味丸主之。各经阳虚者，佐以理中汤。

《症因脉治·小便不利论》

但治此者，亦当辨其脏气之寒热。若素无内热之气者，是必阳虚无疑也。或病未至甚，须常用左归、右归、六味、八味等汤丸，或壮水以厘清，或益火以化气，随宜用之，自可渐杜其原。若病已至甚，则必用八味丸料，或加减《金匮》肾气汤大剂煎服，庶可挽回。或疑桂附辛热不敢轻用，岂知下元阳气亏甚，得寒则凝，得热则行，舍此二者，更有何物可以直达膀胱而使水因气化也？若气虚下陷，升降不利者，宜补中益气汤主之，或即用此汤探吐之，最妙。若素禀阳脏内热，不堪温补，而小便闭绝者，此必真阴败绝，无阴则阳无以化，水亏证也。治宜补阴抑阳，以化阴煎之类主之。或偏于阳亢而水不制火者，如东垣之用滋肾丸亦可，但此即火证之属耳。

服分利既多，而小水愈不通者，此必下竭之证。察其水亏者，必须大补真阴；火虚者，必须峻补阳气，气达水行，其便自调。不可见其假实，恣意疏通，此与榨干汁、枯油者何异？致令竭者愈竭，鲜不危矣。

《景岳全书·杂证谟·癃闭》

譬之蒸物，汤气上熏釜甑，遂有液而下滴，此脾气熏蒸肺叶，所以遂能通调水道而输膀胱也，故小便不通之证，审系气虚而水涸者，利之益甚，须用大剂人参少佐升麻，则阳升阴降，地气上为云，天气下为雨，自然通利矣。

《医述·杂证汇参·小便》

小水之勤者，由于命门之火衰也……治法必须助命门之火。然徒助命门之火，恐有阳旺阴消之虑，必须于水中补火，则火生于水之中，水即通于火之内耳。方用八味地黄汤。

熟地（一两） 山茱萸（五钱） 丹皮（三钱） 山药（五钱） 泽泻（三钱） 伏苓（五钱） 肉桂（三钱） 附子（一钱）

水煎服，一服即如注。

小便之不通，膀胱之病也。膀胱为津液之府，必气化乃能出。是气也，即阳中至阳之气也。原藏于至阴之中，至阳无至阴之气，则孤阳无阴，何以化水哉！治法补其至阴，而阳自化也。方用纯阴化阳汤。

熟地（一两） 玄参（三两） 肉桂（二分） 车前子（三钱）

水煎服，一剂小便如涌泉，再剂而闭如失。

《辨证录·小便不通门》

济阴汤　治阴分虚损，血亏不能濡润，致小便不利。

怀熟地（一两） 生龟板（五钱，捣碎） 生杭芍（五钱） 地肤子（一钱）

白茅根汤　治阳虚不能化阳，小便不利，或有湿热壅滞，以致小便不利，积成水肿。

白茅根（一斤，掘取鲜者去净皮与节间小根细切）

将茅根用水四大碗煮一沸，移其锅置炉旁，候十数分钟，视其茅根若不沉水底，再煮一沸，移其锅置炉旁，须臾视其根皆沉水底，其汤即成。去渣温服多半杯，日服五六次，夜服两三次，使药力相继，周十二时，小便自利。

《医学衷中参西录·治癃闭方》

因阳虚而致者，由下焦阳微，阴寒阻截膀胱之路，阳微无力，不能化之，故小便不利。其人定无力、无神，两尺必浮空或极劲，口并不渴，即有渴者，必喜热汤。法宜扶下焦之阳，如桂苓术甘汤倍桂，加白蔻、砂仁，或桂枣丸加胡椒、丁香之类。因阴虚而致者，由下焦血液不足，邪热遂生，须知焦思则生心火，忿怒生肝火，思淫动相火，火动于中，不独此疾，皆是由一念而生，其旨甚微，切不可慨谓由外而生。热结于尿隧，闭其水道流行之机，故不利。其人多烦躁，口渴、饮冷，小便或能滴几点，或短赤而热痛。法宜扶下焦之阴，如四苓滑石阿胶汤，益元散之类。

《医法圆通·小便不利》

**按语**：癃闭虚证病位在肾、膀胱，与肺、肝、脾关系密切，须辨阴阳气血亏虚之别。癃闭一病，水道不畅，水液内停，水邪则易犯脾土和命门之火，脾土亏虚，土不制水；命门火衰，寒水内泛，则进一步加重水邪内聚，导致癃闭的恶性循环，故需温补脾肾，以行水液。依据"虚则补之"的原则，补脾肾、助气化。气虚下陷，升降不利者，宜益气升阳举陷；肾阳虚衰，气化无力者，宜温肾行气利水；肾阴亏虚，气化无源者，宜滋补肾阴，通利小便。

### 4．调气法

小便涩滑，又当调适其气欤。

《丹溪心法·小便不通》

一身之气关于肺，肺清则气行，肺浊则气壅，故小便不通，由肺气不能宣布者居多，宜清金降气为主，并参他症治之……有气滞不通，水道因而闭塞者，顺气为急……脾虚气陷者，升提中气……肺气受热，清肺饮；膀胱热结，八正散；气滞于内者，利气散……气虚不化者，六君子汤……又有因小便不通，过服寒凉渗利诸剂，致气闭于下，寒郁于中，阴翳否隔，不能气化而不通者，用干姜、升麻，煎服而愈。

《证治汇补·下窍门·癃闭》

凡气实者，气结于小肠膀胱之间而壅闭不通，多属肝强气逆之证。惟暴怒郁结者多有之，宜以破气行气为主。如香附、枳壳、乌药、沉香、茴香之属，兼四苓散而用之。

至若气实而闭者，不过肝强气逆，移碍膀胱，或破其气，或通其滞，或提其陷，而壅者自无不去，此治实者无难，而治虚者必得其化，为不易也。

《景岳全书·杂证谟·癃闭》

若脾胃气涩，不能通调水道，下输膀胱而化者，三也，可顺气，令施化而出也。

《证治准绳·杂病·大小腑门》

点滴不出，小腹胀痛，由气道闭塞。（六淫七情，痰食血气，内外诸邪，皆能闭气。）气分上中下三焦。上焦之气肺主之，肺热则气不下行，治宜清降。中焦之气脾胃主之，湿盛或热盛而气滞不行，须治湿热。若气虚而下陷不运，须升清以降浊。下焦之气肝肾主之，肾移热于膀胱，无阴则阳无以化，须纯阴之剂，滋肾丸。

《医碥·小便不通》

人有饮食失节，伤其胃气，遂至小便不通，人以为肺气之虚也，谁知是胃气下陷于下焦，不能升举之故乎？夫膀胱必得气化而始出，气升者，即气化验也。气之升降，全视乎气之盛衰，气盛则清气升，而浊气降；气衰则清气不升，而浊气不降矣。若胃者多气之府也，群气皆统之。胃气之盛衰，尤为众气之盛衰也。所以胃气一虚，各经众气多不能举。故脾胃虚而九窍皆为之不通，岂独前阴之闭水哉。治法必须提其至阳之气，而提气必从胃始也。方用补中益气汤。

人参（二钱）　黄芪（三钱）　白术（三钱）　当归（二钱）　甘草（一钱）　陈皮（三分）柴胡（一钱）　升麻（五分）

水煎服，一剂而小便通矣，再剂全愈。

《辨证录·小便不通门》

盖闭者，暴病，为尿点滴不出，俗名小便不通是也，可用疏通利窍之剂，甚则用吐法以提其气自通，若补中益气、二陈、五苓，俱可探吐也。癃者，久病，为尿癃淋沥，点滴而出，一日数十次，名淋病是也，惟宜滋养真阴，兼资气化，如六味、生脉之类，亦可合用。

《张氏医通·大小府门》

小便之通与不通，全在气之化与不化。然而气化二字难言之矣。有因湿热郁闭而气不化者，用五苓、八正、禹功、舟车之剂，清热导湿而化之；有因上窍吸而下窍之气不化者，用搐鼻法、探吐法，是求北风，开南牖之义，通其上窍而化之；有有阴无阳而阴不生者，用八味丸、肾气汤，引入肾命，熏蒸而化之；有因无阴而阳无以化者，用六味丸、滋肾丸，壮水制阳光而化之；有因中气下陷而气虚不化，补中益气，升举而化之；有因冷结关元而气凝不化，真武汤、苓姜术桂之类，开冰解冻，通阳泄浊而化之；有因脾虚而九窍不和者，理中汤、七味白术散之类，挟土制水而化之。古法森立，难以枚举，总之，治病必求其本。

《谢映庐医案·癃闭门》

**按语**：调气法指调畅气机和助三焦气化之法，适用于气机阻滞导致的癃闭，丹溪主张使用破气行气之品，如香附、枳壳、乌药、沉香、茴香之类。清代张璐是助三焦气化之法的集大成者，提出小便不利者，多从气化论治，须辨上、中、下三焦之别，上焦之气化宜从肺治，气虚且燥者用生脉散去五味子加大剂紫菀，气分有热者用黄芩清肺饮；中焦之气化宜从脾治，气化不及者用补中益气汤加木通、车前子；下焦之气化宜从肾治，阴不化阳者用滋肾丸。

## 5. 治癃闭八法

夫主气化者，太阴肺经也，若使肺燥不能生水，则气化不及州都，法当清金润肺。车前、紫菀、麦门冬、茯苓、桑皮之类。如脾湿不运，而精不上升，故肺不能生水，法当燥脾健胃。苍术、白术、茯苓、半夏之类。如肾水燥热，膀胱不利，法当滋肾涤热。黄柏、知母、茯苓、泽泻、通草之类。夫滋肾泻膀胱，名为正治；清金润燥，名为隔二之治；健胃燥脾，名为隔三之治。又或有水液只渗大肠，小腑因而燥竭，宜以淡渗之品，茯苓、猪苓、通草、泽泻之类，分利而已。或有气滞，不能通调水道，下输膀胱者，顺气为急，枳壳、木通、橘红之类。有实热者，非与纯阴之剂，则阳无以化，上焦热者，栀子、黄芩；中焦热者，黄连、芍药；下焦热者，黄柏、知母。有大虚者，非与温补之剂，则水不能行，如金匮肾气丸及补中益气汤是也……更有瘀血而小便闭者，牛膝、桃仁为要药。

《医宗必读·小便闭癃》

**按语**：李中梓根据前人经验，在《医宗必读》中总结出治疗癃闭的八法，分别为清金润肺法、燥脾健胃法、滋肾涤热法、淡渗分利法、疏理气机法、苦寒清热法、温补脾肾法、化瘀散结法。其中清金润肺、燥脾健胃、滋肾涤热法可归属于苦寒清热法，用于分泄三焦火热；临床一般认为淡渗分利法、疏理气机法可贯穿癃闭治疗过程的始终，分利小便，为治标之法，需在辨证的基础上使用，不可滥用；有形实邪如痰浊、瘀血等阻滞尿道，小便排解不畅，则需运用化瘀散结法以消实邪，利小便，张仲景《金匮要略》中指出"小便不利，蒲灰散主之；滑石白鱼散、茯苓戎盐汤并主之"；年老体衰或久病体虚，损及脾肾，而脾肾亏虚，水液代谢失常则会进一步加重癃闭，形成恶性循环，故温补脾肾以治其本。

### 6. 外治法

小便不通……取生土瓜根，捣取汁，以少水解之于筒中，吹纳下部即通。

治小便不通方。熬盐令热，纳囊中，以熨少腹上。

《小品方·治发黄患淋诸方》

或贴姜豉饼于脐上取效，不拘阴阳二证，悉能疗之，并投万安饮。

《活幼心书·五淋》

熏洗通便法：凡偶有气闭，小水不通，胀急危困之极者，速用皂角、葱头、王不留行各数两，煎汤一盆，令病者，坐浸其中，熏洗小腹下体，久之热气内达，壅滞自开，便即通矣。若系妇人，亦可用葱数茎塞阴户中，外加熏洗，其通尤速。

《景岳全书·杂证谟·癃闭》

葱头二十茎，紫苏二两，煎汤熏洗外肾小腹；或以盐炒热，绢包熨脐上下；或姜渣、枳壳亦可；或葱饼灸脐亦效。又法，取田螺泥涂脐中，法见淋症。加麝香一二厘，或盐半匙填脐中扎紧，更效。又法，独颗蒜一枚，栀子三十，盐花少许，研烂摊纸上，贴脐。甚者连阴囊涂之，即通。又：小便不通欲死者，用桃枝、柳枝、木通、枯矾、旱莲子、汉椒各一两，葱白一握，灯心一束，细锉，入水三斗煎，耗一半，用瓷瓶盛汁，熏外肾，周围以被围绕，不得入风，冷则换汁，再熏即通。

《证治汇补·下窍门·癃闭》

**按语：**孙思邈首创"导尿术"治疗癃闭，领先西方医学一千二百多年。南北朝陈延之参照《肘后备急方》，在《小品方》中记载"小便不通……取生土瓜根，捣取汁，以少水解之于筒中，吹纳下部即通"的治法，有学者认为这是继承葛洪的导尿术，明代李时珍亦有相似记载，说明最早发明"导尿术"的应该是葛洪。同时，外治法不仅仅包括导尿术，张景岳提出治癃闭的熏洗通便法。除此以外，贴脐法、热敷法、坐浴熏洗法等都值得后世继承及发扬。

【名方临用】

清肺饮

### 1. 文献出处

热结小便不利之治肺经有热者，清肺饮、黄芩泻白散。大肠有热，黄连枳壳汤。胃热胱结热，车前木通汤。

清肺饮 桔梗 黄芩 山栀 连翘 天花粉 玄参 薄荷 甘草

又如《家秘》用清肺饮以利小便，亦有几等用法：左关脉数，肝胆有火，加青黛、柴胡。

左寸脉数，心经有火，加黄连、木通。右关脉数，阳明有火，加葛根、石膏。两尺脉数，肾与膀胱有火，加车前子、黄柏。

《症因脉治·小便不利论》

清肺饮（东垣）　治肺热口渴，小便不通。

茯苓　黄芩　桑皮　麦冬　车前　山栀　木通（等分）

水煎。

《证治汇补·下窍门·癃闭》

### 2. 方解

清肺饮在不同医家的文献记载中有不同组成。《症因脉治》认为清泻肺热的清肺饮适用于邪热侵袭肺经，肺热气壅，肺失宣降，水道通调不利，膀胱气化失司而致小便不利，临床常见喘咳面肿、气逆胸满、烦热闷躁、赤便闭、腰痛骨蒸、两足心热等。秦景明在原书中提到邪热致小便不利有肺热、心热、肾热之因，故其分别用黄芩、连翘、玄参清泻肺、心、肾热，栀子清泻三焦之火，天花粉清热而生津，防阴伤太过，桔梗宣肺，薄荷解表泻热，甘草调和诸药，但该方利尿作用显得不足。《杂病源流犀烛》云"膀胱藏溺，气化则出，而主气化者肺也，若燥则不能生水，气化不及膀胱，法当清金润肺，宜紫菀、麦冬、车前子、牡丹皮、茯苓"。后世李用粹在《证治汇补》中引用东垣之"清肺饮"，并进行加减化裁，其中黄芩、桑白皮、栀子清泻肺热，此三味清热泻火以治其本；麦冬清肺热，滋阴生津，防苦寒燥热之性太过；车前子、木通清热利尿，茯苓淡渗利水，三药合用，通利小便以治其标。后方标本同治更符合临床应用。

### 3. 临床应用

清肺饮清肺泻热，肃肺利水，适用于患者全日总尿量极少或点滴不通，或点滴不爽，咽干、烦渴欲饮，呼吸短促，或有咳嗽，苔薄黄，脉数等肺热壅盛证。若心火旺而见心烦、舌尖红者，可加黄连、竹叶等清心火；舌红少津，肺阴不足者，再加沙参、白茅根等养肺阴；大便不通者，加大黄、杏仁宣肺通便；若有鼻塞、头痛、脉浮等表证者，加薄荷、桔梗解表宣肺。

## 济生肾气丸

### 1. 文献出处

加味肾气丸　治肾虚腰重脚肿，小便不利。

附子（炮，二两）　白茯苓（去皮）　泽泻　山茱萸（取肉）　山药（炒）　车前子（酒蒸）牡丹皮（去木，各一两）　官桂（不见火）　川牛膝（去芦，酒浸）　熟地黄（各半两）

上为细末，炼蜜为圆如梧桐子大，每服七十丸，空心，米饮下。

《严氏济生方·水肿门·水肿论治》

济生肾气丸　治肾气不化，小便涩数。

八味丸　本方用茯苓三两，熟地四两，山药、山萸、丹皮、泽泻、肉桂各一两，附子五钱，加牛膝、车前各一两。此本金匮肾气方中诸药，各减过半，惟桂、苓二味，仍照原方，为宣布五阳，开发阴邪之专药；更加牛膝、车前，为太阳厥阴之向导，以肝为风木之脏，凡走是经之药性皆上升，独牛膝通津利窍，下走至阴；车前虽行津液之府，而不伤犯正气，故济生方用之。详金匮肾气用桂枝而不用肉桂者，阴气固结于内，势必分解于外，则肾气得以流布周身，而此既用牛膝引入至阴，又需桂、附蒸动三焦，不特决渎有权，膀胱亦得以化，所以倍用肉桂，暗藏桂苓丸之妙用，愈于五苓十倍矣。但方中牛膝滑精，精气不固者勿用。

《张氏医通·祖方·崔氏八味丸》

### 2. 方解

济生肾气丸首见于严用和《严氏济生方》，由金匮肾气丸加减而成。水液代谢过程中"其本在肾"，该病多见于老年患者，"五九肾气衰，发堕齿槁"。年老患者肾气不足，气化不及，肾与膀胱相表里，影响膀胱气化而致小便不利。《内经》云："阳化气，阴成形"，肾的气化有赖于肾阳的推动，方中附子温肾化气为君药；肉桂温肾助火，协助膀胱气化，与附子同用以加强温肾化气之功；泽泻、车前子利水渗湿，通利小便，与附子、肉桂温阳利水，标本兼治共为臣药；茯苓、山药益气健脾，补土制水，熟地黄滋肾填精，可奏"阴中求阳"之功，又制桂、附之温燥，川牛膝益肝肾而滑利下行，牡丹皮寒凉清泄俱为佐药。诸药共奏温肾助阳、利水消肿之效。

### 3. 临床应用

济生肾气丸的适用范围广泛，肾阳不足而致水肿、癃闭等诸多病证皆可加减化裁使用。现代研究表明，济生肾气丸具有利尿消肿、抗衰老、改善骨代谢、促进生殖发育、修复神经系统损伤、调节免疫、调节内分泌等作用。文献报道，本方可治疗糖尿病、糖尿病肾病、糖尿病视网膜病变、肝硬化、醛固酮增多症、慢性前列腺炎、尿滞留、痛风、输尿管结石伴肾积水、高血压、慢性心力衰竭、骨质疏松症、青光眼、精液异常症等证属肾阳不足、水湿内停的疾病。

## 【医案医话】

王金坛曰：一妇人年五十，初患小便涩，医以八正散等剂，展转小便不通，身如芒刺加于体。予以所感霖淫雨湿，邪尚在表，因用苍术为君，附子佐之。发其表，一服得汗，小便即时便通。

又治马参政父，年八旬，初患小便短涩，因服药分利太过，遂致闭塞，涓滴不出。予以饮食太过，伤其胃气，陷于下焦。用补中益气汤，一服小便通。因先多用利药，损其肾气，遂致通后遗尿，一夜不止，急补其肾然后已。凡医之治是证者，未有不用泄利之剂，安能顾其肾气之虚哉？

僧慎柔治一妇，年五十，小便时，常有雪白寒冰一块，塞其阴户，欲小便，须以手抠出方溺，否则难。慎柔曰：此胃家寒湿，因脾胃虚寒，凝结而下坠，至阴户口而不即出者，脾胃之气，尚未虚脱，但陷下耳。用六君加姜、桂，二十剂全愈。

《古今医案按·小便不通》

**按语：**老年癃闭常因中气下陷或下元亏虚，多以温补脾肾为法，治当补益中气或肾气。但仍应区分表里虚实，不能因其年老一味补之。若瘀血败精阻塞，自当别论。

茯苓，味甘，平。主胸胁逆气。忧恚[1]、惊邪、恐悸、心下结痛，寒热、烦满、咳逆，口焦舌干，利小便。久服安魂养神，不饥延年。一名茯菟。

注释：

[1] 忧恚：忧闷不能言。又，"忧"以下六字，据《太平御览》作"忧患惊恐"。

《神农本草经·上品》

**按语：** 茯苓为多孔菌科茯苓的菌核，寄生于松树根。其抱松根而生者，称茯神；其皮另入药，称茯苓皮。茯苓能健脾补中，利水渗湿，宁心安神。对老年人可作食疗（如茯苓饼），治疗脾虚、痰湿、小便不利、心悸、失眠等。现代研究认为，茯苓可激活 T 细胞，增强机体免疫功能。

### 葵菜羹

治小便癃闭不通。葵菜叶不以多少、洗、择净。右件煮作羹，入五味，空腹服之。

### 葛根

味甘寒无毒，主痈肿恶疮，冬月取生者以水中揉出粉成块，煎沸汤，擘块下汤中，良久，色如胶，其体甚韧，以蜜汤中拌食之，用姜屑尤佳。治中热酒渴病，多食利小便，亦能使人利。切以茶食，亦甘美。又生者煨熟，极补人。

《饮膳正要·聚珍异撰》

**按语：** 葵菜又名露葵、滑菜、冬苋菜，性寒味甘。《本草图经》曰："苗叶作菜茹，更甘美，大抵性滑利，能宣导积壅，煮汁单饮亦佳，仍利小肠。"孙思邈曰："葵，脾之菜也，宜脾，利胃气，滑大肠。"葵菜叶性滑润利窍，用叶做羹，可治小便癃闭不通。现代研究证明，葵菜叶含锦葵酸等成分，有消炎解毒、清热利湿的作用。葛根是重要的药食同源之品，味甘，性平，入阳明经。葛根能利二便，注意老年人用葛根以作食疗不可多用，因其升散太过，多用反伤胃气，当病愈即止。

正坐，自动摇臂，不息十二通，愈劳疾大传。左右侧卧，不息十二通，治痰饮不消。右有饮病，右侧卧；左有饮病，左侧卧。有不消者，以气排之。日初出、日中、日入时，此三时向日正立，不息九通，仰头吸日精光[1]九咽之，益精百倍，若入火，垂两臂不息，即不伤。

又法：面南方蹲踞，以两手从膝中入掌足五趾，令内曲，利腰尻完，治淋遗溺愈。箕踞交两脚手内并脚中，又又两手极引之，愈痹中精气不泄矣。两手交差颐下自极，致肺气，治暴气咳，举右手展左手坐，以右脚上掩左脚，愈尻完痛。举手交颈上，相握自极，治胁下痛。舒左手，以右手在下，握左手拇指，自极舒右手，以左手在下，握右手拇指自极，皆治骨节酸疼。掩两脚，两手指著足五趾上，愈腰折不能低，若血久瘀，为之愈佳，愈腰脊痛不能反顾，颈痛。以右手从头上来下，又挽下手，愈颈不能反顾视。坐地掩左手，以右手指搭肩，挽之倾侧，愈腰膝小便不通。（蛤蟆行气法）

注释：

[1] 吸日精光：为吸其太阳精华之意，作时面向日，意想日之精华随呼吸咽下丹田，并守之于内而不外散。

《养生导引法·补益门》

**按语：**"蛤蟆行气法"操作时动作与呼吸结合，稳定形神，调节脏腑功能，治疗内伤疾病。"吸日精法"，益精，有益于健康。注意做时动作宜缓和，切忌动作过快。

# 老年耳鸣耳聋

凡耳内鸣响，其声如蝉鸣或雷鸣，或细或暴，妨碍听觉，称为耳鸣；凡听力下降，甚至丧失者，称之为耳聋。耳鸣耳聋作为临床常见症状，常见于各科的多种疾病过程中，也可单独成为一种耳病。西医学的耳科病变（如中耳炎、鼓膜穿孔）、多种急性热性传染病（如猩红热、流行性感冒）、颅内病变（如脑肿瘤、听神经瘤）、药物中毒以及高血压、梅尼埃病、贫血、神经衰弱等疾病，均可出现耳鸣、耳聋。因耳鸣、耳聋的病因病机相通，历代医籍中常为一病两名，如《杂病源流犀烛》云"耳鸣者，聋之渐也，惟气闭而聋者，则不鸣，其余诸般耳聋，未有不先鸣者"。

先秦至两汉时期，本病相关论述颇多，主要从邪气、脏腑、经脉、阴阳、气血、运气等阐述耳鸣耳聋的病因病机，为后世治疗耳鸣耳聋奠定了理论基础。从邪气而论，主要从湿、热、寒邪论述，《素问·气交变大论》认为五运之化太过或不及引起气候失常继而导致本病，如岁火过旺，引起暑热流行而致喉干、耳鸣等。从脏腑而论，责之于肾，与其他脏腑相关，如《灵枢·决气》认为肾气通于耳窍，与手足少阳经有关。《内经》还指出了针刺治疗的穴位与方法，《素问·缪刺论》总结了许多治疗耳鸣耳聋的有效针灸方，如刺手阳明经及其经别治疗耳鸣耳聋疗效尤为显著。东汉张仲景《伤寒论》认为少阳经循经过耳，故少阳中风，邪犯经络，随经上蒙清窍可致耳聋；亦指出阳虚致聋，认为耳鸣耳聋主要由气机上逆所致。隋代巢元方《诸病源候论》认为肾精亏虚是耳鸣耳聋的主要病因；孙思邈《备急千金要方》提出"毒聋"概念；《小品方》首次指出昆虫等入耳可致聋，采用外治治疗。此外，《诸病源候论》指出养生导引术可治疗耳鸣耳聋。《太平圣惠方》提出"暴热聋"一词。《圣济总录》指出肾间积水、心气虚热、脑脂下流可致耳聋。刘完素认为耳聋多由水衰火实所致，指出应从肺治聋。李东垣认为中气在发病及治疗中尤为重要。朱丹溪提出阴虚致聋的观点，同时对痰、火、湿、气郁等致病因素予以阐述。陈无择《三因极一病证方论》对耳鸣耳聋的病因进行了详细论述，将情志内伤、外感六淫及飞禽走兽分为内、外、不内外因三种不同致病因素。严用和《严氏济生方》论及外因关乎肾、内伤系于心，从心肾理论记载了治疗耳鸣耳聋的方药，至今对临床仍有指导意义。明代张景岳《景岳全书》从虚实分论，详细论述了震伤导致耳鸣耳聋的机制，同时将耳聋病因分为"火""邪""气""窍""虚"五闭。徐春甫《古今医统大全》分将耳聋为"气聋""热聋""风聋""厥聋""劳聋""阴聋"六候。清代王肯堂《证治准绳》认为心气不降与肾气不升可致耳鸣耳聋。王清任《医林改错》指出"气虚血瘀""瘀血阻窍""耳膜破裂"等可致耳鸣耳聋，丰富和完善了耳鸣耳聋的诊断及治疗。

耳聊啾而悷慌。

《楚辞·九叹》

聋,笼也,如在蒙笼之内,听不察也。

《释名·释疾病》

聊,耳鸣也。从耳,卯声。聋,无闻也。从耳,从龙。

《说文解字注·耳部》

耳鸣者,聋之渐也,惟气闭而聋者,则不鸣,其余诸般耳聋,未有不先鸣者。

《杂病源流犀烛·耳病源流》

**按语:** 古代医籍中,关于耳鸣耳聋一病两名,是轻重长久之不同,西医学对耳鸣的定义为患者主观上感觉耳内或颅内有鸣响,但实际上并没有相应的外界声源,临床上耳鸣是很多疾病的伴随症状,也是一些严重疾病的首发症状,耳鸣可发生于单侧也可发生于双侧。耳聋指听力功能障碍引起不同程度的听力减退。中医古籍中耳鸣病名尤多,有"聊啾""耳数鸣""苦鸣""虚鸣""蜡鸣""暴鸣"等不同记载。耳聋因听力水平减退的不同,分为了不同的病名。耳聋轻者称为"重听",耳聋重者有"暴聋""卒聋""厥聋""虚聋""久聋""劳聋""风聋""气聋""毒聋"等名。

## 【病因病机】

### 1. 外感论

伤寒一日,巨阳受之,故头项痛腰脊强。二日阳明受之,阳明主肉,其脉挟鼻络于目,故身热目疼而鼻干,不得卧也。三日少阳受之,少阳主胆,其脉循胁络于耳,故胸胁痛而耳聋。

两感于寒者,病一日则巨阳与少阴俱病,则头痛口干而烦满;二日则阳明与太阴俱病,则腹满身热,不欲食谵言;三日则少阳与厥阴俱病,则耳聋囊缩而厥,水浆不入,不知人,六日死。

《素问·热论》

少阳中风,两耳无所闻,目赤,胸中满而烦者,不可吐下,吐下则悸而惊。

《伤寒论·辨少阳病脉证并治》

耳聋者,风冷伤于肾。肾气通于耳,劳伤肾气,风冷客之,邪与正气相搏,使经气不通,故耳聋也。

《诸病源候论·妇人杂病诸候·耳聋候》

足少阴,肾之经,宗脉之所聚,其气通于耳。其经脉虚,风邪乘之,风入于耳之脉,使经气痞塞不宣,故为风聋。风随气脉,行于头脑,则聋而时头痛,故谓之风聋。

《诸病源候论·耳病诸候·耳风聋候》

耳聋风肿者,风邪搏于肾气故也。肾气通于耳,邪搏其经,血气壅涩,不得宣发,故结肿也。

《诸病源候论·妇人杂病诸候·耳聋风肿候》

凡有十二种风,风入头则耳聋。

风入肾则耳鸣而聋,脚疼痛,腰尻不随,甚者不能饮食。

《千金翼方·叙虚损论》

夫耳者,肾之所候。肾者,精之所藏。肾气实则精气上通,闻五音而聪矣。若疲劳过度,精气先虚,于是乎风寒暑湿,得以外入;喜怒忧思,得以内伤,遂致聋聩耳鸣。

《严氏济生方·耳门·耳论治》

论曰:风聋者,本于足少阴经虚,风邪乘之,令气脉不通,风邪内鼓,则耳中引痛,牵及头脑,甚者聋闭不通,故谓之风聋。

《圣济总录·耳门·风聋》

**按语:**外邪可致耳鸣耳聋,以风、湿、火居多。风邪侵袭,循经进入半表半里的少阳经,足少阳胆经循经过耳,故胆经病更易导致本病;若湿困脾土,脾无力制水及运化,三焦水液代谢障碍,手少阳三焦经主耳病,因此亦可导致本病发生;若岁火太过,暑热旺盛,肺气损伤,母病及子,导致肾气不足,耳窍失养,发为耳聋。老年人素体虚弱,再遇气候突变或起居不慎,风热外邪等乘虚而入,侵袭耳窍,清窍蒙蔽,导致耳窍感音、纳音功能障碍,引起耳鸣或听力减退,甚至耳聋。

### 2. 火热论

热病身重骨痛,耳聋而好瞑。

《灵枢·热病》

岁火太过,炎暑流行,金肺受邪。民病疟,少气咳喘,血溢血泄注下,嗌燥耳聋。

《素问·气交变大论》

耳鸣有声,非妄闻也。耳为肾窍,交会手太阳、少阳,足厥阴、少阴、少阳之经。若水虚火实,而热气上甚,客其经络,冲于耳中,则鼓其听户,随其脉气微甚,而作诸音声也。

《素问玄机原病式·六气为病·火类》

少阳、厥阴热多,皆属于热,耳鸣者是。

《金匮钩玄·耳聋》

若瞀瘛、暴喑、冒昧、躁扰狂越、骂詈惊骇、胕肿酸痛、气逆上冲、禁栗如丧神守、嚏呕、疮疡、喉痹、耳鸣及聋、呕涌溢、食不下、目昧不明、暴注、瞤瘛、暴病、暴死,此皆少阳相火之热,乃心包络三焦之气所为也,是皆火之变见于诸病也。

《金匮钩玄·火岂君相五志俱有论》

痰火,因膏粱胃热上升,两耳蝉鸣。

《医学入门·杂病分类·耳》

凡人心、肾两交,始能上下清宁,以司视听。肾不交心与心不交肾皆能使听闻之乱。……倘肾火大旺,则心畏肾火而不敢下交;心火过盛,则肾畏心焰而不敢上交矣,二者均能使两耳之鸣。但心不交肾耳鸣轻,肾不交心耳鸣重。

《辨证录·耳痛门》

**按语:**刘完素提倡"火热论",认为热极气郁,气不行血,耳窍失养,继发耳聋。《素问玄机原病式》曰:"出入废,则神机化灭;升降息,则气立孤危。"火热内蕴,玄府密闭,气机升降出入功能异常,清气不升,无以濡养耳窍,则耳中异响或听力减退。火性炎上，故火热之邪主要侵袭人体上部，表现出相应症状，故当火热之邪上犯于耳窍，便会导致耳鸣耳聋。历代医家主要从"肝火上炎""痰火互结""心火上炎"三方面总结阐述耳鸣耳聋的病因病机。

（1）肝火上炎：平素情志不舒，气机内蕴郁而化火，火性上炎入耳；平素性急，暴怒伤肝，逆气循经上冲，扰乱清窍，两者均可致病。由于胆经循行过耳，肝胆为表里经脉，故本病可由肝胆经脉损伤所致。肝胆五行属木，升发太过，火由木生，而发火证，循经上传入耳致聋。临床上肝火上炎型耳聋，以耳内鸣响如潮声，听觉障碍、听力减退为主症，或兼胸胁胀满、口苦咽干、小便短赤、大便秘结等。

（2）痰火互结：饮食失常，或忧思劳倦，伤及脾胃，脾胃运化无权，津液输布障碍，水湿内聚生痰，痰郁化火，《痰火点雪》云"痰为火之标，火为痰之本"，所以痰火往往互结为病，痰借火而上蒙清窍致病。痰火型耳鸣以耳内声响如蝉鸣，时有时无，或单侧或双侧为主症，或伴口干唇燥、舌红、苔黄厚腻、脉弦滑数等。

（3）心火上炎：心寄窍于耳，生理下心肾交通，耳的生理功能得以维持。若心火过于旺盛，则生疮、舌尖红、脉细数等。此型以青年人多见，老年人发病常因肝肾亏虚，肾阴不能上济心阴，心火上亢，燥扰脑窍而发生，治以清心补肾阴。

**3. 虚损论**

精脱者，耳聋；气脱者，目不明；津脱者，腠理开，汗大泄；液脱者，骨属屈伸不利，色夭，脑髓消，胫酸，耳数鸣；血脱者，色白，夭然不泽，其脉空虚，此其候也。

《灵枢·决气》

髓海有余，则轻劲多力，自过其度；髓海不足，则脑转耳鸣，胫酸眩冒，目无所见，懈怠安卧。

《灵枢·海论》

耳者，宗脉之所聚也，故胃中空则宗脉虚，虚则下，溜脉有所竭者，故耳鸣。

《灵枢·口问》

手少阳之上，血气盛则眉美以长，耳色美；血气皆少则耳焦恶色。

《灵枢·阴阳二十五人》

帝曰：夫子言脾为孤脏，中央土以灌四傍，其太过与不及，其病皆何如？岐伯曰：太过则令人四肢不举；其不及，则令人九窍不通，名曰重强。

《素问·玉机真脏论》

徇蒙招尤，目冥耳聋，下实上虚，过在足少阳、厥阴，甚则入肝。

《素问·五脏生成》

肝病者，两胁下痛引少腹，令人善怒，虚则目䀮䀮无所见，耳无所闻，善恐如人将捕之，取其经，厥阴与少阳，气逆，则头痛，耳聋不聪，颊肿。取血者。

肺病者，喘咳逆气，肩背痛，汗出，尻阴股膝髀腨胻足皆痛，虚则少气不能报息，耳聋嗌干，取其经，太阴足太阳之外厥阴内血者。

《素问·脏气法时论》

未持脉时，病人手叉自冒心，师因教试令咳而不咳者，此必两耳聋无闻也。所以然者，以重发汗，虚，故如此。

《伤寒论·辨太阳病脉证并治》

夫肾候于耳。劳伤则肾气虚，风邪入于肾经，则令人耳聋而鸣。若膀胱有停水，浸渍于肾，则耳聋而气满。

《诸病源候论·虚劳病诸候·虚劳耳聋候》

足少阴，肾之经，宗脉之所聚。其气通于耳。劳伤于肾，宗脉虚损，血气不足，为风邪所乘，故成耳聋。劳伤甚者，血气虚极，风邪停滞，故为久聋。

《诸病源候论·耳病诸候·久聋候》

足少阴，肾之经，宗脉之所聚。其气通于耳。劳伤于肾，宗脉则虚损，血气不足，故为劳聋。劳聋为病，因劳则甚。有时将适得所，血气平和，其聋则轻。

《诸病源候论·耳病诸候·劳重聋候》

肾气通于耳，足少阴，肾之经，宗脉之所聚。劳动经血，而血气不足，宗脉虚，风邪乘虚随脉入耳，与气相击，故为耳鸣。

《诸病源候论·耳病诸候·耳鸣候》

论曰：耳者心之寄窍，肾气所通也，腑脏和平，则其窍通而无碍，肾气既虚，风邪干之，复以思虑劳心，气脉内结，不得疏通，则耳内浑焞，与气相击而鸣，或如钟磬雷鼓，或如蝉噪，皆肾虚所致也。

《圣济总录·耳门·耳虚鸣》

论曰：五聋不同，曰风聋，曰干聋，曰劳聋，曰虚聋，曰睟聋，是也，肾气通于耳，足少阴其经也，经虚受风邪，及劳伤血气，停滞津液，皆能致聋，惟所受不同，故其证各异，葛氏所谓风聋者痛掣，干聋者生耵聍，劳聋者出黄汁，虚聋者肃肃作声，睟聋者脓汁出，可不辨哉。

《圣济总录·耳门·五聋》

经言阳不胜其阴，则五脏气争，九窍不通；又脾不及则令人九窍不通，名曰重强；又五脏不和，则九窍不通；又头痛耳鸣，九窍不通利，肠胃之所生也。

《脾胃论·脾胃虚则九窍不通论》

耳为肾窍，乃宗脉之所聚，若精气调和，肾气充足，则耳目聪明。若劳伤血气，精脱肾惫，必至聋聩。故人于中年之后，每多耳鸣，如风雨，如蝉鸣，如潮声者，皆是阴衰肾亏而然。

《景岳全书·杂证谟·耳证》

耳聋证，诸家所论虽悉，然以余之见，大都其证有五，曰火闭，曰气闭，曰邪闭、曰窍闭，曰虚闭……虚闭者，或以年衰，或以病后，或以劳倦过度，因致精脱肾亏，渐至聋闭，是非大培根本必不可也。凡此数者，有从外不能达者，其病在经，有从内不能通者，其病在脏，当各随其宜而治之，自无不愈者。然暴聋者多易治，久聋者最难为力也。

《景岳全书·杂证谟·耳证》

夫肾之为脏，水脏也，天一生水，故有生之初，先生二肾而一阴藏焉，而又有相火存乎命门之中也，每挟君火之势，而侮所不胜，经所谓一水不能胜二火是矣。其或嗜欲无节，劳役过度，或中年之后，大病之余，肾水枯涸，阴火上炎，故耳痒耳鸣，无日而不作也。

或如蝉噪之声,或如钟鼓之响,甚为可恶,早而不治,渐而至于龙钟。

《医学正传·耳病》

肾通乎耳,所主者精,精气调和,肾气充足,则耳闻而聪。

《证治准绳·杂病·七窍门·耳》

若肾虚而鸣,其鸣不甚,其人多欲,当见劳怯等证。

《明医杂著·续医论》

忧愁思虑则伤心,心虚血耗必致耳聋耳鸣。

《古今医统大全·耳病门》

由痰火者其鸣甚,由肾虚者其鸣微。

《类证治裁·耳症论治》

肾气充实,则耳聪,肾气虚败则耳聋,肾气不足则耳鸣。

耳之为病,肾病也。盖肾虽开窍于耳,而耳之为病者,实系于手足少阳二经见症也。不独肾之为然,然阳主乎声,阴主乎听,如寂然而听,声必应之,此阴阳相合,气之和也。设或肾水亏弱,气不能升,火不能降,填塞其间,则耳中嘈嘈有声,谓之耳鸣。或有年老气血衰弱,不能全听,谓之耳闭……治当因其病而药之也。

《医林绳墨·耳》

**按语:**本病虚证患者特点为起病缓慢,病程较长,耳鸣响度较低,音调较高,疲劳后耳鸣加重,病机主要有以下两个方面。

(1)肝肾亏虚:肾开窍于耳,故肾脏亏损致聋更为明显,常因素体虚弱,先天不足,或年老肾精亏损,或久病伤及肾气,或房劳不节损伤肾精所致。肾之精气为五脏六腑精气之本源,上通于耳窍,耳的功能主要依附于肾之精气的滋养,肾气充沛,则濡养耳窍,维持耳窍闻声聪敏的生理功能,反之则耳鸣耳聋。五行相生关系中,水生木,肾生肝,子病及母,肝藏血,肾藏精,肝肾亏虚致髓海空虚,发为耳鸣。故肝肾亏虚型耳鸣耳聋临床上多见中老年发病,病程相对较长,表现为耳内低微蝉鸣声,同时伴腰膝酸软、眼干涩、眼花等肾阴亏虚之证,其典型舌脉为舌质红,少苔,脉细。

(2)脾胃虚弱:李东垣《脾胃论》认为"内伤脾胃,百病由生"。脾为后天之本,气血生化之源。脾胃功能正常,气血得生,运化有力,清气上升,耳窍得其濡养而清宁,听力聪敏而无病,若脾脏失调,气血生化乏源,精气不足,脉络空虚无力濡养耳窍,则影响耳的正常功能。脾胃虚弱型耳聋耳鸣临床上明显伴有精神差、疲乏无力、头昏、纳差等症,其典型舌脉为舌质淡,苔薄白或厚,脉弱。

### 4. 瘀血论

耳孔内小管通脑,管外有瘀血靠挤,管闭,故耳聋。

《医林改错·方叙》

**按语:**久病不愈,肝气郁结,或因起居不慎,突受惊吓,气血逆乱,皆可导致气机运行不畅,气不行血,瘀血内阻耳窍;或病久入络,致耳窍经脉瘀阻,清窍闭塞;或因打斗、跌仆、爆震等外伤致瘀血内停,亦可导致耳鸣耳聋。

诊其右三手脉,寸口名曰气以前脉,浮则为阳,手阳明大肠脉也;沉则为阴,手太阴肺也。阴阳俱虚者,皮为血气虚损,宗脉不足,病若耳鸣嘈嘈,眼时妄见光,此是肺与大肠俱虚也。

《诸病源候论·耳病诸候·耳鸣候》

耳聋,脉大者,生;沉迟细者,难治。

《千金翼方·色脉·诊杂病脉》

津液结硬成核塞耳,亦令暴聋,为之耵耳。前是数者,肾脉可推,风则浮而盛,热则洪而实,虚则涩而濡。

《丹溪心法·耳聋》

左寸洪数,心火上炎,两尺脉洪或数者,相火上炎,其人必遗精,梦与鬼交,两耳蝉鸣或聋。

《医学正传·耳病》

耳聋虚热分新旧,新聋多热,少阳、阳明火多故也,宜散风热、开痰郁之剂;旧聋多虚,肾常不足故也,宜滋补兼通窍之剂。脉症以肾为主,迟濡为虚,浮动为火,浮大为风,沉涩为气,数实为热。

《医学入门·杂病分类·外感》

若劳伤血气,精脱肾惫,必主耳聋。且十二经脉上络于耳,其阴阳诸经适有交并,则脏气入于耳而为厥,是为厥聋,必有眩运相兼。耳者宗脉之所附,脉虚而风邪乘之,经气痞而不宣,谓之风聋,必有头痛之证。劳役伤于气血,淫欲耗其精元,瘦瘁力疲,昏昏聩聩而哄哄然者,是谓劳聋,必兼虚怯等证,此好色肾虚者有之。有痰火上升,郁于耳中而鸣。有热乘虚随脉入耳,结为脓汁,谓之脓耳。或耳间有津液风热搏之,结硬成核塞耳,亦令暴聋,此为耵耳。前是数者皆当推其肾脉,风则浮盛,热则洪大,虚则涩而微。

《古今医统大全·耳证门》

耳鸣有如金鼓声浊者,诚为阴火上逆,是磁石滋阴降火之药;有如蝉鸣声轻而小者,乃元气不充,元神不宁,亦由元精即丧而神气皆难复其固有之天,此候接续之功尤难,若专持药力滋补,而不积神生气,积气生精,惟见日衰一日,安保永寿?

《医纲提要·杂证升降法》

**按语:**耳鸣耳聋辨证论治从虚实论治,其脉象因风邪所致脉浮而盛,因外感热邪、心火上炎、痰火上扰则脉洪而实,因肾精亏虚则脉涩而濡,历代医家以脉诊作为辨证的重要依据,脉证合参,予以不同的治疗原则。

**1. 补虚**

骨碎补曝干捣末后炮猪肾,治耳鸣。肾气通于耳,肾虚耳无所养而发耳鸣耳聋,骨碎补属补肾药,通过补肾治疗耳鸣耳聋。

《雷公炮炙论·骨碎补》

治肾虚寒，腰脊苦痛，阴阳微弱，耳鸣焦枯方。

生地黄汁（二升）　生天门冬汁　白蜜（各三升）　羊肾（一具，炙）　白术　麦曲（各一斤）　干姜　甘草　地骨皮（各八两）　桂心　杜仲　黄芪（各四两）　当归　五味子（各三两）

上十四味末之，内盆中，取前三物汁和研，微火上暖盆，取热更研，日曝干，常研，令离盆，酒服方寸匕，日再。

《备急千金要方·七窍病》

治肾热背急挛痛，耳脓血出，或生肉塞之，不闻人声方。

磁石　白术　牡蛎（各五两）　甘草（一两）　生麦门冬（六两）　生地黄汁（一升）　芍药（四两）　葱白（一升）　大枣（十五枚）

上九味哎咀。以水九升，煮取三升，分三服。

《备急千金要方·七窍病》

磁石肾羹方、鹿肾粥方、白鹤膏粥方、乌鸡脂粥方、狸鱼脑髓粥方、干柿粥方、猪肾粥方等，适合老年人及久患耳鸣耳聋者。

《太平圣惠方·食治耳鸣耳聋诸方》

芎藭汤　治产后去血过多，晕闷不省，及伤胎去血多，崩中去血多，金疮去血多，拔牙去血多，不止，悬虚，心烦眩晕，头重目暗，耳聋满塞，举头欲倒，并皆治之。

当归（去芦，洗，焙）　芎藭（各等分）

上粗散，每服三钱，水一盏半，煎至一盏，去渣，稍热服，不拘时。

《太平惠民和剂局方·治妇人诸疾》

治耳内虚鸣，保命丸方。

熟干地黄（焙）　肉苁蓉（酒浸，切焙）　桂（去粗皮）　附子（炮裂，去皮脐）　丁香　菟丝子（酒浸，别捣）　人参（各一两）　白豆蔻（去皮）　木香　槟榔（锉）　甘草（炙各半两）　鹿茸（去毛，酒浸一宿，酥炙）　白茯苓（去黑皮）　蒺藜子（炒去角，各三分）

上一十四味，将十三味捣罗为末，入菟丝末再罗，炼白蜜丸如梧桐子大，每服十五丸，空心食前，温酒下，渐加丸数。

《圣济总录·耳门·耳虚鸣》

九窍者，五脏主之，五脏皆得胃气，乃能通利。

《脾胃论·脾胃虚则九窍不通论》

假令耳聋者，肾也。何谓治肺？肺主声，鼻塞者，肺也。

《素问病机气宜保命集·耳附论》

大病后耳聋，须用四物汤降火。阴虚火动耳聋者，亦用四物汤……聋病必用龙荟丸、四物汤养阴。

《丹溪心法·耳聋》

滋肾丸　（东垣）治耳鸣耳聋。

黄柏（盐酒炒，一两）　知母（去毛，酒浸，一两）　肉桂（五分）

上为细末，炼蜜为丸，如梧桐子大，每服五十丸，淡盐汤下。

《医学正传·耳病》

益肾散　治肾虚耳聋。

磁石（制）　巴戟　川椒（开口者，各一两）　石菖蒲（各半两）

上为细末，每服二钱，用一只细切，和以葱白、少盐并药，湿纸十重裹，煨令香熟，空心细嚼，温酒送下。

《证治准绳·类方·耳·耳聋》

多虚，旧聋故也，宜滋补兼通窍之剂……虚聋，因久泻，或大病后，风邪乘虚入耳，与气相搏，嘈嘈而鸣，或时眼见黑花。阴虚者，四物汤加知、柏、菖蒲、远志，或肾气丸加磁石、故纸、菟丝子、黄柏。阳虚者，八味丸、益肾散、磁石汤。劳聋，昏昏聩聩，瘦瘁乏力。因劳力脱气者，补中益气汤加菖蒲；有火者，加知、柏、茯苓；因房劳脱精者，人参养荣汤加知、柏，或补骨脂丸。如久聋，肾弱气虚，绝不闻者，难治。

《医学入门·杂病分类·外感》

耳鸣脉数，黑瘦人属血虚，四物汤加山栀柴胡。

《杂病源流犀烛·耳病源流》

肾经久虚，耳中潮声蝉声，无休止时，妨害听闻者，当坠气补肾。正元饮咽，黑锡丹，间进安肾丸。

安肾丸　原出《合剂局方》，由肉桂、巴戟、肉苁蓉、山药、破故纸、桃仁、石斛等组成。

《秘传证治要诀及类方·拾遗门》

故人年五十以外，肾气渐衰于下，每每从阳上逆，而耳之窍职失聪，耳之聪司于肾。肾主闭藏，不欲外泄。因肝木为子，疏泄母气而散于外，是以谋虑郁怒之火一动，阴气从之上逆，耳窍室塞不清，故能听之近不碍，而听远不无少碍。高年之体，大率类然，较之聋病，一天一渊，聋病者，其窍中另有一膜遮蔽，外气不得内入，故以开窍为主。而方书所用石菖蒲、射香等药，及外填内攻等法者，皆为此而设。至于高年阴气不自收摄，阴气越出上窍之理，从无一人言及，反以治少壮耳聋药及发表散气药，兼带阴虚为治，是以百无一效。不知阴气至上窍，亦隔一膜，不能越出窍外，止于窍中，汩汩有声，如蛙鼓蚊锣，鼓吹不已，以故外治之声，为其内声所混，听之不清，若气稍不逆上，则听少清；气全不逆上，则听全清矣。故凡治高年逆上之气，大法宜以磁石为主，取其重能达下，性主下吸，又能制肝木之上吸故也，次用地黄、龟胶群阴之药以补之，更用五味、茱萸之酸以收之，令阴气自至于本宫，不上触于阳窍，由是空旷无塞，耳之于声，似谷之受响，万籁之音，尚可细聆，岂更与人声相混，难于远听耶？此实至理所在，但医术浅薄之辈，不能知之，试观人之收视而视益明，反听而听愈聪者，亦可释然悟矣。

《叶选医衡·老年人耳聋与少年人异治法论》

若夫久聋者，于肾亦有虚实之异，左肾为阴主精，右肾为阳主气。精不足气有余，则聋为虚；若其人瘦而色黑，筋骨健壮，此精、气俱有余，固藏闭塞，是聋为实，乃高寿之兆也。二者皆禀所致，不须治之。

又有乍聋者，经曰：不知调和七损八益之道，早衰之节也。其年未五十，体重耳目不聪明矣，是可畏也。其证耳聋而面颊黑者，为脱精肾惫，安肾丸、八味丸、苁蓉丸、薯蓣丸任选而用之；若肾经虚火，面赤、口干、痰热内盛者，六味丸主之，此论阴虚者也，至于阳虚者，亦有耳聋，经曰：清阳出上窍，胃气者，清气元气春升之气也，同出而异名也。今人饮食劳倦,脾胃之气一虚,不能上升,而下流于肾肝,故阳气者闭塞,地气者冒昧,邪害空窍,今人耳目不明,此阳虚耳聋。须用东垣补中益气汤主之,有能调养得所,气血和平,则其耳聋渐轻。若不知自节,日就烦劳,即为久聋之证矣。

《医贯·先天要论·耳论》

**按语:** 耳鸣渐起,按之可减,多属虚证。可由肾精亏虚,或脾气亏虚,清阳不升,或肝阴、肝血不足,耳窍失养所致。从肾立论,根据肾的生理功能及患者年龄,故临证时以补肾填精为主,多以六味地黄汤配制何首乌、枸杞子、白芍、当归等益精养血之品为主。从脾胃立论,李东垣主张甘温益气,以补益脾胃,培补根基为法,对内伤脾胃所致的耳鸣耳聋给予调中益气汤,则清气上升,而营运有权,滋养五官,耳窍则通。从肝胆立论,耳窍依赖于肝血的奉养与肝气的条达升发得以维持其司听觉功能,临床上从肝论治耳鸣耳聋,补肝血,助肝用,常选用当归、生地黄、白芍等养血柔肝药物。

### 2. 泻实

犀角饮子　治风热上壅,耳内聋闭,脊肿掣痛,脓血流出。

犀角(镑)　菖蒲　木通　玄参　赤芍药　赤小豆(炒)　甘菊花(去枝梗,各一两)　甘草(炙,半两)

上㕮咀,每服四钱,水一盏半,姜五片,煎至八分,去滓,温服,不拘时候。

《严氏济生方·耳门·耳论治》

大通圣白花蛇散　大治诸风,无问新久,手足𤵜曳,腰脚缓弱,行步不正,精神昏冒,口面㖞斜,语言謇涩,痰涎壅盛,或筋脉挛急,肌肉顽痹,皮肤瘙痒,骨节烦疼,或痛无常处,游走不定。及风气上攻,面浮耳鸣,头痛目眩;下注腰脚,腰疼腿重,肿痒生疮,并宜服之。

海桐皮(去粗皮)　杜仲(锉,炒)　天麻(去苗)　干蝎(炒)　郁李仁　赤箭当归(去芦头,酒浸)　厚朴(生姜汁制)　蔓荆子(去白皮)　木香　防风(去苗)　藁本(去土)　白附子(炮)　肉桂(去粗皮)　羌活(去芦头)　萆薢(酒浸一宿)　虎骨(醋炙)　白芷　山药　白花蛇(酒浸,炙,去皮、骨,用肉)　菊花(去枝、梗)　牛膝(去苗)　甘草(炙)　威灵仙(去土,各一两)

上等分,为末。每服一钱至二钱,温酒调下,荆芥汤亦得,空心服之。常服祛逐风气,通行荣卫,久病风人,尤宜常服。轻可中风,不过二十服,平复如故。

清神散　消风壅,化痰涎。治头昏目眩,心忡面热,脑痛耳鸣,鼻塞声重,口眼𥆧动,精神昏愦,肢体疼倦,颈项紧急,心膈烦闷,咽嗌不利。

檀香(锉)　人参(去芦)　羌活(去苗)　防风(去苗,各一十两)　薄荷(去土)　荆芥穗　甘草(爁,各二十两)　石膏(研,四十两)　细辛(去苗,洗,焙,五两)

上为末。每服二钱,沸汤点服,或入茶末点服亦得,食后服。

《太平惠民和剂局方·治伤寒》

耳聋皆属于热,少阳厥阴热多,当用开痰散风热,通圣散、滚痰丸之类。大病后耳聋,须用四物汤降火。阴虚火动耳聋者,亦用四物汤。因郁而聋者,以通圣散内大黄酒煨,再用酒炒二次，后入诸药，通用酒炒。耳鸣因酒遏者，大剂通圣散加枳壳、柴胡、大黄、甘草、南星、桔梗、青皮、荆芥。不愈，用四物汤妙。耳鸣必用龙荟丸，食后服。气实，入槟榔丸或神芎丸下之。聋病必用龙荟丸、四物汤养阴。湿痰者，神芎丸、槟榔丸。耳湿肿痛，凉膈散加酒炒大黄、黄芩、酒浸防风、荆芥、羌活服，脑多麝少。

《丹溪心法·耳聋》

治风毒壅热，心胸痰滞，两耳虚聋，头重目眩。

犀角屑　甘菊花　前胡　枳壳（麸炒黄）　石菖蒲　羌活　泽泻　木通　生地黄（各半两）　麦门冬（去心，二两）　甘草（炙，二钱半）

上为末，每服三钱，水煎去滓，食后温服。

《证治准绳·类方·耳》

热郁甚，则气闭渐聋，眼中流火，宜二陈汤加黄柏、木通、萹蓄、瞿麦。因酒者，通圣散加南星、枳壳、大黄，或滚痰丸。风聋，因风邪入耳，必内作痒，或兼头痛。风热或因郁者，防风通圣散，先将大黄酒煨，又酒炒三遍，后入诸药俱用酒炒煎服。风壅连头目不清者，清神散。风虚者，排风汤、桂香饮、芎芷散。湿聋，因雨水浸渍，必内肿痛，凉膈散加羌活、防风，俱用酒炒，或五苓散加陈皮、枳壳、紫苏、生姜。湿痰，神芎丸。湿热挟气，木香槟榔丸。气聋，因脏气厥逆，上壅入耳，痞塞不能，必兼眩晕。实人因怒者，当归龙荟丸；虚人因思者，妙香散。忧滞者，流气饮子加菖蒲；上盛下虚者，秘传降气汤加菖蒲。

《医学入门·杂病分类·外感》

凡火闭者，因诸经之火壅塞清道，其证必开开熇熇，或胀或闷或烦或热，或兼头面红赤者是也。此证治宜清火，火清而闭自开。气闭者，多因肝胆气逆，其证非虚非火，或因恚怒，或因忧郁，气有所结而然。治宜顺气，气顺心舒而闭自开也。邪闭者，因风寒外感，乱其营卫而然，解其邪而闭自开也。窍闭者，必因损伤，或挖伤者，或雷炮之震伤者，或患耵耳溃脓不止，而坏其窍者，是宜用开通之法，以治之也。虚闭者，或以年衰，或以病后，或以劳倦过度，因致精脱肾亏，渐至聋闭，是非大培根本必不可也。

《景岳全书·杂证谟·耳证》

人有双耳忽然肿痛，内流清水，久则变为脓血者，身发寒热，耳内如沸汤之响，或如蝉鸣，此少阳胆气不舒，而风邪乘之，火不得散，故生此病。法宜舒发胆气，而佐之祛风泻火之药则愈矣。然有治之而不效者何也？盖胆受风火之邪，烁干胆汁，徒用祛风泻火之汤，则胆汁愈干，胆火益炽，火借风威，愈肆焚烧，而耳病转甚矣。

《辨证录·耳痛门》

通窍活血汤　治耳聋年久。耳孔内小管通脑，管外有瘀血，靠挤管闭，故耳聋。晚服此方，早服通气散，一日两付，三二十年耳聋可愈。

通气散　治耳聋不闻雷声，余三十岁立此方。

柴胡（一两）　香附（一两）　川芎（五钱）

为末，早晚开水冲服三钱。

《医林改错·方叙》

**按语：** 耳鸣突发，声大如雷，按之尤甚，或新起耳暴聋者，多属实证，可由肝胆火扰、肝阳上亢，或痰火互结、气血瘀阻、风邪上袭，或药毒损伤耳窍等所致。治以疏风、散热、开窍、化痰为主。张景岳创"五闭"之说，针对五闭实证，治法如下。

（1）清热泻火："火闭"由温热之邪或五志化火所致，治宜清热泻火，开郁通窍。火之甚者宜用抽薪饮或当归龙荟丸；火之微者，用徙薪饮；兼阴虚者宜用加减一阴煎。

（2）理气化痰："气闭"由肝气失疏、脾胃失健而致，宜理气化痰，开窍复聪，方选六安煎（二陈汤加杏仁、白芥子）加香附、牡丹皮等。

（3）疏风解表：风寒邪闭者，宜疏风散寒，宣肺开窍，方选三拗汤加减。风热者，宜疏风清热，散邪开窍，方选桑皮饮加减。

（4）活血化瘀："窍闭"由气血运行不畅，耳窍经脉瘀阻所致，宜活血化瘀兼通气开窍，方选通窍活血汤与通气散逐瘀血而通其窍。

**3. 针刺及外治法**

邪客于手阳明之络，令人耳聋，时不闻音，刺手大指次指爪甲上，去端如韭叶各一痏，立闻，不已，刺中指爪甲上与肉交者，立闻，其不时闻者，不可刺也。耳中生风者，亦刺之如此数，左刺右，右刺左。

《素问·缪刺论》

耳聋无闻，取耳中。耳鸣，取耳前动脉。耳痛不可刺者，耳中有脓。

《灵枢·厥病》

聋而不痛者，取足少阳；聋而痛者，取手阳明。

《灵枢·杂病》

暴聋气蒙，耳目不明，取天牖。

《灵枢·寒热病》

耳聋，取手小指次指爪甲上与肉交者，先取手，后取足。

《灵枢·厥病》

耳聋，刺手阳明，不已，刺其通脉出耳前者。

《素问·缪刺论》

热病先身重骨痛，耳聋，好瞑，刺足少阴，病甚为五十九刺。

《素问·刺热》

耳鸣，百会及颔厌、颅息、天窗、大陵、偏历、前谷、后溪皆主之。

耳痛聋鸣，上关主之，刺不可深。

耳聋鸣，下关及阳溪、关冲、液门、阳谷主之。

耳聋鸣，头颔痛，耳门主之。

头重，颔痛，引耳中，恢恢嘈嘈，和髎主之。

聋，耳中颠飕颠飕者若风，听会主之。

耳聋填填如无闻，嘈嘈若蝉鸣，鹍鹉鸣，听宫主之。下颊取之，譬如破声，刺此（即《九卷》所谓发蒙者）。

聋，翳风及会宗、下关主之。

耳聋无闻，天窗主之。

耳聋，嘈嘈无所闻，天容主之。

耳鸣无闻，肩贞及完骨主之。

耳中生风，耳鸣耳聋时不闻，商阳主之。

聋，耳中不通，合谷主之。

耳聋，两颞颥痛，中渚主之。

耳焞焞浑浑，无所闻，外关主之。

卒气聋，四渎主之。

《针灸甲乙经·手太阳少阳脉动发耳病》

葛氏，耳卒聋。取鼠胆，纳耳内，不过三，愈，有人云，侧卧沥一胆尽。须臾胆汁从下边出，初出益聋，半日顷，乃瘥。治三十年老聋。又方，巴豆十四枚，捣，鹅脂半两火熔，纳巴豆，和取如小豆，绵裹纳耳中，瘥。日一易，姚云，瘥三十年聋。

若卒得风，觉耳中恍恍者。急取盐七升，甑蒸使热，以耳枕盐上，冷复易。亦疗耳卒疼痛，蒸熨。又方，栝蒌根削令可入耳，以腊月猪脂煎三沸，出，塞耳，每日作，三七日即愈。

姚氏，耳痛有汁出方。熬杏仁令赤黑，捣如膏，以绵裹塞耳，日三易，三日即愈。

聤耳，耳中痛，脓血出方。月下灰吹满耳，令深入无苦，即自出。

耳聋，菖蒲根丸。菖蒲根一寸，巴豆一粒，去皮心。二物合捣，筛，分作七丸，绵裹，卧即塞。夜易之，十日立愈。黄汁，立瘥。

耳中脓血出方。细附子末，以葱涕和，灌耳中，良。单葱涕亦佳，侧耳令入耳。

耳中常鸣方。生地黄切，以塞耳，日十数易。

《肘后备急方·治卒聋诸病方》

坐地，交叉两脚，以两手从曲脚中入，低头叉项上。治久寒不能自温，耳不闻声。

《养生导引法》

治耳聋，又方，灸听会穴，在耳前陷中。

《小品方·灸法要穴》

治耳聋方　巴豆（十四枚，去心皮）　松脂（半两，炼去滓）

凡二物合捣，取如黍米粒大，着簪头，着耳中，风聋即愈；劳聋当汁出，痒后乃愈。

《小品方·治耳眼鼻口诸方》

上关　下关　四白　百会　颅息　翳风　耳门　颔厌　天窗　阳溪　关冲　掖门　中渚　主耳痛鸣聋。

前谷　后溪　主耳鸣，仍取偏历、大陵。

腕骨　阳谷　肩贞　窍阴　侠溪　主颔痛引耳，嘈嘈耳鸣，无所闻。

商阳　主耳中风聋鸣，刺入一分，留一呼，灸三壮，左取右，右取左，如食顷。

《备急千金要方·针灸》

塞耳丹　青黛　桂心　砒　巴豆　硫黄（等分）

上并不去皮壳，不修治为末，以五月五日五家灰粽角为圆，枣核大。绵裹定，当发日塞耳中，男左女右。忌荤腥。

《三因极一病证方论·疟病不内外因证治》

凡耳窍或损,或塞,或震伤,以致暴聋或鸣不止者,即宜以手中指于耳窍中,轻轻按捺,随捺随放,随放随捺,或轻轻摇动以引其气,捺之数次,其气必至,气至则窍自通矣。

《景岳全书·杂证谟·耳证》

左右鸣天鼓,二十四度闻。

《内功图说·十二段锦总诀》

**按语:**《内经》有关耳聋的治疗主要体现在针刺方面。耳鸣耳聋,痛或不痛,症状不同,所取治疗经脉不同,但取穴都以耳周取穴及少阳、阳明经为主。如《灵枢·厥病》指出听宫穴为治疗耳聋的要穴。《灵枢·杂病》强调依据耳聋的不同伴随症状取不同的经穴治疗。《灵枢·寒热病》述天牖为手少阳三焦经穴位,位于耳后,主治头痛、耳鸣耳聋等。《灵枢·厥病》则说明了选经取穴的次序,耳聋取手足少阳经井穴,先取关冲,后取侠溪。耳鸣则取中冲,左聋取右侧,右聋取左侧,先取手上穴位,后取足部穴位。除了针刺治疗法外,还有诸如塞耳法、磁疗法、药物搐鼻法、药物熏耳法、耳道冲洗法、药物滴耳法、按摩导引、耳膜按摩术等。

## 【名方临用】

### 耳聋左慈丸

**1. 文献出处**

瘥后耳聋　温热症身凉后,尚有耳鸣、耳聋等症者,其因有三。一因余邪留于胆经,宜温胆汤加柴胡、菖蒲、钩藤、池菊、通草、荷叶之类,以清解少阳之郁。二因痰火上升,阻闭清窍,其耳亦聋,宜导痰汤去半夏、南星,加栝蒌皮、京川贝、枇杷叶、杜兜铃、通草、鲜石菖蒲之类,以轻宣肺气之郁。三因肾虚精脱,则耳鸣、耳聋,宜常服耳聋左慈丸或磁朱丸等,以滋阴镇逆。此二症,不关少阳,皆禁用柴胡升提。外治惟耳聋神丹,丝棉包裹,纳入耳中多效。

耳聋左慈丸

熟地黄(八两)　山萸肉　淮山药(各四两)　丹皮　建泽泻　浙茯苓(各三两)　煅磁石(二两)　石菖蒲(两半)　北五味(五钱)

炼蜜为丸,每服三钱,淡盐汤送下。

《重订广温热论·温热总论》

**2. 方解**

耳聋左慈丸由六味地黄丸加磁石、石菖蒲、五味子组成,主要用于治疗肝肾阴虚火旺导致的耳鸣耳聋,方中六味地黄丸滋阴补肾,补中有泻,寓泻于补。其中重用熟地黄滋阴补肾,填精益髓,为君药。山茱萸补养肝肾,并能涩精,取肝肾同源之意;山药补益脾阴,亦能固肾,共为臣药。以上三药配伍,肾、肝、脾三阴并补,是为三补。但原方熟地黄用量是山茱萸和山药之和,故仍以补肾为主。泽泻利湿而泻肾浊,并能减熟地黄之滋腻;茯苓淡渗脾湿,并助山药之健运,与泽泻共泻肾浊,助真阴得复其位;牡丹皮清泄虚热,并制山茱萸之温涩。此三药称为三泻,均为佐药。六味合用,三补三泻,其中补药用量重于泻药,是以补为主;肝、脾、肾三阴并补,以补肾阴为主。加入石菖蒲芳香开窍,磁石潜阳安神、聪耳明目,五味子敛肺滋肾、宁心安神。全方共奏滋阴补肾,潜阳聪耳之功效。

### 3. 临床应用

耳聋左慈丸所治耳鸣耳聋,阳亢于上,其表现为听力逐渐减退,日久不愈,甚至全聋;耳鸣如蝉声,时有时无,或持续不断。本品用于西医之感音性耳聋,尤其是老年性耳聋。

## 益气聪明汤

### 1. 文献出处

治饮食不节,劳役形体,脾胃不足,得内障耳鸣,或多年目昏暗,视物不能。此药能令目广大,久服无内外障、耳鸣耳聋之患。又令精神过倍,元气自益,身轻体健,耳目聪明。

益气聪明汤　黄芪　甘草　人参(各半两)　升麻　葛根(各三钱)　蔓荆子(一钱半)芍药(一钱)　黄柏(一钱,酒制,锉,炒黄)

上药㕮咀。每服秤三钱,水二盏,煎至一盏,去滓热服。临卧,近五更再煎服之。

《东垣试效方·诸脉者皆属于目论》

### 2. 方解

益气聪明汤出自金元四大家补土派医家李东垣的《东垣试效方》。益气者,指本方有补益中气作用;聪明者,为视听灵敏,聪颖智慧之意。本方黄芪、人参、甘草补中益气;升麻、葛根升发清阳;蔓荆子清利头目;芍药平肝敛阴、黄柏清热泻火。服之可使中气得到补益,从而清阳上升,肝肾受益,耳聋目障诸症获愈,令人耳聪目明。故名益气聪明汤。清代汪石山《医方集解》中也曾说此足太阴、阳明、少阴、厥阴药也。从两位著名医家的观点看,益气聪明汤主治耳鸣耳聋,内障目昏确有良效。

### 3. 临床应用

现代临床报道,益气聪明汤多运用于耳鼻喉科,治疗眩晕、颈椎病、脑动脉硬化、高血压、耳鸣、痴呆等病证属脾胃虚弱、清阳不升者。

## 【医案医话】

少宰李蒲汀,耳如蝉鸣,服四物汤耳鸣益甚,此元气亏损之症,五更服六味地黄丸,食前服补中益气汤顿愈。此症若血虚而有火,用八珍加山栀、柴胡;气虚而有火,四君加山栀、柴胡。若因怒就聋或鸣:实,用小柴胡加芎、归、山栀;虚,用补中益气加山栀;午前甚,用四物加白术、茯苓,久,须用补中益气;午后甚,用地黄丸。

《内科摘要·肝脾肾亏损头目耳鼻等症》

**按语:** 本例为中年男子患耳鸣。耳鸣证,或鸣甚如蝉,世人多作肾虚治,不效。服用六味地黄丸及补中益气汤后痊愈。耳鸣是临床难治之症,尤其对耳鸣如蝉者,文献多主张从肾虚论治,然有有效者有不效者,可知准确辨证尤其重要。此例初期治疗虽未走"常规"之路,而先用四物汤。但药后加重知是误治。薛氏以为元气亏损之症故用补中益气汤主治,以使脾气升元气足。肾开窍于耳,应遵循阴中求阳、精中生气之义,于五更服用六味地黄丸。二方分时服而合治,故获佳效。

某,八十耳聋,乃理之常。盖老人虽健,下元已怯,是下虚上实。清窍不主流畅,惟固补下焦,使阴火得以潜伏,磁石六味加龟甲、五味、远志。

《临证指南医案·耳》

**按语：** 肾开窍于耳,心亦寄窍于耳,胆络脉附于耳,体虚失聪,治在心肾,邪干窍闭,治在胆经,盖耳为清空之窍,清阳交会流行之所,一受风热火郁之邪,与水衰火实,肾虚气厥者,皆能失聪,故先生治法,不越乎通阳镇阴,益肾补心清胆等法,使清静灵明之气,上走空窍,而听斯聪矣。

## 【食治备要】

论曰:劳聋者,肾气虚劳所致也,足少阴肾经,宗脉所聚,其气通于耳。肾气虚弱,宗脉耗损,则气之所通,安得聪彻而不聩哉?旧说谓因劳则甚,要当节嗜欲,慎起居而无损肾藏。

治风聋年久,鱼脑膏方。

生鲤鱼脑(二两)　当归切焙　细辛(去苗叶)　白芷　附子(炮裂去皮脐)　菖蒲　各半两

上七味,除鱼脑,捣罗为末,以鱼脑置银器中,入药在内,微火上煎候香滤去滓,倾入瓷合中,候凝,如枣核大,绵裹塞耳中。

治劳聋积久耳鸣,肉苁蓉丸方。

《圣济总录·耳门·劳聋》

### 草灵丹

补肾益真,滋荣养卫,填实骨髓,坚固牙齿,聪耳明目,延年不老,悦颜色,黑髭鬓。

生地黄(三十二两,细切,用无灰酒一斗,夜浸昼晒七日,酒尽焙干)　肉苁蓉(二两,酒浸七日,研为泥,焙干)　鹿茸(二两,酥炙黄,焙干为末)　牛膝(一两,酒浸七日,焙干)　桂心(一两)　蛇床子(一两)　菟丝子(一两,酒浸七日,为末培干)　远志(一两去心)　大枣(一百个,煮熟去核,焙干)

药为细末,元方炼蜜和丸,今改作酒蜜面糊为丸。如梧桐子大,每服三十丸,温酒下。

《御药院方·补虚损门》

**按语：** 老年耳聋耳鸣常由肾虚加上积劳或头风所致,治疗上应饮食有节,起居有常,古人提出"节嗜欲,慎起居,而勿损于肾"的调养方法。方用鲤鱼脑为主药,有以脑补脑,兼祛脑中风邪之意。民间习用此法,每可获效,临证不妨一试。

### 鹿肾粥方

食治老人肾气虚损,耳聋。

鹿肾(一对,去脂膜,切)　粳米(三合)

上于豉汁中相和,煮作粥。入五味,如法调和,空腹食之。作羹及入酒皆可。

《养老奉亲书·食治老人耳聋耳鸣诸方》

**按语：** 老年人肾之阴阳俱虚。鹿肾,一般系雄性梅花鹿或马鹿的睾丸和外生殖器,味甘、咸,性温,入肝、肾、膀胱经,具有补肾壮阳、益精填髓之功效。《四川中药志》载其主治阳痿、肾虚耳鸣。"因耳聋由耳鸣发展而成,本方用其作羹粥或入酒治疗耳聋,对肾阳不足,下元亏虚者,具有较好的食疗食补作用。

## 磁石猪肾羹方

食治老人久患耳聋,养肾脏、强骨气。

磁石(一斤,杵碎,水淘去赤汁,用绵裹) 猪肾(一对,去脂膜,细切)

上以水五升,煮磁石,取二升。去磁石,投肾调和。以葱豉、姜、椒作羹,空腹食之。作粥及入酒并得。磁石常留起,依前法用之。

《养老奉亲书·食治老人耳聋耳鸣诸方》

**按语:**本方能补肾潜阳,渐能耳聪。方中磁石辛寒,归肝、肾两经,补肾潜阳,平纳冲气,对虚火上炎的耳聋、耳鸣、头晕良效;猪肾乃血肉有情之品,滋肾填精,收摄肾精。两药相合制羹内服,疗效确切。

## 乌鸡脂粥方

治耳聋久不瘥,乌鸡脂粥方。

乌鸡脂一两。粳米三合。

上相和煮粥,入五味调和,空腹食之。乌鸡脂和酒饮亦佳。

《养老奉亲书·食治老人耳聋耳鸣诸方》

**按语:**老年人五脏气机壅塞不通致聋或聤耳致聋者,宜用乌鸡膏粥润滑通窍。方中乌鸡脂味甘性凉,主治皮肤皲裂、耳聋、聤耳等。

## 乾柿粥方

《太平圣惠方》治耳聋,及不闻香臭,乾柿粥方。

乾柿三枚,细切。粳米三合。

上,于豉汁中煮粥,空腹食之。

《养老奉亲书·食治老人耳鸣耳聋诸方》

**按语:**本方适用于鼻塞不闻香臭,耳聋、耳鸣不闻音声者,治宜清通肺气。方中干柿饼性涩,味甘性寒,功能清热润肺,宣通鼻耳气。此处作粥服食,可治疗耳鼻之疾。

## 【养生保健】

凡搓掌心五十度,热闭耳门,空观,次又搓又闭又观,如此六度。耳重皆如此导法,兼以后功,无不应验。

用意推散其火,男则用逆,收藏于两肾之间,女则用逆,归藏于两乳之下,或耳中,或按耳门内,若蝉鸣,咽津液,降气安。

定息坐,塞兑,咬紧牙关,以脾肠二指捏紧鼻孔,睁二目,使气串耳,通窍内,觉哄哄然有声,行之二三日,窍通为度。

时常将两耳返听,于归元取静,或存闭口中气及鼻中气,使不妄出,单意想从耳中出,又收返听,耳自然聪矣。

《杂病源流犀烛·耳病源流》

以手摩耳轮,不拘遍数,所谓修其城郭,以补肾气,以防聋聩也。又曰:养耳力者常饱。

《养生方·导引法》

**按语**：耳部以及周边有着不少穴位，例如耳前的耳门、听宫和听会，耳后的翳风和风池。中医按摩导引法具有简便易行的特点，通过导引运动等方法对耳部穴位进行刺激，从而可改善耳内环境，起到治疗低音调耳鸣的作用，同时也可以预防耳鸣、耳聋。

# 老年郁证

郁证是由情志不舒、气机郁滞所致，以心情抑郁，情绪不宁，胸部满闷，胁肋胀痛，对周围事物缺少兴趣，言语、动作减少，或易怒易哭，或咽中如有异物哽塞等症为主要临床表现的病证。其有广义和狭义之分，广义之郁包括外邪、情志等各种因素所致的气机郁滞。狭义之郁仅指情志不舒所致之郁。老年人气血虚弱，阴阳失调，对外界情志刺激的耐受能力下降，加之年老之后多种慢性疾病缠绵、子女疏于陪伴或伴侣亡故等，导致其易发为郁证。陈直《养老寿亲书》云："老人之性，孤僻易于伤感，才觉孤僻，便生郁闷。"西医学中的神经衰弱、癔病、焦虑症、更年期综合征及反应性精神病等出现郁证表现时，可参考本病辨证论治。

与"郁"相关的记载最早可以追溯到春秋战国时期的《吕氏春秋》。《内经》提出"五气之郁"的概念。汉代张仲景《金匮要略》记载了脏躁、梅核气和百合病等病证，并创立了甘麦大枣汤、半夏厚朴汤、百合地黄汤等治疗方剂。金元时期，朱丹溪《丹溪心法》将郁证列为专篇，并提出了气、血、火、食、湿、痰六郁之说，创立了六郁汤、越鞠丸等有效的治疗方剂。明代虞抟在《医学正传》中首将"郁证"作为病证名称。孙一奎在《赤水玄珠》中指出脏腑本气自郁，记有心郁、肝郁、脾郁、肺郁、肾郁、胆郁等脏腑郁证。自明代之后，逐渐将情志之郁作为郁证的主要内容。明代徐春甫《古今医统大全》明确指出郁证的病因是七情不舒，并深刻地认识到郁久可以出现多种临床症状。明清时期，张景岳《景岳全书》将情志之郁称为因郁而病，重点论述了怒郁、思郁、忧郁三种郁证的证治。清代叶天士《临证指南医案》提出"郁证全在病者能移情易性"情志疗法的观点。清代王清任《医林改错》强调血瘀致郁，提出活血化瘀法治疗郁证。

## 【病名钩玄】

郁，气也。释曰：郁，然气出也。谓郁蒸之气也。

《尔雅注疏·释言》

郁，怫郁也。结滞壅塞，而气不通畅。

《素问玄机原病式·六气为病》

郁者，结聚而不得发越也。当升者不得升，当降者不得降，当变化者不得变化也，此为传化失常，六郁之病见矣。

《丹溪心法·六郁》

凡病之起，多由于郁。郁者，滞而不通之义。

《景岳全书·杂证谟·郁证》

大风折木，云物浊扰，此之谓郁。

《梦溪笔谈·象数》

夫郁者,闭结凝滞瘀蓄抑遏之总名。

《叶选医衡·五郁六郁解》

言五郁之发,乃因五运之气有太过不及,遂有胜复之变。由此观之,天地且有郁,而况于人乎? 故六气着人,皆能郁而致病。……总之,邪不解散,即谓之郁。

《临证指南医案·郁》

予谓凡病之起,多由于郁。郁者,抑而不通之义。

《医贯·主客辨疑·郁病论》

**按语:** 明代虞抟《医学正传》首提"郁证"病名。历代医家依据其病因、病机、脏腑、症状等进行命名。以五行命名,《内经》提出五气之郁,分别为木郁、火郁、土郁、金郁、水郁;以症状命名,张仲景《金匮要略》记载了脏躁(妇人脏躁,喜悲伤欲哭,象如神灵所作,数欠伸)、梅核气(妇人咽中如有炙脔)和百合病(意欲食复不能食,常默默)等病证;以病机命名,朱丹溪提出了气、血、火、食、湿、痰六郁;以脏腑命名,孙一奎的《赤水玄珠》提出心郁、肝郁、脾郁、肺郁、肾郁、胆郁等脏腑郁证;以七情命名,张景岳《景岳全书》提出了怒郁、思郁、忧郁三种郁证。总之,本病病名虽多,但不离"郁"之病机,现代统称为"郁证"。

## 【病因病机】

### 1. 肝失疏泄

盖东方先生木,木者生生之气,即火气,空中之火,附于此木中,木郁则火亦郁于木中矣,不特此也,火郁则土自郁,土郁则金郁,而水亦郁矣,五行相因,自然之理。

《医贯·主客辨疑·郁病论》

肝气以条达为顺,素多郁怒。

《医门法律·明络脉之法》

肝气郁结太甚,则脾胃因之而气滞,皆肝木克脾土也。

《医碥·五脏生克说》

按百病皆生于郁,与凡病皆属火,及风为百病之长,三句总只一理。盖郁未有不为火者也,火未有不由郁者也,(浓酒厚味,房劳损阴,以致火炎,似无关于郁,然亦必由不能运散乃然耳。)而郁而不舒则皆肝木之病矣。

《医碥·郁》

**按语:** 肝主疏泄,是调畅人体气机,推动血液和津液正常运行的重要环节。"凡上升之气,自肝而出""肝和则气生,发育万物,为诸脏生化"。若肝失疏泄就会导致气机紊乱,故有"万病不离乎郁,诸郁皆属于肝"之说。《丹溪心法》认为"气血冲和,万病不生,一有怫郁,诸病生焉。故人身诸病,多生于郁"。郁怒不畅会导致肝失疏泄,继而气机郁滞,相火不宣,鼓动无力,出现情绪低落、神疲乏力、思维迟钝;气滞血瘀,则两胁胀痛、默默无语。且相火附木,木郁则化火,为吞酸胁痛,为狂,为痿,为厥,为痞,为呃噎,为失血,皆肝火冲激也。风木同类,木郁则化风,为眩,为晕,为舌麻,为耳鸣,为痉,为痹,为类中,皆肝风震动也。故诸病多自肝来,以其犯中宫之土,刚性难驯,挟风火之威。肝气横逆犯脾,脾失健运,则食少腹胀;郁久化火,上扰心神,则见烦躁不安,夜卧不宁,神志异常。

## 2. 脾失健运

脾愁忧而不解则伤意,意伤则悗乱,四肢不举,毛悴色夭,死于春。

《灵枢·本神》

盖脾处中州而属土,喜健运而恶郁结,思则气结,故曰伤也。况思虽为脾志,而实本乎心,心者,脾之母也。

《吴医汇讲·思伤脾怒胜思解》

脾胃居中心,肺在上,肾肝在下,凡有六淫七情劳役妄动上下,所属之脏气,致虚实胜克之变,过于中者,而中气则常先,是故四脏一有不平,则中气不得其和而先郁矣。更有因饮食失节,停积痰饮,寒温不适所,脾胃自受,所以中焦致郁之多也。

《证治准绳·杂病》

**按语:**《素问·刺法论》云"脾为谏议之官,知周出焉"。脾主运化,在志为思。脾为后天之本,气血生化之源,化水谷精微上输,以养五脏,心得之则神安。《素问·五运行论》指出"思则伤脾",《素问·举痛论》中亦提到"思则心有所存,神有所归,正气留而不行,故气结矣"。过思伤脾,脾运失健,则气血生化乏源,肌肉日削,精神日减,四肢不用,表现为无明显原因的持续性疲劳感、运动迟缓或活动明显减少;气血亏虚则心失所养,可致心情低落、心神不安、失眠或早醒。

## 3. 心失所养

岐伯曰:人之五脏,一脏不足,又会天虚,感邪之至也。人忧愁思虑即伤心……此即人气虚而天气虚也。

《素问·本病论》

心者,君主之官也,神明出焉。

《素问·灵兰秘典论》

悲哀愁忧则心动,心动则五脏六腑皆摇。

《灵枢·口问》

至若情志之郁,则总由乎心,此因郁而病也。

《景岳全书·杂证谟·郁证》

结气病者,忧思所生也。心有所存,神有所止,气留而不行,故结于内。

《诸病源候论·气病诸候》

**按语:**心主神明和血脉,后者是前者的物质基础。《灵枢·邪客》言"心者,五脏六腑之大主,精神之所舍也",指出心主宰人体的一切生理活动和精神活动。心气能够鼓舞人的精神活动,使人精神振奋,神采奕奕,思维敏捷。一旦思虑过度,营血渐耗,心失所养,心气亏耗,神失所主,则致心神不安,悲观失望,情绪低落,思维迟缓。

## 4. 久郁劳积,阴阳气血失调

大凡女人多郁,郁怒则伤肝,气结血凝,火旺血虚而成劳。

《何氏虚劳心传·逍遥散》

七情内起之郁,始而伤气,继必及血,终乃成劳。

《类证治裁·郁症论治》

郁则气滞,气滞久则必化热,热郁则津液耗而不流,升降之机失度。初伤气分,久延血分,延及郁劳沉疴。

《临证指南医案·郁》

因情欲抑郁所致,则精伤而损肾,肾损则木枯而生火,此由下而上,故有足痿、口干、寒热等证。

《周慎斋遗书·虚损》

忧郁病者,则全属大虚,本无邪实,此多以衣食之累,利害之牵,及悲忧惊恐而致郁者,总皆受郁之类。盖悲则气消,忧则气沉,必伤脾肺;惊则气乱,恐则气下,必伤肝肾,此其戚戚悠悠,精气但有消索,神志不振,心脾日以耗伤。

《景岳全书·杂证谟·郁证》

**按语:** 情志不畅,往往影响到肝,导致肝气郁滞,继之脾失健运,气血亏耗,心失所养,亦有情志直接伤及心脾者。肝肾同源,心肾水火既济,肝郁脾虚,阴血亏虚或郁火伤阴,可致肾阴亦亏,肾水不能上济心火,心火内扰,则心神不安,常见心悸、失眠、多梦、五心烦热、口燥咽干等。病程若进一步发展迁延,气血阴津亏耗日久不复者可转化为劳。

## 【诊法析要】

郁脉多沉伏,或结或促或代。

《古今医统大全·郁证门》

郁证脉多沉伏,或涩或芤。

《古今医鉴·郁证》

郁脉多沉弦。或结伏。……又忧郁则脉涩,怒郁则脉弦。思郁则脉缓。

《脉症治方·诸郁》

郁脉,虽多沉伏结促,不为患也,所虑在牢革弦强不和耳。

《医述·郁》

盖沉伏结促,有气可散,气通则和。若牢革弦强,则正气先伤,无气可散,即从事调补,尚难克效,况复误行耗气之药乎。所以郁证得弦强脉者,往往多成虚损也。

《张氏医通·诸气门·郁》

郁脉多沉伏,郁在上则见于寸,郁在中则见于关,郁在下则见于尺。郁脉,或促,或结,或涩滑。

《证治准绳·杂病》

郁脉必滑而紧盛,郁在上则见于寸,郁在中则见于关,郁在下则见于尺,左右亦然。

《医学正传·郁证》

郁脉多沉。在上见于寸。在中见于关。在下见于尺。又郁脉或结或促或代,盖血气食积痰饮,一有留滞于其间,脉必因之而止矣。

《证治汇补·内因门·郁症》

凡郁证之脉，在古人皆以结促止节为郁脉，使必待结促止节而后为郁，则郁证不多见矣，故凡诊郁证，但见血气不顺而脉不和平者，其中皆有郁也。惟情志之郁，则如弦紧、沉涩、迟细、短数之类皆能为之。至若结促之脉，虽为郁病所常有，然病郁者未必皆结促也，惟血气内亏，则脉多间断；若平素不结而因病忽结者，此以不相接续，尤属内虚。故凡辨结促者，又当以有神无神辨之，其或来去有力，犹可以郁证论；若以无力之结促，而悉认为气逆痰滞，妄行消散，则十误其九矣。

《景岳全书·杂证谟·郁证》

**按语：** 郁证以七情内伤居多，其中尤以肝郁气滞为先，历代医家认为其脉象以沉伏脉居多。根据七情与气机的联系，不同情志导致的脉象可有其相应特点，如"忧郁则脉涩，怒郁则脉弦，思郁则脉缓"。亦有医家认为根据异常脉象所在部位可以判断病位，如"郁在上则见于寸，郁在中则见于关，郁在下则见于尺"。此外，临床还可根据脉象判断虚实兼夹情况及预后。

## 【辨证论治】

### 1. 疏肝

木郁达之。达者，通畅之也，如肝性急怒气逆肤胁或胀火时上炎，治以苦寒辛散而不愈者，则用升发之药，加以厥阴报使而从治之。又如久风入中为飨泄，及不因外风之入，而清气在下为飨泄，则以轻扬之剂举而散之。凡此之类，皆达之之法也。

《医经溯洄集·五郁论》

夫木郁者，即肝郁也……而郁症之起，必有所因，当求所因而治之，则郁自解，郁者既解，而达自在其中矣。矧木郁之症，患于妇人者居多，妇人情性偏执，而肝病变幻多端，总宜从其性，适其宜，而致中和，即为达道。

《吴医汇讲·木郁达之论》

木郁者，肝郁也。达者，条达、通达之谓也。木性上升，怫逆不遂，则郁。故凡胁痛耳鸣，眩运暴仆，目不识人，皆木郁症也。当条而达之，以畅其挺然不屈之常（如食塞胸中，而肝胆之气不升，故胸腹大痛，宣而吐之，以舒其木之气，是在上者因而越之也。木郁于下，胁疼日久，轻则以柴胡、川芎类开而提之，亦条达之意也；重则用当归龙荟丸摧而伐之，孰非通达之意欤）。

《医旨绪余·论五郁》

盖东方先生木，木者生生之气，即火气，空中之火，附于木中，木郁则火亦郁于木中矣，不特此也。火郁则土自郁，土郁则金郁水亦郁矣，此五行相因，自然之理，唯其相因也，予以一方治其木郁，而诸郁皆因而愈，一方者何，逍遥散是也。方中唯柴胡薄荷二味最妙。盖人身之胆木，乃甲木少阳之气，气尚柔软，像草穿地始出而未伸，此时如被寒风一郁，即萎软抑遏，而不能上伸，不上伸则下克脾土，而金水并病矣，唯得温风一吹，郁气即畅达。盖木喜风，风摇则舒畅，若寒风则畏矣。温风者，所谓吹面不寒杨柳风也。木之所喜也，柴胡薄荷辛而温者，唯辛也，故能发散，温也，故入少阳。立方之妙如此，其甚者方中加左金丸，左金丸只黄连吴茱萸二味，黄连但治心火，吴茱萸气燥，肝之气亦燥，同气相求,故入肝以平木,木平则不生心火,火不刑金,而金能制木。不直伐木,而佐金以制木,此左金之所以得名也。此又法之巧者,然犹未也。一服之后,继用六味地黄加柴胡芍药服之,以滋肾水,俾水能生木,逍遥散者,风以散之也,地黄饮者,雨以润之也,木有不得其天者乎。此法一立,木火之郁既舒,木不下克脾土,且土亦滋润,无燥熇之病,金水自相生。予谓一法,可通五法者如此,岂惟是哉?推之广之,千之万之,其益无穷。

《医贯·主客辨疑·郁病论》

雷公真君曰:凡人有郁郁不乐,忽然气塞而不能言,苟治之不得法,则死矣。夫郁症未有不伤肝者也,伤肝又可伐肝乎?伐肝是愈助其郁,郁且不能解,又何以救死于顷刻哉。方用救肝开郁汤:白芍二两,柴胡一钱,甘草一钱,白芥子三钱,白术五钱,当归五钱,陈皮二钱,茯苓五钱,水煎服。

一剂而声出,再剂而神安,三剂而郁气尽解。此方妙在用白芍之多至二两,则直入肝经。以益其匮乏之气,自然血生而火熄;又用白术、当归健土以生血,柴胡以解郁,甘草以和中,白芥子以消膜隔之痰;又妙在多用茯苓,使郁气与痰涎尽入于膀胱之中,而消弭于无形也。倘人有郁气不解,奄奄黄瘦,亦急以吾方治之,何至变生不测哉。

《石室秘录·气郁》

怒郁之治:若暴怒伤肝,逆气未解,而为胀满或疼痛者,宜解肝煎、神香散,或六郁汤,或越鞠丸。若怒气伤肝,因而动火,以致烦热,胁痛胀满或动血者,宜化肝煎。若怒郁不解或生痰者,宜温胆汤。若怒后逆气既散,肝脾受伤而致倦怠食少者,宜五味异功散,或五君子煎,或大营煎、归脾汤之类调养之。

《景岳全书·杂证谟·郁证》

**按语:** 郁证主要责之于肝气郁滞。《医方论·越鞠丸》说:"郁证多缘于志虑不伸,而气先受病。"肝气愈郁愈逆,疏泄之性横逆于中,其实者暴而上冲,其虚者折而下陷,皆有横悍逼迫之势而不可御。肝的主要生理功能是主疏泄与藏血。肝主疏泄,是指它具有疏通全身气机,使之畅达,通而不滞,散而不郁的作用。《素问·脏气法时论》曰:"肝苦急,急食甘以缓之。"又曰"肝欲散,急食辛以散之,用辛补之,酸泻之。"明代缪希雍认为"五味之中,惟辛通四气"。五行中,肝为风脏,风药入肝,以其辛散,尚有升发之性,肝气疏即为补,所以说以辛补之。敛即为泻,故以酸泻之。

**2. 健脾**

思郁之治:若初有郁结滞逆不开者,宜和胃煎加减主之,或二陈汤,或沉香降气散,或启脾丸皆可择用。凡妇人思郁不解,致伤冲任之源,而血气日亏,渐至经脉不调,或短少渐闭者,宜逍遥饮,或大营煎。若思忆不遂,以致遗精带浊,病在心肺不摄者,宜秘元煎。若思虑过度,以致遗精滑泄及经脉错乱,病在肝肾不固者,宜固阴煎。若思郁动火,以致崩淋失血,赤带内热,经脉错乱者,宜保阴煎。若思郁动火,阴虚肺热,烦渴,咳嗽见血,或骨蒸夜热者,宜四阴煎,或一阴煎酌宜用之。若生儒蹇厄,思结枯肠,及任劳任怨,心脾受伤,以致怔忡健忘,倦怠食少,渐至消瘦,或为膈噎呕吐者,宜寿脾煎,或七福饮;若心膈气有不顺或微见疼痛者,宜归脾汤,或加砂仁、白豆蔻、丁香之类以微顺之。

忧郁内伤之治:若初郁不开,未至内伤,而胸膈痞闷者,宜二陈汤、平胃散,或和胃煎,或调气平胃散,或神香散,或六君子汤之类以调之。若忧郁伤脾而吞酸呕恶者,宜温胃饮,或神香散。若忧郁伤脾肺而困倦、怔忡、倦怠、食少者,宜归脾汤,或寿脾煎。

《景岳全书·杂证谟·郁证》

土郁夺之,土郁者,脾郁也。夺者,攘夺之谓也。土性贵燥,惟燥乃能运化精微,而致各脏也。壅滞渍濡,则郁。故凡肿满痞塞附肿,大小便不利,腹疼膜胀,皆土郁症也。当攘而夺之,以复其健运之常(又如腹中窒塞,大满大实,以枳实导滞丸,木香槟榔丸、承气汤下而夺之,是中满者,泻之于内也。饮食伤脾,痞闷,痰涎日生,以橘半枳术丸;忧思痞结,不思饮食,腹皮微急,以木香化滞汤、消痞丸消而磨之,亦攘之之意也。诸湿肿满,胕肿,湿热发黄,以实脾利水之剂燥之,孰非攘而夺之之意欤)。

《医旨绪余·论五郁》

人之郁病,妇女最多,而又苦最不能解,倘有困卧终日,痴痴不语,人以为呆病之将成也,谁知是思想结于心、中气郁而不舒乎?此等之症,欲全恃药饵,本非治法,然不恃药饵,听其自愈,亦非治法也。大约思想郁症,得喜可解,其次使之大怒,则亦可解。盖脾主思,思之太甚则脾气闭塞而不开,必至见食则恶矣;喜则心火发越,火生胃土,而胃气大开,胃气既开,而脾气安得而闭乎?怒属肝木,木能克土,怒则气旺,气旺必能冲开脾气矣。脾气一开,易于消食,食消而所用饮馔必能化精以养身,亦何畏于郁乎!故见此等之症,必动之以怒,后引之以喜,而徐以药饵继之,实治法之善也。方用解郁开结汤。

白芍(一两) 当归(五钱) 白芥子(三钱) 白术(五钱) 生枣仁(三钱) 甘草(五分) 神曲(二钱) 陈皮(五分) 薄荷(一钱) 丹皮(三钱) 玄参(三钱) 茯神(二钱)水煎服。十剂而结开,郁亦尽解也。

此方即逍遥散之变方,最善解郁。凡郁怒而不甚者,服此方无不心旷神怡。正不必动之以怒,引之以喜之多事耳。

《辨证录·五郁门》

**按语:**《灵枢·本神》云"脾忧愁而不解则伤意,意伤则乱"。情志思虑过度可致脾失健运,脾气呆滞,运化失常,气血化生无源,心神失养,出现表情淡漠、沉默寡言等精神类症状。治疗当调理中焦,促进气血化生以养心神。因肝木有余,横逆脾胃所致者,治疗亦当以健运脾胃为主,万不可再疏肝气,而助土败木贼之势。

### 3. 补心

有心血空虚,卧不安者,皆由思虑太过,神不藏也,归脾汤主之。有风寒邪热传心,或暑热乘心,以致躁扰不安者,清之而神自定。有寒气在内而神不安者,温之而神自藏。有惊恐不安卧者,其人梦中惊跳怵惕是也,安神定志丸主之。

《医学心悟·不得卧》

妇人脏躁,喜悲伤,欲哭,象如神灵所作,数欠伸,甘麦大枣汤主之。

甘草小麦大枣汤方

甘草(三两) 小麦(一升) 大枣(十枚)

上三味,以水六升,煮取三升,温分三服,亦补脾气。

脏当指心肺而言,脏躁言中脏阳液枯干,而脏真之气,尝不能立自,而有躁急之义,故其心神肺魄，如失援失依，不可自支。而悲伤欲哭者，烦冤之所致也，如神灵所作。正言无故而悲伤欲哭，如有凭借之象，气失所依，而时引上下则欠，气自微长，而时欲外达则伸也。小麦为心之谷，大枣为肺之果，又皆甘寒甘温，而偏滋津液者，得甘草以浮之在上，则正行心肺之间，而神魄优裕，又岂止食甘以缓其躁急乎哉，亦补脾气，义见首卷补肝下，盖补心中之火液，既可因母以生子，而补肺中之金液，又可因子以荫母也。补脾，非补脾气，当指脾中之津液，故本汤可与脾约丸为表里之剂。

《高注金匮要略·妇人杂病脉证并治》

治忧愁思虑伤心，（心为君主，心伤则神去，顷刻云亡。凡云心病皆包络受病，心血不足，神志不宁。不安，如人将捕之状也。）虚烦无寐，（肾水不上交，心火无所制，亦心血少之故，仲淳云：不寐，清心火为主。）大便不利，（心主血，心伤则血燥，而便难。）小便短赤，（心与小肠为表里，脏移热于腑。）咽干口渴，（津液被灼。）口舌生疮等症。（心火上炎。）

人参（补心气，五钱，虚者量加也）　当归（养心血，一两）　枣仁（炒，四两）　五味（收心液）　麦冬（益心津，二两）　天冬（二两）　元参（壮肾水，一两）　桔梗（引诸药停留上焦，不使速下也，五钱）

十三味，蜜丸如弹子大，加朱砂（护心，一两五钱），研细为衣。一方用黄连，心火甚者加之亦可。食远临卧时，竹叶灯心汤或桂圆汤化服，嚼化更佳。

此生津养血，清热安神，镇心之剂。劳心之人所宜服之。

《何氏虚劳心传·天王补心丹》

**按语：** 劳神太过，营血暗耗，心神失养，见心悸失眠、精神恍惚、心神不宁、喜怒无常等，治宜养心安神，补益气血。张仲景创制的甘麦大枣汤是治疗营阴暗耗、心神失养的妇人脏躁基本方剂。《三因极一病证方论》中所载的大补心丹亦是治疗忧思过多、神志不宁、魂魄失守的可选验方。

### 4. 养元

郁者至久，元气未有不伤，克伐屡投，随散而随郁者，比比然也。于此当顾虑根本，权其重轻，或攻补兼施，使邪衰而正胜，或专行于补益，俾养正以除邪。然郁在气血者，当以有形之药，分气血以疗之，医者之责也。若郁在情志者，即当以情志解散，此无形之气药，病者所自具也。知乎此而立五六之治，思过半矣。

《叶选医衡·五郁六郁解》

因情欲抑郁所致，则精伤而损肾，肾损则木枯而生火，此由下而上，故有足痿、口干、寒热等证。斯时若遽投四君、保元补中，则多滞而火起，病益增矣。当用六味、金匮等方，而后以保元、白术散调之，然白术、白茯苓泄阴伤水，亦当慎用。

《周慎斋遗书·虚损》

若忧思伤心脾，以致气血日消，饮食日减，肌肉日削者，宜五福饮、七福饮，甚者大补元煎。

**按语：** 肝肾两脏，乙癸同源，母子相生，生理上相互资生，病理上相互影响。赵氏《医贯》论治木郁之病，虽强调逍遥散的使用，但终以六味丸收功，即取此义。如其所述："继用六味地黄，加柴胡芍药，以滋肾水，俾能生木。逍遥散，风以散之也，地黄饮，雨以润之也，木有不得其天者乎。"因此木郁之治，虽以条达为要，但仍需滋肾养肝与疏肝利胆并举，做到体用并重，尤其针对老年郁病患者，则更重于此。临床偏阴虚者，多用六味丸、左归类；偏阳虚者，多用肾气丸、右归类；阴阳俱损者，则以地黄饮子加减，多获良效。

## 【名方临用】

### 丹栀逍遥散

**1. 文献出处**

加味逍遥散　治肝脾血虚发热，或潮热，晡热，或自汗盗汗，或头痛，目涩，或怔忡不宁，或颊赤口干，或月经不调，肚腹作痛，或小腹重坠，水道涩痛，或肿痛出脓，内热作渴等症。

当归　芍药　茯苓　白术（炒）　柴胡（各一钱）　牡丹皮　山栀（炒）　甘草（炙，各五分）

上水煎服。

《内科摘要·各症方药》

**2. 方解**

丹栀逍遥散又名加味逍遥散、八味逍遥散，在宋代《太平惠民和剂局方》所载逍遥散的基础上加牡丹皮、栀子化裁而成。方中牡丹皮清热凉血以清血中伏火，栀子泻火除烦并能导热下行，两者合用以平其火热；柴胡长于疏肝解郁，使肝郁得以条达；芍药酸甘，敛阴养血、柔肝缓急；当归辛温，养血活血，当归、白芍与柴胡相伍，使血气和而肝气柔，养肝体而助肝用；炒白术、茯苓、甘草益气健脾，取《金匮要略》"见肝之病，知肝传脾，当先实脾"之意，实土以防木乘，又因"脾胃为气血生化之源"，补脾胃以助营血生化，再借茯苓宁心安神之功以助眠。全方宗《内经》"木郁达之""火郁发之"之意，共奏疏肝健脾、清热养血、宁心安神之功，由此则肝郁得解、肝火可清，而郁证自除。

**3. 临床应用**

现代研究表明，丹栀逍遥散有解热、抗炎、抗菌、降谷丙转氨酶、利胆、抗胃溃疡、降血脂、降血压、调节子宫功能等作用。临床主要用于妇科疾病，如妇女月经不调、痛经、乳房与少腹胀痛等辨证为肝郁化火者。郁证属于肝郁化火者症见急躁易怒、胸部满闷、胁肋胀痛、痛无定处、口苦口干、头痛、目赤、耳鸣、便秘、舌红苔黄、脉弦数者，常用之清热疏肝解郁。

### 越鞠丸

**1. 文献出处**

越鞠丸解诸郁，又名芎术丸。

苍术　香附　抚芎　神曲　栀子（各等分）

上为末，水丸如绿豆大。

《丹溪心法·六郁》

**2. 方解**

越鞠丸是治疗六郁的著名方剂，由苍术、香附、川芎、神曲、栀子组成。方中香附行气解郁宽中，性味辛散，善开解气之郁结，入肝、脾、三焦经；川芎为血中气药，功擅活血行气，活血则瘀阻得除，血郁可解，与香附配伍，行气活血之力更强；栀子苦寒，直折泻火，以治疗火郁；神曲擅消食滞，用之食郁可解；苍术燥湿运脾，可消湿郁，气行湿化，则痰郁自消。本方虽无除痰之药，却有解痰郁之效。

**3. 临床应用**

越鞠丸功能行气解郁，主治气、血、痰、火、湿、食等郁结所致的胸膈痞闷、脘腹胀痛、吞酸嘈杂、饮食不化、嗳气呕吐等症。临床常以此方为主治疗痞证、失眠、郁证等疾病。临床用于痞证时，为加强调气功能，可以本方为主，酌加枳实、川厚朴，以增强理气消痞之功。若气郁化火则加左金丸，气虚加党参或合用六磨汤，理气而不伤正，补气而不壅中。失眠若由胃气失和所致者亦可用之，可取越鞠丸加山楂、麦芽、莱菔子以行气解郁、健胃消食，加远志、杏仁、首乌藤养心安神。该方还常用于郁证。郁证多由七情所伤，肝失疏泄，气机不畅所致，治宜疏肝解郁，理气畅中，取越鞠丸重用香附，佐加枳实、陈皮、柴胡以疏肝理气，川芎活血，苍术渗湿，栀子清热，神曲消食并可减少痰的生成而治痰郁。

## 【医案医话】

一妇人年六十四，久郁怒，头痛寒热，春间乳内作痛，服流气饮之类益甚，不时有血如经行。又大惊恐，饮食不进，夜寐不宁，乳肿及两胁焮痛如炙，午后色赤。余以为肝脾郁火血燥，先以逍遥散加酒炒黑龙胆一钱，山栀一钱半，二剂肿痛顿退，又二剂而全消，再用归脾加炒黑栀、贝母，诸证悉愈。

《济阴纲目·血崩门》

**按语：** 本案病患为郁怒所伤。其病由肝气久郁化火，横逆脾胃，脾失健运，气血亏耗，心神失养所致。肝郁气滞，日久化火，而见心烦易怒，乳肿及两胁焮痛如炙，午后色赤；脾失健运，则饮食不进；心神失养而惊恐，夜寐不宁。故而治疗以逍遥散加味，调治肝脾而愈。

季（六九）老年情志不适，郁则少火变壮火。知饥，脘中不爽，口舌糜腐，心脾营损，木火劫烁精华，肌肉日消。惟怡悦开爽，内起郁热可平。但执清火苦寒，非调情志内因郁热矣。

金石斛　连翘心　炒丹皮　经霜桑叶　川贝　茯苓

接服养心脾之营，少佐苦降法。

人参　川连　炒丹皮　生白芍　小麦　茯神

某脘痛已止，味酸，乃肝郁也，（肝郁）金石斛、黑山栀、丹皮、半夏曲、橘红、枇杷叶；某初起左边麻木，舌强，筋吊脑后痛，痰阻咽喉，此系肝风上引，必由情怀郁勃所致，羚羊角、连翘心、鲜生地、玄参、石菖蒲、郁金汁；某气郁不舒，木不条达，嗳则少宽，逍遥散去白术加香附；某肝郁成热，加味逍遥去白术加郁金；某郁热吞酸，温胆汤加山栀、丹皮、郁金、姜汁、炒黄连。

《临证指南医案·郁》

**按语：** 本案病证因情志不适，肝气郁久化火，耗损心脾阴血所致。虽火热明显，但因年老者脏腑虚弱，阳气渐衰不可过用苦寒，治当调畅情志与少佐苦降以解郁热。服药脘痛已止，考虑属肝郁气滞，药用石斛、黑栀子、牡丹皮、半夏曲、橘红、枇杷叶；若系肝风上引，药用羚羊角、连翘心、鲜生地黄、玄参、石菖蒲、郁金汁；若系气郁不舒而嗳气者，用逍遥散去白术加香附；若系肝郁化热，加味逍遥散去白术加郁金；若系肝郁化热犯胃而吞酸者，用温胆汤加栀子、牡丹皮、郁金、姜汁、炒黄连。

## 【食治备要】

### 黄花菜

即萱草花，一名忘忧，一名宜男，俗名鹿葱、苗花，味甘，凉，无毒，煮食，治小便赤涩，身体烦热，除酒疸，消食，利湿热，作菹，利胸膈，安五脏，令人好欢乐，无忧，轻身，明目。

《养生要括·菜部》

**按语**：李时珍言："萱本作谖。谖，忘也。《诗》云：焉得谖草？言树之背。谓忧思不能自遣，故欲树此草，玩味以忘忧也。吴人谓之疗愁。"中医学认为黄花菜具有解郁、安神、宽胸利咽之功。现代研究显示，黄花菜含有丰富的卵磷脂，能改善大脑功能，对注意力不集中、记忆力减退、神经衰弱等有特殊疗效。因此，老年郁证患者平时可多食用黄花菜来进行调护。

## 【养生保健】

开郁法：其法以两手旋舞向前向后，两足作白鹭行走状，不拘数，良久，复以左手搭右肩，右足搭左膝腕委中而行，右手搭左肩，左足搭右膝腕委中而行，良久，复以左手向前泊腹，右足搭膝盖而行，右手向后泊腰，左足搭右膝盖而行，良久，以两手极力托天，两足极力踏地，复以两手向后向下两足十指（趾）挽起，仰面偃腹使气下行，良久，蹲倒以两手极力攀起后跟，足十趾点起，极力低头至膝下，良久，立起以两手相交，掩两臂于胸前胛上，极力摇动数次，善治名利不遂，郁气为病，心腹胀满，夜睡不宁等症，无病者亦可行之，如外感风寒，须行至汗出为度，此法比之华氏五禽戏法，更易简正，大可行。

《医学入门·保养》

**按语**：适度的运动可促进人体气机运行，肝气得疏则心情舒畅，但年老者筋骨衰弱，不宜剧烈运动。开郁法是老年患者适宜的传统运动方法，善治名利不遂、郁气为病、心腹胀满、夜睡不宁等症。具体做法是两手挥动向前向后，两足做白鹭行步状。左手搭在右肩上，右足搭在左腘窝而行。两手用力向上举做托天式，两足用力踏地。复将两手向后向下撑，仰卧，运气下行。然后蹲位，两手用力攀起脚后跟，足尖着地，用力低头至膝下，起立，两手相交掩两臂扶胸前，用力摇动数次。

养生家以一心疗万病，盖谓心病则身病，七情俱忘，六窗俱闭，元气浑沦。百脉皆畅，又何病焉？推之治一切心病，药所不及者，亦宜设法以心治心，弓影蛇杯，解铃系铃，此固在慧心人与物，推移无法之法，可意会而不可言传也。

《王氏医存·以心治心》

**按语:**《素问·上古天真论》言"恬淡虚无,真气从之,精神内守,病安从来?"情志因素在郁证致病方面起着重要作用,乐观愉快,胸襟豁达开朗可以使其阴阳平衡,气血调畅,脏腑功能恢复。心病还需心药医,一是需要患者自身注重情绪的调控;二是患者家属以及整个社会也要对老年人的心理健康给予更多关注;三是对于郁证患者可运用"以情胜情"的情志疗法改变其精神状态。

# 老年汗证

汗证是以汗液外泄失常为主症的病证。不因外界环境因素的影响,白昼时时汗出,动辄益甚者为自汗;寐中汗出,醒来即止者为盗汗。年老者由于脏腑虚弱,气血阴阳偏衰,腠理不固而常见汗液排泄异常。西医学中的甲状腺功能亢进、自主神经功能紊乱、风湿热、低血糖、虚脱、休克及结核病、肝病、黄疸等所致的以自汗、盗汗为主要表现者,可参照本病辨证论治。

《内经》最早对汗证进行了分类,有魄汗、多汗、炅汗、大汗、漉汗、灌汗、寝汗、夺汗、绝汗、漏泄等,认为"阳加于阴谓之汗",创立"脏腑辨汗"的辨证体系。汉代张仲景首提自汗、盗汗之名。宋金元时期,陈无择《三因极一病证方论》对自汗、盗汗做了明确鉴别。朱丹溪对自汗、盗汗的病理属性进行概括,首提痰邪致汗。明清时期,张景岳将"问汗"列入"十问歌"中。李中梓《医宗必读》主张以"五脏虚"分治汗证,强调自汗、盗汗以虚为主。叶天士《临证指南医案》认为"心阳虚发为自汗,肾阴虚发为盗汗",指出自汗重在补气,盗汗重在补阴。虞抟《医学正传》首创"汗证"病名,并在病因和治法上将自汗、盗汗进行对比。王清任《医林改错》将血瘀列为病理因素,提出"血瘀亦令人自汗、盗汗"的见解,进一步充实了汗证辨证论治的内容。

## 【病名钩玄】

此外伤于风,内开腠理,毛蒸理泄,卫气走之,固不得循其道,此气慓悍滑疾,见开而出,故不得从其道,故命曰漏泄。

《灵枢·营卫生会》

六阳气俱绝则阴与阳相离,离则腠理发泄,绝汗乃出,故旦占夕死,夕占旦死。

《灵枢·经脉》

无问昏醒,浸浸自汗出者,名曰自汗;或睡着汗出,即名盗汗,或云寝汗。

《三因极一病证方论·自汗证治》

病者身体肿,发热,不渴,状如风水,汗出,染衣,色正黄,如檗汁,名曰黄汗。

《三因极一病证方论·黄汗证治》

病者汗出正赤,污衣,名曰汗血。皆由大喜伤心,喜则气散,血随气行。妇人产褥,多有此证。

《三因极一病证方论·汗血证治》

盗汗者,谓睡而汗出也,不睡则不能汗出。方其熟睡也,凑凑然出焉,觉则止而不复出矣,非若自汗而自出也。

《丹溪心法·盗汗》

夫自汗者,朝夕汗自出也。盗汗者,睡而出,觉则收,如寇盗然,故以名之。

《明医指掌·自汗盗汗心汗证》

阳汗者,热汗也。阴汗者,冷汗也。

汗出一证,有自汗者,有盗汗者。自汗者,溅溅然无时,而动作则益甚。盗汗者,寐中通身汗出,觉来渐收。

《景岳全书·杂证谟·汗证》

阴汗者,谓至阴之处,或两腿挟中,行走动劳,汗出腥秽。

《医林绳墨·汗》

**按语:** 古籍记载汗证主要包括漏泄、自汗、盗汗、战汗、绝汗、阳汗、阴汗、黄汗、汗血等。其中,根据汗出时间及特点,汗证可分为"自汗"和"盗汗"两种。不受外界环境因素影响,白昼时时汗出,动辄尤甚者,称为自汗;寐中汗出,醒辄汗止者,称为盗汗,亦称寝汗。根据汗出病机特点,汗证又可分为阴汗与阳汗,其中阴汗亦专指前阴、阴囊及附近处局部多汗。根据汗出特点判断疾病预后,其又有"绝汗""战汗"之称;根据汗出颜色其又有"黄汗""汗血"之说,目前临床中最常用的分类方法是"自汗""盗汗"。

## 【病因病机】

### 1. 营卫不和

病常自汗出者,此为荣气和。荣气和者,外不谐,以卫气不共荣气谐和故尔。

《伤寒论·辨太阳病脉证并治》

夫人腠肉不牢,而无分理,理粗而皮不致者,腠理疏也。此则易生于风,风入于阳,阳虚则汗出也。若少气口干而渴,近衣则身热如火,临食则流汗如雨,骨节懈惰,不欲自营,此为漏风,由醉酒当风所致也。

《诸病源候论·虚劳病诸候》

邪气干于卫气,气不能卫固于外,则皮肤为之缓,腠理为之疏,由是而津液妄泄,溅溅然润,漐漐然出,谓之自汗。

《伤寒明理论·自汗》

汗之源不一,有因于卫气疏者,有因于营气热者,有因于营卫不和者。盖风邪干卫,则腠理疏,营气乘表虚而外泄,则自汗。

《张氏医通·杂门·汗》

**按语:** 明代王肯堂《证治准绳》云"荣行脉中以滋阴血,卫行脉外以固阳气,阳气固则腠理肥,玄府密,而脏腑经脉荣卫通贯若一"。若营卫不和,卫外不固,营阴失守,津液代谢异常,阴津外泄发为本病。导致营卫不和的常见原因为外邪侵袭表虚之体。

### 2. 肺气不足

惟大病之后,必先损其肺,肺先无自主之权,安能禁其气之不固哉。气不固,而汗乃气之所化,汗随气泄,遍体出汗淋漓。

《辨证录·汗症门》

盖平人脉虚弱微细，是卫虚不能鼓其脉气于外，所以不能约束津液，当卫气行阴，目暝之时，血气无以固其表，腠理开则汗，醒则行阳之气复散于表，则汗止矣，名曰盗汗，亦名寝汗。

《张氏医通·杂门·汗》

**按语：**《内经》云"上焦开发，宣五谷味，熏肤，充身，泽毛，若雾露之溉"。肺主气，司呼吸，宣发卫气于体表，若肺气不足，宣发功能失常，则卫气失守，气不固液，营阴外泄，汗出异常。

### 3. 阳气虚衰

　　人以水谷之精，化为血气津液，津液行于腠理。若劳伤损动，阳气外虚，腠理开，血气衰弱，故津液泄越，令多汗也。

《诸病源候论·妇人杂病诸候》

　　诸阳主表，在于肤腠之间。若阳气偏虚，则津液发泄，故为汗。

　　盗汗者，因眠睡而身体流汗也。此由阳虚所致。

《诸病源候论·虚劳病诸候》

　　阳气虚则自汗，心主于汗，心脏偏虚，故其液妄出也。

《诸病源候论·伤寒病诸候·伤寒病后虚汗候》

　　其自汗者，无时而濈濈然出，动则为甚，属阳虚，胃气之所司也。

《医学正传·汗证》

　　心阳虚不能卫外而固，则外伤而自汗。

《医宗必读·汗证》

　　自汗者，属阳虚，腠理不固，卫气之所司也，人以卫气固其表，卫气不固，则表虚自汗，而津液为之发泄也。

　　人但知热能致汗，而不知寒亦致汗。所谓寒者，非曰外寒，正以阳气内虚，则寒生于中而阴中无阳，阴中无阳，则阴无所主，而汗随气泄。故凡大惊、大恐、大惧，皆能令人汗出，是皆阳气顿消，真元失守之兆。

《景岳全书·杂证谟·汗证》

　　故凡汗症，未有不由心肾虚而得之者，心之阳虚，不能卫外而为固，则外伤而自汗，不分寤寐，不因劳动，不因发散，溱溱然自出，由阴蒸于阳分也。

《临证指南医案·汗》

**按语：**阳气者，卫外而为固也，若阳气虚衰，卫外不固，则汗出。卫阳虚、心阳虚、肾阳虚皆可致汗出异常。阳虚不单可致自汗，亦可致盗汗，如明代张景岳所言"自汗盗汗亦各有阴阳之证，不得谓自汗必属阳虚，盗汗必属阴虚也"，临证还当仔细辨别。

### 4. 阴虚火旺

　　阴虚者，阳必凑之，故少气时热而汗出也。

《素问·评热病论》

　　寝则阳气归阴，阴虚故汗出。

《素问直解·脏气法时论》

　　盗汗者，睡则汗出，醒则渐收，因阴气空虚，睡则卫气乘虚陷入阴中，表无护卫，荣中之火,独旺于外,蒸蒸而汗,醒则气周于表而汗止。

《证治汇补·外体门·汗病》

盗汗者,寐中而通身如浴,觉来方知,属阴虚,营血之所主也。

《医学正传·汗证》

盗汗者属阴虚,阴虚者阳必腠之,故阳蒸阴分则血热,血热则液泄而为盗汗也。

《景岳全书·杂证谟·汗证》

肾之阴虚,不能内营而退藏,则内伤而盗汗,盗汗者,即内经所云寝汗也,睡熟则出,醒则渐收,由阳蒸于阴分也。

《临证指南医案·汗》

**按语:**阴液亏虚,阴虚阳亢,虚火内生,阴津被扰,不能自藏而外泄,导致异常汗出。因寐时逢阳入阴分,故热迫津泄,营阴不能内守而外出为汗;人寤时,阳出于阴而汗止,故谓盗汗多阴虚。

### 5. 心血不足

新产血虚,多汗出,喜中风,故令病痉;亡血复汗,寒多,故令郁冒;亡津液胃燥,故大便难。产妇郁冒,其脉微弱,不能食,大便反坚,但头汗出,所以然者,血虚而厥,厥而必冒。

《金匮要略·妇人产后病脉证治》

夫汗,由阴气虚而阳气加之,里虚表实,阳气独发于外,故汗出也。血为阴,产则伤血,是为阴气虚也;气为阳,其气实者,阳加于阴,故令汗。汗出而阴气虚弱不复者,则汗出不止。

《诸病源候论·妇人产后病诸候》

盗汗属血虚、阴虚。

《丹溪心法·盗汗》

至其甚者,则如病后、产后,或大吐、大泻、失血之后,必多有汗出者,是岂非气去而然乎?

《景岳全书·杂证谟·汗证》

产后虚汗不止者,由阴气虚,而阳气加之,里虚表实,阳气独发于外,故汗出也。血为阴,产则伤血,是为阴气虚也,气为阳,其气实者,阳加于阴,故令汗出,而阴气虚弱不复者,则汗出不止也。

《济阴纲目·自汗》

睡中盗汗者,睡则气归血分,血不足则气无所归,故气泄而汗出。

《血证论·出汗》

**按语:**心主血,在液为汗,心血不足,心失所养,心不敛营,故汗出异常,《太平惠民和剂局方》云:“心主血,心生汗,令心气不足。”年老之人,由久病缠绵、忧思不解等导致心血日渐亏耗而汗液外泄失常。

### 6. 里热炽盛

肝热病者……甲乙大汗……心热病者……丙丁大汗……脾热病者……戊己大汗。

《素问·刺热》

酒客睡中多汗,此湿热外蒸也。

《张氏医通·杂门·汗》

老年汗证 | 347

手足汗,乃脾胃湿热内郁所致,脾胃主四肢。

《赤水玄珠·手足汗》

有阴囊汗出,久而生疫,其痒甚苦,搔之不足,后必自痛者,则为湿热流注。

《杂病源流犀烛·诸汗源流》

**按语:**火热内盛,可迫津外泄而致异常汗出,或邪客于肺,入里化热,肺热壅盛而汗出;或情志不舒,肝郁化火,火热内盛而汗出;或酒食不节,湿热内蕴脾胃肝胆,蒸津外泄而汗出。

### 7. 痰饮内动

痰症亦有汗。

《丹溪心法·自汗》

湿能自汗,热能自汗,虚则盗汗,痰亦自汗头汗。

《脉因证治·自汗头汗》

痰证汗自出,痰消汗自止。

《张氏医通·杂门·汗》

**按语:**"怪病多由痰作祟",痰饮亦可致汗出。或肺气亏虚,津液不行,痰饮内生;或脾胃虚弱,水湿不化,聚而成痰。痰饮内停,肺气宣降功能失司,逼津外出,或痰湿困脾,运化不行,气血生化无源,营阴失守而外泄,或湿热内生,熏蒸于外而汗出。

### 8. 瘀血内阻

头汗,小便不利而渴,此淤血在里也。

《脉因证治·自汗头汗》

手足濈濈汗出者,以胃中或有瘀血食积,四肢为中州之应。

《血证论·出汗》

**按语:**气能行血,气为血之帅;血能载气,血为气之母,故气滞则血乱。瘀血内停,气机运行受阻,气对津液的输布作用失调,则可出现汗出异常。

## 【诊法析要】

尺涩脉滑,谓之多汗。

《素问·平人气象论》

肺脉……缓甚为多汗……头以下汗出不可止。

《灵枢·邪气脏腑病形》

阳明病,脉浮而紧者,必潮热,发作有时。但浮者,必盗汗出。

《伤寒论·辨阳明病脉证并治》

黄汗之为病,身体肿,发热,汗出而渴,状如风水,汗沾衣,色正黄如柏汁,脉自沉。

《金匮要略·水气病脉证并治》

汗脉浮虚,或濡或涩,自汗在寸,盗汗在尺。

《明医指掌·自汗盗汗心汗证》

诊其脉，寸口弱者，阳气虚，多为汗脉也。

诊其脉，男子平人脉虚弱细微，皆为盗汗脉也。

《诸病源候论·虚劳病诸候·虚劳盗汗候》

热病多汗，脉虚小者生，紧实者死。

汗出而衄，其脉小滑者生，大躁者死。

《千金翼方·诊杂病脉》

凡脉，腑为阳，主热，脏为阴，主寒。阳微自汗，阴浮自下。

《千金翼方·诊脉大意》

寸口脉微而数，微即为风，数即为热，微为风，风即汗出，数为热振而寒栗。寸口脉微，尺中紧，其人虚损多汗，知阴常在，绝不见阳。

《千金翼方·诊寸口脉》

尺寸俱濡，发热汗出。

《千金翼方·诊尺中脉》

脉大而虚，浮而濡者汗。在寸为自汗，在尺为盗汗。

《医学正传·汗证》

汗家腠理疏豁，其脉必缓，兼浮则为风，兼滑则为痰，兼大则为热，兼弱为卫虚，兼芤为失血，兼迟为气虚，兼细为阴虚。经云：肺脉软而散者，当病灌汗。肺脉缓甚为多汗，尺涩脉滑，谓之多汗。病风人脉紧数，浮沉有力，汗出不止。呼吸有声者死，不然，则主病气。

《张氏医通·杂门·汗》

大都自汗之脉，则必微而弱，盗汗之脉，则必细而涩，微主阳气衰，细主阴气弱。

《痰火点雪·自汗盗汗》

**按语：**汗证之脉常多虚浮，可表现为濡脉或者涩脉。寸口属阳，尺脉属阴。然自汗多阳虚，盗汗多阴虚，故谓自汗在寸，盗汗在尺；寸口肺脉弱，则肺气不足为自汗；尺部肾脉微，阴虚内弱而盗汗。气虚自汗者脉大而无力，血虚盗汗者脉紧涩无力，里热炽盛者脉洪大。

## 【辨证论治】

### 1. 调和营卫

太阳中风，阳浮而阴弱。阳浮者，热自发；阴弱者，汗自出。啬啬恶寒，淅淅恶风，翕翕发热，鼻鸣干呕者，桂枝汤主之。

病常自汗出者，此为荣气和，荣气和者，外不谐，以卫气不共荣气谐和故尔。以荣行脉中，卫行脉外。复发其汗，荣卫和则愈，宜桂枝汤。

病人脏无他病，时发热，自汗出而不愈者，此卫气不和也。先其时发汗则愈，宜桂枝汤。

《伤寒论·辨太阳病脉证并治》

以阴乘阳分，自然汗出者曰自汗，法当调营以益卫。

《痰火点雪·自汗盗汗》

**按语：**自汗的常见原因之一是营卫不和，其中包括两种情况：一是"卫弱营强"，因卫外的阳气虚弱，不能顾护营阴，津液外泄；二是"营弱卫强"，因阳气郁于肌表化热内迫营阴而汗自出，常伴有发热。桂枝汤以辛甘化阳、酸甘化阴之法调和营卫，营卫和则津液内守。

### 2. 益气固表

牡蛎散　治诸虚不足，及新病暴虚，津液不固，体常自汗，夜卧即甚，久而不止，羸瘠枯瘦，心忪，惊惕，短气，烦倦。

牡蛎（米泔浸去土，煅取粉）　麻黄根　黄芪（各一两）

上为锉散。每服三钱，水一盏半，小麦百余粒，同煎至八分，去滓，不拘时。一方，为细末，每三钱，水三盏，葱白三寸，煎一盏半，分三服。

麦煎散　治荣卫不调，夜多盗汗，四肢烦疼，饮食进退，肌瘦面黄。

秦艽（二两）　柴胡（去苗，二两）　大鳖甲（二两，醋煮三五十沸，净去裙襕，别用醋涂炙黄）　干漆（炒青烟尽）　人参　茯苓　干葛　川乌（炮去皮尖，各一两）　玄参（三两）

上为末。每服二钱，先用小麦三七粒，煎汤一盏，去麦入药，煎七分，食后温服，或临卧服，如久患后，亦宜服此，以退其劳倦，调理经络。

《三因极一病证方论·自汗证治》

自汗者，不因劳动，不因天暑，不因热饮食，时时汗自出，故曰自汗也。乃卫气而不能固密，心液因之漏泄。宜当归补血汤倍黄、玉屏风散、保元汤、黄建中汤之类。

《医灯续焰·自汗》

阳虚自汗，宜补肺，然有扶阳而不愈者，乃表虚汗无以外卫也，当敛表以实之。

《证治汇补·外体门·汗病》

治内伤及一切虚损之症，自汗不休，总用补中益气汤，少加附子、麻黄根、小麦，其效捷如影响。

《古今医鉴·自汗盗汗》

如左关脉浮弦而自汗者，挟风邪也，本方加桂枝、芍药各半钱。若不阴虚，只有桂枝汤可用也。

《医学正传·汗证》

卫气不固，腠理不密而易汗者，是亦阴证之属，宜黄芪六一汤、玉屏风散、芪附汤之类主之。

《景岳全书·杂证谟·汗证》

**按语：**汗证辨证注重阴阳虚实。一般来说，汗证属虚者多。肺主皮毛，肺气不足，腠理失于濡养，卫阳不固，汗液外泄，宜用玉屏风散、牡蛎散等益气固表。而肺气的充盛亦需要后天之本脾胃的不断滋养，且脾土生肺金，故补益肺气的同时当不忘"培土生金"，健脾以补肺，方用四君子汤、补中益气汤之类。

### 3. 益气温阳

芪附汤，治气虚阳弱，虚汗不止，肢体倦怠。

黄芪（去芦，蜜炙）　附子（炮，去皮脐。各等分）

上咀，每服四钱，水一盏，生姜十片，煎八分，食前温服，未应更加之。

《证治准绳·类方·自汗》

阴证自汗或盗汗者，但察其内无火邪，又无火脉，便是气虚阴证，皆不可妄用凉药以败阳气。若止因气虚而火未衰者，宜三阴煎、参归汤、人参建中汤之类主之。若睡中盗汗而无火者，宜参苓散、独参汤主之。若阳气俱虚者，宜参附汤、大建中汤之类主之。若气虚火衰之甚者，宜大补元煎、六味回阳饮之类主之。

《景岳全书·杂证谟·汗证》

故阳虚自汗，治宜补气以卫外……如气虚表弱，自汗不止者，仲景有黄芪建中汤，先贤有玉屏风散……如劳伤心神，气热汗泄者，先生用生脉四君子汤，如营卫虚而汗出者，宗仲景黄芪建中汤，及辛甘化风法，如卫阳虚而汗出者，用玉屏风散、芪附汤、真武汤，及甘麦大枣汤，镇阳理阴方法，按症施治，一丝不乱。

《临证指南医案·汗》

**按语：**平素阳气虚衰或疾病日久，气损及阳，可致汗出不止、畏寒肢冷、神疲倦怠等阳虚之证，且"汗为心之液"，由精气所化，若汗证持续时间较长或汗液过多外泄，容易导致精气耗伤，出现阴阳互损之证。此证病情较重，难以速效。治疗上宜益气温阳，方选芪附汤、大建中汤、大补元煎、六味回阳饮之类。

### 4. 滋阴降火

当归六黄汤　治盗汗之圣药也。

当归　生地黄　熟地黄　黄柏　黄芩　黄连（各等分）　黄芪（加倍）

上为粗末，每服五钱，水二盏，煎至一盏，食前服，小儿减半服之。

正气汤　治盗汗。

炒黄柏　炒知母（各一钱五分）　炙甘草（五分）

上为粗末，生一服，水二盏，煎至一盏，食前温服。

《兰室秘藏·自汗门》

凡男子妇人，所显证候，皮肤发热，肌肉消瘦，四肢倦怠，兼有头痛颊赤，心忪，唇干舌燥，日晡潮热，夜有盗汗，涕唾稠粘，胸膈不利，或时喘嗽，五心烦热，睡卧不安，饮食减少，多思水浆，经脉不通，病名曰何病？《奇病论》曰：女子不月，血滞之病也；男子肾虚，精不足也。凡治此证，降心火、益肾水，此之谓也。可先用通解丸，泻三二行，次服当归饮子，又用加减五苓散、木香三棱丸、人参黄芪散、犀角散之类，详其虚实，选而用之。

《儒门事亲·论火热二门》

阳证自汗或盗汗者，但察其脉证有火，或夜热烦渴，或便热喜冷之类，皆阳盛阴虚也，宜当归六黄汤为第一，保阴煎亦妙。

《景岳全书·杂证谟·汗证》

阴虚盗汗，治当补阴以营内……如阴虚有火盗汗发热者，先贤有当归六黄汤、柏子仁丸。

《临证指南医案·汗》

血热盗汗，当归六黄汤为专药。虚人，多加参、芪，减芩、连。身热，加地骨皮。肝虚，加枣仁。肝实，加龙胆草。烦心，加竹叶、辰砂、麦冬。脾虚，去芩、连加白术、芍药。伤寒阳明少阳证盗汗，柴胡、葛根随证主治。温热三阳合病，目合则汗，白虎汤。

《张氏医通·杂门·汗》

治痰火证具，阴虚盗汗，脉细而数，或脉涩虚微者宜之，兼梦遗者亦宜。

当归身（一钱，益阴生血，止盗汗）　熟地黄（一钱，滋肾水，益真阴，止盗汗）　白芍药（煨一钱，补劳退热除烦，益气泻肝安脾，止盗汗）　白茯神（去木，一钱，治同前）　柏子仁（炒，一钱，研末，止心惊盗汗）　牡蛎粉（一钱，治同前）　黄柏（蜜炒，一钱，益肾止汗）　白术（土炒，一钱，治同前）　甘草（炙，五分，泻阴火，补脾止汗）　黄连（酒炒，五分，除心热，止盗汗）　麦门冬（去心，一钱，治心烦，止盗汗）　浮小麦（微炒，一撮。止盗汗）

上十二味，治阴虚盗汗之圣药，脉细数者，尤宜。若盗汗盛者，亦加麻黄根五分，龙骨五分。若盗汗微而本证甚者，但主以本证药兼此，如证增减，自捷影响。

《痰火点雪·自汗盗汗》

**按语**：阴津亏损，阳气偏亢，夜晚阳入阴分，蒸腾阴津外泄，导致眠中汗出，醒时汗止。古人认为，阴虚火旺所致盗汗多指肝肾阴虚，相火妄动，上燔肺金，肺气宣降功能失调。本病病位在肺、肝、肾，治宜滋阴降火，常选当归六黄汤，方中当归、熟地黄、生地黄滋养肝肾之阴，黄连、黄芩、黄柏清泻三焦火热。阳与阴争，汗出而表虚，则卫气亦随之而虚，故用黄芪充实卫表。亦可选用保阴煎、一阴煎、加减一阴煎、柏子仁丸等。

### 5. 补血养心

佛手散　治产后血虚劳倦盗汗，多困力少，咳嗽有痰。

当归　川芎　黄芪（各一两）　北柴胡　前胡（各一分）

上㕮咀。每服三钱。水一大盏。桃、柳枝各三寸，枣子、乌梅各一枚，生姜三片，煎至六分，去滓，温服，如有痰，去乌梅。

《妇人大全良方·产后虚羸方论》

全生活血汤　治产后冒闷发热，自汗盗汗，目眩眩，四肢无力，口干头晕，行步欹侧。

升麻　芍药（炒，各三钱）　当归　柴胡　防风　羌活　独活　葛根　甘草（炒，各一钱）　川芎　藁本（各一钱五分）　生地黄　熟地黄（各一钱）　细辛　蔓荆子（各五分）　红花（三分）

上锉，每服五钱，水煎，热服。

《济阴纲目·自汗》

**按语**：此证症见汗出伴面色无华、爪甲淡白等血虚表现。心主血，在液为汗，心血不足，心失所养，心不敛营，故汗出异常。故治疗上补益阴血以治其本，常用当归、川芎、芍药、干地黄养血和血，脾胃为营血化生之源，当兼顾健运脾胃。

### 6. 清热泻火

三阳合病，腹满身重，难以转侧，口不仁而面垢，谵语遗尿。发汗则谵语，下之则额上生汗，手足逆冷。若自汗出者，白虎汤主之。

《伤寒论·辨阳明病脉证并治》

火气上蒸胃中之湿，亦能作汗，凉膈散主之。

《丹溪心法·自汗》

其有心火不宁，烦躁出汗者，宜朱砂安神丸、天王补心丹、生脉散之类主之。又有本非阴虚，止因内火熏蒸，血热而多汗者，宜正气汤，或黄芩芍药汤、清化饮之类主之。

《景岳全书·杂证谟·汗证》

人有饮食之时，头项至面与颈脖之间大汗淋漓，每饭皆如此，然身又无恙，人以为阳气之旺也，谁知是胃气之盛乎。夫胃气即阳气也，胃旺则阳旺，而分为二者何故？不知阳旺者合三阳而言之；胃旺者，单举胃一经而言之也。胃本属土，无水谷之人，则胃气安静。即处饥饿之时，而其火暗起，亦不过在胸膈间，不能上至于头项。惟得水谷之气，填于阳明之经，则胃中之火，借水谷之气以助其势，遂化汗而上腾，越出于头面之上下也。此等之汗，明是胃火之盛，由于心包之火旺也。心包生土以生火，非助火以害土。胃得火生以出汗，不同于邪火之自焚也。故止出汗于上焦，而不亡阳于下焦耳。治法泻胃火之有余，不可损胃土之不足，使胃平而汗自止也。

《辨证录·汗症门》

今体中之湿有余，兼复嗜饮，酒性升热，遂致胃中之湿热熏蒸，迫液外泄，汗出过多，实不在自汗盗汗之例。如护卫其阳，固表益气，则湿不能泄。若敛摄其阴，壮水益肾，则湿滞不行，两者皆足以生他变也。治汗之法，惟祛其热不使熏蒸，兼引导其湿热下行，使熏蒸于胃者，从膀胱而渗泄，则不止其汗而汗自止矣。

《张聿青医案·汗》

手足汗。脾胃湿蒸，傍达于四肢，则手足多汗。热者，二陈汤加川连、白芍；冷者，理中汤加乌梅；弱者，十全大补去芎加五味子。

阴汗。阴间有汗，属下焦湿热，龙胆泻肝汤加风药一二味，风能胜湿也。或当归龙荟丸，及二妙散俱效。阴囊湿者，以炉甘石锻过扑之，密陀僧末亦佳。

酒客睡中多汗。此湿热外蒸也，二妙散加白术、防风、牡蛎。

《张氏医通·杂门·汗》

**按语：**邪热内蕴，或夹湿邪，熏灼阴津，而致汗出。病变脏腑涉及心、肺、脾胃、肝，此证实热征象多较明显，治疗时当清热泻火，兼有湿邪者当予渗湿，同时"汗血同源""津血同源"，治疗过程中要兼顾护阴血。

**7. 化痰祛瘀**

有痰证冷汗自出者，宜七气汤，或理气降痰汤，痰去则汗自止。

《证治准绳·杂病》

竟有用补气、固表、滋阴、降火，服之不效，而反加重者，不知血瘀亦令人自汗、盗汗，用血府逐瘀汤。

《医林改错·血府逐瘀汤所治之症目》

**按语：**"痰浊致汗"的理论由朱丹溪首次提出，他认为痰浊阻碍气机及水液运行而汗出异常，治疗上要重视理气化痰。王清任认为瘀血亦可致汗，提出以血府逐瘀汤治之。"久病多痰""怪病多瘀"，对于痰瘀之象明显或者多法无效者不妨采用化痰祛瘀之法。

**8. 外治法**

大病差后多虚汗，及眼中流汗方……又方，龙骨，牡蛎，麻黄根末杂粉以粉身，良。

《肘后备急方·治时气病起诸劳复方》

灸汗法：多汗寒热，灸玉枕五十壮，针入三分。多汗疟病，灸谚譆五十壮。盗汗，寒热恶寒，灸肺俞，随年壮，针入五分。又灸阴都各一百壮，针入八分补之，穴在夹胃脘相去三寸。多汗,四肢不举,少力,灸横纹五十壮,在夹脐相去七寸。又灸长平五十壮,在夹脐相去五寸,不针。

《千金翼方·针灸下》

又止汗粉方(朱规)

麻黄根　牡蛎粉　败扇灰　栝蒌(各三两)　白术(二两)　米粉(三升)

上为末,和粉搅匀,以绢袋盛用,粉身体,日三两度。忌桃李雀肉。仍灸大椎五六百炷,日灸二七五七任意,灸亦得,汗即渐止。

《奇效良方大全·卷四十四》

《延年》疗小儿盗汗方。

麻黄根　雷丸　牡蛎(各三两,熬)　甘草(二两,炙)　干姜(一两)　粱米(一升)

上六味捣粉,以粉身,汗即止。

《外台秘要·小儿头汗及盗汗方三首》

止汗温粉

用川芎、白芷、藁本为末,各一分,入米粉三分,绵裹,扑体上。

《三因极一病证方·自汗证治》

**按语**:汗证外治法主要是将诸药制成散剂搽身,其一,取其粉末燥湿之效;其二,组成药物多为收涩敛汗之品;其三,外用可使药物直达汗府病所。

## 【名方临用】

### 桂枝汤

**1. 文献出处**

病常自汗出者,此为荣气和,荣气和者,外不谐,以卫气不共荣气谐和故尔。以荣行脉中,卫行脉外,复发其汗,荣卫和则愈。宜桂枝汤。

桂枝(三两,去皮)　芍药(三两)　甘草(二两)　炙生姜(三两,切)　大枣(十二枚,擘)

上五味,㕮咀三味,以水七升,微火煮取三升,去滓,适寒温服一升。服已,须臾啜热稀粥一升余,以助药力。温覆令一时许,遍身漐漐微似有汗者益佳,不可令如水流漓,病必不除。若一服汗出病差,停后服,不必尽剂;若不汗,更服依前法;又不汗,后服小促其间,半日许令三服尽;若病重者,一日一夜服,周时观之。服一剂尽,病证犹在者,更作服;若汗不出,乃服至二三剂,禁生冷、粘滑、肉面、五辛、酒酪、臭恶等物。

《伤寒论·辨太阳病脉证并治》

**2. 方解**

柯琴《伤寒论附翼》盛赞桂枝汤为"仲景群方之魁,乃滋阴和阳,调和营卫,解肌发汗之总方也"。本方证属表虚腠理不固,营阴外泄而为自汗,治宜调和营卫。方中桂枝辛温,辛能散邪,温从阳而扶卫,故为君药。芍药酸寒,酸能敛汗,寒走阴而益营。桂枝、芍药相合,一治卫强,一治营弱,合则调和营卫,是相须为用。炙生姜之辛,佐桂枝以解肌表;大枣之甘,佐芍药以和营里。炙生姜、大枣相合,可升腾脾胃生发之气而调和营卫,并为佐药。甘草甘平,有安内攘外之功,用以调和中气,即以调和表里,调和诸药。

**3. 临床应用**

现代药理学研究表明，桂枝汤具有解热、镇静、镇痛、抗炎、抗过敏、改善心血管功能、促进巨噬细胞吞噬等作用。本方不仅适用于外感风寒表虚证，对病后、产后、体弱而致营卫不和，时发热自汗出，兼有微恶风寒者，素体阳虚、阳气不振者，以及妊娠恶阻、产后中风者均可视情况使用。

## 玉屏风散

**1. 文献出处**

玉屏风散　治自汗。

防风　黄芪(各一两)　白术(二两)

上剉，每服三钱，水一钟半，煎至七分温服。

《丹溪心法·自汗》

**2. 方解**

玉屏风散的出处有争议，一说认为出自危亦林的《世医得效方》，一说认为出自朱丹溪的《丹溪心法》。本方有益气固表止汗之功，主治表虚自汗证，症见汗出恶风，面色㿠白，舌淡苔薄白，脉浮虚，亦治虚人腠理不固，易感风邪。方中黄芪甘温，内可补脾肺之气，外可固表止汗，为君药；白术健脾益气，助黄芪以加强益气固表之功，为臣药；佐以防风走表而散风邪，合黄芪、白术以益气祛邪。且黄芪得防风，固表而不致留邪；防风得黄芪，祛邪而不伤正，有补中寓疏，散中寓补之意。

**3. 临床应用**

现代药理学研究表明，本方有增强机体免疫功能和抗变态反应等作用，不仅适用于体虚之人异常汗出，还可用于防治反复呼吸道感染、哮喘、过敏性鼻炎、慢性荨麻疹、多发性疖肿、原发性血小板减少性紫癜、周围性面瘫、复发性口腔溃疡、慢性胃炎、胃下垂、习惯性便秘、慢性结肠炎等。

## 【医案医话】

东垣治一人，二月天气，阴雨寒湿，又因饮食失节，劳役所伤，病解之后，汗出不止，沾濡数日，恶寒，重添厚衣，心胸间时烦热，头目昏愦，上壅，食少减。此胃中阴火炽盛与天雨之湿气相合，湿热太甚，则汗出不休，兼见风化也。以助东方甲乙之风药以去其湿，甘寒以泻其热。生芩、酒芩、人参、炙草、羌、独、藁、防、细辛、川芎、蔓荆子各三分，黄芪、生甘草、升、柴各五分，薄荷一分。煎服即愈。

《古今医案按·汗》

**按语**：患者外感寒湿，又内伤饮食，郁久化热，湿热内蒸而汗出不止。故用诸般风药以去其湿，甘寒以泻其热，再加参、芪健其脾胃以助运化湿浊。

一人自汗足冷，不能行动，尺脉沉大。此脾气下陷也，故肺失养而汗出，足乃脾、肾经地，脾阳不舒，肾气亦郁，所以冷也。以起脾养肺为本，温肾为标，用参、芪、山药，补脾阴固表扶肺，稍加肉桂温之而愈。

《慎斋遗书·汗》

**按语：**自汗而足冷不能行动，应属下焦虚寒，尺脉当沉细，而脉何反沉大，并非是单纯肾阳亏虚而自汗，而是由于脾气下陷、肾气下郁所致，治当以健脾升陷为主，只稍加肉桂温之，则肾气自可上达而汗止。

## 【食治备要】

### 鲤鱼汤

主妇人体虚，流汗不止，或眠中盗汗。

鲤鱼（二斤） 葱白（切，一升） 豉（一升） 干姜桂心（一两）

上五味，先以水一斗煮鱼取六升，去鱼内诸药，微火煮取二升，分再服，取微汗即愈。

《千金翼方·盗汗》

### 燕窝

性能补气，凡脾肺虚弱，及一切虚在气分者宜之，又能固表，表虚漏汗畏风者宜之，服之最佳。每枚可重在一两以上，色白如银，琼州人呼为崖燕，力尤大。一种色红者，名血燕，能治血痢，兼补血分。

《饮食辨录·鸟兽类》

**按语：**鲤鱼汤和燕窝均适用于中气亏虚、肺卫不固所致的汗出异常，但鲤鱼汤加葱白、干姜、桂心，温阳之力较强，更适于气阳皆弱者。

## 【养生保健】

故饮食饱甚，汗出于胃。惊而夺精，汗出于心。持重远行，汗出于肾。疾走恐惧，汗出于肝。摇体劳苦，汗出于脾。故春夏秋冬，四时阴阳，生病起于过用，此为常也。

《素问·经脉别论》

**按语：**"阳加于阴谓之汗"，汗液外泄失常与人体阴阳失衡密切相关。老年人阴阳俱虚，五脏皆衰，更容易由于饮食起居、情志而发生阴阳消长变化，故在日常生活中应更加注意通过调摄情志、饮食、起居，防止过劳过逸等来恢复阴阳平和、津液藏泄有度的状态。

# 老年消渴

消渴是以多饮、多食、多尿、形体消瘦，或尿有甜味为主要表现的病证。老年人消渴发病率较高，并发症较多。本病多由禀赋不足、饮食失节、情志失调或劳欲过度等所致。根据消渴临床表现特点，现在通常将其与西医学中的糖尿病相对应。

《素问·奇病论》首先记载了病名，《内经》认为五脏虚弱、过食肥甘、情志失调是引起消渴的重要病因，内热是消渴的主要病机，临床分为消瘅、消渴、风消、膈消和肺消。东汉张仲景《金匮要略》立专篇论述，认为胃热、肾虚是消渴的主要病因病机，创白虎加人参汤、肾气丸。隋代巢元方《诸病源候论》将消渴分为八种证候类型（分别为消渴候、渴病候、内消候、强中候、渴利候、渴利后发疮候、渴利后损候、大渴后虚乏候）并详加阐述分析，明确指出消渴容易引发痈疽和水肿等并发症，指出导引和散步是治疗消渴的重要有效手段，初步认识到运动疗法在消渴治疗中具有不可或缺的作用。唐代孙思邈《备急千金要方》强调生活调摄对消渴的治疗意义，首次提出消渴应节制饮食，"劳欲者，虽不服药而自可无他"。唐代王焘《外台秘要》首次记载了消渴病有小便甜之特点，并将本病按病位不同分为消渴、消中、肾消，即现代所谓上消、中消、下消，是消渴病三消分类之起源，该书同时论述"焦枯消瘦"是消渴的临床特点。宋金元时期，各医家对消渴的病因病机进行了更为广泛的补充与讨论，提出了心火旺盛、脾胃虚衰、元气不足、肺气不摄、津血亏虚等病机观点及甘寒泻火、甘温益气、补益肺气、养阴生津、降火生血等治法。刘元素《黄帝素问宣明论方》指出消渴"可变为雀目或内障"。张从正《儒门事亲》言消渴"多变为聋盲、疮癣、痤痱之类""或蒸热虚汗，肺痿劳嗽"。朱丹溪《丹溪心法》指出消渴治疗应以"养肺、降火、生血为主"。明清时期，戴思恭《秘传证治要诀及类方》明确提出了消渴的上消、中消、下消分类。王肯堂《证治准绳》对三消的临床分类做了规范："渴而多饮为上消（经谓膈消），消谷善饥为中消（经谓消中），渴而便数有膏为下消（经谓肾消）。"清代唐宗海《血证论》提出"瘀血发渴"的观点，倡导活血化瘀法治疗消渴，进一步发展和完善消渴的辨治。

## 【病名钩玄】

二阳结谓之消。

《素问·阴阳别论》

帝曰：有病口甘者，病名为何？何以得之？岐伯曰：此五气之溢也，名曰脾瘅。夫五味入口，藏于胃，脾为之行其精气，津液在脾，故令人口甘也，此肥美之所发也，此人必数食甘美而多肥也，肥者令人内热，甘者令人中满，故其气上溢，转为消渴。治之以兰，除陈气也。

《素问·奇病论》

夫消渴者,渴不止,小便多是也。

渴利者,随饮小便故也。

内消病者,不渴而小便多是也。

《诸病源候论·消渴病诸候》

夫消渴者,日夜饮水百盏,尚恐不足,若饮酒则愈渴,三焦之疾。自风毒气酒色所伤于上焦,久则其病变为小便频数,其色如浓油,上有浮膜,味甘甜如蜜,淹浸之久,诸虫聚食,是恶候也,此名消渴。中焦得此病,谓之脾消,吃食倍常,往往加三两倍,只好饮冷,入口甚美,早夜小便频数,腰膝无力,小便如泔,日渐瘦弱,此名消中也。下焦得此病,谓之肾消,肾宫日耗,饮水不多,吃食渐少,腰脚细瘦,遗沥散尽,手足久如竹形,其疾已牢矣。

《卫生家宝·消渴》

消渴轻也,消中甚焉,消肾又甚焉,若强中则其毙可立待也。虽然真水不充,日从事于杯勺之水,其间小便或油腻,或赤黄,或泔白,或渴而且利,或渴而不利,或不渴而利,但所食之物,皆从小便出焉。

《仁斋直指方论·治渴有法》

消渴之疾皆起于肾。盛壮之时,不自保养,快情纵欲,饮酒无度,喜食脯炙醢酱,或服丹石,遂使肾水枯竭,心火燔炽,三焦猛烈,五脏干燥,由是渴利生焉。

《严氏济生方·消渴门·消渴论治》

消瘅者,众消之总名。

《儒门事亲·三消之说当从火断》

上消者,肺也,多饮水而少食,大小便如常;中消者,胃也,多饮水而小便赤黄;下消者,肾也,小便浊淋如膏之状,面黑而瘦。

《丹溪心法·消渴》

三消,小便去多。上消消心,心火炎上,大渴而小便多。中消消脾,脾气热燥,饮食倍常,皆消为小便。下消消肾,肾衰不能摄水,故小便虽多而渴。

《秘传证治要诀及类方·大小腑门·三消》

消渴,无水也。

《医方考·消渴门》

上消者,经谓之膈消。膈消者,渴而多饮是也。中消者,经谓之消中,消中者,渴而饮食俱多,或不渴而独饮是也。下消者,经谓之肾消。肾消者,饮一溲二,其溲如膏油,即膈消、消中之传变。

《医学纲目·脾胃门·消瘅门》

凡阴阳血气之属日见消败者,皆谓之消。

《景岳全书·杂证谟·三消干渴》

**按语:**消渴又称"消瘅",消,指消耗津液,亦指形体消瘦;瘅,指内热火盛。消渴是一种由于内热炽盛,消灼津液而表现为多饮、多食但形体消瘦、乏力的疾病,《外台秘要》首次记载其还有尿甜这一表现。根据三消症状偏重程度的不同,消渴分为上消、下消和中消,其中上消以肺燥为主,多饮症状突出;中消以胃热为主,多食症状突出;下消以肾虚为主，多尿症状突出。随着病情发展，患者可出现疮痈疔疖、肺痨、胸痹心痛、眩晕、中风、雀目、内障、水肿等多种并发症。结合消渴一病的临床表现特点，现多认为其相当于西医学的糖尿病。

## 【病因病机】

### 1. 肾虚论

渴利者，随饮小便故也。由少时服乳石，石热盛时，房室过度，致令肾气虚耗，下焦生热。热则肾燥，燥则渴。然肾虚又不得传制水液，故随饮小便。以其病变，多发痈疽。

《诸病源候论·消渴病诸候》

消渴者，原其发动，此则肾虚所致。

《外台秘要·近效祠部李郎中消渴方一首》

房室过度，肾气虚耗故也，下焦生热，热则肾燥，肾燥则渴。

《外台秘要·渴利虚经脉涩成痈脓方一十一首》

论曰：消渴之疾，皆起于肾，盛壮之时，不自保养，快情纵欲，饮酒无度，喜食脯炙醯醢，或服丹石，遂使肾水枯竭，心火燔炽，三焦猛烈，五脏干燥，由是消渴生焉。

《严氏济生方·消渴门·消渴论治》

三消者何？口干不休，曰消渴，多食善消，曰消中；小便频数，曰消肾。乃心、脾与肾三经之火症也，而心、脾二经之热，又皆由于肾虚。盖肾之所主者水也，真水不竭，自足以滋养乎脾，而上交于心，何至有干枯消渴之病乎。惟肾水一虚，则无以制余火，火旺不能扑灭，煎熬脏腑，火因水竭而益烈，水因火烈而益干，阳盛阴衰，构成此症，而三消之患始剧矣，其根源非本于肾耶。

《丹台玉案·三消门》

**按语：** 肾虚尤其是肾阴虚损在消渴的发生中有着重要意义，消渴病机总属阴津亏耗、燥热内盛，因肾为先天之本，寓元阴元阳，肾阴亏损，虚火内生，上灼心肺则烦渴多饮，中灼脾胃则胃热消谷，阴阳互根，肾阴亏虚日久可损及阳气，阳气亏虚则失固摄，开合失常而水谷精微直趋下泄，尿多而甘。

### 2. 脾胃论

夫五味入于口，藏于胃，脾为之行其精气，津液在脾，故令人口甘，此肥美之所发也，此人必数食甘美而多肥也，肥者令人内热，甘者令人中满，故其气上溢，转为消渴。

《素问·奇病论》

凡积久饮酒，未有不成消渴。

《备急千金要方·消渴淋闭尿血水肿》

胃中元气盛，则能食而不伤，过时而不饥。脾胃俱旺，则能食而肥，脾胃俱虚，则不能食而瘦，或少食而肥，虽肥而四肢不举，盖脾实而邪气盛也。又有善食而瘦者，胃伏火邪于气分，则能食，脾虚则肌肉削，即食亦也。

《脾胃论·脾胃胜衰论》

久嗜咸物,恣食炙煿,饮食过度,亦有年少服金石丸散,积久食郁结,下焦虚热,血气不能制实热,燥甚于肾,故渴而不饮。

《金匮钩玄·卷下》

瘅成为消中,胃中热则消谷善饥。东垣曰:消渴中消,自古只治燥止渴,误矣,殊不知《内经》云:三阳结,谓之消。三阳者,足太阳也。又手阳明大肠主津液,所生病,热则目黄、口干,是津液不足也。足阳明主血,所生病,热则消谷善饥,血中伏火,是血不足也。结者津液不足,结而不润,皆燥热为病也。

《赤水玄珠·消瘅门》

**按语:** 脾胃同居中焦,胃主受纳腐熟水谷,脾主运化,能够帮助胃行其津液,使津液布达于脏腑官窍,濡养周身。饮食不节,嗜食肥甘厚味、醇酒炙煿,损伤脾胃,内生湿热,阳明火盛消谷则多食善饥,脾阴不足则难以为胃行其津液,津液不能上呈,口舌干渴多饮,精微不能敷布周身濡养肌肉,机体失养则见日渐消瘦,直趋于下行而见尿多且味甘。

### 3. 禀赋论

五脏皆柔弱者,善病消瘅。

《灵枢·五变》

心脆则善病消瘅热中……肺脆则苦病消瘅易伤……肝脆则善病消瘅易伤……脾脆则善病消瘅易伤……肾脆则苦病消瘅易伤。

《灵枢·本脏》

**按语:** 消渴常常有家族聚集发病的表现,应与先天禀赋密切相关。先天之精禀受于父母而藏于肾中并由后天之精不断充养,五脏之精皆来源于先天肾精。禀赋不足,则五脏虚弱,精气衰少,易受外感内伤之邪而发病,历代医家普遍认同消渴主要病机在于阴津亏损,燥热偏盛。阴虚体质最易罹患此病。现代研究亦表明,遗传因素为消渴病发的重要因素之一,佐证了禀赋因素在消渴发病中的重要作用。

### 4. 情志论

其心刚,刚则多怒,怒则气上逆,胸中蓄积,血气逆留,臗皮充肌,血脉不行,转而为热,热则消肌肤,故为消瘅。

《灵枢·五变》

消症生于厥阴,风木主气,盖以厥阴下木而上火,风火相煽,故生消渴诸症。

《医学真传·三消症起于何因》

心境愁郁,内火自燃,乃消症大病。

《临证指南医案·三消》

消渴之病,则独责肝木,而不责肺金。

《素灵微蕴·消渴解》

**按语:** 情志因素可导致五脏失调、气血津液运行失常,其中尤以肝郁气滞为先,气滞日久则郁而化火,内生燥热,消灼阴津。肝火上炎可刑金灼肺,横逆脾胃,同时,肝阴耗伤,子盗母气,导致肾阴受损。消渴之病常发于阴虚之人,而阴虚之人多性情较急躁。故消渴发病亦与情志密切关联。此外,消渴之病往往久病迁延,病者多情志抑郁,气滞日久,化火伤阴,血行瘀滞,可变生他症。

## 【诊法析要】

心脉……微小为消瘅,滑甚为善渴。

肺脉……微小为消瘅。

肝脉……小甚为多饮,微小为消瘅。

脾脉……微小为消瘅。

肾脉……微小为消瘅。

《灵枢·邪气脏腑病形》

实脉,病久可治;脉弦小,病久不可治。当分三消而治之。

《古今医鉴·消渴》

寸口脉浮而迟,浮即为虚,迟即为劳,虚则胃气不足,劳则荣气竭。趺阳脉浮而数,浮即为气,数即消谷而大坚(一作紧),气盛则溲数,溲数即坚,坚数相搏,即为消渴。

《金匮要略·消渴小便不利淋病脉证治》

消渴,脉数大者,生。细小浮短者,死。

消渴,脉沉小者,生。实坚大者,死。

《脉经·平消渴小便利淋脉证》

脉数大者生,细小浮者死,又沉小者生,实牢大者死。

《诸病源候论·消渴病诸候》

三消之脉,浮大者生,细小微涩,形脱可惊。

《濒湖脉学·删补四言举要》

消渴脉数大者活,虚小病深厄难脱。

《寿世保元·消渴》

消证,脉显实大,为证脉相符,虽久可治。若见悬小而坚,不但脉不应病,且真脏发露,其可疗乎。设消证脉小,而不至于虚悬坚劲,又当从仲景肾气丸正治矣。然历诊消瘅之脉,无有不带数象者,但须察浮数沉数,在左在右,尺甚寸甚,及有余不足,兼见何脉而为审治。又须详南北风土之强弱,病人禀气之厚薄,合脉象而推之,庶几无虚虚之误矣。

三消燥热太过之候,脉宜实大洪滑,为可治;若涩而且微,真阴已竭,多不可救。

《张氏医通·杂门·消瘅》

三消便硬若能食,脉大实强尚可医,不食舌白传肿泻,热多舌紫发痈疽。

《医宗金鉴·消渴生死》

心脉多浮,肾脉多弱。经云:阴不足,阳有余,则为热中。又云:脉软散当消渴,气实血虚也。又云:脉数大者生,沉小者死,实而坚大者生,细而浮短者死。

《古今医鉴·消渴》

脉实疾可治,弦小难痊。洪数阳盛,濡散血虚。

《简明医彀·三消》

两寸脉滑者,为上消;两关洪数者,为中消,两尺浮大,为下消;濡散,为气实血虚;洪大,为阳盛阴虚。脉沉小有力者可治,实大浮涩者皆难治。

《脉证治方·燥门·消渴》

**按语:** 消渴病机总属阴虚为本,燥热为标,初期以燥热为主,后期以阴虚为主,甚者阴损及阳,导致阳气衰败。通过脉象可反映正邪盛衰,判断疾病所处阶段和预后转归。一般而言,脉浮大而数实者,说明燥热内盛,正气尚未过度亏虚;脉沉细小微弱涩者,表明真阴耗伤,胃气重伤,瘀血内结,正气已大伤,预后不佳。同时还应结合脉象有神无神、有胃无胃、有根无根来综合判断,方能明辨真假得失。

## 【辨证论治】

### 1. 上消论治

法曰:燥上而渴,用辛甘润肺。故可用蜜煎生姜汤,大器顿之,时时呷之。法云:心肺之病,莫厌频而少饮。《内经》云:补上治上,宜以缓。又曰:辛以润之,开腠理,致津液通,则肺气下流,故气下火降而燥衰矣。其渴乃止。

《素问病机气宜保命集·消渴论》

肺消,热在上焦,可用凉药,如黄连等皆可用,此疾多出于饮酒人,冬月盛寒,多以葱椒鸠鸽煮酒,或加食热面,遂得此疾,故可用凉药解之。

《活法秘方·消渴》

上消者,肺火,饮水多而食少也。黄芩汤治上焦渴证。

《万病回春·消渴》

上消者,上焦受病,又谓之膈消病也,多饮水而少食,大便如常,或小便清利,知其燥在上焦也,治宜流湿润燥。

上消者,舌上赤裂,大渴引饮,逆调论云,心移热于肺,传为膈消者是也,以白虎汤加人参治之。

《医贯·先天要论·消渴论》

治上焦者,宜润其肺,兼清其胃,二冬汤主之。

《医学心悟·三消》

上消善渴,中消善饥。虽曰上消属肺,中消属胃,然总之火在中上二焦者,亦无非胃火上炎而然,但当微为分别以治之。若二焦果由实火,则皆宜白虎汤主之。若渴多饥少,病多在肺者,宜人参白虎汤主之。若水亏于下,火炎于上,有不得不清者,宜玉女煎,或加减一阴煎之类主之。一云:上焦渴,是心火刑金所致,宜降火清金,以兰香叶、白葵花、黄柏、知母,少加升麻,以引清气上升,而渴自止,此说亦可酌用。

《景岳全书·杂证谟·三消干渴》

**按语:** "渴而多饮为上消",上消以治肺为主,兼顾胃肾。肺位居上焦,为水之上源,肺为娇脏,肺受燥热所伤,治节失职,肺不化津,口干舌燥而多饮,治以降火生津之法,选方如消渴方、白虎加人参汤、黄芩汤等，同时还可以适当运用生姜、陈皮等品辛散温通，"辛以润之"，使津液流通，精微布散，消渴自止。

## 2. 中消论治

中焦渴，饮食入胃，传送太急，不生津液，食已则饥，胃中有热，宜用黄芩、石膏。

《古今医统大全·消渴门》

中消火证，以善饥而瘦，古法直以调胃承气汤及三黄丸之类主之。然既以善饥，其无停积可知，既无停积，则止宜清火，岂堪攻击，非有干结不通等证而用此二剂，恐非所宜。若其果属胃火，别无虚证，则三补丸、玉泉散、白虎汤及抽薪饮之类，皆可择而用也。

《景岳全书·杂证谟·三消干渴》

中消者，善食而瘦，自汗，大便硬，小便数，叔和云：口干饮水，多食饥，虚瘅成消中者是也，以调胃承气汤治之。

《医贯·先天要论·消渴论》

如热蓄中焦，脾虚受寒，伏热郁胃，消谷善饥，其症饮食倍常，不生肌肉，渴不甚烦，但欲饮冷，小便数而频。此热在中焦，谓之中消。本方加石膏、知母、滑石、寒水石等，以降胃火。

《医学原理·三消门》

中消初发，调胃承气汤，久则参苓白术散。

《医林绳墨·消渴》

中消者，善食而溲，此方主之。经曰：瘅成为消中。瘅者，热也。消中者，善食而溲也。大黄苦寒，可以攻热。芒硝咸寒，可以润燥。甘草甘平，可以调中。

《医方考·消渴门》

盖食多不饱，饮多不止渴，脾阴不足也。专补脾阴之不足，用参苓白术散。

《周慎斋遗书·渴》

消渴门中，生津甘露汤，一名清凉饮子。东垣治心火亢甚，乘于脾胃，亦是至而不至乃为不及者之方也。升麻、柴胡、羌活、防风气芳，石膏性沉，虽云消渴禁芳草石药，其气剽悍，恐助燥热，然欲走达经气，非芳香不能。故脾胃不及，须少用升麻，使阳气从脾胃中右迁于左，以行阳道，得春生万化之机。更用柴胡，使诸经左迁，生发阴阳之气，黄芪、杏仁理肺气，佐石膏、知母、黄芩清手阳明气分之热以生津。生地、当归、桃仁、红花破血结，佐龙胆、黄柏、防己清足阳明血分之热以生液。津液既生，燥热亦解，又何患二阳复结也。一方用黄连退心火，以消舌上赤脉。一方用兰草，《经》言：治之以兰，除陈气也。

《绛雪园古方选注·生津甘露汤》

消肌，脾火动而消中，中消于脾，移热于胃，喜多食，食无足时，小便色黄，名曰中消。宜用石膏、知母、甘草、人参，倍加石膏，外加粳米，次宜生津养脾。

《幼科铁镜·三消》

有脾不能为胃行其津液，肺不能通调水道而为消渴者，人但知以凉润之药治渴，不知脾喜燥而肺恶寒……以燥脾之药治之，水液上升，即不渴矣。故以凉润治渴人皆知之；以燥热治渴，人所不知也。

《侣山堂类辩·消渴论》

**按语：**"消谷善饥为中消"，中消病在脾胃，与肺肾相关。中消以胃火炽盛为主，治以清胃泻火生津，用石膏、知母、黄芩、黄连等清胃火，合用麦冬、石斛、天花粉等养胃阴之品。临证之中仍需注意病久脾胃受损，中焦虚弱，亦会导致脾不能为胃行津液，津液输布不及，需补气健脾养阴，方如七味白术散、参苓白术散等。

### 3. 下消论治

治消之法，最先当辨虚实。若查其脉证，果为实火致耗津液者，但去其火则津液自生，而消渴自止。若由真水不足，则悉属阴虚，无论上中下，急宜治肾，必使阴气渐充，精血渐复，则病必自愈。

下消证，小便淋浊，如膏如油，或加烦躁耳焦，此肾水亏竭之证，古法用六味地黄丸之类主之，固其宜矣。然以余观之，则亦当辨其寒热滑涩，分而治之，庶乎尽善。若淋浊如膏，兼热病而有火者，宜补而兼清，以加减一阴煎，或补阴丸、大补阴丸，或六味地黄丸加黄柏、知母之类主之。若下消而兼涩者，宜补宜利，以六味地黄丸之类主之。若下焦淋浊而全无火者，乃气不摄精而然，但宜壮水养气，以左归饮、大补元煎之类主之。若火衰不能化气，气虚不能化液者，犹当以右归饮、右归丸、八味地黄丸之类主之。若下焦无火而兼滑者，当以固肾补阴为主，宜秘元煎、固阴煎及苓术菟丝丸之类主之。

《景岳全书·杂证谟·三消干渴》

消渴病者，下泄为小便，皆精气不实于内，则小便数，瘦弱也。又肺为五脏华盖，若下有暖气蒸则气润，若下冷极，则阳气不能升，故肺干则渴。……譬如釜中有水，以火暖之，又以板覆之，则暖气上腾，故板能润也，若无火力，水气则不能上升，此板则终不得润也。火力者，则是腰肾强盛也，常须暖补肾气，饮食得火力，则润上而易消，亦免干渴也。故仲景云：宜服肾气八味圆。

《普济本事方·诸嗽虚汗消渴》

其疾本起于肾水枯竭，不能上润，是以心火上炎，不能既济，煎熬而生渴。今服八味丸，降其心火，生其肾水，则渴自止矣。复疏其药性云：内真北五味子最为得力，此一味独能生肾水，平补降心气，大有功效。

《外科精要·论疽疾向安忽然发渴第四十八》

消渴之症，虽分上中下，而肾虚以致渴，则无不同也。故治消渴之法，以治肾为主，不必问其上中下之消也。

《石室秘录·内伤门》

故治消之法，无分上中下，先治肾为急，惟六味、八味及加减八味丸，随证而服，降其心火，滋其肾水，则渴自止矣，白虎与承气，皆非所治也。

《医论医话医论·消渴论》

盖肺藏气，肺无病则气能管摄津液，而津液之精微者，收养筋骨血脉，余者为溲，肺病则津液无气管摄，而精微者亦随溲下，故饮一溲二而溲如膏油也。筋骨血脉无津液以养之，故其病成，渐形瘦焦干也。然肺病本于肾虚，肾虚则心寡于畏，妄行凌肺而移寒与之，然后肺病消。故仲景治渴而小便反多，用肾气丸补肾救肺，后人因名之肾消及下消也。

《医学纲目·脾胃门·消瘅门》

有一等病渴，惟欲饮冷。但饮水不过二三口，即厌弃。少顷复渴，其饮水亦如前，第不若消渴者之饮水无厌也。此证乃是中气虚寒，寒水泛上，逼其浮游之火于咽喉口舌之间，故上焦一段，欲得水救；若到中焦，以水见水，正其所恶也。治法，如面红而烦躁者，煎理中汤吞八味丸，二三服而愈。若用他药，必不能济。

盖因命门火衰，不能蒸腐水谷，水谷之气，不能熏蒸上润乎肺，如釜底无薪则锅盖干燥，故渴，至于肺亦无所禀，不能四布水津，并行五经，其所饮之水，未经火化，直入膀胱，正谓饮一升溺一升，饮一斗溺一斗，试尝其味，甘而不咸可知矣。故用附子、肉桂之辛热，壮其少火，灶底加薪，枯笼蒸溽，稿禾得雨，生意维新。

人之水火得其平，气血得其养，何消之有？其间摄养失宜，水火偏胜，津液枯槁，以致龙雷之火上炎，熬煎既久，肠胃合消，五脏干燥……故治消之法，无分上中下，先治肾为急，惟六味、八味及加减八味丸随证而服，降其心火，滋其肾水，则渴自止矣。

《医贯·先天要论·消渴论》

一论下消者，烦渴引饮，小便如膏，六味地黄丸主之。先有消渴善饮，而后小便如膏者，名曰下消，惧其燥热渐深，将无水矣，故用此方以救肾水。地黄、茱萸，质润味厚，为阴中之阴，故可以滋少阴之肾水，丹皮、泽泻取其咸寒，能制阳光。山药、茯苓，取其甘淡，能疗消渴。

《寿世保元·补益》

或曰：肾主五液，则生之者肾也；上焦如雾，中焦如沤，下焦如渎，则发之者三焦也。而不知越人所谓肾间动气者是，乃五脏六腑之本，十二经脉之根，呼吸之门，三焦之原，一名守邪之神，是气之动，则上而蒸津液，肺得之而不渴，胃得之而不饥，膀胱得之而气化。惟真火衰而真水竭，则不能上输于肺，而肺反欲借救于水矣；不能中养于胃，而胃反欲借助于食矣；不能下调膀胱，而膀胱反欲扰动于精府矣。于是引饮无度，多食肌虚，小便如膏，皆水火之不能相济，乃至此将至自焚而死矣。故治之者，急宜壮水之主，以镇阳光，兼进生脉散，滋其化源，此大法也。

《古今医彻·杂症·消症》

大渴之症自是热症，如何有虚实之分？不知肾水大耗，肾火沸腾，变为消渴之病，非虚而何？往往有饮水一斗，而反溺二斗者，此水不知从何而来，往往使人不可测度，虽消症有上中下之分，而渴症则一也。一者何？肾水之虚以致肾火之旺也。故治消渴之症，无论上中下，俱以补肾为先。

《辨症玉函·大渴》

**按语：**“渴而便数有膏为下消”，下消论治以补肾为主，兼顾肺胃。大多医家认为，消渴发病以肾虚为本，肾脏虚损，封藏失职，阴精亏耗，虚火不潜，内热燥盛，导致消渴发生。因此治疗中需补肾益精，滋阴潜火，以肾气丸、六味地黄丸、大补阴丸等为主，同时需注意病久阴损及阳，可致肾之阳气亦损，此时不可拘泥于清火养阴，当予温肾益气，防止变生真阳虚脱之证。

### 消渴方

**1. 文献出处**

消渴,养肺、降火、生血为主,分上中下治。三消皆禁用半夏;血虚亦忌用;口干咽痛,肠燥大便难者,亦不宜用;汗多者不可用。不已,必用姜盐制。消渴,若泄泻,用白术、白芍药炒为末,调服后,却服前药(即诸汁膏)。内伤病退后,燥渴不解,此热在肺经,可用参、芩、甘草少许,生姜汁调,冷服。或以茶匙挑姜汁与之。虚者可用人参汤。天花粉,消渴神药也。上消者,肺也,多饮水而少食,大小便如常;中消者,胃也,多饮水而小便赤黄;下消者,肾也,小便浊淋如膏之状,面黑而瘦。入方:

黄连末　天花粉末　人乳汁(又云牛乳)　藕汁　生苄汁

上后二味汁为膏,入前三味拌和,佐以姜汁和蜜为膏。徐徐留舌上,以白汤少许送下。能食者,加软石膏、瓜蒌根。

《丹溪心法·消渴》

**2. 方解**

消渴方出自朱丹溪的《丹溪心法》,原方由黄连末、天花粉末、牛乳、藕汁、生地黄汁组成,《古今医统大全》又称之为"四汁膏"。火热之邪熏灼于上,煎灼阴津而口干且饮水不止,邪热上扰心神,心火散漫不能收敛,见烦躁,小便数少,舌赤唇红,方以天花粉末为君,合黄连末、生地黄汁、牛乳、藕汁可达清内热、滋阴生津润燥之效。

**3. 临床应用**

消渴方主要用于治疗消渴之上消,若胃火盛而能食易饥者,加生石膏、黄芩;小便频数,加五味子、知母、黄柏、玄参。《仁术便览》指出阴虚津伤较重者,加天冬、麦冬、石斛;盗汗者,加地骨皮、胡黄连、牡蛎、浮小麦;咳血、吐血者,加侧柏叶、白及;若以烦渴引饮为主,多食易饥不甚者,可去黄连加瓜蒌。此外,该方还用于热病后期、小儿多饮、多尿症、干燥综合征、感染性疾病恢复期等属津血受损者。

### 玉女煎

**1. 文献出处**

治水亏火盛,六脉浮洪滑大,少阴不足,阳明有余,烦热干渴,头痛牙疼,失血等证,如神、如神。若大便溏泄者,乃非所宜。

生石膏(三五钱)　熟地(三五钱或一两)　麦冬(二钱)　知母　牛膝(各钱半)

水一盅半,煎七分,温服或冷服。

如火之盛极者,加栀子、地骨皮之属亦可;如多汗多渴者,加北五味十四粒;如小水不利,或火不能降者,加泽泻一钱五分,或茯苓亦可;如金水俱亏,因精损气者,加人参二三钱尤妙。

《景岳全书·新方八阵》

**2. 方解**

玉女煎为张景岳治疗胃火炽盛之消渴的常用方,由生石膏、熟地黄、麦冬、知母、牛膝组成。方中生石膏清胃火之有余,清热止烦渴,熟地黄滋肾水之不足,壮水以制火,两药合用，清火壮水共为君药；知母苦寒质润，助石膏泻火清胃，麦冬滋养胃阴，协助熟地黄滋肾，有清补并行之功，共为臣药；更用牛膝导热下行，以降上炎之火，而止溢血，配熟地黄尤滋肾水，而为佐使药。诸药合用，共奏清胃滋阴之效。总体来看，本方能清能补，标本兼顾，使胃热得清，肾水得补。消渴发生乃各种病因使津液亏虚或火热津伤所致，玉女煎既清胃火，又滋肾阴，使水因火去而渐复，火因水盛而渐消，即"壮水之主，以制阳光"之意，水火既济相衡，则消渴可治。

### 3. 临床应用

玉女煎具有清胃滋阴的作用，除治疗消渴，消谷善饥外，亦主治胃火熏灼、肾水不足之牙痛、齿衄。

李稚龄阳亢阴亏，一水不能胜五火之气，燔灼而成三消，上渴，中饥，下则溲多。形体消削，身常发热。法当壮水以制亢阳。

大生地　川连　麦冬　知母　五味子　茯苓　生甘草　生石膏　牡蛎　花粉

又夫三消，火病也。火能消水，一身津液皆干。惟水可以胜火，大养其阴，大清其火，乃治本之图。

病由远行受热，肾水内乏，当救生水之源。

大生地　沙参　五味子　麦冬　牡蛎　西洋参　桑白皮　蛤壳　天冬

候脾胃虚而有火，故善饥而能食；肝气盛，故又腹胀也。甘寒益胃，甘温扶脾，苦辛酸以泄肝，兼而行之。

玉竹　川石斛　麦冬　党参　冬术　白芍　吴萸　炒川连　茯苓　乌梅　橘饼

渊按：深得古人制方之意，而又心灵手敏。

查脉沉细数涩，血虚气郁，经事之不来。夫五志郁极，皆从火化，饥而善食，小溲如脓，三消之渐。然胸痛吐酸，肝郁无疑。川连、麦冬、蛤壳、建兰叶、鲜楝树根皮。又：服药后大便之坚且难者化溏粪而易出，原得苦泄之功也。然脉仍数涩，郁热日盛，脏阴日消，舌红而碎，口渴消饮，血日干而火日炽，头眩目花带下，皆阴虚阳亢之征。寓清泄于通补正之中，川连、黄芩、黑栀、生地、当归、阿胶、川芎、白芍、建兰叶、大黄䗪虫丸。又，经云："二阳之病发心脾，不得隐曲，女子不月，其传为风消。"风消者，火盛而生风，渴饮而消水也。先辈谓三消为火疾，久必发痈疽。余屡用凉血清火之药，职此故也。自六七月间足趺生疽之后，所患消证，又稍加重，其阴愈伤，其火愈炽。今胸中如燔，牙痛齿落，阳明之火为剧。考明之气血两燔者，叶氏每用玉女煎，姑仿之。予鲜生地、石膏、知母、元参、牛膝、川连、大生地、天冬、麦冬、茯苓、甘草、枇杷叶。

《王旭高临证医案·三消门》

**按语：**患者由经血不至起病，渐发消渴，初期考虑血虚气郁化火，治以苦泄清热之法，不效后考虑阴津不养则虚火不潜，故寓清于补，滋阴养血、清泄虚火同治，三诊时并发痈疽，考虑阳明火盛，仿叶氏之法予玉女煎清胃热，滋肾阴。消渴之证变证较多，临证时须细辨病机。

尝治一荐绅，年愈四旬，因案牍积劳，致成大病，神困食减，时多恐惧，上焦无渴，不嗜汤水，或有少饮，则沃而不行，然每夜必去溺二三升，莫知其所从来，且半皆浊液。最后延余诊视，因相告曰：自病以来，通宵不寐者已半年有余，即间有蒙胧似睡之意，必梦见亡人凶丧等事，鬼魅相亲，其不免矣。余曰：不然。此以思虑积劳，损伤心肾，元阳既亏，则阴邪胜之，故多阴梦。阳衰则气虚，阳不帅阴，则水不化气，故饮水少而溺浊多也。阳气渐回，则阴邪自退，此正《内经》所谓心移寒于肺，饮一溲二之证耳。病本非轻，所幸者，脉犹带缓，肉犹未脱，胃气尚存，可无虑也。乃以归脾之属去白术、木香，八味之属去丹皮、泽泻，一以养阳，一以养阴，出入间用，至三百余剂，计人参二十余斤而后痊愈。此非神消于上，精消于下之证乎？可见消有阴阳，不得尽称为火证，姑纪此一按，以为治消者之鉴。

《类经·十六卷》

**按语：**上述病例以下消为主要表现，经曰"肾者，胃之关也。关门不利，故聚水而从其类也"，下消者，肾水不潜龙雷之火，上炎于胃，消渴引饮，饮入于胃，下无火化，直入膀胱，故饮一溲二也。用八味丸去牡丹皮、泽泻以补肾助阳，再合归脾之属养脾阴，阴阳同补，上下同治，终起良效。

## 【食治备要】

### 萝卜粥

治消渴，舌焦，口干，小便数。

大萝卜（五个，煮熟，绞取汁）

上件，用粳米三合，同水并汁，煮粥食之。

### 鲤鱼汤

治消渴，水肿，黄疸，脚气。

大鲤鱼（一头）　赤小豆（一合）　陈皮（二钱，去白）　小椒（二钱）　草果（二钱）

上件，入五味，调和匀，煮熟，空腹食之。

《饮膳正要·食疗诸病》

### 莱菔根

味辛甘，温，无毒。散服及炮煮服散食，大下气，消谷，去痰澼，肥健人。生捣服，主消渴，试有大效。

《千金翼方·本草下·菜部》

**按语：**《饮膳正要》乃元代太医忽思慧所著，重视食疗之法，追求药食同源。孙思邈更是注重食疗养生，认为"安身之本，必资于食"。通过食疗来治疗消渴，既可饱腹，又可除疾，一举两得。根据患者病情，适当情况下可选用食疗之法。

### 猪肚方

食治老人消渴热中，饮水不止，小便无度，烦热。

猪肚（一具，肥者，净洗之）　葱白（一握）　豉（五合，绵裹）

上煮令烂熟。下五味调和,空心,切,渐食之。渴即饮汁。亦治劳热。

《养老奉亲书·食治老人烦渴热诸方》

**按语:** 本方适用于老年人阴精本亏,热盛于内,灼伤阴液,饮水不止。患者气阴两伤,肾不纳气,失于固摄,故小便无度。治宜清胃热益气阴。方中猪肚补中益气,生津止渴;豆豉、葱白,畅达表里,除胸中烦闷。诸药配伍,可起到补益气阴除烦之作用,对中消之胃热不甚或胃热已清者较为适宜。

### 枸杞饮方

食治老人烦渴,口干,骨节烦热。

枸杞根白皮(一升) 小麦(一升,净淘) 粳米(三合,研)

上以水一斗,煮二味;取七升汁,下米作饮,渴即渐服之,极愈。

《养老奉亲书·食治老人烦渴热诸方》

**按语:** 本方适用于老年人阴虚火旺烦渴热诸症,治宜滋阴清热。方中以枸杞根白皮为君,甘寒,入肺、肝、肾三经,功能清热凉血,滋阴退蒸。辅以小麦益心肾、除热止渴,粳米补中气、止渴、除烦。三药和合,对老人烦渴热由阴虚火旺引起者,有一定效果。

### 大麦汤方

食治老人烦渴不止,饮水不定,转渴,舌卷干焦。

寒食残大麦(二升) 赤饧(二合)

上以水七升,煎取五升,去滓,下饮调之,渴即服愈。

《养老奉亲书·食治老人烦渴热诸方》

**按语:** 本方适用于老年人热盛阴伤烦渴热诸症。方中以大麦为主药,其性甘咸微寒而滑,入心、脾、胃三经,既能生津益气,又能清热调中,对于热盛伤及津气者效佳。佐以性甘温,能缓中补虚,生津润燥之赤饧,以增强大麦之作用。共同组成类似白虎加人参汤之复方,力求达到清热保津复气之目的。

### 黄雌鸡羹方

食治老人烦渴,小便黄色,无力。

黄雌鸡(一只,如常法) 粳米(二合,淘净) 葱白(一握)

上切鸡和煮作羹,下五味,少著盐,空心食之,渐进常效。

《养老奉亲书·食治老人烦渴热诸方》

**按语:** 本方适用于老人精损阴伤,虚热内生所致烦渴诸症,治宜补精益气。方中黄雌鸡功专添精补髓,益气固摄,主治伤中消渴,小便数而不禁。辅以粳米增其补中益气、止渴除烦之力,葱白助其畅达表里之气。使精气渐生,脏腑和调,诸症自愈。

### 青豆汤方

食治老人消渴热中,饮水无度,常若不足。

青豆(二斤,净淘)

上煮令烂熟,空心食之,渴即饮汁,或作粥食,任性益佳。

《养老奉亲书·食治老人烦渴热诸方》

**按语：**本方适用于老人久郁内热，阳明热盛，伤及气阴，引水自救，症见烦渴、饮水不足诸症。方中青豆(即今之绿豆)，甘凉无毒，入心、胃二经，具有清热解毒、消暑利水之功。

## 兔头饮方

食治老人烦渴，饮水不足，日渐羸瘦困弱。

兔头(一枚，净洗之)　豉心(五合，绵裹)

上以水七升，煮取五升汁。渴即渐饮之，最效。

《养老奉亲书·食治老人烦渴热诸方》

**按语：**本方适用于老年人久郁内热，阳明热盛，气阴两伤，症见烦渴引饮、羸瘦困弱诸症。方用兔头肉补气生津，凉血解毒，豉心除胸中烦热，共奏清热邪、补气阴之功。本方治疗消渴羸瘦，胃热呕吐，须以时日。

## 冬瓜羹方

食治老人消渴，烦热，心神狂乱，躁闷不安。

冬瓜(二斤，去皮)　豉心(二合，绵裹)　葱白(半握)

上以和煮作羹，下五味调和，空心食之，常作粥尤佳。

《养老奉亲书·食治老人烦渴热诸方》

**按语：**本方适用于老年人内热壅盛，扰于心胸，以致神不守舍，症见烦热、心神恍惚、躁闷不安。治宜清热除烦，生津止渴。方中以冬瓜为君，以其甘淡清凉之性，多汁多液之体，起清热解毒、生津止渴、利水除烦之作用，治疗老年人三消渴疾，胸膈间热最妙。佐以豉心除胸中烦闷懊恼，葱白畅达表里之气机。

## 青粱米饮方

食治老人消渴，壮热，燥不安，兼无力。

青粱米(一升，净洗淘之，研令细)

上以水三升，和煮之。渴即渐服之，极能治热，燥并除。

《养老奉亲书·食治老人烦渴热诸方》

**按语：**本方适用于壮热、烦躁不安、大渴、无力诸症。方中青粱米甘而微寒，长于补中益气，除烦止渴。煮而饮之。若嫌力量较薄弱，当用生石膏二两煎水，以此水煮米，清热之功方胜。

## 芦根饮子

食治老人消渴消中，饮食不足，五脏干枯，芦根饮子。

芦根(一升，切，水一斗，煎取七升半)　青粱米(五合)

上以煎煮饮，空心食之，渐进为度，益效。忌咸食、炙肉、熟面等。

《养老奉亲书·食治老人烦渴热诸方》

**按语：**本方适用于老年人患消渴热中，肺胃热盛，伤及津液，致五脏干枯，饮食不足，或兼心烦欲呕、舌红苔白黄而干、脉数等诸症。治宜清热保津。方中芦根味甘，性微寒，入肺、胃经，功能滑降肺胃，消荡郁烦，生津止渴，除呕下食。配合益气生津除烦渴之青粱米，对于消渴证以渴为主者，当能起缓解症状之功效。

## 栝蒌粉方

治痟渴

栝蒌根多取,削去皮。二月、三月、八月、九月造佳。

上于新瓦中磨讫,以水淘,生绢袋摆,如造米粉法,曝干。热渴时,冷水调下一钱服之,大效。

《养老奉亲书·食治老人烦渴热诸方》

**按语:** 本方适用于老年人阳明热盛,伤及气阴,致引水自救,症见烦热、口渴诸症。栝蒌粉主要功效特点为清热解毒,生津止渴。临床单用和复方使用不少。

## 地黄饮方

食治老人嗽咳,烦热,或唾血,气急,不能食。

生地黄(半斤,研,加水取汁)

上以地黄汁煎作膏,空心渐食之,日一服,极效。

《养老奉亲书·食治老人喘嗽诸方》

**按语:** 老年人消渴诸症,治宜清热生津、凉血止血。重用生地黄汁,其味甘、苦,性寒,能清心、肺、胃三经之热,平诸血逆,生津止渴。

## 【养生保健】

法云:解衣惔卧,伸腰膜少腹,五息止。引肾气,去消渴,利阴阳。解衣者,无使挂碍。惔卧者,无外想,使气易行。伸腰者,使肾无逼蹙。膜者,大努使气满小腹者,即摄腹牵气使上,息即为之。引肾者,引水来咽喉,润上部,去消渴枯槁病。利阴阳者,饶气力也。此中数虚,要与时节而为避,初食后,大饥时,此二时不得导引,伤人。亦避恶日,时节不和时亦避。导已,先行一百二十步,多者千步,然后食之。法不使大冷大热,五味调和。陈秽宿食,虫蝎余残,不得食。少眇着口中,数嚼少湍咽。食已,亦勿眠,此名谷药,并与气和,即真良药。

《诸病源候论·消渴病诸候·消渴候》

**按语:** 巢元方提出消渴病可通过导引之法使身心俱调,引动肾水上行,润泽周身,去其消渴。另外,他还指出进食前应适当散步活动,强调运动疗法在消渴病治疗调护中的重要作用。目前,糖尿病患者可以采取传统养生运动疗法(包括太极拳、五禽戏、八段锦等),对控制血糖和缓解症状皆有良效。

论曰:消瘅者,膏粱之疾也。肥美之过,积为脾瘅,瘅病既成,乃为消中,皆单阳无阴,邪热偏胜故也。养生之士,全真炼气,济其水火,底于适平。若乃以欲竭其精,以耗散其真,所受乎天者既已微矣。复饫肥甘,或醉醇醴,贪饵金石以补益,引温热以自救,使热气熏蒸,虚阳暴悍,肾水燥涸,无以上润于心肺,故内外消铄,饮食不能滋荣。源其本则一,推其标有三:一曰消渴,以渴而不利,引饮过甚言之;二曰消中,以不渴而利,热气内消言之;三曰肾消,以渴而复利,肾燥不能制约言之。此久不愈,能为水肿痈疽之病。慎此者,服药之外,当以绝嗜欲,薄滋味为本。

《圣济总录·消渴门》

**按语:**《圣济总录》对消渴的病因病机阐释明晰,由于纵欲不节,损耗肾精,复之恣食肥甘,中焦积热,阴虚燥热并见,致使消渴发生。因此提出针对消渴病的治疗,除了药物治疗外,还应"绝嗜欲,薄滋味"。这对目前糖尿病的饮食调摄都具有指导意义,对于老年糖尿病患者,一定要定时、定量进食,忌肥甘厚味,以清淡饮食为主。

# 老年内伤发热

内伤发热是指以内伤为病因,脏腑功能失调、气血阴阳失衡为基本病机,以发热为主要临床表现的病证。一般起病较缓,病程较长,热势轻重不一,但以低热为多见,或自觉发热而体温并不升高。老年人年老体衰,五脏六腑亏虚,气血阴阳皆不足,故其内伤发热多属虚证或虚实夹杂之证。西医学的功能性低热(如更年期综合征、自主神经功能紊乱),部分慢性感染性疾病所引起的发热(如不典型的胆道感染、尿路感染等),结缔组织疾病(如系统性红斑狼疮、多发性动脉炎等)、血液病(如白血病、再生障碍性贫血等)、内分泌疾病(如甲状腺功能亢进症)、肿瘤以及其他不明原因的发热,均可参照本病辨证论治。

《素问·刺热》评述了五脏热的症状与预后,为五脏热病理论奠定了基础。东汉华佗《中藏经》记载了阳虚发热和阴虚发热的特点,指出阳不足则先寒后热,阴不足则先热后寒。汉代张仲景《金匮要略》认为内伤发热病因是内伤虚劳,阴阳失调,指出以小建中汤治疗手足烦热。金元时期,李东垣《脾胃论》提出"阴火"概念,创立甘温除热法的代表方补中益气汤,对内伤发热与外感发热的鉴别做了详细的论述;朱丹溪重点论述了气郁发热及阴虚发热,认为阳有余而阴不足,阴难成而易亏,治疗上强调滋阴清热。明清时期,张景岳在《景岳全书》中提出阳虚发热观点,创立右归丸、理中汤、大补元煎、六味回阳饮等治疗方剂。秦景明《症因脉治》首次明确内伤发热的病名,创立了气虚柴胡汤及血虚柴胡汤。程国彭《医学心悟》将外感之火称为贼火,内伤之火称为子火,并将内伤发热的治疗归纳为达、滋、温、引四法。王清任《医林改错》描述瘀血发热的特点为"身外凉,心里热""晚发一阵热",主张采用血府逐瘀汤治疗;清代唐容川《血证论》进一步描述了瘀血发热中瘀血在肌腠、在肌肉、在腑、在脏的不同表现特点,对瘀血发热的认识更加深入。

## 【病名钩玄】

有所劳倦,形气衰少,谷气不盈,上焦不行,下脘不通,胃气热,热气熏胸中,故内热。

《素问·调经论》

寒极生热,热极生寒。

《素问·阴阳应象大论》

病者如热状,烦满,口干燥而渴,其脉反无热,此为阴伏,是瘀血也,当下之。

《金匮要略·惊悸吐衄下血腹满瘀血病脉证治》

阳不足则先寒后热,阴不足则先热后寒……皮热而燥者阴不足。

《中藏经·寒热论》

虚劳之人,血气微弱,阴阳俱虚,小劳则生热,热因劳而生,故以名,容热也。

《诸病源候论·虚劳病诸候·虚劳客热候》

伤寒潮热，何以明之？若潮水之潮，其来不失其时也。一日一发，指时而发者，谓之潮热。若日三五发者，即是发热，非潮热也。

《伤寒明理论·潮热》

内伤发热，是阳气自伤，不能升达，降下阴分而为内热，乃阳虚也。

《明医杂著·医论》

内伤劳役发热，脉虚而弱，倦怠无力，不恶寒，乃胃中真阳下陷，内生虚热。

《医学入门·发热》

有气虚发热，必兼少气自汗，体倦心烦。

《杂病源流犀烛·虚损劳瘵源流》

身外凉，心里热，故名灯笼病，内有血瘀。认为虚热，愈补愈瘀；认为实火，愈凉愈凝。

《医林改错·血府逐瘀汤所治之症目》

**按语：** 内伤发热的病因主要是内因，病性有虚有实，临床表现以发热为主，包括主观自觉发热和客观体温可测发热在内，与外感发热相对而言。《内经》中未见内伤发热的病名，但描述了不同的发热，如阴虚内热、劳倦发热、气虚发热等。以后医籍提及血瘀发热、血虚发热、阳虚发热、痰湿发热、五脏热等。直到明代《明医杂著》首次提出"内伤发热"的病名。内伤发热通常可分为气虚发热、血虚发热、阴虚发热、阳虚发热、气郁发热、血瘀发热、痰湿化热、食积化热等。古籍中提到的骨蒸潮热、五脏虚热可归于阴虚发热的范畴。

## 【病因病机】

### 1. 邪实论

热气与痰水相搏，聚而不散，故令身体虚热，逆害饮食，头面噏噏而热。

《诸病源候论·痰饮病诸候·热痰候》

内痈者……或在胸膈，或在肠胃……胸内痛，少气而发热……肠内有结痛，或在胁下，或在脐左近，结成块而壮热，必作痈脓。

《诸病源候论·痈疽病诸候·内痈候》

五脏之志者，怒、喜、悲、思、恐也。悲一作忧，若五志过度则劳，劳则伤本脏。凡五志所伤皆热也。

《素问玄机原病式·六气为病热类》

诸痰在于膈上，使头目不能清利，涕唾稠粘，或咳唾喘满，或时发潮热。

《儒门事亲·风论》

酒面煎煿，雄附峻补，皆能生热，谓之积者，何哉？朝斯夕斯，其所由来尚矣。

《仁斋直指方论·积热》

气有余便是火。

《丹溪心法·火六》

血瘀则新血不生，并素有之血，亦瘀积不行。血瘀则荣虚，荣虚则发热。

《医门法律·虚劳论》

阴虚则发热,此一端也,其他除外感客邪之外,有劳力劳色,气郁火郁,伤食伤酒,挟瘀挟痰,疮毒虚烦,皆能发热,宜熟辨之。

《证治汇补·外体门·发热》

痰饮所在之处,气被阻滞,郁而成热。

《医碥·发热》

火郁者,阳气为外寒所遏,不得宣行,郁而成火,或因胃中过食冷物,郁遏阳气于脾土之中,令人心烦,手足心热,骨髓中热如火燎,此为郁热。经云:火郁则发之。

《金匮翼·火郁发热》

瘀血发热者,瘀血在肌肉,则翕翕发热。

《血证论·发热》

夫酒气盛而慓悍,肾气有衰,阳气独胜,故手足为之热也。

《素问·厥论》

**按语:** 内伤发热属实者主要为气、血、湿、痰、食郁滞而导致的发热。

(1)气郁发热:即指气郁化火。肝气不舒,疏泄失常,气机失调,气血运行不畅,壅塞停滞,日久气郁化火而发热。这种发热多与情绪有密切关系,随情绪波动而起伏,伴身热心烦、胸胁胀闷、精神抑郁、烦躁易怒,口苦口干,舌红苔黄,脉弦数。

(2)血瘀发热:各种原因导致血行瘀滞不畅,日久可郁而化热。这种发热常见于午后或夜晚,或是机体某个局部发热,躯体有固定不移的包块或出现瘀斑、瘀点,常伴口干但欲漱水不欲下咽,皮肤干燥,面色晦暗,舌质紫暗,舌下静脉纤曲,脉涩。

(3)痰湿化热:脾胃运化失常,水湿内蕴,日久湿郁化热,灼津成痰,影响气机升降,闭郁阳气,加重热势。这种发热多为午后发热较重,伴身体重着,恶心呕吐,纳差,大便质黏,舌苔白腻或黄腻,脉濡滑。

(4)食积化热:素体虚弱,酒食伤胃或是他脏及脾等多种原因导致脾胃功能受损,脾失健运,饮食停滞,阻塞气机,壅滞化热。这种发热多伴胃肠不适,如恶心欲呕,纳差、脘腹疼痛,舌质红,苔黄腻,脉滑。

**2.虚损论**

阳虚则外寒,阴虚则内热。

有所劳倦,形气衰少,谷气不盈,上焦不行,下脘不通,胃气热,热气熏胸中,故内热。

《素问·调经论》

阴气少而阳气胜,故热而烦满也。

《素问·逆调论》

气虚身热,得之伤暑。

《素问·刺志论》

皮热而燥者,阴不足。

《中藏经·寒热论》

虚劳而热者,是阴气不足,阳气有余,故内外生于热,非邪气从外来乘也。

虚劳之人,血气微弱,阴阳俱虚,小劳则生热,热因劳而生,故以名客热也。

夫蒸病有五：一曰骨蒸，其根在肾。旦起体凉，日晚即热，烦躁，寝不能安，食无味，小便赤黄，忽忽烦乱，细喘无力，腰疼，两足逆冷，手心常热。蒸盛过，伤内则变为疳，食人五脏。

《诸病源候论·虚劳病诸候》

内伤发热，是阳气自伤，不能升达，降下阴分而为内热，乃阳虚也，故其脉大而无力，属肺、脾；阴虚发热，是阴血自伤，不能制火，阳气升腾而为内热，乃阳旺也，故其脉数而无力，属心、肾。

《明医杂著·医论》

内生之热……有因劳倦而致者……有因阴虚而致者。

《景岳全书·杂证谟·寒热》

阴虚者能发热，此以真阴亏损，水不制火也。
阳虚者，亦能发热，此以元阳败竭，火不归原也。

《景岳全书·杂证谟·火证》

劳倦发热者，积劳成倦，阳气下陷，则虚热内生也。

《金匮翼·劳倦发热》

血虚者，发热汗出，以血不配气，则气盛而外泄也。或夜则发热，以夜主血分故也，或寅卯时即发热，以寅卯属少阳，肝血既虚，则少阳之相火，当寅卯旺时而发热。

《血证论·发热》

**按语：** 内伤发热属虚者主要包括气、血、阴、阳亏耗或失调，既可单独导致发热，也可相互兼杂。

（1）气虚发热：脾胃受伤，中气不足，升降失常，水谷湿浊阻塞三焦，命火不得升腾，郁而成热，渐成阴火。这种发热一般热势不高，体温无明显升高，大多数为低热，或微微发热，常伴疲倦乏力、气短懒言、食少纳呆等。

（2）血虚发热：血虚不足，肌肤、腠理失于濡养，易化燥生热。这种发热的热势一般不高，常伴口渴多饮、面色苍白、皮肤干燥等。

（3）阴虚发热：阴液亏耗，阴不制阳，阳气亢盛，导致发热，这种发热常为潮热、盗汗、五心烦热、失眠多梦、烦渴引饮、大便干结、小便色黄、舌红少苔或无苔、脉细数等。

（4）阳虚发热：阳气衰微，虚阳浮越于外导致发热，甚或出现阴阳格拒，真寒假热。这种发热的特点为全身发热却欲加衣物，口渴却喜热饮，可兼四肢厥冷、小便清长，舌淡苔白，少苔，脉浮却重按无力。

## 【诊法析要】

病人身大热，反欲得衣者，热在皮肤，寒在骨髓也；身大寒，反不欲近衣者，寒在皮肤，热在骨髓也。

《伤寒论·辨太阳病脉证并治》

寸口脉浮大而疾者，名曰阳中之阳，病苦烦满，身热，头痛，腹中热。

《脉经·辨脉阴阳大法》

内外伤辨，人迎脉大于气口为外感，气口脉大于人迎为内伤。外感则寒热齐作而无间，内伤则寒热间作而不齐……外感手背热，手心不热，内伤手心热，手背不热。

《证治准绳·杂病·寒热门·发热》

热在表者，为发热头痛，为丹肿斑黄，为揭去衣被，为诸痛疮疡。

热在里者，为瞀闷胀满，为烦渴喘结，或气急叫吼，或躁扰狂越。

热在上者，为头痛目赤，为喉疮牙痛，为诸逆冲上，为喜冷舌黑。

热在下者，为腰足肿痛，为二便秘涩，或热痛遗精，或溲混便赤。

阳脏之人多热，阴脏之人多寒。阳脏者，必平生喜冷畏热，即朝夕食冷，一无所病，此其阳之有余也。

《景岳全书·传忠录·寒热篇》

骨蒸潮热，微有不同，骨蒸则无时而不热，潮热则如潮信之来，必有定期热者。

《丹台玉案·痨瘵门》

湿家发热，早暮不分微甚，风湿之热，日晡所必剧。

《医宗金鉴·痉湿病暍脉证并治》

后半日发烧，前半夜更甚，后半夜轻，前半日不烧，此是血府血瘀。血瘀之轻者，不分四段，惟日落前后烧两时；再轻者或一时，此内烧兼身热而言。

《医林改错·气血合脉说》

凡瘀血初起，脉多见弦，兼洪者易治……以其中无生气也。

《读医随笔·瘀血内热》

内伤劳役发热，脉虚而弱，倦怠无力，不恶寒，乃胃中真阳下陷，内生虚热。

《医学入门·杂病分类·内伤类·发热》

血虚发热，亦从劳倦得之。东垣云：饥困劳役之后，肌热烦躁，困渴引饮，目赤面红，昼夜不息，其脉大而虚，按之无力。经云：脉虚则血虚，血虚则发热，症象白虎，惟脉不长实为辨也。误服白虎，旬日必变。

食积者，当暮发热，恶闻食臭，时时嗳腐，其脉滑或实，《活人》所谓伤食令人头痛，脉数发热，但左手人迎脉平和，身不疼是也。酒毒者，脉数溺赤，经云：酒气与谷气相搏，热盛于中，故热遍于身，内热而溺赤是也。

《金匮翼·发热统论》

面赤烦热，似渴非渴，欲坐卧泥水中，此真寒假热之证，必须温补……若误投石膏、知母，则倾危可立而待矣。

《医学心悟·阳明腑病》

**按语：** 内伤发热的脉象相对于外感发热来说更为复杂，外感发热多为洪数有力之脉，而内伤发热的脉象中，气、血、痰、湿、食郁热者多为数脉，其中气郁者多弦数，血瘀者或弦或涩或结或代，痰食多滑数，湿阻多濡数；气血阴阳亏虚发热者，多为虚弱无力脉象，气血虚者多细弱，阴虚者多细数，阳虚者多沉细无力，但若虚阳浮越，亦可出现浮数之脉。在发热表现上，内伤发热者往往表现为手心热于手背，由于病机不同而各有特点，气郁发热者往往热势与情绪变化密切相关，痰湿郁热者多为午后热甚、身热不扬，瘀血发热者多为夜间发热，气虚发热者劳后加重，血虚发热者常头晕心悸、唇甲色白,阴虚发热者午后潮热、骨蒸盗汗、五心烦热,阳虚发热者往往形寒怯冷,欲加衣被。

## 【辨证论治】

### 1. 泻实

小热之气,凉以和之,大热之气,寒以取之,甚热之气,则汗发之,发之不尽,则逆治之,制之不尽,求其属以衰之。

《素问病机气宜保命集·热论》

退热用凉药,不可十分尽,或余热些少未去,不足关心,自然无事,否则热去则寒起,古人戒之。一方多用川芎、茯苓、甘草,少用白术,粗末水煎,病后和胃,收敛浮阳,屡试得效。

《仁斋直指方论·证治提纲·退热》

凡壮热烦躁,用柴胡、黄芩、大黄解利之。其热乍轻而不退,盖用黄芩、川芎、甘草、乌梅作剂,或用黄连、生地黄、赤茯苓同煎,临熟入灯心一捻主之,其效亦速。

《仁斋直指方论·证治提纲·退热有法》

其人脉涩,必有漱水之证,必有呕恶痰涎之证,必有两脚厥冷之证,亦必有小腹结急之证,或唾红,或鼻衄,此皆滞血作热之明验也。用药不止于柴胡、黄芩,当以川芎、白芷、桃仁、五灵脂、甘草佐之。大便秘结者,于中更加大黄、浓蜜,使滞血一通,黑物流利,则热不复作。

《仁斋直指方论·证治提纲·滞血发热》

此血之为病也。以其饮酒嗜欲,伏热受暑得之。惟热毒、暑毒、酒毒为能伤血,淤血未去,新血不荣身体,所以隐痛拘急。其里热足冷者,血之证也。用柴胡、黄芩、青皮、枳壳、灵脂、桃仁、木通、甘草作剂,多入大黄以利之,俟其流利已尽,小腹略无结急,即以当归、川芎一倍,橘皮、半夏、枳壳、北梗、木通、甘草平之,调其气血,于是有瘳。血属于心,木通以通其心窍,心窍既通,经络之流行可知矣。

《仁斋直指方论·证治提纲·身体胸腹隐热、隐疼、拘急、足冷》

凡热皆出于心,热甚则能伤血。热出于心,洗心散所不可阙;热能伤血,四顺清凉饮又不可无,此自本自根之论也。

《仁斋直指方论·积热》

三黄汤用黄芩泻上焦火,黄连泻中焦火,大黄泻下焦火,三焦实火大便实者,诚为允当。若大便不实者,黄连解毒汤证也。

《删补名医方论》

不饮酒人因酒发热者,亦难治。一男子年二十三岁,因酒发热,用青黛、栝蒌仁,入姜汁,每日数匙入口中,三日而愈。……手足心热,属热郁,用火郁汤。

胸中烦热,须用栀子仁。有实热而烦躁者,亦用栀子仁……若脉实数有实热者,神芎丸。

《丹溪心法·发热》

其余有潮热者,当审其虚实,若大便坚涩,喜冷畏热,心下愊然,睡卧不着,此皆气盛,所谓实而潮热者也。轻宜参苏饮,重则小柴胡汤。

《证治准绳·杂病·寒热门·潮热》

凡火盛虚烦干渴,或有热毒难解者,宜用绿豆饮或雪梨浆,间药朝夕饮之,退火解毒最速,且无所伤,诚妙法也。

《景岳全书·杂证谟·火证》

内伤饮食发热者,气口脉紧盛,胸满噫气,蒸蒸然热,明知其热在里也,消导则自已。

内伤饮食发热者,柴胡二陈汤加枳实、山楂、神曲。劳倦内伤发热者,补中益气汤,挟外邪者,本方加羌活。房劳内伤发热者,前方加知母、黄柏。饮酒内伤发热者,葛花解酲汤。

《明医指掌·发热证》

阳郁发热,由劳役饥饱失宜,其潮热宛类瘵疾,日出气暄则热,天阴夜凉即缓,六脉弦数,宜补中益气汤加地骨皮,或逍遥散。

痰症发热,向夜大作,天明渐止,必兼胸膈不快,恶心不食,肢倦体瘦。盖痰滞中宫,阻碍升降,故恶心痞闷。血无所滋,故夜分转甚。津液不化而体瘦,气血阻滞而倦怠。均宜健脾化痰,宽中清火,则痰利而热除矣。如果实痰为患,滚痰、化痰二丸,皆可选用。

伤食发热,必气口紧盛,或沉伏,头疼呕恶,噫气吞酸,胸口饱闷,或胀或痛,手不可按,蒸蒸然热,明知其热在内也。消导则已。若兼左脉弦急,又是伤食夹寒,先宜解表,然后消导。如不愈,后变口舌干燥,心下硬痛等症,当急攻之,大柴胡汤、枳术丸。

瘀血发热,必脉涩,漱水不咽,或痰涎呕恶,或两足厥冷,或胸胁小腹急结,或吐红鼻衄,均宜桃仁承气汤下之。

疮毒发热,饮食如故,日晡寒热,拘急倦怠,脉数而急。须问有无痛处。以验其疮毒之候。治先发散,然后和血。

《证治汇补·外体门·发热》

瘀血发热者,其脉涩,其人但漱水而不欲咽,两脚必厥冷,少腹必结急,是不可以寒治,不可以辛散,但通其血,则发热自止。

《金匮翼·发热》

**按语:** 针对实邪所引起的内伤发热,除清热之外当依据不同病因采取行气、活血、化瘀、消食等不同的治疗方式。血瘀发热者,应活血化瘀,瘀血消除,邪热自散;饮食发热者,应行气消导,健运脾胃;湿郁发热者,应排痰祛湿,兼以健运脾胃;气郁发热者,应疏肝解郁,兼养血柔肝,补肝体,助肝用,气血兼顾,肝脾并治。

## 2. 补虚

寒之而热者取之阴,热之而寒者取之阳,所谓求其属也。

《素问·至真要大论》

虚劳里急,悸,衄,腹中痛,梦失精,四肢酸疼,手足烦热,咽干口燥,小建中汤主之。

《金匮要略·血痹虚劳病脉证并治》

五脏热及身体热,脉弦急者 灸第十四椎与脐相当五十壮,老小增损之。若虚寒,至百壮。横三间寸灸之。

《备急千金要方·胃腑》

诸虚烦热者,与伤寒相似。然不恶寒,身不疼痛,故知非伤寒也,不可发汗。头不痛,脉不紧数,故知非里实,不可下也,如此内外皆不可攻,而强攻之必遂损竭,多死难全也。

《备急千金要方·伤寒》

心血一调,其热自退。

《仁斋直指方论·证治提纲·退热有法》

阴虚发热症难治。戴云:凡脉数而无力者,便是阴虚也,四物汤加炒黄柏、黄芩、兼气虚,加人参、黄、黄芩、白术。四物汤加炒柏,是降火补阴之妙剂,甚者必加龟板。

《丹溪心法·发热》

阴虚则发热,夫阳在外,为阴之卫;阴在内,为阳之守。精神外驰,嗜欲无节,阴气耗散,阳无所附,遂致浮散于肌表之间而恶热也。实非有热,当作阴虚治之,而用补养之法可也。

《格致余论·恶寒非寒病恶热非热病论》

若因劳力辛苦,入房不节,亏损精血,虚火妄动而发热者,宜用六味地黄丸以补其阴。

《明医杂著·医论·劳热》

若气消乏,精神憔悴,饮食减少,日渐尪羸,虽病暂去而五心常有余热,此属虚证。宜茯苓补心汤、十全大补汤、养荣汤之类。

《证治准绳·杂病·寒热门·潮热》

肾水枯而火偏盛,宜补水以配火,亦不宜苦寒之品以灭火,壮水之主以镇阳光,正此谓也。

《医贯·玄元肤论·五行论》

阴虚之热者,宜壮水以平之;无根之热者,宜益火以培之。

《景岳全书·杂证谟·寒热》

若以阳虚发热,则宜益火。益火之法,只宜温热,大忌清凉。

《景岳全书·杂证谟·火证》

内伤饥饿劳倦发热,六脉微弱。或右手大三倍于左手,按之无力,懒言自汗,浑身酸软,甚至肌肤壮热,目赤面红,谵语烦渴,日夜不息,身不恶寒,为血虚发热。虽像白虎汤症,而脉不长实,宜当归补血汤。(准绳)轻者头眩倦惰,饮食无味,恶寒发热,时作时止,下午乃发,手心热而手背不热,所谓阳虚下陷发热也,轻者三发即止。南人呼为劳发者即此,又饮食失节,劳役过度,一切火症,悉属内真寒而外假热。故肚腹频喜手按,口畏冷物,乃形气病气俱不足也。补中益气汤大剂服之,甚者加附子,若因热而汗下之,立危。

四肢蒸灼如火者,必阴气虚阳气盛。四肢者,诸阳之本也,两阳相搏而阴气虚少,少水不能灭盛火,而阳独治。独治者,不能生长也。独胜则止耳,如炙如火者,当肉烁也。(素问)外候口干体瘦,食少懒倦,遇夜尤甚。

平旦不觉,宜秦艽鳖甲散主之。

阳虚发热:有肾虚水冷,火不归经,游行于外而发热者,自汗,不任风寒,烦渴引饮,不能下咽,面目俱赤,舌生芒刺,两唇黑裂,喉间如火,两足如烙,痰涎壅盛,喘息不宁,脉浮洪大,按之微弱。宜用八味丸导龙入海。所谓踞其窟宅而招之,即益火之原以消阴翳也。

阴虚发热:有劳心好色,内伤真阴。阴血既伤,阳气独盛,发热不止,向晚更甚。或饮食如常,头胀时作,脉洪数无力,视其舌,大而色赤者阴虚也。当滋真阴,宜地黄汤。若久而盗汗遗精,咳嗽毛枯,宜三才丸补水以匹火。是亦壮水之主以镇阳光之义耳。

血虚发热:一切吐衄便血,产后崩漏,血虚不能配阳。阳亢发热者,治宜养血,然亦有阳虚而阴走者,不可徒事滋阴。

所以有脱血益气,阳生阴长之法,使无形生出有形来,此千古传心之法。尝见庸流专执四物以争长,此未明大易之义也。

《证治汇补·外体门·发热》

大抵清火之药,不可久恃,必归本于滋阴。滋阴之法,又不能开胃扶脾,以恢复元气,则参、苓、芪、术,亦当酌量而用。非曰清后必补,但元气无亏者,可以不补,元气有亏,必须补之,俟其饮食渐进,精神爽慧,然后止药可也。

《医学心悟·医门八法》

阳气虚浮,其端有二。或脾胃气虚,阳浮于外,其症上见呕恶,下为溏泄,其脉大而不实,身虽大热,切忌寒凉,宜甘温辛药温其中,使土厚则火自敛也。或肾虚火不归经,游行于外,其症烦渴引饮,面赤舌刺唇黑,足心如烙,或冷如冰,其脉洪大无伦,按之微弱,宜八味肾气丸之属,导火下行也。

《金匮翼·发热统论》

**按语:**气血阴阳亏虚导致的发热是老年患者最常见的内伤发热类型,病程往往较长,热势不甚,但易反复发热。治以补益之法,气虚者,投以补气收敛之品,常以补气健脾为主;血虚者,气血双补,收敛固涩,先重用补气之品,因为"有形之血不可速生,无形之气当急固",同时气能生血,补气亦是补血;阴虚者,滋阴降火,重在滋补肾阴,清虚热而除骨蒸;阳虚者,治以扶助命门,甘温除热。

## 【名方临用】

### 清骨散

#### 1. 文献出处

清骨散,专退骨蒸劳热。

银柴胡(一钱五分)  胡黄连  秦艽  鳖甲(醋炙)  地骨皮  青蒿  知母(各一钱)甘草(五分)

水二盅,煎八分,食远服。血虚甚加当归、芍药、生地。嗽多加阿胶、麦门冬、五味子。

《证治准绳·类方》

#### 2. 方解

清骨散是清退虚热的代表方剂,主要用于治疗肝肾阴虚、虚火内扰证,方由银柴胡、胡黄连、秦艽、鳖甲、地骨皮、青蒿、知母、甘草组成。方中银柴胡退热除蒸,为君药;知母滋阴清热,胡黄连苦寒清热,地骨皮去肺中伏火,三药相合,清入里伏热,为臣药;佐以青蒿、秦艽芳香辛散,透散伏热,鳖甲咸寒,滋阴潜阳,滋补肝肾,又可引诸药入阴分;甘草调和诸药,为使药。全方共奏清骨退蒸、滋阴潜阳之效。若阴虚兼有血虚者,可加当归、芍药、生地黄等滋阴养血之品。阴虚咳嗽者可加阿胶、麦冬、五味子等敛肺止咳之品。

### 3. 临床应用

清骨散针对阴虚发热证者，临床应用要抓准病机，在原方基础上合理加减。清骨散须空腹时服用才能作用于下焦，达到补益肝肾的目的，且其用药多为寒凉之剂，年老之人本就阳气渐衰，故临床上应用之时尤应注意，一旦发热症状好转后即须停药，同时需要注意时时顾护脾胃，避免因寒凉之品阻遏脾胃气机。

## 补中益气汤

### 1. 文献出处

黄芪（劳役病热甚者一钱） 甘草（炙，以上各五分） 人参（去芦） 升麻 柴胡 橘皮 当归身（酒洗） 白术（以上各三分）

上件吹咀，都作一服，水二盏，煎至一盏，去渣，早饭后温服。如伤之重者，二服而愈，量轻重治之。

立方本旨：夫脾胃虚者，因饮食劳倦，心火亢甚，而乘其土位，其次肺气受邪，须用黄芪最多，人参、甘草次之。脾胃一虚，肺气先绝，故用黄芪以益皮毛而闭腠理，不令自汗，损其元气。上喘气短，人参以补之。心火乘脾，须炙甘草之甘以泻火热，而补脾胃中元气，若脾胃急痛并大虚，腹中急缩者，宜多用之，经云："急者缓之。"白术苦甘温，除胃中热，利腰脐间血。胃中清气在下，必加升麻、柴胡以引之，引黄芪、人参、甘草甘温之气味上升，能补卫气之散解，而实其表也；又缓带脉之缩急。二味苦平，味之薄者，阴中之阳，引清气上升也。气乱于胸中，为清浊相干，用去白陈皮以理之，又能助阳气上升，以散滞气，助诸甘辛为用，口干咽干加干葛。

《内外伤辨惑论·饮食劳倦论》

### 2. 方解

补中益气汤是李东垣根据《素问》"损者益之""劳者温之"法则创制的补气升阳、甘温除热的代表方剂。本方重用黄芪、人参、白术、炙甘草补益脾气，佐以升麻、柴胡升清阳以助补脾，再以橘皮行气理气，既可助升麻、柴胡升举阳气，又可散胸中滞留之气。全方补益肺脾，升阳举陷。本方可通过补益肺卫，防止阳气耗散，达到退热效果。李东垣强调"伤其内为不足，不足者补之""大忌苦寒之药损其脾胃""以诸风药升发阳气……用辛甘温药接其升药"的治疗法则，令脾胃阳气得以升华，故能"降阴火"而"升阳气"，脾胃阳气升华则元气充足，阴火热邪潜藏，此即甘温除热法。

### 3. 临床运用

本方主要通过补益脾气而甘温除热，除气虚发热外，临床还用于慢性肠炎、慢性痢疾、内脏下垂、眼睑下垂、麻痹性斜视、重症肌无力、月经过多等脾气亏虚甚至脾虚气陷之证。

## 【医案医话】

曹桐江令堂，年六十外，九月间，发热，少飧，余诊之，六脉俱无神，有八至，右关浮则满，沉则无。正经云：脾虚浮似肺，亦火郁之证。脾弱宜矣。用补中益气数剂，变疟。此正气复而邪气欲出矣,用六君加五味、干姜,四贴痊复。合参苓白术丸调理,康健如故。

《慎柔五书·虚劳例》

**按语**：本案例是老年患者脾虚所致的内伤发热,脾虚则气血生化乏源,故见发热、少食之症,故予补中益气汤,补气健脾以待正气来复,后再予以六君子汤加味而愈,后用参苓白术丸健脾除湿,脾得健运,余湿乃除。

庚辰年,道经扬州,御史桑南皋公夫人七旬余,发热,头眩,目涩,手挛,食少,公子迎予,诊得人迎浮而关带弦,见症虽多,今宜清热为先,以天麻、僵蚕为君,升麻、知母为臣,蔓荆、甘草等为使佐,服至三贴,热退身凉,饮食渐进,余症亦减,次日复诊,六脉平匀,昆玉喜曰:发热数月,医见不效,昨方制服一帖。热退食进,何耶? 予曰:医者意也,得其意,斯握医之要枢矣。昔司马尝称扁鹊随俗为变,及述其论齐桓侯疾,语多近道,皆以其意通之耳。昨脉浮弦,疑是过用养血补脾之剂,闭塞火邪,久则流溢于太阳膀胱经,起至阴,终睛明,故目涩头眩;支走三焦经,故手挛也。少南,少玄公与缜庵公联姻之好,予辱故人之托,精思脉理,意究病源。故制立前方,用以引经之剂,真热速退,热退脾阴渐长,而荣血自生,余症亦因之除矣,二公曰:然。

《针灸大成·医案》

**按语**：本案例患者虽有食少表现,但脉象并不沉弱,反而浮弦,因此考虑为过用补养气血、脾胃之品导致热邪郁闭于内而产生的发热,予清热之法后可热退病愈。老年人慢性发热虽以虚证居多,但不可一概而论,临证亦当脉证互参,透过表象,深究真实病因病机,方能合理遣方用药。

## 【食治备要】

### 西洋参

甘苦,补阴退热,姜制,益元扶正气。

《本草纲目·草部》

**按语**：西洋参可清虚火,退内热,是气阴双补的药物,对老年人尤宜,对于气阴两虚的老年人,可以切片泡水服用。

### 枸杞煎方

食治老人频遭病,虚羸不可平复,最宜服之。

生枸杞根(细锉,一斗,以水五斗,煮取一斗五升,澄清)　白羊脊骨(一具,锉碎)

上件药,以微火煎取五升,去滓,取入瓷合中。每服一合。与酒一少盏,合暖,每于食前温服。

《养老奉亲书·食治养老益气方》

**按语**：年老者肾中精气皆衰,阴虚偏胜而生热者,治宜清其虚热,补其精髓。枸杞煎方用枸杞之根,味甘、微苦,性寒,内除有汗骨蒸,而白羊脊骨味甘性热无毒,功能补肾虚,通督脉,两药合入一方,清中有补,补中兼清,不寒不热,不燥不腻。饮时加酒一小杯可助血脉通畅,效果更佳。

藕(半斤去皮薄切)　薄荷(一握)　莼菜(半斤)　豉(二合)

老年内伤发热 | 383

上以水浓煎。豉汁中作羹。入五味。饱食之。饥即再作食之。

治心脏烦热,止渴除口干,散积血,极效方。

《太平圣惠方·食治烦热诸方》

**按语:**老年人内伤发热虽以虚证居多,但若受温热之邪,或内热壅盛,而见烦渴不止,热盛伤及阳络,烦渴不止、热而兼吐血衄血者,治宜凉血散瘀,清热止渴,而不可拘泥于清补。藕味甘性寒无毒,入心、肺、胃三经,清热凉血、散瘀止渴,薄荷、豆豉轻宣郁热、除烦宁心,配以莼菜清热和胃之品,可谓食疗佳方。

## 【养生保健】

故老人之气衰,多病头目昏眩,耳鸣或聋,上气喘咳,涎唾稠粘,口苦舌干,咽嗌不利,肢体焦痿,筋脉拘倦,中外燥涩,便溺秘结,此皆阴虚阳实之热证也。俗悉言老弱为虚冷而无热也,纵见热症,虽云少水不胜多火,而反言肾水虚则为寒,此乃举世受误之由也。但须临时识其阴阳虚实,则无横夭之冤,慎不可妄以热药养其真气,热耗其阴,盛衰失常,则邪热燥其真气,则真气何由生也。故《西山记》曰:饵之金石,当有速亡之患;《内经》言:石药发癫狂,热甚之所生也。或欲以温药平补者,《经》言:积温成热,则变生热疾。故药物不可妄服也。

《素问玄机原病式·火类》

**按语:**阳气虚衰是老年人的重要特点,但也不能认为老年人皆为虚冷之证而一味给予温补之品,导致阴津亏耗,邪热内生。

# 老年虚劳

　　虚劳又称虚损,是先天禀赋不足,后天失养,病后体虚,积劳久伤等多种原因引起的脏腑功能衰退,气血阴阳亏损,久虚不复,以五脏虚候为主要临床表现的多种慢性虚弱证候的总称。年老之人,脏腑渐衰,气血阴阳亏损,五脏失养,日久易发。虚劳涉及的范围非常广泛,西医学中的多种慢性消耗性疾病后期出现虚劳的临床表现者均可参照本病辨证论治。

　　《内经》最早提出虚、劳、损的概念,《素问·通评虚实论》以"精气夺则虚"概括了虚证的病机。汉代张仲景《金匮要略》首先提出了虚劳的病名,并对虚劳的阳虚、阴虚、气虚等证候进行了描述,在治法上着重温补,创制小建中汤、黄芪建中汤、肾气丸等方剂。隋代巢元方《诸病源候论》记载七十五种虚劳证候,详细论述了虚劳的原因及各类症状,并具体说明五劳(肺劳、肝劳、心劳、脾劳、肾劳)、六极(气极、血极、筋极、骨极、肌极、精极)、七伤(伤脾、伤肝、伤肾、伤肺、伤心、伤形、伤志)的内容。金元时期,虚劳的理论认识和临床治疗方面有了较大进展,李东垣以脾胃立论,长于用甘温补中调理虚损。朱丹溪强调调补肝肾,善用滋阴降火法。明清时期,张景岳基于阴阳互根理论,提出"阴中求阳,阳中求阴"的治则,分别创制左归丸、右归丸治疗肾阴虚、肾阳虚。李中梓《医宗必读》强调脾肾在虚劳发病和治疗中的重要性。汪绮石所著《理虚元鉴》为虚劳专书,对虚劳的病因、病机、治疗、预防和护理均有较深入的论述,明确指出"治虚有三本,肺脾肾是也。肺为五脏之天,脾为百骸之母,肾为性命之根。治肺、治脾、治肾,治虚之道毕矣"。

## 【病名钩玄】

　　夫虚劳者,五劳、六极、七伤是也。

《诸病源候论·虚劳病诸候上》

　　所谓虚劳,因劳役过甚而致虚损,故谓之虚劳。

《鸡峰普济方·卷第一绪论》

　　虚劳,一曰虚损。盖积劳成虚,积虚成弱,积弱成损也。虚者,空虚之谓。损者,破散之谓。

《金匮翼·虚劳统论》

　　虚者,阴阳、气血、荣卫、精神、骨髓、津液不足是也。损者,外而皮、脉、肉、筋、骨,内而肺、心、脾、肝、肾消损是也。

《医宗金鉴·杂病心法要诀》

　　虚者,气血之虚。损者,脏腑之损。虚久致损,五脏皆有。

《杂病源流犀烛·虚损痨瘵源流》

**按语：**虚劳是以脏腑亏损，气血阴阳虚衰，久虚不复为主要病机，以五脏虚证为主要表现，临床症状不一，与其他病证中的虚证在临床表现上有很多相似之处，但虚劳往往出现于疾病的后期，病程较长，病情更重更为复杂，表现为一系列精气亏虚表现，病损在于五脏。

## 【病因病机】

### 1. 禀赋薄弱

因先天者，指受气之初，父母或年已衰老，或乘劳入房，或病后入房，或妊娠失调，或色欲有亏，则至二十左右，易成劳怯。然其机兆，必有先现，或幼多惊风，骨软行迟；稍长读书不能出声，或作字动辄手振，或喉中痰多，或胸中气滞，或头摇目瞬。此皆先天不足之征。

《理虚元鉴·虚症有六因》

夫男子之劳，起于伤精；女子之劳，起于经闭；小儿之劳，得于母胎。

《明医指掌·虚损劳瘵证》

夫人之虚损，有先天不足者，有后天不足者，先天者由于禀受。

《医经原旨·疾病·虚实》

**按语：**《灵枢·经脉》云"人始生，先成精，精成而脑髓生，骨为干，脉为营，筋为刚，肉为墙，皮肤坚而毛发长，谷入于胃，脉道以通，血气乃行"。其所言之精乃指先天之精，是人体之精最重要的部分，在先天之精的作用下方能形成五体，化生气血津液阴阳，先天之精健旺与否对人体体质强弱有很大影响。先天之精源于父母，赖于后天之精滋养，若因父母体弱多病，或胎中失养，孕育不足，或生后喂养失当，则可致先天不足，体质虚弱，在患病之后迁延难愈，正虚难复而成虚劳。

### 2. 烦劳过度

五劳所伤：久视伤血，久卧伤气，久坐伤肉，久立伤骨，久行伤筋，是谓五劳所伤。

《素问·宣明五气》

凡虚劳之疾，皆缘情欲过度，荣卫劳伤，致百脉空虚，五脏衰损，邪气乘袭，致生百疾。

《鸡峰普济方·绪论》

虚损之证，多由色欲过度，喜怒不节，起居不时，饮食恣欲，有所劳伤，皆损其气。气衰则火旺，火旺则乘其脾土；而胃气散解，不能滋营百脉，灌注脏腑，卫护周身，故虚损之证生焉。

《古今医统大全·虚损门》

劳病根因，各自不同。酒伤肺，色伤肾，思虑伤心，劳倦饮食伤脾，忿怒伤肝。此五者，皆能致劳也，大约酒色成劳者多耳。

《苍生司命·虚损成劳证》

凡劳伤之辨，劳者劳其神气，伤者伤其形体。如喜怒思虑则伤心，忧愁悲哀则伤肺，是皆劳其神气也；饮食失度则伤脾，起居不慎则伤肝，色欲纵肆则伤肾，是皆伤其形体也。

《类经·疾病类·五实五虚死》

人有久立腿酸，更立而行房，则两足必然无力，久则面黄体瘦，口臭肢热，盗汗骨蒸……起于伤骨……伤骨亦能耗髓，况立而行房则骨与髓两伤矣……且伤骨中之髓者，即伤肾中之精也，髓涸者，肾水先涸也。肾洒不能化髓，骨中所以空虚也。

《辨证录·虚损门》

**按语：**中医之劳包括劳作、房劳、劳神。《素问·上古天真论》云："饮食有节，起居有常，不妄作劳，故能形与神俱，而尽终其天年，度百岁乃去。"《素问·经脉别论》云："生病起于过用。"人的所有行为都应使其有所节制，不可太过，若太过超过人体正常的生理调节限度，则可伤及人体五体筋脉，耗伤人体气血阴阳，日久发为虚劳。

### 3. 饮食不节

人有贪用饮食，甚至遇难化之物而不知止，逢过寒之味而不知节，遂至胸腹胀闷，已而作痛生疼，后至起嗳吞酸，见美味而作嗔不欲食者……胃气之损乎。夫脾胃虽为表里，然一主入，而一主出，能入而不能出者，脾气之衰，能出而不能入者，胃气之乏也。

人有不食则腹中若饥，食则若饱闷，吞酸溏泻，日以为常，遂至面色痿黄，吐痰不已……是脾气之损乎。夫脾为胃土代行其传化者也。胃之气全藉脾气之运动，胃乃得化其精微，不特脾受益，而各脏腑之气，无不受其益也。今脾气受伤，不能为胃以代行其传化，不特胃之气无以生，而脾不得胃气之化，则脾亦受损而不受益，势必至脾胃两损，何能分其津液，以灌注夫各脏腑之气耶。

《辨证录·虚损门》

**按语：**《内经》曰"有胃气则生，无胃气则死"。李东垣指出"脾胃内伤，百病由生"。脾胃为后天之本，气血生化之源，五脏六腑均赖于脾胃所化生的水谷精微的滋养。若脾胃虚弱或饮食不节，用药不当，伤及脾胃，则不能敷布水谷精微濡养脏腑形体，久则发为虚劳。

### 4. 大病久病

虚劳之症，大症也。固由真阴亏损，虚火铄金而然，而其始大半由于外感。感邪在肺，则作咳嗽，治失其宜，则咳不已。久咳则伤肺金，金伤不能生水，则肾水日枯，肾火日炽，上灼于肺。再复嗜色欲，受外邪，以竭其水，而虚劳成矣。

人有终朝咳嗽，吐痰微喘，少若行动则短气不足以息……是肺气之自损乎。夫肺主气，五脏七腑，虽各自有气，皆仰藉肺中清肃之气，以分布之也。今肺金自损，自卫不足……且肾水非肺金之气不生，肺既自顾不暇，不来生肾，肾无肺气而水涸，肺又分其气以救子而不足，自然子病而母之气亦尽矣。

《辨证录·虚损门》

原其所因，属不内外，或大病未复，便合阴阳；或疲极筋力，饥饱失节，尽神度量，叫呼走气。所以诸证蜂起，百病交作，吐血衄血，便血泻血，遗泄白浊，冷滑洞泻，白汗黄汗，呕吐咯唾，涎沫痰饮。遂使荣卫走本，虚赢损伤，皆自此始，盖由背于人身常理而致然也。

《杂病广要·内因类·虚劳》

**按语：**邪气可伤正气，轻微之邪短时犯及人体，正气可复，但若为强盛之邪暴伤正气或病后迁延失治，邪气久羁不去，正气日渐受损严重，气血阴阳亏损往往难以恢复，可演变成为虚劳。

### 5. 失治误治

虚劳之成，未必皆本虚也，大抵多由误药所致。今病欲成劳，乘其根蒂未固，急以辛温之药，提出阳分，庶几挽回前失。若仍用阴药，则阴愈亢而血愈逆上矣。

《杂病广要·内因类·虚劳》

则虚损之要，莫有过于阴阳。而治之者，有五失焉。方其始也，阳虚则恶寒，阴虚则发热。医者见其寒，辄思解之；见其热，辄思清之，一失也。其继也，阳虚宜补阳，而反滋阴；阴虚宜滋阴，而反补阳，则阴阳愈乖，二失也。且阳虚有火，则甘温之中，不宜燥热；阳虚无火，则甘温之中，不宜凉润；阴虚有火，则壮水之中，勿杂燥味；阴虚无火，则益火之中，切禁苦寒。治者不守大法，三失也。又有阳先病，而温之太过，阴后病者；阴先病，而凉之太过，阳后病者。治者不知变计，四失也。况阳虚则阴无所统，病在阴而仍宜治其阳；阴虚则阳无所附，病在阳而仍宜治其阴。治者不窥原本，五失也。

《古今医彻·杂症》

以内伤为外感者有之，以外感为内伤者有之。虚虚实实，致人于死，此外损因于医者之不明所致也。

《不居集·统治大法》

**按语：** 老年正虚患者需要注意日久成劳，患病之初及时救治对于顾护自身正气有重要意义。临床上既要防止滥补助邪之弊，亦要防止滥用攻下伤正之法，忌妄投峻猛有毒之药，尤其对于久病体弱之人，妄用攻伐可使本就虚损的正气更伤，邪气反而内陷。

### 【诊法析要】

诊其脉，甚数、甚急、甚细、甚弱、甚微、甚涩、甚滑、甚短、甚长、甚浮、甚沉、甚紧、甚弦、甚洪、甚实，皆生于劳伤。

《中藏经·劳伤论》

诊其脉，举指而活，按之而微，看在何部以断其脏也。又按之沉、小、弱、微、短、涩、软、濡，俱为脏虚也。虚则补益，治之常情耳。

病人脉微、涩、短、小，俱属下虚也。

《中藏经·虚实大要论》

脉来缓者，为虚，软、微、弱皆虚也。弦为中虚；细而微者，气血皆虚；小者，气血皆少。又脉芤血气脱，沉、小、迟者，脱气。（以上皆劳倦之脉，虚怯劳热之症也。）又微而数者，为虚热；微而缓滑者，为虚痰。

《理虚元鉴·治虚脉法总括》

芤脉浮大，按之中空，芤为脱血。虚为血虚，浮散二脉见浮脉。

《濒湖脉学·虚（阴）》

虚人脉多弦，弦濡大而无力者，为气虚。沉微无力，为气虚甚，多在右手上见。脉弦数而无力，为血虚。脉涩而微，为血虚甚，此多在右手上见，或寸微尺大而紧者血虚有火。

《丹台玉案·诸虚门》

劳极诸虚，浮软微弱（虚症宜见虚脉为顺）。土败双弦，（两手俱弦，木克土败。若左手脉细若六至以上必死。)骨蒸发热,脉数为虚,(虚数二脉,是其本象。)热而涩小,必强其躯,(发热脉静,不可救药。)气结或代,亦死何疑! 失血诸症,脉必见,缓小可喜,(身凉脉静易治。)数大堪忧,(身热脉大者,为难治。)

《何氏虚劳心传·虚劳脉法》

虚脉多弦,弦大无力为血虚,弦微无力为气虚,沉微为气虚甚,沉涩为血虚甚,寸微尺大为血虚有火,浮急中空为血脱气孤。

《证治汇补·内因门》

**按语:** 虚劳脉象表现颇为复杂,临床上可根据不同脉象判断虚劳气血阴阳亏虚的偏重和预后转归情况,如脉象虚弱而涩,可由气虚血滞所致;脉弱缓滑,多兼有痰湿;浮急中空可为血脱气孤。临证之时当结合临床表现综合判断。

## 【辨证论治】

治损之法奈何? 然,损其肺者,益其气;损其心者,调其荣卫;损其脾者,调其饮食,适其寒温;损其肝者,缓其中;损其肾者,益其精。此治损之法也。

《难经·十四难》

形不足者,温之以气;精不足者,补之以味。

《素问·阴阳应象大论》

虚劳……治之最难,有三大要法,不可不讲也。一曰补肾水……譬之灯残火焰,添油则焰光自小也。然须制大剂,长久服之。盖益阴之药,必无旦夕之效,以阴无速补之法也。二曰培脾土……治虚劳者,毋论何脏致损,皆当以调养脾胃为主。三曰慎调摄。

《顾松园医镜·虚劳》

经曰:劳者温之,损者温之。又云:温能除大热,大忌苦寒之药,损其脾胃。脾胃之证,始得则热中,今立治始得之证。

《脾胃论·卷中·饮食劳倦所伤始为热中论》

形不足者,温之以气。温,养也,温存以养,使气自充,气充则形完矣,曰补曰温,各有其旨。局方悉以温热药佐辅,名曰温补,岂理也哉。

《医学正传·虚损》

治虚有三本,肺脾肾是也。肺为五脏之天,脾为百骸之母,肾为性命之根。治肺、治肾、治脾,治虚之道毕矣。

《理虚元鉴·治虚有三本》

虚劳之疾,百脉空虚,非粘腻之物填之,不能实也;精血枯涸非滋润之物濡之,不能润也。宜参、芪、地黄、天麦门冬二冬、枸杞子、五味子之属,各煎成膏。另用青蒿以童便熬膏,及生地汁、白莲藕汁、人乳汁、薄荷汁,隔汤炼过,酌定多少,并麋角胶、霞天膏,和合成剂。

《证治准绳·杂病·诸伤门·虚劳》

治虚损之症,吃紧处工夫,只在保护脾胃为上。如和解、攻里二法,义之所当用者,虽老弱久病,亦所不避,乃拨乱反正之意。惟要用舍得宜,有先攻而后补者,有先补而后攻者,有攻补并行者。当攻则攻,当补则补。

《赤水玄珠·虚怯虚横劳骗门》

《难经》曰:虚则补其母,实则泻其子。此虚当补其母,人所共知也。《千金》曰:心劳甚者,补脾气以益之,脾旺则感于心矣。此劳则当补其子,人所未闻也。盖母生我者也,子继我而助我者也。方治其虚,则补其生者,锦囊所谓本骸得气,遗体受荫同义;方治其劳,则补其助我者,荀子所谓未有子富而父贫同义。此治虚与劳所以异也。

《普济本事方·伤寒时疫》

潮热者,不可过用寒凉;秘结者,不可骤与疏泄;嗽喘者,不可妄施发散;咯血者,不可错认以为热,但以滋养荣血为上,调平脏气次之,某病某药又于养血调气之中而增益也。

《仁斋直指方论·虚劳》

虚损气促者难调。久病不宜脱形,若内伤虚损不足之证,不拘药之多少,宜久服有效,如药力未至,必不能成功。

《慎斋遗书·辨证施治》

大抵虚损之药,不可大热,不可大寒,不可大补,必须温养之剂,通和荣卫,发生真元,致使精神内守,血气内和,而复天赋之禀受乎。

《医林绳墨·虚损》

虚损戒忌戒房室,戒利欲,戒恼怒,戒多言,戒肥浓,戒风寒。

《不居集·虚损禁忌》

虚劳之因,因于酒色者最多,其因于忧愁思虑,抑郁多怒者,复亦不少,所以童子、室女不生欢笑,及鳏、寡、僧、尼,易犯此病者,谓非针药之可治。必须消遣情怀,随遇即安,然后疗治,庶能愈病。乃今之患此症者,徒恃诸草木,奉为复原之品,外则疲劳形体,内则沉湎七情,酒色不屏,辛热不戒,此乃自趋死径。间有知戒酒色,节劳逸,而于七情多所难释,不知心有妄动,气随心散,气散不聚,精逐气亡。故广成子曰:必静必清,无劳汝形,无摇汝精,乃可以长生。斯言真可为虚劳调摄之良法也。

《顾松园医镜·虚劳》

**按语:**虚劳的治疗以补益为基本原则。按照气血阴阳亏损偏重的不同而分别予以补益气血阴阳,同时还要根据病变主要脏腑,加强选方用药的针对性。此外,还要注意以下几点。

(1)阴中求阳,阳中求阴:张景岳《景岳全书》指出"善补阳者,必于阴中求阳,则阳得阴助而生化无穷;善补阴者,必于阳中求阴,则阴得阳升而泉源不竭"。代表方剂如左归丸和右归丸。"阴中求阳,阳中求阴"理论对临床补益阴阳选方用药有重要指导意义。

(2)重补脾肾:脾为后天之本,气血津液生化之源,脾气健旺则气血津液充盛,能够濡养五脏六腑、四肢百骸;再者,所有补益药物均有赖脾胃的运化,补益脾气可防止滋腻碍脾,蕴生痰浊。肾为先天之本,寓元阴元阳,为生命活动的本元,肾精气充足,则能生髓化血,促进其他脏腑功能恢复正常。

(3)虚则补其母:《难经》云"虚者补其母"。根据五行相生的子母关系,把五行配合五脏或把五行配以五输穴,可指导我们临床选方用药和针灸取穴治疗虚劳。

(4)慎用攻邪:虚劳者可因脏腑功能减退,气血阴津不足,推动、固摄及濡润不及，而出现便秘、喘咳、潮热、出血等，治疗当以补益为主，不可妄施泻下、发散、清火等法，反而更伤气血阴津。

（5）耐心调治：虚劳之病，气血阴阳亏虚较重，非一时可补足，需要缓缓补之，不可急于求成，若予峻补反而伤及后天脾胃，滋生痰浊。另外，还当注重平时的饮食起居，做好养生调摄，保持情志调畅。

## 【名方临用】

### 补肺汤

#### 1. 文献出处

桑白皮、熟地黄（各二两），人参、紫菀、黄芪、五味子（各一两），细末，每二钱，水一盏，入蜜少许，食后温服。又，四君子汤，加秦艽、黄蜡煎服尤妙。以上诸方……服药止可食淡煮猪蹄肉，仍需煮熟肉，去原汁，再以白汤煮熟，仍忌房劳、生冷、鱼腥、咸腌藏等。修合煎药，忌生人男女猫犬鸡畜见。仍不令病人知药味，大有效。

《永类钤方》卷二

#### 2. 方解

补肺汤是咳喘类疾病缓解稳定期间的常用方剂，《医方集解》认为本方"肺虚而用参者，脾为肺母，虚则补其母；肾为肺子，子虚必盗母气以自养，故用肾药先滋其水，且熟地黄亦化痰之妙品也；咳则气伤，五味子酸温，能敛肺气；咳由火盛，桑皮甘寒，能泻肺火；紫菀辛能润肺，温能补虚。合之而名曰补肺"。方中人参甘温益气，黄芪实卫固表，熟地黄滋肾养阴，三者共为君药，可补肺益气，滋阴润肺；五味子温酸、敛肺气，止咳平喘，防止肺气过耗，桑白皮甘寒、泻肺火，紫菀润肺化痰，三者为臣药，取收敛肺气、消痰止咳、降气平喘之效，辅以蜂蜜益气补中，润肺止咳，润肠通便而助降肺气。纵观全方，攻补兼施，以补为主，兼顾肺、脾、肾三脏。

#### 3. 临床应用

本方具有补肺益气、止咳平喘功效，主治肺虚咳喘，以短气自汗、声音低弱、舌淡、脉虚弱为主的肺气虚证。若肺阴虚甚，加沙参、玉竹、百合；寒痰内盛，加钟乳石、款冬花、紫苏子；潮热盗汗，加鳖甲、秦艽、地骨皮；自汗较多，加麻黄根、牡蛎。

### 四物汤

#### 1. 文献出处

调益荣卫，滋养气血。治冲任虚损，月水不调，脐腹疼痛，崩中漏下，血瘕块硬，发歇疼痛，妊娠宿冷，将理失宜，胎动不安，血下不止，及产后乘虚，风寒内搏，恶露不下，结生瘕聚，少腹坚痛，时作寒热。

当归（去芦，酒浸，炒）　川芎　白芍药　熟干地黄（酒洒，蒸，各等分）

上为粗末。每服三钱，水一盏半，煎至八分，去渣，热服，空心，食前。若妊娠胎动不安，下血不止者，加艾十叶，阿胶一片，同煎如前法。或血脏虚冷，崩中去血过多，亦加胶、艾煎。

《太平惠民和剂局方·治妇人诸疾》

## 2. 方解

四物汤最早见于唐代蔺道人所著的《仙授理伤续断秘方》，由当归、川芎、白芍、熟地黄四味药物等分组成，方中四味药均入血分，为补血、活血、养血的基础方，熟地黄、白芍为阴柔补血之品（血中血药），与辛甘之当归、川芎（血中气药）相配，动静相宜，温而不燥，滋而不腻，动静相合，刚柔相济，使补血而不滞血，行血而不伤血，组成治血之要剂。吴鹤皋曰："当归、芍药、地黄，味厚者也，味厚为阴中之阴，故能生血气；川芎味薄而气清，为阴中之阳，故能行血中之气……所以谓其生血者，以当归、芍药、地黄能养五脏之阴，川芎能调营中之气，五脏和而血自生耳。"

## 3. 临床应用

四物汤是补血调血的基本方，古人称其"血家百病此方通"。此方在唐代主治跌破损伤导致的瘀血腹痛。后世医家的在原方基础上随证加减加以运用，到宋代，《太平惠民和剂局方》将此方列于"治妇人诸疾"卷中，认为其可"调益荣卫，滋养气血"，可治"冲任虚损，月水不调"。临床应用时贵在随证变通，原方补血活血并行，四味药药量均等，主治外伤后出血并有瘀血者，后世通过重用熟地黄增强滋补营血之功，少用川芎意在补而不滞，使其成为补血之剂。配伍时若血瘀者则用赤芍易原方中的白芍；若血热时则用生地黄易熟地黄，减少川芎量为当归之半，地黄为当归的二倍；若既需要补又需要清热时则生地黄、熟地黄各半；口干舌燥者加玄参。

沙参麦冬汤

## 1. 文献出处

燥伤肺胃阴分，或热或咳者，沙参麦冬汤主之。此条较上二条，则病深一层矣，故以甘寒救其津液。

沙参麦冬汤（甘寒法） 沙参（三钱） 玉竹（二钱） 生甘草（一钱） 冬桑叶（一钱五分） 麦冬（三钱） 生扁豆（一钱五分） 花粉（一钱五分）

水五杯，煮取二杯，日再服。久热久咳者，加地骨皮三钱。

《温病条辨·秋燥》

## 2. 方解

沙参麦冬汤是治疗肺阴亏损的经典代表方剂。方中北沙参归肺、胃经，味甘、微苦，性寒，益肺气、养肺阴，清肺虚火；麦冬止咳润肺、生津养胃，并能清心降火，二者同为君药。玉竹入肺经润肺滋阴，入胃经养胃生津；冬桑叶入肺、肝经，既可宣发外感之风热，又善泄肝肺之热，调肝血，滋肝阴；天花粉能清肺润燥、生津解渴，共为臣药。白扁豆入脾、胃经，健脾化湿；甘草调和诸药，健脾益气，共为佐使药。全方药性平和，清而不过寒凉，润而不补滞，诸药合用，共奏清养肺胃、生津润燥之效。

## 3. 临床应用

沙参麦冬汤以清养肺胃、生津润燥为主，临床常用于咳嗽、咽炎等属肺胃阴伤证者。若伴咳嗽咳痰者，酌加蜜枇杷叶清肺止咳；若因感受风寒之邪，酌加麻黄（发汗散寒宣肺）、紫苏叶（解表散寒）、辛夷（散寒，通鼻窍）等。自觉异物感重者，可配合毫针刺营放血，针刺位置为咽部增生之淋巴滤泡。

本方药用轻灵，所治病证病位偏上，且病情较轻。本方较适用于阴虚体质者，如柳宝诒云"若阴津不足之体,用清养胃阴之剂最妙",而阳虚者则应慎用或忌用。此外,要注意本方的施用时机,肺胃阴伤多发生在外邪已解,或余邪不甚时,若邪气尚盛,不可过早运用,以防敛邪。

## 左归丸

### 1. 文献出处

治真阴肾水不足,不能滋养营卫,渐至衰弱。或虚热往来,自汗盗汗;或神不守舍,血不归原;或虚损伤阴;或遗淋不禁;或气虚昏运;或口燥舌干;或眼花耳聋;或腰酸脚软。凡精髓内亏,津液枯涸等证,俱宜速壮水之主,以培左肾之元阴,而精血自充矣。宜此方主之。

大怀熟(八两) 山药(炒,四两) 枸杞(四两) 山茱萸肉(四两) 川牛膝(酒洗,蒸熟,三两,精滑者,不用) 菟丝子(制,四两) 鹿胶(敲碎,炒珠,四两) 龟胶(切碎,炒珠,四两,无火者,不必用)

上先将熟地蒸烂,杵膏加炼蜜丸桐子大。每食前用滚汤或淡盐汤送下百余丸。

如真阴失守,虚火炎上者,宜用纯阴至静之剂,于本方去枸杞、鹿胶,加女贞子三两,麦冬三两;如火烁肺金,干枯多嗽者,加百合三两;如夜热骨蒸,加地骨皮三两;如小水不利不清,加茯苓三两;如大便燥结,去菟丝,加肉苁蓉三两;如气虚者,加人参三四两;如血虚微滞,加当归四两;如腰膝酸痛,加杜仲三两,盐水炒用;如脏平无火而肾气不充者,加破故纸三两,去心莲肉、胡桃肉各四两,龟胶不必用;上凡五液皆主于肾,故凡属阴分之药,无不皆能走肾,有谓必须导引者,皆见之不明耳。

《景岳全书·新方八阵》

### 2. 方解

左归丸系从《小儿药证直诀》地黄丸加减衍化而成,去"三泻"(泽泻、茯苓、牡丹皮),加入枸杞子、龟甲胶、牛膝以加强滋补肾阴之力,"补阴不利水,利水不补阴,而补阴之法不宜渗";又加入鹿角胶、菟丝子温润之品补阳,体现了"善补阴者,必于阳中求阴,则阴得阳升而泉源不竭"的配伍特点。方中熟地黄为君药,味甘,性微温,归肝、肾经,重用以滋肾填精,益精填髓,如《珍珠囊》载熟地黄"主补血气,滋肾水,益真阴";山茱萸味酸、涩,性微温,归肝、肾经,可补益肝肾,收敛固涩,如《药性论》云"止月水不定,补肾气,兴阳道,添精髓,疗耳鸣";山药味甘,性平,归脾、肺、肾经,益气养阴,补肾固涩,《本草正》言"山药能健脾补虚,滋精固肾,治诸虚百损,疗五劳七伤";枸杞子补肾益精,养肝明目;龟、鹿二胶,为血肉有情之品,峻补精髓,龟甲胶偏于补阴,鹿角胶偏于补阳,在补阴之中配伍补阳药,取"阳中求阴"之义,均为臣药;菟丝子味甘,性温,归肝、脾、肾三经,能补三阴之阳,具有补肝肾、益精血的功效,且偏于补肾阳而益精;川牛膝味苦、甘、酸,性平,归肝、肾经,有活血通经、补肝肾、强筋骨、利水通淋、引火(血)下行之效,共为佐药。诸药合用,共奏滋阴补肾、填精益髓之效。

### 3. 临床应用

左归丸适用于真阴不足,精髓亏损之证。随证加减,可广泛应用。肝失疏泄,气机郁阻,郁久生热而致情绪波动,抑郁或烦躁者加黄芩、黄柏、柴胡;肾精亏虚而致腰腿酸痛较甚者加炒续断、杜仲;肾阴亏虚,肝阳上亢所致眩晕心悸者加天麻、钩藤、石决明;阴血亏损，心神失养，心悸失眠者加五味子、麦冬、合欢皮、首乌藤；出汗多者加浮小麦。

<h1 style="text-align:center">右归丸</h1>

### 1. 文献出处

治元阳不足，或先天禀衰，或劳伤过度，以致命门火衰，不能生土，而为脾胃虚寒，饮食少进，或呕恶膨胀，或翻胃噎膈，或怯寒畏冷，或脐腹疼痛，或大便不实，泻痢频作，或小水自遗，虚淋寒疝，或寒侵溪谷，而肢节痛痹，或寒在下焦，而水邪浮肿。总之，真阳不足者，必神疲气怯，或心跳不宁，或四体不收，或眼见邪祟，或阳衰无子等症。俱速宜益火之原，以培右肾之元阳，而神气自强矣，此方主之。

大怀熟（八两） 山药（炒，四两） 山茱萸（微炒，三两） 枸杞（微炒，四两） 鹿角胶（炒珠，四两） 菟丝子（制，四两） 杜仲（姜汤炒，四两） 当归（三两，便溏勿用） 肉桂（二两，渐可加至四两） 制附子（自二两，渐可加至五六两）

上丸法如前，或丸如弹子大。每嚼服二三丸，以滚白汤送下，其效尤速。

如阳衰气虚，必加人参以为之主，或二三两，或五六两，随人虚实，以为增减。盖人参之功，随阳药则入阳分，随阴药则入阴分，欲补命门之阳，非加人参不能捷效。如阳虚精滑，或带浊便溏，加补骨脂酒炒三两；如飧泄肾泄不止，加北五味子三两，肉豆蔻三两，面炒去油用；如饮食减少，或不易化，或呕恶吞酸，皆脾胃虚寒之证，加干姜三四两，炒黄用；如腹痛不止，加吴茱萸二两，汤泡半日，炒用；如腰膝酸痛，加胡桃肉连皮四两；如阴虚阳痿，加巴戟肉四两，肉苁蓉三两，或加黄狗外肾一二付，以酒煮烂捣入之。

《景岳全书·新方八阵》

### 2. 方解

右归丸由金匮肾气丸去"三泻"（泽泻、茯苓、牡丹皮），加鹿角胶、菟丝子、杜仲、枸杞子、当归而成，其增加了温补的作用，使药效更能专于温补。方中附子味辛、甘，性热，补火助阳、散寒除湿；肉桂味辛、甘，性热，补火助阳、温经通脉；鹿角胶性温，味甘、咸，归肝、肾经，可补益肝肾，益精补血。三者共为君药，温补肾阳，填精补髓。熟地黄味甘，性微温，归肝、肾经，可补血滋阴，益精添髓；枸杞子味甘，性平，归肝、肾经，可滋补肝肾，益精明目；山茱萸味酸、涩，性微温，补益肝肾，涩精固脱；山药味甘，性平，归脾、肺、肾三经，可补益脾胃，生津益肺，补肾涩精。四药共为臣药，滋阴益肾，养肝补脾。佐以蒸菟丝子补阳益阴，固精缩尿；杜仲补益肝肾，强筋壮骨；当归补血、活血。诸药配合，共奏温补肾阳、填精止遗之功。

### 3. 临床应用

右归丸主要用于肾阳不足、命门火衰证。临床表现为"脾胃虚寒，饮食少进，或呕恶膨胀，或翻胃噎膈，或怯寒畏冷，或脐腹疼痛，或大便不实，泻痢频作，或小水自遗，虚淋寒疝，或寒侵溪谷，而肢节痛痹，或寒在下焦，而水邪浮肿"。本方临证应用广泛，可随证加减。阳衰气虚者加人参、黄芪；阳虚精滑或带浊、便溏者加补骨脂、覆盆子；肾泄不止者加五味子、肉豆蔻；饮食减少或不易消化，或呕恶吞酸者加干姜；腹痛不止者加吴茱萸（炒）；腰膝酸痛者加胡桃肉；阳痿者加巴戟天、肉苁蓉。

殷岐山于春末患伤寒,医与汗下,症已愈矣。然精神时常觉恍惚,肌肉未能充实。至秋时,发热微咳嗽,食减肌削,且精滑便溏,医谓阴虚,服六味加减几百剂,至冬,甚恶寒,不能出户。诊其脉,浮之损小,其色白不泽,曰:阳虚症也,非参不可。凡阴虚之热,蒸蒸内出,骨甚于肉,肉甚于皮,阴分必剧,重打则热不甚,明乎外热内不热也,且热发无常,是阳气有时亏盈也。(语未妥。)阴虚火旺之嗽,口口相续,口渴咽干,痰涎稠浊。(此近伤风症矣。)今微咳无痰,明乎阳气之不能上升也。(亦未妥。)即精滑者,亦因阳气不足,故阴精不固也。至大便不实与畏寒,其为阳虚显然矣。总由伤寒汗下之后,元气未复,而强力作劳,以致损惫。用加减八味丸,五更淡盐汤下,日中用四君、四物,加枣仁、远志作煎剂,间用补中益气汤,两月而愈。

《续名医类案·虚损》

**按语:** 虚劳涉及多脏亏耗,病情复杂,证候表现较多,临床较少单独使用某一个补益方,而多为诸方合用进行虚劳病的治疗,如四物汤、四君子汤、补中益气汤、肾气丸类。"至虚有盛候",临证应分清虚实,谨慎辨证。

一妇人患劳嗽,不时发热;或时寒热。或用清热之剂,其热益甚,盗汗口干,两足如炙,遍身皆热,昏愦如醉,良久,热止方苏,或晡热至旦方止,此阴血虚而阳气弱也。余朝用六味丸一料,夕用十全大补汤,月余,诸症稍愈,更兼以补中益气,两月余而痊愈。

《万病回春·虚劳》

**按语:** 患者热象明显,但使用清热之剂后热更甚当考虑为虚损所致。同时,虚劳者往往并非气血阴阳之一的单纯亏耗。本病案中患者虽以阴虚为主,亦有阴损及阳之象,在治疗上亦需要多方并用,方能顾及诸脏气血阴阳。

### 牛乳

牛乳最宜老人。性平,补血脉,益心,长肌肉,令人身体康强润泽,面目光悦,志不衰。故为人子者,常须供之,以为常食。或为乳饼,或作断乳等,恒使恣意充足为度,此物胜肉远矣。

《养老奉亲书·食治养老益气方》

**按语:** 本品适用于老年脾胃虚弱者,纳差、乏力、眠差诸症。牛乳味甘性微寒,具有营养血脉,滋润五脏,补虚生津的功效。老年人一般可长期服用,但对脾虚之人容易引起腹胀腹泻,因本品性偏滋润,故对脾胃虚泄泻,内有湿滞、积饮、痰火者宜忌。

### 油面馎饦方

食治老人补虚劳。

生胡麻油(一斤)　浙粳米泔清(一斤)

上二味,以微火煎,尽泔清乃止,出贮之。取合盐汤二合,将和面作馎饦,煮令熟。入五味食之。

《养老奉亲书·食治养老益气方》

**按语:** 本方适用于老年慢性衰弱患者形体消瘦,且食肉不易于消化,纳差乏力诸症。方中生胡麻油味甘性平,无毒,能"补五脏,益气力,长肌肉,填髓脑,坚筋骨,久服尚能明耳目,耐饥渴,延年,利大肠";佐以淅粳米泔清,清热凉血,利小便,除烦渴,尤益于老年人瘦弱而多虚热者。再将面作馎饦,增强健脾补中之效,同时避免生胡麻油滑肠致泻。但此方药物偏凉而润滑,老年人消瘦无虚热而便溏者慎用。

<h3 align="center">法煮羊头方</h3>

食治老人五劳七伤虚损。

白羊头蹄(一副,草火烧令黄色,刮去灰尘) 胡椒(五钱) 荜茇 干姜(各五钱)葱白(切) 豆豉(各半斤)

上件药,先以水煮羊头蹄半熟,内药,更煮令烂,去骨,空腹适性食之。日食一具,满七具即止。禁生、冷、醋、滑、五辛、陈臭、猪、鸡等七日。

《养老奉亲书·食治养老益气方》

**按语:** 老年人多由饮食、劳倦、七情、酒色或外感病后失于调理而见虚损诸病。本方白羊头蹄味甘性温,归脾、肾经,为血肉有情之品,补虚、温阳、益肾、明目。胡椒、荜茇、干姜,温脾胃以散内寒;葱白、豆豉,通阳气以达外邪。诸药合用,以温补为特点,服药期间禁食生冷、醋、滑、五辛、陈臭、猪、鸡等。

<h3 align="center">煎猪肪方合羊肝羹方</h3>

煎猪肪方

食治老人大虚羸困极,宜服。

猪肪(未中水者,半斤)

上入葱白一茎于铛内,煎令葱黄即止。候冷暖如身体,空腹顿服之令尽,暖盖覆卧。至日晡后,乃白粥调糜。过三日后,宜服羊肝羹。

羊肝羹方

羊肝(一具,去筋膜细切) 羊脊肉(二条,细切) 枸杞根(五斤,锉,以水一斗五升,煮取四升,去滓) 曲末(半两)

上用枸杞汁煮前羊肝等,令烂。入豉一小盏,葱白七茎切,以五味调和作羹,空腹饱食之。后三日,慎食,如上法。

《养老奉亲书·食治养老益气方》

**按语:** 本方适用于老年人五脏精气俱虚,气血津液生化乏源,四肢肌肉不充而瘦弱,皮肤皱缩,大肉陷下,终日疲惫乏力诸症。治宜补益肝肾。方中猪脂肪补人脂,继服羊肝、羊脊脏肉可大补精血,滋养肝肾,培养内脏根本。又因瘦人多浮火,故煎枸杞根汁清虚热。羸人胃纳谷差,故入曲末以助消化。注意猪脂肪为滋腻之品,有助湿生痰之弊,须审证遣药,对于阴虚精血亏损者切忌用药过猛,以防止损伤脾胃。服用本方期间禁食生冷、醋滑、五辛、陈臭等食品,防止因进食不当而产生他病。

# 莲实粥方

食治老人,益耳目聪明,补中强志。

莲实(半两,去皮)　糯米(三合)

上先以水煮莲实,令熟,漉出。次入糯米煮粥。候熟,入莲实搅令匀,热食之。

《养老奉亲书·食治老人眼目方》

**按语:** 本方适用于老年人常见脾肾两虚诸证。本方补益中焦元气。方中莲实可固精气,强筋骨,补虚损,利耳目。佐以糯米,既能补中益气,又主痔疾,小便数,可消除莲子"痔疮忌服"等副作用。两药配伍,相辅相成,为平补剂中之佳品。且莲子属补益类食物,可延缓衰老,长期服食对机体全身状况的改善也有益处。

## 【养生保健】

自然亏损,又况败坏而不知修养乎?如王侯之府,美女兼千;卿士之家,侍外家数百。昼以醇酒,淋其骨髓;夜以房事,输其血气。耳耽目恣,偃卧不休。上奔走不安居而又滋味锦绣,大醉入房,不知御神保气,居无节而精神有限,未及半白已憔悴枯朽也。故真仙上圣,凡所修养有益,惟求无损。一日之忌,暮无大醉;一岁之忌,暮无远行;终身之忌,暮无燃烛行房。此补损之大略也。五味,人不可无也,戒之偏多。酸损脾,甘损肾,咸损心,苦损肺,辛损肝。大药未就,尚有饥渴,一日三次要食,古人所以淡而食之,又不荤腥,恐污口腹也。五脏积滞,用六字气治之,即《黄庭图》之法也。张澄道以此留形住世,王悟真以此治病延年,孙思邈以此修身治人。六字之妙:春不呼,夏不呬,冬不呵,秋不嘘,四时常有嘻,三焦无不足;八节不得吹,肾府难得盛。凡有余则引其子,不足则杀其鬼。此妙古今无知者,西山上圣得其昧也。不须禁忌百端,但朝不虚而暮不实,上也;素无味,淡无荤,次也。何虑四体之不充悦乎?及夫六字气,有余引子,不足杀鬼者;肝本嘘也,余则用嘘。嘘亦不能引肝气,若引其子,则用呵字,泻心之气,心气既行,肝气自传也。若肝气不足,则杀其鬼。肺,金也,金克木,木为妻而金为夫,夫乃鬼也。如肝气弱,必是肺之有余,必杀其鬼,用呬字泻之。聪明之士,审达五行生克,调和其气,无过不及而阴阳自正。

《养生导引秘籍·补损》

**按语:** 不良习惯长此以往均可伤及人体五体筋脉,气血阴阳,发为虚劳。除药物干预外,虚劳患者也应通过合理的起居饮食来进行调养。年老虚劳患者,筋骨衰弱,可根据四时、五脏六腑选择八段锦、六字诀进行日常锻炼,达到调和一身之气,使阴阳自正的作用。

# 老年痿证

痿证以肢体筋脉弛缓，软弱无力，日久不能随意运动而出现肌肉萎缩不用为主要临床特征。临床上以下肢痿弱比较常见，故又将其称为"痿躄"，"躄"指下肢软弱无力，不能够随意步履。老年人脏腑渐衰，阴阳渐虚，若不慎感受温毒、湿热之邪，或久病体虚等原因更易导致本病的发生。西医学中的吉兰‐巴雷综合征、重症肌无力、运动神经元疾病、脊髓病变、肌肉病变、周期性瘫痪等均属于本病范畴，可参照本病辨证论治。

本病病名首见于《内经》，称为"痿证""痿躄""痿病"等，《内经》对痿证的记载甚为翔实，设专篇论述，涉及其病因病机、证型分类及治疗原则等。《素问·痿论》认为本病的病因病机包括外感湿热、内生湿邪、邪伤五脏、思虑太过、情绪焦虑、房劳太过等，治疗上提出"治痿独取阳明"的大法。隋唐至北宋时期，对痿证翔实的专题论述较少，多将其列入其他章节进行论述。金元时期对痿证的论述逐渐多了起来，张从正《儒门事亲》对痿证的病因病机进行了详细论述，并且对痿证与风、痹、厥的表现进行鉴别，同时认为"痿病无寒"，病机在于"由肾水不能胜心火，心火上烁肺金。肺金受火制，六叶皆焦，皮毛虚弱，急而薄着，则生痿躄"。朱丹溪提出了"泻南方，补北方"的治疗原则，对后世影响颇深。明清时期关于痿证的认识愈发全面，指出痿证并非全是阴虚火旺。张景岳在《景岳全书》中指出"元气败伤则精虚不能灌溉"及"血虚不能营养者"，明确前人"概从火论"之不足，提出"当酌寒热之浅深，审虚实之缓急，方能得治痿之全"。叶天士认为本病病位在"肝肾肺胃四经"，气血津液不足是导致痿证的直接原因。

## 【病名钩玄】

五脏因肺热叶焦，发为痿躄。

《素问·痿论》

病者肺热，皮虚弱，薄著，足痿躄，其色白而毛败，名曰皮痿，由肺热叶焦使然也。

病者心下热，膝腕枢纽，如折去而不相提挈，胫筋纵缓，不能任地，其色赤、而络脉溢，名曰脉痿。

病者肝热，口苦，筋膜干，筋急而挛，其色苍而爪枯，名曰筋痿。

病者脾热，胃干而渴，肌肉不仁。其色黄而肉蠕动，名曰肉痿。

病者肾热，腰脊不举，骨枯而髓减，其色黑而齿槁，名曰骨痿。

《三因极一病证方论·五痿证例》

痿，谓手足痿弱，无力以运动也。

《素问玄机原病式·五运主病》

夫四末之疾。动而或劲者为风。不仁或痛者为痹。弱而不用者为痿。逆而寒热者为厥。

《张氏医通·痿痹门·痿（痿厥）》

痿者,手足痿软而无力,百节缓纵而不收也。

《证治准绳·杂病》

痿者,痿弱无力,不能收持之谓也。

《医学原理·痿证门》

**按语:** 痿证临床特点主要是肌肉软弱无力,与痹证临床表现类似或互有夹杂,痹证的特点在于"不仁或痛者",而痿的特点在于"弱而不用",历代医家根据其症状及病因病机不同,将痿证分为皮痿、脉痿、筋痿、骨痿、肉痿五种,以示病情的浅深轻重以及与五脏疾病的关系。

## 【病因病机】

### 1. 湿热浸淫

因于湿,首如裹,湿热不攘,大筋緛短,小筋弛长,緛短为拘,弛长为痿。

《素问·生气通天论》

六七月之间,湿令大行,子能令母实而热旺,湿热相合,而刑庚大肠,故寒凉以救之。燥金受湿热之邪,绝寒水生化之源,源绝则肾亏,痿厥之病大作,腰以下痿软瘫,不能动,行走不正,两足敧侧。

《脾胃论·湿热成痿肺金受邪论》

痿之一症全在湿热。由乎酒色太过,气血空虚,反加劳碌,筋骨有损,由是湿热乘之。热伤于气,在气不能舒畅其筋,故大筋緛短而为拘挛。湿伤其血,则血不养筋,而筋不束骨,故小筋弛长而为痿弱者矣。

《医林绳墨·卷之七·痿》

或居处卑湿,或冒风雨,留着经络,则纵缓不收,痿软之症作矣……时令之湿热加临,肥甘之湿热内积或湿热中于皮肤,传合经络,湿热伤筋,则弛长为痿。

《症因脉治·痿症论》

**按语:** 湿热为痿证的常见病因之一,既包括外感湿热又包括内伤湿热。由于湿邪盛行或者久居湿地,湿邪侵袭人体,日久化热,而成湿热,或因平素喜食肥甘炙煿之品,酿成湿热,湿热内积,伤及气血,留着皮肤、经络、脉络、肌肉、筋骨,加之平素气血空虚,营卫运行受阻,筋脉弛长,痿弱不用导致痿证的发生。

### 2. 脾胃失常

帝曰:论言治痿者,独取阳明何也? 岐伯曰:阳明者,五脏六腑之海,主润宗筋,宗筋主束骨而利机关也。冲脉者,经脉之海也,主渗灌溪谷,与阳明合于宗筋,阴阳揔宗筋之会,会于气街,而阳明为之长,皆属于带脉,而络于督脉。故阳明虚则宗筋纵,带脉不引,故足痿不用也。

《素问·痿论》

阳明为阖,……阖折则气无所止息而痿疾起矣,故痿疾者取之阳明,视有余不足。

《灵枢·根结》

若但两足痿软者,固属下焦精虚骨痿,然脾胃主四肢,阳明主束骨而利机关,其中枢湿盛酿热，足痿不能用者，亦宜取阳明而攘湿热也。

《重庆堂随笔·卷下》

《痿论》云：五脏使人痿，而本于肺热叶焦。终之曰：治痿独取阳明。是痿病原于手太阴一经，以热相传而成，而治之者，惟取足阳明一经以为要。阳明为五脏六腑之海，总宗筋而束骨以利机关。阳明虚则宗筋纵，带脉不引，故手足不用而成痿。

《质疑录·论泻南补北不可以治痿取阳明》

湿痰痿者，因于肥盛之人，血气不能运动其痰，以致湿痰内停，客于经脉。腰膝麻痹，四肢痿弱，脉来沉滑，此膏粱酒湿之故。所谓土太过，令人四肢不举者是也。

《证治汇补·腰膝门·痿》

痿乃正气本虚，致成怫郁懈惰之病，为柔缓之邪，当以不足名之。故或因初感七情，乃饮食浓味，中焦郁积，淫气不清，湿热乘虚而痿者有之。或因初感湿痹，郁久成热，气血渐虚为痿者有之，难以拘论也。

《叶选医衡·痿论》

**按语**：脾主运化腐熟水谷，脾胃健运方能运化水谷精微，濡养周身筋脉、肌肉，若脾胃受损，则肢体筋脉、肌肉失养，或湿邪痰浊内生，阻滞四肢筋脉、肌肉，四肢痿弱不用，发为痿证。

### 3. 肺热叶焦

岐伯曰：肺者脏之长也，为心之盖也，有所失亡，所求不得，则发肺鸣，鸣则肺热叶焦，故曰：五脏因肺热叶焦，发为痿躄，此之谓也。

《素问·痿论》

有志不遂，所求不得，郁而生火，火来克金，肺热叶焦，清化不行，金不生水，则肺热痿躄之症作矣。

《症因脉治·痿症论·内伤痿症》

大抵肺主气，气为阳，阳主轻清而升，故肺居上部。病则其气膹满奔迫，不能上升，至于手足痿弱，不能收持。由肺金本燥，燥之为病，血液衰少，不能营养百骸故也。经曰：手指得血而能摄，掌得血而能握，足得血而能步。故秋金旺则雾气蒙郁而草木萎落，病之象也。

《素问玄机原病式·五运主病》

痿证之义，《内经》言之详矣，观所列五脏之证，皆言为热。而五脏之证，又总于肺热叶焦，以致金燥水亏，乃成痿证。

《景岳全书·杂证谟·痿证》

**按语**：温热毒邪，内侵机体，或温病后余邪未清，或温病高热持续不退，均可导致邪热燔灼机体，伤津耗气，肺热叶焦，输布失常，加之热邪伤津耗气，不能濡养润泽五脏，五脏合五体，五体失养可致皮、肉、筋、脉、骨痿弱不用，发为痿证。

### 4. 肝肾不足

思想无穷，所愿不得，意淫于外，入房太甚，宗筋弛纵，发为筋痿，及为白淫。故下经曰：筋痿者，生于肝使内。

有所远行劳倦，逢大热而渴，渴则阳气内伐，内伐则热舍于肾，肾者水脏也，今水不胜火,则骨枯而髓虚,故足不任身,发为骨痿。故下经曰:骨痿者,生于大热也。

《素问·痿论》

由肾衰水不能制火,火削肺金则生痿不能用,因色欲之过,宜降火补虚。

《丹溪手镜·痿》

盖痿之始,必因纵欲伤精,肾水虚败,不能制火,火克肺金,致肺热叶焦也。

《简明医彀·痿证》

足痿软不收为痿厥,有二:一属肾、膀胱。经云:恐惧不解则伤精,精伤则骨酸痿厥,精时自下,是肾伤精脱也。

《证治准绳·杂病》

痿之为状,两足痿弱,不能行用。由肾水不能生心火,心火上烁肺金,肺金受火制,六叶皆焦,皮毛虚弱,急而薄着,则生痿躄。

《儒门事亲·指风痹痿厥近世差玄说》

**按语:**远行劳倦大渴,或房劳不节,或酒色太过,导致肾阴不足,一则肾精不足,骨髓衰竭,骨枯足虚,不能任身,痿软不用;另则阴不纳阳,火邪上炎,燔灼肺金,或肾水不能制约心火,心火上炎,燔灼肺金,导致肢体痿弱不用。

## 【诊法析要】

黄帝问曰:五脏使人痿何也?

岐伯对曰:肺主身之皮毛,心主身之血脉,肝主身之筋膜,脾主身之肌肉,肾主身之骨髓。故肺热叶焦,则皮毛虚弱,急薄,着则生痿躄也。心气热,则下脉厥而上,上则下脉虚,虚则生脉痿,枢折挈,胫纵而不任地也。肝气热,则胆泄口苦,筋膜干,筋膜干则筋急而挛,发为筋痿。脾气热,则胃干而渴,肌肉不仁,发为肉痿。肾气热,则腰脊不举,骨枯而髓减,发为骨痿。

……帝曰:何以别之?

岐伯曰:肺热者色白而毛败;心热者色赤而络脉溢;肝热者色苍而爪枯;脾热者色黄而肉蠕动;肾热者色黑而齿槁。

《素问·痿论》

痿病肺虚,脉多微缓,或涩或紧,或细或濡。

《濒湖脉学·四言举要》

尺脉虚弱,缓涩而紧,病为足痛,或者痿病。

《崔氏脉诀》

寸口脉不出,反为发汗,阳脉早索,阴脉不涩,三焦踟蹰,入而不出,阴脉不涩,身体反冷,其内反烦,多吐唇燥,小便反难,此为肺痿,伤于津液,便如烂瓜,亦如豚脑,但因误发汗故也。

《医学正传·痿证论》

痿属湿痰者,手足软弱,脉沉滑,兼腰膝麻木,或肿。

黑瘦人脉涩弱,或左脉大而无力,行步艰难,或兼盗汗阴虚等证者,是血虚有火。

肥白人脉沉缓,或滑,恶心,胸膈不利,属气虚有痰。

即气口弦滑,腹胀恶食,是食积妨碍,脾气不得运于四肢。

挟死血者,脉沉涩或弦,而按之则芤,为恶血流于腰膝,或因产后,或跌扑伤损而得者,不可作虚治。

《张氏医通·痿痹门·痿(痿厥)》

**按语:** 历代医家认为痿证诊断以手足无力,纵缓不收为特征。脉象上,由虚致痿者,其脉或细或濡,或弱或缓,或濡或涩等;痰湿致痿者,脉见沉滑;兼有瘀血者,脉沉涩弦而芤。临床应灵活变通,四诊合参。诊断上还要与中风、痹证、厥证相鉴别。

## 【辨证论治】

### 1. 清热利湿

二陈汤  治痰饮为患,或呕吐恶心,或头眩心悸,或中脘不快,或发为寒热,或因食生冷,脾胃不和。

半夏(汤洗七次)  橘红(各五两)  白茯苓(三两)  甘草(炙,一两半)

上为㕮咀。每服四钱,用水一盏,生姜七片,乌梅一个,同煎六分,去滓,热服,不拘时候。

《太平惠民和剂局方·治痰饮》

痿证断不可作风治,而用风药。有湿热、湿痰……。湿热,东垣健步丸,加沥、姜汁。

健步丸(东垣方)

防己(酒洗,一两)  羌活  柴胡  滑石(炒)  甘草(炙)  栝蒌(酒洗,以上各半两)  泽泻  防风(各三钱)  苦参(酒洗)  川乌(各一钱)  肉桂(五分)

上为末,酒糊为丸,梧桐子大。每服七十丸,葱白煎愈风汤下。

《丹溪心法·痿》

阳明之邪热,原是肺热中传来,故治痿独取阳明者,非补阳明也,治阳明之火邪,毋使干于气血之中,则湿热清而筋骨强,筋骨强而足痿以起。张子和尝言痿病皆因客热而成,断无有寒。丹溪亦云治痿以清热为主,不可作风治用风药。诚得取阳明之义者矣。

《质疑录·论泻南补北不可以治痿取阳明》

清燥汤  六七月间,湿令大行,子能令母实而热旺,湿热相合,而形庚大肠,故寒冷以救之,燥金受湿热之邪,绝寒水生之源,源绝则肾亏痿厥之病大作,腰下痿软瘫痪,不能动履。

黄芪(一钱五分)  苍术(一钱)  白术  陈皮  泽泻(各五分)  人参  白茯苓升麻(各三分)  麦门冬  当归身  生地黄  神曲末  猪苓(各二分)  黄柏(酒炒)  柴胡黄连(各一分)  五味子(九个)  甘草(炙,二分)

上锉一剂,水煎空心服。

《古今医鉴·痿》

此湿热成痿,多发于夏,令人骨乏无力,故治痿独取阳明。东垣独得其秘,而用清燥之剂,主以清暑益气汤。

《张氏医通·痿痹门·痿(痿厥)》

湿热,加味二妙汤

苍术、黄柏、当归、秦艽、防己、萆薢、龟板、牛膝。湿痰,苍白二陈汤加芩、柏、姜汁、竹沥。

《医学集成·痿证》

属湿热,经曰:治痿独取阳明。忌破气,升,辛热,发散。宜大补气血,清热除湿,甘寒,甘温,苦寒,酸寒。

《药症忌宜·痿》

加味二妙散　治膝肿初起者。

黄柏(七分)　苍术　归尾　赤芍　桃仁　南星　牛膝　胆草(各一钱)　黄芩　连翘　羌活(各五分)　红花　木通　甘草(各三分)　金银花(二钱)

用水二钟,煎八分,加姜汁二匙,食前服。

《外科大成·分治部上·膝部》

湿热沉着下焦而成痿者,用苦辛寒燥为主。

《临证指南医案·痿》

**按语:** 痿证因湿热所致者,以清热利湿为主要治法。湿热者方可选用加味二妙散加减清热利湿,通利经脉。若热象不显,以湿痰为主者,可选用二陈加二术、羌活、黄柏、竹沥、姜汁等。

### 2. 清肺热

肺热叶焦而成痿者,用甘寒清上热为主。

汤(六二)有年偏痿,日瘦,色苍脉数,从金匮肺热叶焦,则生痿论。

玉竹　大沙参　地骨皮　麦冬　桑叶　苦百合　甜杏仁

《临证指南医案·痿》

热甚者,宜服泻火表剂以救肺热,此丹溪治痿泻南补北之法也,有用愈风汤、健步丸,以治湿热相半之痿,愚谓止可施于挟风之证。

《叶选医衡·痿论》

清燥救肺汤　治诸气膹郁,诸痿喘呕。

桑叶(经霜者得金气而柔润不凋,取之为君,去枝梗净叶,三钱)　石膏(煅,禀清肃之气,极清肺热,二钱五分)　甘草(和胃生津,一钱)　人参(生胃之津,养肺之气,七分)　胡麻仁(炒,研,一钱)　真阿胶(八分)　麦门冬(去心,一钱二分)　杏仁(泡,去皮尖,炒黄,七分)　枇杷叶(一片,刷去毛,蜜涂,炙黄)

水一碗,煎六分,频频二三次滚热服。痰多加贝母、栝蒌。血枯加生地黄。热甚加犀角、羚羊角,或加牛黄。

《医门法律·伤燥门·秋燥门方》

肾火上炎,知柏天地煎,玄武胶为丸。肺中伏火,二丹二冬汤,合家秘泻白散。

知柏天地煎　知母(二两)　黄柏(二两)　天冬(八两)　地黄(八两)

二母二冬汤　川贝母　知母　天门冬　麦门冬

家秘泻白散　桑白皮　地骨皮　甘草　桔梗　石膏　川黄连　黄芩

《症因脉治·痿症论·内伤痿症》

**按语**:《内经》认为肺热叶焦是痿证的主要病因,肺热痿证多见于温病毒邪内侵,或余邪未尽等,因内热燔灼而致。后世多遵《内经》观点,以清肺热为治疗痿证的大法,治宜清肺养阴,方用清燥润肺汤清肺润燥,养阴生津,药用生地黄、天冬、石斛等。此外,肺热波及他脏,或者兼见他脏热邪,还应各清其热。心热者,加铁粉、黄连、苦参等;肝热者,加龙胆、牡丹皮等。注意痿证以热证多见,临床中慎用风药,以免助热。

### 3. 调和脾胃

治痿独取阳明。

《素问·太阴阳明论》

参苓白术散　治脾胃虚弱,饮食不进,多困少力,中满痞噎,心忡气喘,呕吐泄泻,及伤寒咳噫。此药中和不热,久服养气育神,醒脾悦色,顺正辟邪。

莲子肉(去皮)　薏苡仁　缩砂仁　桔梗(炒令深黄色,各一斤)　白扁豆(姜汁浸,去皮,微炒,一斤半)　白茯苓　人参(去芦)　甘草(炒)　白术　山药(各二斤)

上为细末。每服二钱,枣汤调下,小儿量岁数加减服。

《太平惠民和剂局方·治一切气》

气虚,四君子汤加黄芩、黄柏、苍术之类;血虚,四物汤加黄柏、苍术,煎送补阴丸。

《丹溪心法·痿》

气虚痿弱无力,四君子加苍术、黄柏、肉桂……肥白人脉沉缓,或滑,恶心,胸膈不利,属气虚有痰,六君子加苍术、黄柏、竹沥、姜汁。兼食积,即气口弦滑,腹胀恶食,是食积妨碍,脾气不得运于四肢,导痰汤加楂、曲、木瓜、防己。

《张氏医通·痿痹门·痿(痿厥)》

滋筋养血汤(云林制)　专治血气两虚,双足痿软,不能行动,久卧床褥。

川归(一钱)　熟地黄(一钱五分)　白芍药(一钱五分)　川芎(七分半)　人参(八分)　五味子(九粒)　麦门冬(去心,一钱)　黄柏(一钱)　知母(五分)　牛膝(酒浸,一钱)　杜仲(酒炒,一钱)　苍术(一钱)　薏苡仁(一钱)　防风(六分)　羌活(三分)　甘草(三分)

筋骨痿软,加桂枝三分,陈皮八分;如觉心烦,加黄连六分,酸枣仁炒六分,白茯神去木一钱。

上锉一剂,姜、枣煎服。

《古今医鉴·痿》

痿症无不成于阳明之火,然用大寒之药,如石膏、知母之类,虽泻胃火甚速,然而多用必至伤胃,胃伤而脾亦伤,脾伤而肾安得不伤乎。故不若用玄参、甘菊之类,既清其胃火,而又不损其胃土,则胃气自生,能生津液,下必注于肾,而上且灌于心矣。况麦冬、五味以益心,熟地、沙参以滋肾,上下相资,水火既济,痿病岂不愈乎。此症用石斛玄参汤亦佳。

金钗石斛(一两)　玄参(二钱)

水煎服。

《辨证录·痿证门》

气虚,四君子汤加苍术、苓、柏。血虚,四物汤加苍术、黄柏。

《医学集成·痿证》

至于治法,如湿胜者,则有脾胃虚湿之证,脉微而缓弱,宜渗水燥土。热胜者,则有内伤郁热之证,脉虚而浮大,宜益气清热,此内经治痿独取阳明之法也。

《叶选医衡·痿论》

**按语:**《内经》"治痿者独取阳明",奠定了从脾胃论治痿证的理论基础,脾胃者,水谷之海,气血生化之源,脾胃虚弱,精微生化无源,则无以充养四肢筋脉,而发为痿证,脾胃气虚者,常选用四君子汤、参苓白术散补益脾胃,并作为基础方进行加减;血虚者常选用四物汤加减。其他如痰湿、瘀血等导致脾胃升降失常者,可随证加减。但应以淡滋薄味清补为主,以防止药物过燥助热伤阴。

### 4. 补益肝肾

目中溜火,视物昏花,耳聋耳鸣,困倦乏力,寝汗憎风,行步不正,两脚欹侧,卧而多惊,腰膝无力,腰以下消瘦,宜补益肾肝丸。膝中无力,伸不能屈,屈不能伸,腰膝腿脚沉重,行步艰难,宜健步丸,愈风汤送下。腿脚沉重无力者,于羌活胜湿汤中加酒洗汉防己五分,轻则附子,重则川乌少许,以为引用而行经也。

《证治准绳·杂病》

虎潜丸

人参(去芦) 当归(酒洗) 黄柏(蜜炙) 白术(去芦) 白茯苓(去皮) 熟地黄 山药 杜仲(姜、酒炒) 牛膝(酒洗) 破故纸(酒洗) 虎胫骨(酒炒) 知母(酥炙) 龟板(酥炙,各等分)

上为细末,炼蜜为丸,如梧子大。每服五十丸,空心,好酒送下,清米汤亦可。若梦遗,加锁阳酒洗。

症属虚寒者,宜此。

鹿角霜丸 治四时虚弱,两足痿软,不能行动,久卧床褥之症。

蒸法治肾气虚弱,脾肾府三经受风寒湿,停于腿膝,使经脉凝滞而不行,变成脚痹,故发疼痛。此能和荣卫、通经络。

川椒(一把) 葱(三大茎,切) 盐(一把) 小麦麸(约四五升) 酒(一钱)

上用醋和,湿润得所,于银器炒令极热,摊卧褥上。将所患脚腿就卧熏蒸,薄衣被盖。将汗出匀遍,约半个时辰,撤去炒麸,止就熏褥中,卧两个时辰,觉汗稍解,勿令见风,立效。

《万病回春·痿》

五痿汤 治五脏痿。

人参 白术 茯苓(各一钱) 甘草(炙,四分) 当归(一钱五分) 苡仁(三钱) 麦冬(二钱) 黄柏(炒褐色) 知母(各五分)

水煎服。

心气热,加黄连三分,丹参、生地各一钱;肝气热,加黄芩、丹皮、牛膝各一钱;脾气热,加连翘一钱,生地一钱五分;肾气热,加生地、牛膝、石斛各一钱五分;肺气热,加天冬、百合各二钱；挟痰，加川贝、竹沥；湿痰加半夏曲；瘀血，加桃仁、红花；如气血两虚，另用十全大补汤；肾肝虚热，髓减骨枯，兼用虎潜丸主之。

《医学心悟·痿》

肝肾虚热，虎潜丸

龟板四两，熟地、杜仲各三两，当归、白芍、虎骨、牛膝各二两，人参一两，黄柏、知母各五钱，陈皮四钱，干姜二钱。酒丸，盐汤下。

肝肾亏损，鹿胶丸

鹿胶八两，鹿霜、熟地各四两，当归二两，人参、茯苓、菟丝、牛膝各两半，焦术、杜仲各二两，虎膝、龟板各五钱，蜜丸，盐汤下。

肾气虚惫，起痿汤

杜仲、故纸、枸杞、菟丝、胡巴、牛膝、萆薢、防风、沙蒺藜。一去枸杞加肉桂。

足胫枯细，膝大如碗，十全去苓、桂，加羌、防、附子、杜仲、牛膝。一去芎、苓加杜仲、枸杞、鹿茸、附子、续断、桂圆。

《医学集成·痿证》

肝肾精血虚而湿多者，谓之正虚，宜温补精髓，内虽有热，乃为虚热，补之自除。若真火热胜者，谓之偏虚，脉必沉数，及兼遗精、白浊、阴火等证，宜滋阴降火。

《叶选医衡·痿论》

加味四斤丸　治肝肾脏虚，热淫于内，致筋骨痿弱，不自胜持。起居须人，足不任地，惊恐战掉，潮热时作，饮食无味，不生气力，诸虚不足。

苁蓉(酒浸)　牛膝(酒浸)　天麻　木瓜干　鹿茸(燎去毛，切，酥炙)　熟地黄　菟丝子(酒浸通软，别研细)　五味子(酒浸，各等分)

上为末，蜜丸，如梧子大。每服五十丸，温酒、米汤食前下。一法，不用五味子，有杜仲。

《三因极一病证方论·五痿治法》

**按语：**元气虚损，精血不足所致痿证者，宜大补元气，补血填精，方用起痿汤、鹿角丸等。肝肾阴虚，虚火上炎，灼伤肺金，亦可导致肺热叶焦，当补肾水以制阳光，方用起痿降火汤、虎潜丸滋肝肾、清虚热。精血不足者可选用鹿角霜丸等补益精血。

## 【名方临用】

### 虎潜丸

**1. 文献出处**

补肾丸　治痿厥之重者……此冬令之正药，春夏去干姜。

虎潜丸　治痿与补肾丸同。

黄柏(半斤，酒炒)　龟板(四两，酒炙)　知母(二两，酒炒)　熟地黄　陈皮　白芍(各二两)　锁阳(一两半)　虎骨(一两，炙)　干姜(半两)

上为末，酒糊丸，或粥丸。一方加金箔一片，一方用生地黄。懒言语者，加山药。加炒黄柏、酒知母、炙龟板各等分，干姜三分之一，酒糊丸，名补血丸。一方无干姜。冬月方,加有当归一两半,熟地黄比前多一两,余同。

《丹溪心法·补损》

### 2. 方解

虎潜丸是治疗肝肾亏虚痿证的经典方剂,由黄柏(酒炒)、龟甲(酒炙)、知母(酒炒)、熟地黄、陈皮、白芍、锁阳、虎骨、干姜组成。方中黄柏、知母清热泻火,虎骨强壮筋骨,锁阳、干姜温脾肾之阳,龟甲(酒炙)、熟地黄、白芍补肾阴、益精血。佐以陈皮理气和胃,防熟地黄滋腻碍胃。诸药合用,共奏清泻阴火、滋阴养血、强筋壮骨之功。原方用于治疗痿厥之重,但春夏之季用于治疗痿证时应去干姜,以防助热助燥。因其治疗肝肾阴虚,精血不足,虚热内盛之痿证,使肝肾得补、精血受益、阴精内守,犹如虎潜山林,故曰虎潜丸。

### 3. 临床应用

虎潜丸用于肝肾阴虚、虚热内盛之痿证,后世多遵循原著用于治疗肝肾虚热之痿证。《万病回春》虎潜丸:人参(去芦)、当归(酒洗)、黄柏(蜜炙)、白术(去芦)、白茯苓(去皮)、熟地黄、山药、杜仲(姜、酒炒)、牛膝(酒洗)、补骨脂(酒洗)、虎胫骨(酒炒)、知母(酥炙)、龟甲(酥炙)各等份,为细末,炼蜜为丸,如梧子大。每服五十丸,空心,酒送下,清米汤亦可。若梦遗,加锁阳酒洗。《医学集成》在朱丹溪原方基础上进行加减,用龟甲四两、熟地黄、杜仲各三两、当归、白芍、虎骨、牛膝各二两、人参一两、黄柏、知母各五钱、陈皮四钱、干姜二钱组方,以酒为丸,盐汤下,治疗痿证。目前虎潜丸广泛用于治疗骨质疏松症、骨性关节炎、运动神经元病、吉兰 - 巴雷综合征、帕金森病、重症肌无力等,属精血不足所致筋骨痿弱者。

## 【医案医话】

郁,七五。两膝痿痛,不能行立,脉来弦数。并非痰凝气滞,若用疏燥之剂,非但无效,反能增病。盖缘高年阴血不足,肝火不宁,筋无所养,病属痿症,补血和肝,一定之法。

熟地　归身　白芍　牛膝　威灵仙　枸杞　防己　萆薢

《友渔斋医话·肘后偶钞·痿》

**按语:**双膝痿软而痛,属痿属痹,应辨清楚。"高年阴血不足,肝火不宁。筋无所养"亦能出现痛证。老年人之筋骨痛,属此类型者不少。

夏间,王某患感,越医谢树金治之,病虽退而能食矣,但不能起坐,类乎瘫痪,延已月余,人皆谓其成废。所亲钟某浼孟英视之,曰:此因多服表散,汗出过分,气血两伤,肢骸失其营养。脉微而细,舌亮无苔。与大剂(高丽)参　(黄)芪　(当)归　(白)术　熟地　杜仲　菟丝子　牛膝　枸杞　山药　木瓜　苁肉　萎蕤　续断　桑枝,服数十帖而起。

《回春录·痿证》

## 巨胜酒方

食治老人风虚痹弱,四肢无力,腰膝疼痛。

巨胜子(二斤,熬)　薏苡仁(二升)　干地黄(半斤,切)

上以绢袋贮,无灰酒一斗渍之,勿令泄气。满五六日,任性空心温服一二盏,尤益。

《养老奉亲书·食治老人诸风方》

**按语:** 本方适用于老年患者素体虚弱,外感风邪所致四肢无力、腰膝疼痛等症。方中巨胜子(即黑芝麻),味甘性平,补肝肾,润五脏,填脑益髓,养血舒筋,逐风湿气,长肌延年,对肝肾不足,虚风眩晕,风痹瘫痪,语涩步迟,有一定疗效。佐以薏苡仁健脾利湿,舒展筋脉;干地黄滋补肾阴,养血通经;无灰酒行气活血,可引导药物直达病所。

## 暖腰壮阳道药饼子方

食治老人五劳七伤,下焦虚冷,小便遗精,宜食之。

附子(二两,炮制去皮脐)　神曲(三两)　桂心(一两)　五味子(一两)　干姜(二两,炮制,锉)　羊髓(一两)　大枣(二十枚,煮,去皮核)　酥(二两)　蜜(四两)　白面(一斤)　黄牛乳(一斤半)　肉苁蓉(一两半,酒浸宿,刮去皱皮,炙干)　菟丝子(一两,酒浸三日,曝干为末)　汉椒(半两,去目及闭口者,微炒,去汗)

上为末。入面,以酥、蜜、髓、乳相和,入枣瓢熟,搜于盘中,盖覆,勿令通风,半日久即将出。更搜令熟,擀作糊饼大,面上以箸子挑之。即入炉中,上下以火煿令熟。每日空腹食五枚。一方入酵和更佳。

《养老奉亲书·食治五劳七伤诸方》

**按语:** 本方适用于老年人五劳七伤,致肾阳不足,下焦虚冷。方中附、姜、椒、桂辛甘大热,具补命门真火、健脾肾之阳之功;菟丝子、五味子、肉苁蓉,甘酸咸温,壮阳道、滋肾、敛肺、涩精;酥、蜜、髓、乳皆为血肉有情之品,血精同补,枣、神曲乃平素常食之味,补中益气养脾,调营生津和胃。诸味合用,温而不燥,补而不腻,使全方具有补命门真火之效。

## 鹿肾粥方

食治老人五劳七伤,阳气衰弱,强益气力。

鹿肾(一对,去脂膜细切)　肉苁蓉(二两,酒浸一宿,刮去皮,切)　粳米(二合)

上件药,先以水二盏,煮米作粥,欲熟,下鹿肾、苁蓉、葱。

《养老奉亲书·食治老人五劳七伤诸方》

**按语:** 本方适用于老年人五劳七伤肾阳衰败之重症。方中鹿肾味甘咸气温,入肝、肾、膀胱三经,功能补肾壮阳益精,佐以肉苁蓉增强其补阳之力。全方具有温补肾气、壮阳益精之效,作粥食服,对于肾阳虚重症有一定的疗效。

## 鲫鱼熟鲙方

食治老人脾胃气弱,食饮不下,虚劣羸瘦,及气力衰微,行履不得。

鲫鱼肉(半斤,细切鲙)

上投豉汁中煮令熟,下胡椒、荜萝并姜、橘皮等末及五味,空腹食,常服尤佳。

《养老奉亲书·食治老人脾胃气弱方》

**按语:** 本方适用于年老阳气虚衰,脾胃虚冷,症见饮食呆滞,虚损羸瘦,气力衰微,行履不得,甚则下肢浮肿,胃脘冷痛。方中鲫鱼肉味甘平性偏温,为脾、胃、大肠经之专药,功能温中下气,健脾利湿。入豉汁作鲙,加辛温逐寒暖胃之胡椒、荜萝、橘、姜等,可增强疗效。诸药合用,共奏温中健脾和胃之效。

### 猪肚生方

食治老人脚气,烦热,脚肿入膝,满闷。

猪肚(一枚,细切,作生肥者)

上以水洗,布绞令干,以蒜、醋、椒、酱、五味,空心常食之。亦治热劳,补益效。

《养老奉亲书·食治老人脚气诸方》

**按语:** 本方适用于老人饮食失节,损伤脾胃,致脾不化湿,积湿蒸热,下注两足,而成湿脚气流肿入膝之证。猪肚甘温,熟食能补中益气,健脾胃;佐以蒜、醋、椒、酱、五味可调整口味,增强疗效。

### 猪肾粥

食治老人脚气烦痹,缓弱不随,行履不能。

猪肾(一双,去膜细切)　粳米(四合)　葱白(半握)

上和煮作粥,下五味、椒、姜,空心食之,日一服,最验。

《养老奉亲书·食治老人脚气诸方》

**按语:** 本方适用于老人脚气,湿热伤及肾经。方中猪肾咸冷无毒,功能理肾气,通膀胱;佐以葱白、粳米,扶正通阳。诸物协同,使肾气得固,膀胱气化功能增强,则湿热可祛,足少阴经气得通,而诸症悉愈。

### 生栗方

食治老人脚气,肾虚气损,脚膝无力,困乏。

生栗(一斤,以蒸熟,透风处悬令干)

上以空心,每日常食十颗,极治脚气,不测有功。

《养老奉亲书·食治老人脚气诸方》

**按语:** 本方适用于老年人脚气,初具肾虚之证,症见腰痛无力、困乏等。方中生栗甘温,补肾以强腰脚、壮筋骨,健脾以制水邪、消肿胀。

## 【养生保健】

二灵丹　补暖腑脏,祛逐风冷,利腰膝,强筋骨,黑髭发,驻容颜。性温无毒,久服轻身、延年不老。

何首乌(雌雄各半,抹、刮、捣者俱不犯铁,用第一淘米泔浸一伏时日,漉出于银器内,先排枣一重、各劈开,上铺何首乌一重、又用枣一重复,再铺何首乌一重,令尽,次日清河水于药上有水约五指以来,用慢火煮,候枣极烂,并何首乌稍软取出,不用枣,只拣何首乌,入在诸今水中浸少时,用竹刀子刮去黑皮,及两面浮沫令净,竹刀切作薄片子,

慢火焙干,取净一斤）　牛膝（拣去芦头并细梢,只取中间粗者。折作半寸以来,用好酒浸二宿取出,焙干,净半斤）

药一处拌和,用石杵臼内捣,罗为细末,炼蜜和丸,如梧桐子大,每日空心温酒或米饮送下六十丸,服至半月,加至七八十丸。又服至一月,加至一百丸。服之百日,前疾皆去。

《御药院方·补虚损门》

**按语:** 何首乌补肝肾,益精血,不寒不燥,补而不腻,适合老年人服用。《开宝本草》认为本品能黑髭鬓,悦颜色,久服长筋骨,益精髓,延年不老。用枣制可以健脾,配牛膝补益肝肾且能活血行滞,使何首乌补而不腻,功效更强。

金锁丹　凡人中年之后,急务建助秘真之术,以代残年不衰矣。若每日一服至毫无瘘之理,其治不可俱陈。

桑螵蛸（微炙黄色）　晚蚕蛾（是雄者微炒）　紫稍花　蛇床子（微炒）　远志（去心）鹿茸（酥炙黄色）　川茴香（炒,已上各半两）　穿山甲（五片,炙焦）　海马（二对,炙黄）续断（三钱）　石燕子（一对,炭火烧赤,淬七返,研）　麝香（研,一钱）　南乳香（研,二钱半）　木香（二钱半）　黑牵牛（一两,微取头末三钱）

上件一十五味捣罗为细末,用酒煮薄面糊和丸,如梧桐子大。每服五十丸,温酒下,空心及晚食前各一服。其功不可言也,如不及作丸,只作散服更妙。

《御药院方·补虚损门》

**按语:** 人到中年后脾、肾两衰。本方滋补脾肾,故中年后始服,以代残年不衰矣。

# 老年颤证

颤证是以头部或肢体摇动颤抖，不能自制为主要临床表现的病证。轻者表现为头摇动或手足颤动，重者可见头部振摇，肢体颤动不止，甚则肢体拘急，失去生活自理能力。老年人肝肾亏虚，易发本病。本病又称"振颤""颤振""振掉"。西医学中的震颤麻痹、肝豆状核变性、帕金森病、甲状腺功能亢进等疾病出现以上表现者，可参照本病辨证论治。

《内经》多以症状描述，称为"掉"或"振掉"，记载有"强直""引""肘挛""拘挛"等，皆与颤证临床表现有关。《素问·至真要大论》指出："诸风掉眩，皆属于肝。"《灵枢·经脉》记载："手少阳之别……病实则肘挛。"《灵枢·邪客》指出："邪气恶血……不得屈伸，故拘挛也。"《素问·调经论》指出："手屈而不伸，其病在筋。"《素问·脉要精微论》指出："骨者，髓之府，不能久立，行则振掉，骨将惫也。"此述说明其病位在筋，与肝、肾有关，为后世对颤证的认识奠定了基础。后汉华佗《中藏经》云："行步奔急……则使人筋急而不能行步舒缓也。"西医学中的帕金森病属于"五痹"中的筋痹范畴。明代楼英《医学纲目》云"风颤者，以风入于肝脏经络，上气不守正位，故使头招面摇，手足颤掉也"，认为颤证有风热、风寒、风夹痰湿之不同，肯定了《内经》肝风内动的观点，扩充了病因病机内容。王肯堂《证治准绳》亦曰"颤，摇也；振也，动也。筋脉约束不住而莫能任持，风之象也"，是由于"木气太过而兼火之化也"。孙一奎《赤水玄珠》认为气虚、血虚均可引起颤证，指出此病壮年鲜有，老年尤多，并认为其发生与年龄有密切关系，首次把此病命名为"颤振"，提出"气虚颤振，用参术汤""血虚颤振，用秘方定心丸"。清代张璐《张氏医通》认为本病主要是风、火、痰为患，并按脾胃虚弱、心气虚热、肾虚、实热积滞等证候分别立法处方。

## 【病名钩玄】

骨者，髓之府，不能久立，行则振掉，骨将惫矣。

《素问·脉要精微论》

病在筋，筋挛节痛，不可以行，名曰筋痹。

《素问·长刺节论》

筋痹者，由怒叫无时，行步奔急，淫邪伤肝，肝失其气，因而寒热所客，久而不去，流入筋会，则使人筋急而不能行步舒缓也，故曰筋痹。

《中藏经·论筋痹》

颤，摇也。振，动也。风火相乘，动摇之象，比之瘈疭，其势为缓。《内经》云：诸风掉眩，皆属于肝。掉即颤振之谓也。又曰：诸禁鼓栗，如丧神守，皆属于热。鼓栗亦动摇之意也。

《医学纲目·肝胆部·破伤风》

有谓作诸禁鼓慄者,非也。诸禁鼓慄,乃斗牙战摇,似寒而实热也。夫颤振,乃兼木气而言,惟手足肘前战动,外无凛慄之状。

《医旨绪余·颤振》

颤,摇也,振,动也,筋脉约束不住,而莫能任持,风之象也。

《证治准绳·杂病·诸风门》

颤振则但振动而不屈也,亦有头动而手不动者。盖木盛则生风生火,上冲于头,故头为颤振;若散于四末,则手足动而头不动也。

《张氏医通·诸风门》

颤则头肢动摇铃。

《医宗金鉴·惊风门》

**按语**:古代医籍中,颤证的记载以症状描述为主,有"头摇""振摇""振掉"等记载,现根据其临床症状将其归属于"颤震""颤证"等范畴。颤证是以头部或肢体摇动颤抖,不能自制为主要临床表现的病证。轻者表现为头摇动或手足颤动,重者可见头部振摇,肢体颤动不止,甚则肢体拘急,失去生活自理能力。

## 【病因病机】

### 1. 内风论

诸风掉眩,皆属于肝。

《素问·至真要大论》

此由体虚腠理开,风邪在于筋故也。春遇痹,为筋痹,则筋屈,邪客关机,则使筋挛。邪客于足太阳之络,令人肩背拘急也。足厥阴,肝之经也。肝通主诸筋,王在春。其经络虚,遇风邪则伤于筋,使四肢拘挛,不得屈伸。

《诸病源候论·风病诸候》

《内经》曰:诸禁鼓栗,如丧神守,皆属于热。鼓栗亦动摇之意也。此症多由风热相合,亦有风寒所中者,亦有风挟湿痰者,治各不同也。

《医学纲目·肝胆部·破伤风》

《内经》云:诸风掉眩,皆属肝木。木主风,风为阳气,阳主动,此木气太过,而克脾土,脾主四肢,四肢者,诸阳之末,木气鼓之故动,经谓"风淫末疾"者此也,亦有头动而手足不动者,盖头乃诸阳之首,木气上冲,故头独动而手足不动:散于四末,则手足动而头不动也。皆木气太过,而兼火之化也。木之畏在金,金者土之子,土为木克,何暇生金。

《医旨绪余·颤振》

掉为颤掉,眩为眩晕,风淫所致也。

《类经·六气之复病治》

颤振者,非寒禁鼓栗,乃木火上盛,肾阴不充,下虚上实,实为痰火,虚为肾亏。

《冯氏锦囊秘录·方脉痫病合参》

颤，摇也；振，战动也。亦风火摇撼之象，由水虚而然。（水主静，虚则风火内生而动摇矣。）风木盛则脾土虚，脾为四肢之本，四肢乃脾之末，故曰风淫末疾。（有头摇动而手足不动者，木气上冲也。）

《医碥·颤振》

**按语：** 风性善行数变，《素问·阴阳应象大论》云"风胜则动"，说明风"动而不居"的特征，表现为行动不受控制，与震颤的临床表现（头摇、肢颤，甚则不能持物）相似。风有内风与外风之别，历代医家记载震颤病因以内风居多，引起内风因素较多，如脾胃虚弱，气血不足，肝无所藏，筋失濡养，血不荣络则虚风内动，或脾虚运化失司，气机壅塞，升降失调，肝气条达不畅，肝郁气结，日久化火生风，而变生内风。现从如下方面进行详细论述。

（1）外风引动：《素问·至真要大论》云"诸暴强直，皆属于风"，风邪为百病之长，变化多端。若风邪停滞筋脉，风伤筋膜，筋脉拘急，导致筋脉挛急，当属外风范畴。若治不及时，邪伏体内，遇邪引诱，反复迁延不愈，其发病与患者先天禀赋、脏腑虚损、正气不足有关，此属内风范畴。《西溪书屋夜话录》云"凡人必先有内风而后外风，亦有外风引动内风者"，指出外风与内风关系密切且相互影响。

（2）风阳内动：肝主筋，束骨系关节，肝藏血，滋养筋脉，肝血充沛，则筋脉得以濡养，筋健力强，关节活动自若。《素问·至真要大论》曰："诸风掉眩，皆属于肝。"肝为风木之脏，若肝血虚，血络筋脉失于濡养，血虚生风，导致四肢关节筋脉挛急、屈膝伸展不利、摇动不定。肝风内动有不同的病机，如情志过激，或忧思太过，气机失调，肝郁化火生风，风阳暴动，窜经入络，扰动经脉而出现颤动、眩晕、耳鸣、舌红、苔黄、脉弦之象。

（3）痰热风动：脾为生痰之源，若素体亏虚或饮食不节，导致脾脏亏虚，脾虚失于运化，津液内停，炼液成痰，痰湿内生。《素问·至真要大论》云"诸痉项强，皆属于湿"，痰湿水饮积聚阻滞筋脉，阳气无法外散，四肢失于温煦，导致手足搐搦挛急，痰浊阻滞经脉而动风。《素问·至真要大论》云"诸热瞀瘛，皆属于火"，火热扰神，日久生风，肝风内动，终致筋脉挛急。故痰浊氤氲日久，内热丛生，痰热互结，壅阻经脉，出现肢麻震颤、头摇不止、舌红、苔黄腻、脉弦滑之象。

**2. 虚损论**

黄帝曰：人之颤者，何气使然？岐伯曰：胃不实则诸脉虚，诸脉虚则筋脉懈惰，筋脉懈惰则行阴用力，气不能复，故为颤。因其所在，补分肉间。

《灵枢·口问》

四肢为诸阳之本，阳气盛则四肢实，实则四体轻便。若手足颤摇不能持物者，乃真元虚损也。

《扁鹊心书·手颤病》

《素问》曰："肝，一阳也，心，二阳也，肾，孤脏也。一水不能胜二火。"由是木挟火势而寡于畏，反侮所不胜，直犯无惮，《难经》谓：木横乘金者是也。此病壮年鲜有，中年以后乃有之，老年尤多。夫老年阴血不足，少水不能灭盛火，极为难治。

《医旨绪余·颤振》

手足为诸阳之本，阳气不足，则四肢不能自主，而肝风得以侮之。肝应木，热生风，阴血衰则热而风生焉。故犯此症者，高年气血两虚之人，往往有之，治之极难奏功。

《金匮翼·颤振》

**按语：**本病多发生于中年之后，此时脾胃渐损，肝肾亏虚，气血不足，筋脉失养，症见头摇、震颤、耳鸣、眩晕、健忘、腰膝酸软等症，有如下类型。

（1）气血亏虚，虚风内动：老年人脏腑渐虚，精血不足导致气血亏虚，阴虚生风，肝风内动，筋脉失去濡养而致震颤，症见震颤、肢摇，面色㿠白，神疲乏力，舌淡红，苔薄白，脉沉无力等。

（2）肾精亏虚，髓海失养：肾为先天之本，藏精生髓。老年人肾精损耗，肾失所养，肝肾同源，导致肝肾阴虚，精血亏虚，脑髓失养，神失所荣，四肢百骸不得灌溉，症见肢体震颤，腰膝酸软，神呆、痴傻，舌淡，苔白，脉细数。

（3）阳气虚衰，失于温煦：老年人久病损伤，阳气亏虚，或久居寒凉之地，或过服寒凉，耗损阳气，加之年高命门火衰，阳气亏耗，失于温煦，筋脉不用。症见筋脉挛急，四肢麻木，畏寒肢冷，四肢麻木，小便清长，舌淡，苔白，脉沉迟无力。

本病发病机制复杂，病因与多种因素（如风、寒、虚、痰、火、瘀等）密切相关。其中肾虚最为关键，是发病的基础。随着年龄的增长，或房劳不节，导致肾精亏损，肝肾同源，从而出现肝肾精亏，精血严重不足，四肢筋脉失于濡养，出现手足肢摇。阴血亏虚日久，阴虚生风，肝风内动，继而病机变化夹瘀夹痰，阻滞经络，虚实夹杂。由此可见，本病本质为本虚标实，本虚是疾病发生的基础，标实是疾病发生的依据。

## 【诊法析要】

心脉满大，痫瘈筋挛。肝脉小急，痫瘈筋挛。

《素问·大奇论》

诊其脉，急细如弦者，筋急足挛也。若筋屈不已，又遇余邪，则移变入肝。其病状，夜卧则惊，小便数。

《诸病源候论·风病诸候》

颤振者，人病手足摇动，如抖擞之状，筋脉约束不住，而莫能任持，风之象也。

《医旨绪余·颤振》

颤振之脉，小弱缓滑者可治；虚大急疾者不治，间有沉伏涩难者，必痰湿结滞于中之象。

《张氏医通·诸风门·颤振》

风依于木，木郁则化风。为眩，为晕，为舌麻，为耳鸣，为痉，为痹，为类中，皆肝风震动也。

《类证治裁·肝气肝火肝风论治》

**按语：**本病的诊断依据以四肢、头身不自主的摇动震颤为主。据有关文献记载，脉象有沉细、弦、滑等。

# 【辨证论治】

## 1. 补虚

独活散

治男子妇人气虚感风，或惊恐相乘，肝胆受邪，使上气不守正位，致头招摇，手足颤掉，渐成目昏。

独活　地骨皮　细辛　芎䓖　菊花　防风（去叉）　甘草（炙）

上等分为末。每服三钱，水盏半，煎一盏，去滓，取六分清汁，入少竹沥，再煎，食后温服，日两服。又法，不用独活，有旋覆花。

《三因极一病证方论·中风治法》

筋痹者，由怒叫无时，行步奔急，淫邪伤肝，肝失其气，因而寒热所客，久而不去，流入筋会，则使人筋急而不能行步舒缓也，故曰筋痹。宜活血以补肝，温气以养肾，然后服饵汤丸。

《中藏经·论筋痹》

远志丸

治心气不足，多悲，健忘，精神皆默，手颤脚搐，多睡。

远志　人参　石菖蒲　茯苓

为末，蜜丸梧子大。每服三十丸，酒枣汤任下。

《扁鹊心书·远志丸》

治颤振以参、术补虚，茯苓、半夏行痰饮。肾虚者，青盐丸。

治肾虚，腰膝无力，而战掉。

小茴香（三两）　菟丝子（末，四两）　青盐（一两）　干山药（二两）

上先将菟丝子洗净，无灰酒浸，日中晒七日，冬天近火煨之，爆干，另为末。将诸药为末和匀，酒糊丸，梧桐子大。每服五十丸，酒或盐汤下。

《古今医统大全·颤振候》

肾虚而行步振掉者，八味丸、十补丸选用。

《张氏医通·诸风门·颤振》

凡诸病风而筋为强急者，治宜补阴以制阳，养营以润燥，故曰治风先治血，血行风自灭，此最善之法也。

《类经·疾病类》

秘方补心丸

治心虚手振。

当归（酒洗，一两半）　川芎粉　甘草（各一两）　生地黄（一两半）　远志（去心，二两半）　酸枣仁（炒）　柏子仁（各三两，去油）　人参（一两）　朱砂（五钱，另研）　金箔（二十片）　麝香（一钱）　琥珀（三钱）　茯神（去皮木，七钱）　牛胆南星（五钱）　石菖蒲（六钱）

上为细末，蒸饼糊丸，如绿豆大，朱砂为衣。每服七八十丸，津唾咽下，或姜汤送下。

秘方定振丸

治老人战动，皆因风气所致，及血虚而振。

天麻（蒸熟）　秦艽（去芦）　全蝎（去头尾）　细辛（各一两）　熟地黄　生地黄　当归（酒洗）　川芎　芍药（煨，各二两）　防风（去芦）　荆芥（各七钱）　白术黄（各一两五钱）　威灵仙（酒洗，五钱）

上为末，酒糊丸，如梧桐子大。每服七八十丸，食远，用白汤或温酒送下。

《证治准绳·类方·颤振》

**按语**：颤证多由年老体虚，劳逸失当等导致的气血亏虚、肝肾不足所致，应从调补气血阴阳、息风通络入手论治。中老年人各脏腑功能减退，肾精衰弱尤为突出。肾主骨，骨生髓，髓养脑，故肾精亏虚，脑髓失去濡养，导致头摇摆不定，筋脉濡养无源，出现四肢筋脉震颤摇摆、拘急痉挛等，日久则经脉阻滞不畅，气血不行，肌肉强直，活动障碍。治疗上应以补虚为要，治宜补益肝肾，治病求本。但本病难治，当缓缓补之，避免滋腻太过，反生痰浊。除药物治疗外，还应重视饮食起居调摄。

**2. 泻实**

羚羊角丸方　治中风手颤曳语涩。

羚羊角（镑一两）　犀角（镑三分）　羌活（去芦头）　防风（去叉，各一两半）　薏苡仁（炒）

上六味。为细末。炼蜜丸如梧桐子大。每服二十丸。煎竹叶汤下。渐加至三十丸。

败龟丸方　治中风手脚颤掉弹曳。

败龟（涂酥，炙，五两）

上一味。为细末。研饭为丸。如梧桐子大。每服二十丸。温酒下不拘时。

《圣济总录·诸风门》

心疼手颤少海间。

《针灸聚英·席弘赋》

星附散　治中风虽能言，口不㖞斜，手足弹曳者。

天南星　半夏（已上俱用姜制）　人参　黑附子（去皮脐）　白附子　茯苓　川乌（去皮脐）　僵蚕　没药（各等分）

上㕮咀，每服五钱，水酒各一盏，煎八分，热服并进，得汗为度。

《医学纲目·肝胆部·破伤风·颤振》

如实热积滞而颤振者，子和之法治之，及仲景藜芦甘草之类。

《古今医统大全·颤振候》

盖大疾之去，卫气未复，故宜以散风导气之药，切不可以热剂温之，恐反成他病也。孙一奎曰：据戴人此治，非真知为痰火盛实，莫敢如此疗也。木之有余，由金之衰弱，病既久矣，恐亦有始同而终异者，况吐汗下之后，谓绝不必补养可乎！病之轻者，或可用补金平木清痰调气之法，在人自斟酌之。中风手足弹曳，星附散、独活散、金牙酒，无热者宜之。摧肝丸，镇火平肝，消痰定颤，有热者宜之。气虚而振，参术汤补之。心虚而振，补心丸养之。挟痰，导痰汤加竹沥。老人战振，宜定振丸。

《证治准绳·杂病》

摧肝丸　镇火平肝，消痰定颤。

牛胆南星　钓钩藤　黄连（酒炒）　滑石（水飞）　铁华粉（各一两）　青黛（三钱）

僵蚕（炒，五钱）　天麻（酒洗，二两）　辰砂（飞，五钱）　大甘草（二钱）

上末，以竹沥一碗，姜汁少许，打糊丸，绿豆大。食后及夜茶下一钱五分。忌鸡、羊肉。

《证治准绳·类方》

督脉后溪穴主治歌：手足拘挛战掉眩，中风不语并癫痫，头疼眼肿涟涟泪，背腰腿膝痛绵绵，项强伤寒病不解，牙齿腮肿喉病难，手足麻木破伤风，盗汗后溪穴先砭。

《医宗金鉴·八脉交会八穴歌》

**按语：** 颤证实证，病理因素多为风、火、痰、瘀，病机为外风扰动、风阳内动、痰热风动等方面。治疗上，外风引动者，可祛风通络；风阳内动者，宜潜阳息风；痰热风动者，应涤痰清热息风。但应当注意，该病好发于中老年人，多是在本虚的基础上导致的标实，为虚实夹杂的证候。故治疗时，应当分清虚实标本主次。用药勿滋腻助其标，慎攻伐伤其本。

## 【名方临用】

### 镇肝熄风汤

#### 1. 文献出处

治内中风证……其脉弦长有力，或上盛下虚，头目时常眩晕，或脑中时常作疼发热，或目胀耳鸣，或心中烦热，或时常噫气，或肢体渐觉不利，或口眼渐形歪斜，或面色如醉，甚或眩晕，至于颠仆，昏不知人，移时始醒，或醒后不能复原，精神短少，或肢体痿废，或成偏枯。

怀牛膝（一两）　生赭石（一两，轧细）　生龙骨（五钱，捣碎）　生牡蛎（五钱，捣碎）生龟板（五钱，捣碎）　生杭芍（五钱）　玄参（五钱）　天冬（五钱）　川楝子（二钱，捣碎）生麦芽（二钱）　茵陈（二钱）　甘草（钱半）

心中热甚者，加生石膏一两。痰多者，加胆星二钱。尺脉重按虚者，加熟地黄八钱、净萸肉五钱。大便不实者，去龟板、赭石，加赤石脂（喻嘉言谓石脂可代赭石）一两。

《医学衷中参西录·治内外中风方》

#### 2. 方解

镇肝熄风汤为张氏治疗内中风方剂。病机为肝肾阴虚，本方治疗风阳内动之颤证颇为适宜。《素问·至真要大论》曰："诸风掉眩，皆属于肝。"若肝阴虚血弱，血络筋脉失于濡养，阴虚阳气偏亢于上，化生肝风，"风行主动"，可导致四肢关节筋脉挛急、屈膝伸展不利、摇动不定，而出现颤动，并有眩晕、耳鸣、舌红、苔黄、脉弦之象。方中怀牛膝味苦善泄降，长于引血导阳热下行，且归肝、肾经，可补益肝肾，为君。生赭石重镇降逆，平肝潜阳，合怀牛膝以引气血下行，急治其标；生龙骨、生牡蛎重镇潜阳息风，生龟甲育阴潜阳息风，生杭白芍敛肝潜阳息风，共为臣药。玄参、天冬下走肾经，滋阴以制阳清热，合生龟甲、生杭白芍滋水涵木，养阴柔肝；上药均为重镇之品，肝性喜条达而恶抑郁，过用重镇易碍其条达，故又以茵陈、川楝子、生麦芽疏利气机以畅肝条达之性，并能清热，以上俱为佐药。甘草调和诸药，合生麦芽以防重镇药物碍胃气，为使。全方降肝阳以息肝风，滋肝肾阴液以濡筋脉，且不伤肝气条达之性，共奏镇肝息风、育阴潜阳、舒筋止颤之功。

### 3. 临床应用

该方对于颤证风阳内动证效果较好，症见肢体颤动，眩晕耳鸣，面赤烦躁，情绪激动时颤动加重，伴有肢体麻木，口苦而干，语言迟缓不清，流涎，尿黄便干，舌红，苔黄，脉弦者。整体病机为水不涵木，阳亢化风，风动筋脉。镇肝熄风汤能起到息风潜阳止颤的功效。

## 大定风珠

### 1. 文献出处

热邪久羁，吸烁真阴，或因误表，或因妄攻，神倦瘛疭，脉气虚弱，舌绛苔少，时时欲脱者，大定风珠主之。

此邪气已去八九，真阴仅存一二之治也。

观脉虚苔少可知，故以大队浓浊填阴塞隙，介属潜阳镇定。以鸡子黄一味，从足太阴，下安足三阴，上济手三阴，使上下交合，阴得安其位，斯阳可立根基，俾阴阳有眷属一家之义，庶可不致绝脱欤！

大定风珠方（酸甘咸法）

生白芍（六钱）　阿胶（三钱）　生龟板（四钱）　干地黄（六钱）　麻仁（二钱）　五味子（二钱）　生牡蛎（四钱）　麦冬（连心，六钱）　炙甘草（四钱）　鸡子黄（生，二枚）　鳖甲（生，四钱）

水八杯，煮取三杯，去滓，再入鸡子黄，搅令相得，分三次服。喘加人参，自汗者加龙骨、人参、小麦，悸者加茯神、人参、小麦。

《温病条辨·下焦》

### 2. 方解

大定风珠本为吴鞠通治疗温病后期，真阴大亏，虚风内动的常用方。因温病后期，邪热稽留日久，邪气虽去大半，但真阴大耗，仅存一二；又肝为风木之脏，水不涵木，虚风乘机内扰而成内风之候。此种内风不可以重镇为主，当以滋阴为要。本方用于治疗肝肾亏损，髓海不足型的颤证为佳。症见肢体震颤，手足瘛疭，腰膝酸软，形体消瘦，舌淡，舌红，苔白，脉细数。吴鞠通自释鸡子黄为"血肉有情……乃奠安中焦之圣品……能上通心气，下达肾气"，故本方鸡子黄咸寒滋养阴液，阿胶甘平滋润，入肝补血，入肾滋阴，二药合用，填补欲竭之真阴，共为君药。臣以麦冬、干地黄、生白芍壮水涵木，滋阴增液，养血柔肝。风气已成，故需息风，再臣以生龟甲、生鳖甲、生牡蛎滋阴潜阳，重镇息风。佐以火麻仁养阴润燥，五味子味酸以收欲脱之阴。甘草调和诸药，合生白芍以酸甘化阴。综观全方，峻补真阴，适当加以介类，以重镇、滋养为主，息风寓补。真阴得复，浮阳自潜，虚风得停。共奏增液滋阴、息风止颤之效。

### 3. 临床应用

本方对于肝肾亏损，髓海不足型的颤证效果较好，症见头摇肢颤，持物不稳，健忘，失眠，耳鸣，头晕，心烦，腰膝酸软，或伴神呆，痴傻，或手足瘛疭，舌红苔白或少，甚至红绛无苔，脉象细数。病机为肝肾亏损，髓海不足，神机失养，肢体筋脉失主，本方能起到增液滋阴、息风止颤的功效。

新寨马叟,年五十九,因秋欠税,官杖六十,得惊气,成风搐已三年矣。病大发则手足颤掉,不能持物,食则令人代哺,口目张唇舌嚼烂,抖擞之状,如线引傀儡。每发,市人皆聚观。夜卧发热,衣被尽去,遍身燥痒,中热而反外寒。久欲自尽,手不能绳,倾产求医,至破其家而病益坚。叟之子,邑中旧小吏也,以父母病讯戴人。戴人曰:此病甚易治。若隆暑时,不过一涌,再涌夺则愈矣。今已秋寒可三之;如未,更刺穴必愈。先以通圣散汗之,继服涌剂,则痰一二升,至晚又下五七行,其疾小愈。待五日,再一涌,出痰三四升,如鸡黄成块,状如汤热。叟以手颤不能自探,妻与代探,咽嗌肿伤,昏愦如醉,约一二时许稍稍省。又下数行,立觉足轻,颤减,热亦不作,是亦能步,手能巾栉,自持匙箸。未至三涌,病去如濯。病后但觉极寒。戴人曰:当以食补之,久则自退。盖大疾之去,卫气未复,故宜以散风导气之药,切不可以热剂温之,恐反成它病也。

《儒门事亲·风形》

**按语:**此例患者之治,如非切实辨为痰火盛实之证,实不可轻易采取此法。五行生克,金克木,木之有余,由金之衰弱,通常病程较长,恐有大虚有实相之变。补金平木、清痰调气之法多用于病之轻者,而久病、重病者毋须慎用。

### 服地黄方

生地黄(五十斤)

上一味,捣之,以水三升绞取汁,澄去滓,微火上煎减半。即纳好白蜜五升、枣脂一升,搅令相得乃止。每服鸡子大一枚,日三服。令人肥美色。

又方

上一味,细切,以淳酒二斗浸经三宿,出曝令干。又浸酒中直令酒尽。又取甘草、巴戟天、浓朴、干漆、覆盆子各一斤,各捣下筛和之,饭后酒服方寸匕,日三服,加至二匕。使人老者还少,强力无病延年。

《千金翼方·养性·养性服饵》

**按语:**本病适用于老年人肝肾亏损,髓海不足之颤振。方中地黄性凉,味甘、苦,具有滋阴补肾、养血补血、凉血的功效。地黄作为食品,在民间已有悠久历史。早在一千多年前,中原地黄产区群众就将地黄腌制成咸菜,泡酒、泡茶而食之。现代民间常将地黄切丝凉拌,煮粥而食。

### 天竺国按摩法

天竺国按摩。此是婆罗门法。

两手相捉纽捩,如洗手法。两手浅相叉,翻覆向胸。两手相捉共按胫,左右同。两手相重按髀,徐徐捩身,左右同。以手如挽五石力弓,左右同。作拳向前筑,左右同。如拓石法,左右同。大坐斜身,偏敧如排山,左右同。两手抱头,宛转髀上,此是抽胁。两手据地,缩身曲脊,向上三举。以手反捶背上,左右同。大坐伸两脚,即以一脚向前虚掣,左右同。两手拒地回顾,此是虎视法,左右同。立地反拗身,三举。两手急相叉,以脚踏手中,左右同。起立,以脚前后虚踏,左右同。大坐伸两脚,用当相手勾所伸脚著膝中,以手按之,左右同。

上十八势,但是老人日别能依此三遍者,一月后百病除,行及奔马,补益延年,能食,眼明轻健,不复疲乏。

*《备急千金要方·养性·按摩法》*

**按语:** 颤证患者平日应注意加强功能锻炼,适当做一些主动或被动的肢体运动,以促进气血的运行。